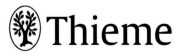

Erfahrungen mit dem Bobath-Konzept

Grundlagen – Behandlung – Fallbeispiele

Bettina Paeth Rohlfs

298 Abbildungen
20 Tabellen

3., aktualisierte Auflage

Georg Thieme Verlag
Stuttgart · New York

Bettina Paeth Rohlfs
Physiotherapeutin
Bobath Senior Instruktorin IBITA
C/Asturias 1
E-08195 Sant Cugat del Vallés
http://www.bobath-es.com
E-Mail: bettina@bobath-es.com

Bibliografische Information Der Deutschen Bibliothek
Die Deutsche Bibliothek verzeichnet diese Publikation in der Deutschen National-bibliographie; detaillierte bibliographische Daten sind im Internet über http://dnb.ddb.de abrufbar

1. Auflage 1999
2. Auflage 2005

Ihre Meinung ist uns wichtig! Bitte schreiben Sie uns unter

www.thieme.de/service/feedback.html

Wichtiger Hinweis: Wie jede Wissenschaft ist die Medizin ständigen Entwicklungen unterworfen. Forschung und klinische Erfahrung erweitern unsere Erkenntnisse, insbesondere was Behandlung und medikamentöse Therapie anbelangt. Soweit in diesem Werk eine Dosierung oder eine Applikation erwähnt wird, darf der Leser zwar darauf vertrauen, dass Autoren, Herausgeber und Verlag große Sorgfalt darauf verwandt haben, dass diese Angabe **dem Wissensstand bei Fertigstellung des Werkes** entspricht.

Für Angaben über Dosierungsanweisungen und Applikationsformen kann vom Verlag jedoch keine Gewähr übernommen werden. **Jeder Benutzer ist angehalten**, durch sorgfältige Prüfung der Beipackzettel der verwendeten Präparate und gegebenenfalls nach Konsultation eines Spezialisten festzustellen, ob die dort gegebene Empfehlung für Dosierungen oder die Beachtung von Kontraindikationen gegenüber der Angabe in diesem Buch abweicht. Eine solche Prüfung ist besonders wichtig bei selten verwendeten Präparaten oder solchen, die neu auf den Markt gebracht worden sind. **Jede Dosierung oder Applikation erfolgt auf eigene Gefahr des Benutzers.** Autoren und Verlag appellieren an jeden Benutzer, ihm etwa auffallende Ungenauigkeiten dem Verlag mitzuteilen.

© 1999, 2010 Georg Thieme Verlag
Rüdigerstraße 14
D-70469 Stuttgart
Unsere Homepage: http://www.thieme.de
Printed in Germany

Zeichnungen: Christiane und Dr. Michael von Solodkoff, Neckargemünd
Umschlaggestaltung: Thieme Verlagsgruppe
Umschlagbild: Martina Berge, Erbach
Satz: reemers publishing services, Krefeld
Druck: AZ Druck und Datentechnik, Kempten

ISBN 978-3-13-116263-2   1 2 3 4 5 6

Für Ulli

Grußwort

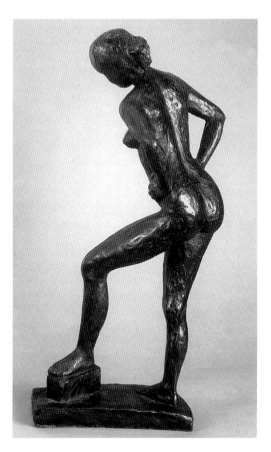

Berta und Karel Bobath haben weltweit entsprechend ihrem holistischen, therapeutischen Konzept Generationen von Therapeuten und Ärzten ausgebildet und funktionelles, ganzheitliches Betrachten und situationsbezogenes Handeln gelehrt.

Wer Berta Bobath bei der Arbeit mit ihren Patienten zusah, konnte sich der Faszination ihrer Persönlichkeit nicht entziehen. Sie war eine Herausforderung als Therapeutin und als Mensch, denn sie verstand es, die gesamte Persönlichkeit des Betroffenen so überzeugend in die Behandlung einzubeziehen, dass ungeahnte Fähigkeiten häufig wieder geweckt wurden.

Ihr Leitprinzip war stets: „ ... es muss dem Patienten Freude machen, dass er wieder etwas kann." Ihre Worte sind zu Therapiemaximen geworden: „Der Patient wird durch unsere Hände geleitet, wir müssen gar nicht viel sagen, sondern ihm das Gefühl von Haltung und Bewegung wiedergeben. Nur da, wo der Patient selbst aktiv ist, lernt er seine Bewegungsmöglichkeiten wieder zu nutzen und im sinnvollen Kontext wieder abzurufen."

„Eine der Grundvoraussetzungen dieser Behandlung ist die Beobachtung des Patienten in alltäglichen Situationen." Diese Beobachtung und die Reaktion des Patienten auf die Einflussnahme des Therapeuten leiten den Ablauf der Behandlung. „Schau zuerst den Patienten an, was er in seinem Alltag kann, erst dann registriere seine Defizite und beginne die Behandlung damit, herauszufinden, warum der Bewegungsablauf gestört ist."

Durch den wechselnden, individuellen Befund des Patienten muss so das Vorgehen in der Behandlungsweise täglich angepasst werden, ohne das Therapieziel zu verändern: Förderung von Haltung, Aktivität und Gleichgewicht mit gleichzeitiger Minderung der Spastizität oder Aufbau von notwendigem Haltungs- oder Bewegungstonus durch Aktivität in variablen und im Alltag geforderten Situationen. Diese Prinzipien machen verständlich, dass Berta und Karel Bobath ihr therapeutisches Vorgehen als Konzept und nicht als konstante Methode verstanden haben.

Berta Bobath war ein Leben lang von den Menschen und ihren Bewegungen beeindruckt, daraus resultierte auch ihr geliebtes Hobby, die Bildhauerei. Sie war immer neugierig – zu spüren, zu sehen und zu vergleichen – die Reaktion des Patienten zu erleben.

Mit dem ihr besonders eigenen Körpergefühl vermittelte sie das Empfinden von „Loslassen" oder auch die notwendigen Aktivitäten für das Gleichgewicht, d.h. die Fähigkeiten zur Auseinandersetzung mit der Schwerkraft. Der Patient lernt erneut Selektivität und Variabilität von Bewegung, um seine Möglichkeiten im Alltag zu verbessern.

Ihre Prägung erfuhr Berta Bobath in einem toleranten, liberalen, künstlerisch ausgerichteten Elternhaus in Berlin. Sie beschäftigte sich früh mit Ausdruckstanz und Gymnastik. Beides wurde in der Zeit ihrer Jugend besonders in Berlin durch die Jugendbewegung und viele Richtungen von Körperschulen unterstützt. Im Jahr 1920 gab es hier 153 verschiedene Gymnastikschulen.

1926 begann Berta Bobath ihre Ausbildung zur Gymnastiklehrerin an der von Elsa Gindler (1885–1961) geprägten Anna-Herrmann-Schule. Die Hauptgesichtspunkte dieser Ausbildung waren: Erfahren und Erleben des eigenen körperlichen Empfindens sowie bewusstes Wahrnehmen (sensory awareness).

Dazu gehören:
- der individuelle Rhythmus der Atmung,
- das harmonische Gleichgewicht,
- Wege des Loslassens (durch Loslassen lebendig in der Empfindung werden).

Aus diesen Grundlagen der Erkenntnisse entstanden eine Reihe von heute noch gültigen Therapien, wie z.B. die „Konzentrative Bewegungstherapie". Diese von Elsa Gindler geprägte ganzheitliche Sichtweise, dass die seelisch-geistige und körperliche Entwicklung eine Einheit sind, hatte das Wachwerden des ganzen Menschen zum Ziel, durch die Erfahrung am eigenen Ich bzw. am eigenen Körper.

Berta Bobath berichtete oft von ihrer Lehrerin Carola Speeds, die es in besonderer Weise verstand, Bewegungsfaktoren wie Zeit, Raum, Schwerkraft, Rhythmus, Spüren und Bewegungsfluss zu vermitteln und damit zu experimentieren. Später entwickelte Berta Bobath aus diesen Erkenntnissen ihr neues, eigenes empirisches Behandlungskonzept für behinderte Kinder und Erwachsene.

Karel Bobath versuchte, die empirische Arbeit seiner Frau nach den damaligen wissenschaftlichen Erkenntnissen der Neurophysiologie zu untermauern und zu begründen. In einer stetigen, lebendigen Auseinandersetzung war das Ehepaar Bobath ein Leben lang in der Weiterentwicklung des Konzeptes tätig. Karel Bobath unterstützte seine Frau durch Vorträge und anschaulichen Unterricht.

Berta und Karel Bobath kannten sich bereits aus der Schulzeit in Berlin. Später begegneten sie sich in London wieder, nachdem beide als Juden Deutschland hatten verlassen müssen. Sie heirateten dort 1942. In England erwarb Berta Bobath auch ihr Examen als Physiotherapeutin. Ein prägendes Erlebnis war für sie die Begegnung mit einem schwer spastischem, hemiplegischen Kunstmaler. Nach Anordnung des Arztes sollte Berta Bobath den Arm mit schwedischer Vibrationsmassage behandeln, eine andere Krankengymnastin war für das Bein zuständig. Da sie diese Massagetechnik nicht kannte, behandelte sie den Patienten nach ihrem Gefühl. Sie erlebte, dass die Spastizität sich verringerte, und der Patient lernte, nicht mehr in die Spastizität hineinzuziehen, sondern loslassen zu können. Durch Berta Bobaths therapeutische Handhabung konnte er sich wieder normaler bewegen und seine Schmerzen ließen nach.

Dieses Vorgehen hat bis heute Bestand. Aus den anfänglich statischen Behandlungspositionen hat sich eine lebendige, dynamische Therapie entwickelt, die ständig eine Fortentwicklung erfährt. Die Effizienz im Alltag des Patienten ist das entscheidende Ergebnis, denn die Beobachtung und die praktische Erkenntnis, dass sowohl Spastizität als auch Hypotonie beeinflussbar sind, ist das Verdienst von Berta Bobath. Dies war 1947 revolutionär und ist bis heute eines der Grundprinzipien des Bobath-Konzeptes geblieben.

Durch therapeutische Forderungen bahnen sich erneut Bewegungsübergänge, stabilisiert sich Gleichgewicht und bessern sich Funktionen. Dies ist auch im Hinblick auf Sekundärschäden des Skelettsystems wichtig. Die Bobaths haben ihr Konzept stets kritisch eingeschätzt und immer betont, dass Schwerbetroffene auch durch die Therapie nicht zu heilen sind, aber immer eine Besserung der Gesamtsituation erreichbar ist. Für Angehörige und Pflegepersonal ist dies häufig schon ein großer Schritt im Umgang mit dem Patienten. Das Behandlungskonzept kann nur so gut sein wie seine Therapeuten, von denen in hohem Maße Kreativität, funktionelles Denken und Handeln sowie eine ganzheitliche Sichtweise gefordert werden. Dazu gibt das Buch von Bettina Paeth sehr gute Denk- und Handlungshinweise. Durch neue Erkenntnisse und Erfahrungen erweitert sich das Bobath-Konzept stetig: „Wir knüpfen ständig weiter gemeinsam an einem großen Teppich" (B. Bobath).

Frauke Biewald
Senior-Instruktorin

Geleitwort

Die Vielfalt und Komplexität neurologischer Erkrankungen und die daraus resultierenden Behinderungen stellen hohe Anforderungen an die fachliche Kompetenz der Therapeuten im interdisziplinären Team. Nach wie vor ist das Bobath-Konzept ein tragendes Element zur Förderung der neuronalen Reorganisation in der Behandlung schwerstbetroffener neurologischer Patienten. Kritiker weisen gerne auf eine fehlende Wissenschaftlichkeit und Effizienz dieses Konzept hin, das von Berta und Karel Bobath empirisch im Sinne einer Erfahrungswissenschaft entwickelt wurde. Bei realistischer Betrachtung ergeben sich gerade in der neurologischen und neurochirurgischen Frührehabilitation kaum akzeptable Alternativen.

Im klinischen Alltag hat das Bobath Konzept in den letzten Jahren durch Ergänzungen und Erweiterungen deutlich an Dynamik und Flexibilität gewonnen, wobei die oft kritisierten statischen Elemente in den Hintergrund traten. Im Wandel der Paradigmen in der motorischen Neurorehabilitation orientiert sich die individuelle, zielgerichtete, undogmatische Therapie mit höchster Priorität an Symptomen, Funktionen und der Alltagskompetenz.

In der zweiten Auflage ihrer Monographie vermittelt Bettina Paeth Rohlfs als Lehrerin und Instruktorin wertvolle Erfahrungen und gibt praxisnah wichtige Anleitungen für die Anwendung des Bobath Konzeptes in der täglichen Arbeit mit dem Patienten.

Köln, im Februar 2005

Professor Dr. med. Thomas Rommel,
Ärztlicher Direktor der RehaNova in Köln

Vorwort zur 1. Auflage

Dieses Buch ist für Sie zwar neu, in meinen Gedanken existiert es jedoch bereits seit vielen Jahren. Die Nachfrage von Kolleginnen und Kollegen nach einer aktuellen schriftlichen Dokumentation zum Bobath-Konzept, insbesondere mit den Themen *Normale Bewegung* und *Neurophysiologie* hat mich dazu motiviert, es zu schreiben.

Allerdings ist es nicht so einfach, die Zeit und den Raum zu finden, so etwas in die Tat umzusetzen. Jedenfalls nicht, wenn man die normale Arbeit nicht aufgeben, ja nicht einmal einschränken will. Normale Arbeit bedeutet für mich die regelmäßige Behandlung von Personen mit neurologischen Erkrankungen, die Supervision und Anleitung meiner Kolleginnen, die Organisation und Durchführung von Fortbildungskursen, der Aufbau einer Gruppe von Assistentinnen und Assistenten in der Ausbildung zu Bobath-Instruktoren und anderes mehr.

Da bleiben zum Schreiben nur die Wochenenden bzw. einige „gestohlene Tage". Und Raum, einen ruhigen Raum zu finden, der den Gedanken freien Lauf lässt, ist in einem Haus mit Physiotherapiepraxis auch nicht so leicht. Ich bin dann schließlich ans Meer geflüchtet. Dort lauerten andere ablenkende Faktoren. Wer hat bloß die Idee als positiv bezeichnet: „Dort arbeiten, wo andere Urlaub machen?" Das ist gar nicht so einfach! Während ich am Schreibtisch vor meinem Laptop saß, spielte sich vor mir Strandpanorama ab: Schwimmer, Surfer, Segler, Sonnenbadende. Dem zu widerstehen war eine schwierige Übung in Disziplin.

Dieses Buch habe ich für Kolleginnen und Kollegen geschrieben, die etwas Schriftliches, mit Fotos Illustriertes in den Händen halten möchten, um sich auf einen Bobath-Grundkurs vorzubereiten bzw. nach der Teilnahme an einem Kurs etwas zum Nachlesen zu haben. Ich hoffe, es erfüllt auch den Zweck, auf die Teilnahme an einem Grundkurs neugierig zu machen, dazu zu animieren. Ich bin nämlich der Ansicht, dass ein Buch die Teilnahme an einem Kurs nur unterstützen, nicht aber ersetzen kann.

Das Buch ist in der Art geschrieben, wie ich meine Kurse aufbaue: Grundprinzipien der normalen Bewegung kennen lernen, Analyse und Interpretation der Probleme der Betroffenen in der Befundaufnahme, Planung der Behandlung unter Beachtung der Grundprinzipien, Vorschläge von Behandlungsbeispielen – immer wieder mit dem Bezug auf die normale Bewegung und die Neurophysiologie.

Um Ihnen den Wechsel der Themen leicht zu gestalten, sind die *Vergleiche zur normalen Bewegung* im Buch durch blaue Linien von den anderen Inhalten abgegrenzt und die *Neurophysiologischen Aspekte* blau unterlegt.

Wie immer Sie das Buch mit Ihren speziellen Fragen auch lesen, nehmen Sie sich Zeit: Das Gehirn zu verstehen, ist alles andere als leicht. Die Symptome zu erkennen, einzuordnen und zu interpretieren, ist auch keinesfalls leicht. Die Grundprinzipien des Bobath-Konzeptes zu verstehen, ohne vorgeschriebene Rezepte behandeln zu lernen und aktuell auf die Reaktionen der betroffenen Person reagieren zu können, ist Ziel dieses Buches.

Ich hoffe, dass ich Ihnen ein wenig von der Faszination übermitteln kann, die dieses 50 Jahre alte und zugleich hochmoderne Behandlungskonzept auf mich immer noch und immer mehr ausübt.

Bettina Paeth Rohlfs
Sommer 1999

Danksagung

Ich sage dem Schicksal und meiner Freundin Petra Willkomm Dank, die mich auf die Idee brachte, Physiotherapeutin zu werden. Das ist mein Beruf, den ich mit ganzem Herzen und mit viel Freude und Befriedigung im Sinne einer Berufung ausübe, der mir seit nun 19 Jahren interessant und spannend erscheint.

Ich sage Dank den Kolleginnen der Neurologie der Universitätskliniken Gießen, die mich während meines Praktikums 1980 für die Arbeit mit neurologischen Patienten begeisterten und mich neugierig machten auf das Bobath-Konzept. Unter ihnen war Heidi Lessig, der ich später als Bobath-Instruktorin wieder begegnete und bei der ich mich für Ihre Anregung und Unterstützung bei der Durchführung von Kursen und bei der Arbeit an meinem Buch sehr bedanken möchte.

Ich bedanke mich bei Berta und Karel Bobath für die Entwicklung eines Behandlungskonzeptes, welches mir nicht nur in meinem Beruf tiefe Befriedigung gibt, sondern dessen humane Philosophie mich bis in mein privates Leben hinein geprägt und beeinflusst hat. Ich schätze mich glücklich, bei ihnen einen Aufbaukurs und mehrere Seminare besucht zu haben.

Ein Danke auch all meinen Lehrerinnen, die mich in Grund- und Aufbaukursen sowie in Assistenzen weiter und tiefer mit dem Bobath-Konzept vertraut machten:

- Pat Davies (Grundkurs, Abschlussassistenz und Qualifizierung zur Bobath-Instruktorin)
- Karla Strohmeyer (erste Assistenz)
- Florence Kraus-Irsigler (Hospitation bei Aufbaukurs)
- Anne-Marie Boyle (mehrere Assistenzen bei Aufbaukursen)
- Patty Shelley (Assistenz bei Aufbaukurs).

Besonderen Dank an Frauke Biewald und Jürgen Grete, die mir während zweier Assistenzen bei Aufbaukursen ihren ganzheitlichen funktionsorientierten Behandlungsansatz näher brachten. Außerdem fand Frauke Zeit, Teile des Manuskripts zu lesen und mir konstruktive Anmerkungen zu geben. Auch für die Verfassung des Vorwortes möchte ich mich bei beiden herzlich bedanken.

Ein ganz besonderer Dank geht an Mary Lynch, die mich in ich weiß nicht mehr wie vielen Assistenzen in Grund- und Aufbaukursen ihren sehr analytischen strikt auf normaler Bewegung und Neurophysiologie basierenden Behandlungsansatz lehrte. Sie ließ mir ein systematisches Training zukommen, welches im März 1996 mit der Qualifikation zur Aufbaukurs-Instruktorin endete! Ihr Ansatz ist der, der meinem ureigensten Wesen am nächsten kommt und daher hat sie von allen meinen Lehrerinnen und Lehrern sicherlich den weitreichendsten Einfluss ausgeübt. Sehr dankbar bin auch für ihr Vorbild an Logik, Konsequenz und Liberalität.

Ein solches Buch kommt nicht zustande ohne Mithilfe von Patienten. Dank also all denen, die ich über die Jahre hinweg kennen lernte und die mir in den Behandlungen beibrachten, wie ich sie zu behandeln habe. Besonderen Dank all denen, die sich für die Fallbeispiele zur Verfügung stellten und mir erlaubten, ihre Fotos zu veröffentlichen: Raquel, Adela, Antonio, Marita, Salvador, Carmen P., Antonia, Silvia und Guillermo C. Auch hier gibt es ganz besonderen Dank für ganz besondere Mithilfe: an Carmen Carreras, die Fotografin, zuletzt ergänzt von Javier Espada.

Meine Mitarbeiterinnen haben meine Tätigkeit als Therapeutin, Kursleiterin und Buchautorin aktiv unterstützt. Ihnen vielen Dank, dass sie mich in dieser Zeit als oftmals sehr gestresste Kollegin ertragen haben.

Fast wären die Arbeiten an diesem Buch mit denen an der Sagrada Familia in Barcelona vergleichbar geworden ... (einige werden wissen, was ich damit sagen will: an diesem Tempel wird bereits seit ca. 150 Jahren gebaut und ein Ende ist nicht abzusehen).

Dass mein Werk früher vollendet wurde, verdanke ich Rosi Haarer-Becker, die mich sanft aber unermüdlich an Termine erinnerte. Wichtig für den Abschluss waren zwei Wochen im Juni 1998, in denen mich meine Freundin Eva Sommer, Krankenschwester und Pflegedienstleitung, besuchte, bekochte, versorgte, beriet, Dias mit aussuchte und mir moralische Unterstützung gab, dem Strand zu entsagen und stattdessen am Computer zu schreiben.

Die Tatsache, dass ich dieses Buch meinem Mann widme, drückt meinen ganz besonderen Dank an ihn aus.

Sant Cugat del Vallés, im Sommer 1999
Bettina Paeth-Rohlfs

Vorwort zur 3., aktualisierten Auflage

Es heißt, in dieser Zeit seien nur „auf Beweisen basierende" Therapien akzeptiert …

Stellen Sie sich vor, Kabat, Vojta, Bobath, Brunnström, Rood, Brunkow, Ehrenberg, Klein-Vogelbach, Schaarschuch und Haase, Lehnert und Schroth und so viele andere mehr hätten dies ausschließlich befolgt! Wenn wir in den Behandlungen tatsächlich nur das ausführten, was bereits durch Studien „bewiesen" wurde, wie sollte dann etwas Neues entstehen? Das, was in Studien untersucht wird, war zuerst auch einmal neu und unbewiesen!

In seinem Buch „Auf der Suche nach dem Gedächtnis" zitiert Eric Kandel (2006) den Wissenschaftler François Jacob, der zwischen „Tageswissenschaft" und „Nachtwissenschaft" unterscheidet: „Tageswissenschaft verwendet eine Form schlussfolgernden Denkens, dessen Argumente ineinander greifen wie die Teile eines Räderwerks, und erzielt ihre Ergebnisse mit dem Gewicht der Gewissheit. Nachtwissenschaft dagegen ist eine Art Werkstatt des Möglichen, wo entworfen wird, was eines Tages das Baumaterial der Wissenschaft wird. Wo sich Hypothesen in Gestalt von Ahnungen und verschwommenen Gefühlen bilden."

Die praktische Arbeit, die wir leisten, die Ideen, die wir verfolgen und in den Behandlungen ausprobieren, die Hypothesen, die wir aufstellen, verifizieren oder auch falsifizieren, sind „Nachtwissenschaft". Natürlich müssen wir versuchen, das aus Neugier und Erfahrung entstandene Neue in Studien auf seine Effektivität im Allgemeinen zu untersuchen und in die „Tageswissenschaft" zu überführen! Dokumentieren wir mehr, führen wir Einzelfallstudien aus, schliessen wir uns zu multizentrischen Studien zusammen! Es ist nicht einfach – aber zu schwierig ist es auch nicht.

Folgen wir der Definition von David Sackett, 1998: „Auf Beweisen basierende Praxis bedeutet, klinische Erfahrung und die Vorliebe der Patienten in den besten aus der Forschung zur Verfügung stehenden Beweis zu integrieren."

Ich danke allen Patientinnen und Patienten, die ihre Vorliebe für das Bobath-Konzept zum Ausdruck bringen, indem sie Therapeutinnen und Therapeuten suchen, die die Behandlungstechniken des Konzepts und seine humanistische Philosophie in ihre Behandlung integrieren. So viele Patienten, die zum Teil Kosten und Mühen auf sich nehmen, um nach diesem Konzept – nach strikten wissenschaftlichen Kriterien, bewiesen oder nicht – behandelt zu werden, können sich nicht irren.

Dass dieses Buch in dritter Auflage herauskommt, bedeutet, dass offensichtlich immer noch Interesse an meinen Erfahrungen besteht. Ich danke allen Leserinnen und Lesern dafür, dass sie diese meine Erfahrungen studieren, um ihre eigenen zu machen!

Diese dritte Auflage soll nun mehr oder weniger gleich gedruckt werden. Mehr oder weniger! Ich konnte doch an vielen Stellen etwas einfügen, ergänzen, verbessern. So wünsche ich den Leserinnen und Lesern dieser dritten Auflage, dass auf sie die Begeisterung überspringt für dieses flexible Behandlungskonzept, das uns Richtlinien gibt und gleichzeitig Freiraum für Kreativität.

Sant Cugat del Vallés
Januar 2010

Präambel

Kurze Beschreibung der Entwicklung des Bobath-Konzepts von seinem Beginn in den vierziger Jahren bis 1999

Bei dieser Beschreibung stütze ich mich auf meine Mitschrift während der Feierstunde zu Ehren von Berta and Karel Bobath, „A Celebration of Their Lives and Work" am Sonntag, dem 28. Juli 1991 in der Guildhall School of Music in London, auf Informationsmaterial der Vereinigung der Bobath-Therapeuten Deutschlands e.V. „Zum Gedenken an Dr.h.c. Berta Bobath und Dr.med. Karel Bobath", 1991, auf die Biografie „The Bobaths", 1992 geschrieben von Jay Schleichkorn, sowie auf persönliche Mitteilungen von Kolleginnen und Kollegen, die mit den Bobaths zusammengearbeitet haben.

Um das Bobath-Konzept in seiner Dimension als eine humanistische Philosophie zu erfassen, ist es unabdingbar, mehr über das Leben dieser beiden Ausnahmepersönlichkeiten zu wissen. Das Studium der gesamten o.g. Biografie bzw. des Sonderheftes der Vereinigung ist sehr zu empfehlen.

Karel Bobath, geb. am 14.3.1906 in Berlin, studierte Medizin von 1925 bis 1932 in Berlin, machte das Examen 1936 in Prag und arbeitete danach in einer Kinderklinik in Brünn, Tschechien. Im Jahre 1939 musste er vor dem Nazi-Regime flüchten und lebte seitdem in London.

Berta Bobath, geb. am 5.12.1907 in Berlin. Sie besuchte dort von 1924 bis 1926 die Anna-Herrmann-Schule und schloss als Gymnastiklehrerin ab. Bis 1933 unterrichtete sie an der gleichen Schule und arbeitete nebenher in der Praxis eines Orthopäden, wo sie die in ihrer Schule gelernten Techniken mit den Patienten durchführte.

Diese Behandlungstechniken basierten zum großen Teil auf der Entspannung der Muskulatur. Die dort erworbenen Kenntnisse und gemachten Erfahrungen beeinflussten in späteren Jahren die Entwicklung des Konzepts für die Behandlung von Erwachsenen und Kindern mit neurologischen Störungen.

1939 musste auch Berta Ottilie Busse aus Berlin nach London flüchten. Dort traf sie Karel Bobath wieder. Im Jahre 1941 heirateten sie.

In den Jahren 1943/44 sollte Berta Bobath einen 43-jährigen Herrn mit einer rechtsseitigen Hemiparese und einer schmerzhaften Schulter behandeln. Sie benutzte dazu die vorher erworbenen Erfahrungen bei der Behandlung von Kindern mit zerebralen Störungen, die sie mit den in Berlin erlernten Muskelentspannungstechniken behandelt hatte. Sie beobachtete bei diesem Erwachsenen ganz ähnliche abnorme Haltungs- und Bewegungsmuster wie bei den Kindern und versuchte, diese Beschwerden ähnlich zu behandeln.

Bis heute kann man, bei aller Unterschiedlichkeit der Bedingungen, Symptome und Behandlung der Kinder mit denen der Erwachsenen vergleichen. Die Aktivitäten müssen angepasst werden: Ein Erwachsener geht mit mehr Bewusstsein und Konzentration in eine Behandlungssituation hinein als ein Kind. Die normale Bewegung eines Erwachsenen, die er viele Jahre lang praktiziert hat, unterscheidet sich von der eines Kindes mit angeborener Hirnschädigung: Es konnte nie die Erfahrung einer normalen Bewegung machen. Die Grundprinzipien der Behandlung sind jedoch gleich. Dies konnte ich in meiner Zusammenarbeit mit Marisa Frontera Avellana, Tutora Bobath (EBTA), d.h. für Kinder, erleben.

Berta Bobath beschreibt ihre ersten Erfahrungen in einem Vortrag auf der 8. Jahrestagung der Vereinigung der Bobath Therapeuten Deutschlands e.V. am 2. Juni 1984 in Bremerhaven (Auszug aus der Rede):

Der Beginn unserer Behandlung 1943

1. Wir entdeckten die reflexhemmenden Positionen, die den Tonus herabsetzten, d.h. Hemmung der tonischen Reflexe in Rückenlage, Bauchlage, Sitz usw. Wir arbeiteten diesen entgegen, lösten sie auf, platzierten und hielten das Kind, bis die Spastizität abnahm. Das verlangte totale Kontrolle des Therapeuten über den Körper des Kindes, und es bedurfte oft zweier Therapeuten, um diese Arbeit zu bewältigen. Bei besonders hohem Tonus war diese Prozedur für das Kind sehr unangenehm.

Wir hofften auf spontanes Umsetzen in Bewegung. Das geschah nur bei wenigen sehr jungen Kindern, und dann auch nur ungenügend, da die Kinder nicht wussten, wie sie sich bewegen sollen. Sie hatten keine frühe Bewegungserfahrung und eine nur unvollständige Bewegungsentwicklung. Die Behandlung war zu statisch.

2. Diese Erfahrungen führten zu Überlegungen, die Bewegungsentwicklung in die Behandlung zu übernehmen. Wir studierten die normale Entwicklung des Kindes und die zahlreichen Meilensteine, die ein Kind in den verschiedenen Altersabschnitten erreicht, wie es in der Literatur angege-

ben wird. Wir versuchten, in festgelegter dogmatischer Entwicklungsfolge eine Fähigkeit nach der anderen nachzuvollziehen, wie man es bei normalen Kindern sieht.

Zunächst wurde Kopfkontrolle erarbeitet, dann Rollen, Sitzen Vierfüßlerstand, Kniestand, Halbkniestand, Stehen und Gehen in genau dieser Reihenfolge. Die Behandlung wurde von der Therapeutin meist sehr passiv durchgeführt. Sie brachte das Kind in die entsprechenden Positionen und löste die totalen Muster in reflexhemmenden Stellungen auf. Wir hofften und erwarteten, dass das Kind diese isolierten Haltungsmuster zu Bewegungsfolgen kombinieren und sich von einer zur anderen Position bewegen würde. Diese Erwartungen erfüllten sich nicht. Dieses Vorgehen in der Behandlung scheint von einigen ehemaligen Studenten noch angewendet und als „Bobath-Übungen" bezeichnet zu werden.

3. Wir lernten, dass Stell- und Gleichgewichtsreaktionen Grundlage und Voraussetzung für die zunehmende Fähigkeit des normal entwickelten Kindes sind, sich gegen die Schwerkraft zu bewegen und eine große Vielfalt an Bewegungen und Fähigkeiten zu entwickeln. Dies verhalf uns zu einer mehr dynamischen Behandlung, d.h. zur Bahnung automatischer Bewegungsabläufe. Wir fanden die Möglichkeit, Schlüsselpunkte zu benutzen, um von dort aus gleichzeitig abnormale Reflexaktivität zu hemmen und normale Aktivitäten zu bahnen. Wir begannen, dynamische *reflexhemmende Muster* anzuwenden anstelle der statischen reflexhemmenden Positionen.

Das Kind konnte sich dort aktiv bewegen, wo es nicht gehalten und kontrolliert wurde. So arbeiten wir heute noch. Leider führte das zur übertriebenen Anwendung von Bahnung ohne die nötige Hemmung bei Kindern mit beträchtlichem Hypertonus dabei zu beachten.

Natürlich gelang und gelingt die Bahnung bei Säuglingen, die noch keine Spastizität zeigen. Damals erkannten wir die Bedeutung der Gleichgewichtsreaktionen und ihrer Bahnung für die Aufrichtung gegen die Schwerkraft noch nicht.

4. Wir waren ziemlich festgefahren mit der Bahnung von Stellreaktionen, die bei Säuglingen und Kleinkindern gut gelang. Sobald es zum Sitzen und Gebrauch der Hände kommt, sind ebenso wie beim Aufstehen und Gehen Gleichgewicht erforderlich. Wir bemerkten die Tonuserhöhung mit verminderter Bewegungsqualität, sobald es dem Kind an Gleichgewicht mangelte und es sich vor dem Fallen fürchtete.

Wir erkannten die fließenden Übergänge von Stell- und Gleichgewichtsreaktionen in der Entwicklung noch nicht.

Das Kind hat nicht nur vor dem Fallen Angst, sondern auch vor der Bewegung.

Wir lernten, wie notwendig es ist, unsere Hände allmählich fortzunehmen, um dem Kind die Möglichkeit zu geben, selbstständig seine Bewegungen und sein Gleichgewicht zu kontrollieren. Das geschieht im Wechsel mit Hemmung, wenn Spastizität oder Spasmen seine Bewegungen stören. Das führte zu einer besseren Beziehung des Therapeuten zum Kind und umgekehrt.

Wir erwarteten immer noch, dass das Kind in der Behandlung Erworbenes in die alltäglichen Verrichtungen zu Hause und in der Schule übernehmen würde. Das geschah nur unvollkommen. Kind und Eltern sahen die Behandlung als Übungen, ohne ihren funktionellen Sinn zu erkennen. Das Verständnis für das Umsetzen der Behandlung ins tägliche Leben fehlte noch.

5. Allmählich erkannten wir die Notwendigkeit, in der Behandlung mehr direkten Übergang zu funktionellen Tätigkeiten zu erarbeiten. Auf diesem Stand befinden wir uns heute und lernen ständig dazu. Wir haben unserer Behandlung eine systematische Vorbereitung auf spezifische Funktionen hinzugefügt, da Normalisierung von Muskeltonus und Bahnung von Stell- und Gleichgewichtsreaktionen nicht direkt oder notwendigerweise zum funktionellen Gebrauch dieser Bewegung führen.

Hier haben wir viel von Petö und seinem Gebrauch funktioneller Bewegungsmuster gelernt. Wir erkannten die Notwendigkeit einer gründlichen Analyse jeder Funktion, die erarbeitet werden sollte, sowie eines Befundes über das Kind, um festzustellen, wo seine Schwierigkeiten liegen und was seine Entwicklung stört. In der Behandlung wurde mehr Gewicht darauf gelegt, das Kind in funktionellen Situationen zu behandeln, wie sie zu Hause und in der Schule auftreten, um eine Übernahme des in der Behandlung Gelernten zu gewährleisten. So oft wie möglich verwenden wir Möbel, die die Kinder auch zu Hause vorfinden. Wenn sie unglücklicherweise im Rollstuhl sitzen müssen, wird ein Teil der Behandlung im Rollstuhl durchgeführt. Das Gleiche gilt bei Hausbehandlungen für den Kinderwagen, das Bett, den Topf, das Dreirad usw. Wir schreiben keine Gegenstände (Hilfsmittel) vor, vielmehr prüfen wir sie zunächst auf ihre Verwendbarkeit; wir behandeln das Kind darin oder darauf, bevor wir den Eltern eine Anschaffung empfehlen oder ihnen davon abraten.

Wir behandeln das Kind beim Spiel auf dem Boden, am Tisch, arbeiten ausgiebiger im Stand, um Streckung zu erhalten, als in Bauchlage. Wir legen mehr Gewicht auf das Hinsetzen und Hinstellen als auf Sitzen und Stehen. Bei der Arbeit in diesen funktionellen Situationen wenden wir Hemmung und Bewegungsbahnung kombiniert an. Wir dürfen nicht an „Übungen" festhalten, die wenig mit funktionellem Gebrauch zu tun haben.

6. Wir haben unsere Befunde und Behandlungsplanung ebenfalls beträchtlich verändert. Wir ziehen die Kinder nicht mehr zur Behandlung aus, legen sie nicht sofort auf den Rücken, auf den Bauch oder bringen sie zum Sitzen usw. Wir prüfen keine tonischen Reflexe, sondern Muster mit Hypertonus.

Wir beginnen mit der Beobachtung von Kind und Mutter, wenn sie den Raum betreten. Wir beobachten das Kind in seinen Funktionen, d.h. beim Sitzen, Laufen, Sprechen und Spielen. Seine Fähigkeiten halten wir zunächst fest, danach suchen wir die Gründe für die mangelhafte Qualität und die Unfähigkeit, weitere Funktionen zu erwerben. Wir beobachten die Haltungs- und Bewegungsmuster des Kindes, offenen Mund, Speichelfluss, Schielen, Verständigungsschwierigkeiten, Gebrauch der Hände usw.

Dann prüfen (erfühlen) wir den Tonus und seine möglichen Veränderungen, während wir das Kind bewegen. Das kann auf dem Schoß der Mutter sein, auf dem Boden, auf einem Stuhl, beim Stehen oder beim Gehen. Wir prüfen die Haltungsreaktionen, d.h. die Fähigkeiten, sich an Bewegungen (Bewegtwerden) anzupassen mit Kopf- und Rumpfkontrolle, Stützen auf die Arme, Anfassen und Loslassen, sich an Gegenständen oder an der Mutter festzuhalten und bei Bewegung gegen die Schwerkraft das Gleichgewicht zu halten. Ebenso prüfen wir, ob Kontrakturen drohen oder bereits bestehen.

Bevor wir uns schrittweise mit den Gründen für seine Schwierigkeiten befassen, vermitteln wir sein funktionelles Niveau. Möglicherweise werden wir letztlich in Bauch- oder Rückenlage, im Rollen oder im Sitzen behandeln, aber wir fangen nicht bei der ersten Vorstellung damit an. Wir entscheiden erst danach, welches die Hauptziele der Behandlung sein werden, was unsere Aufmerksamkeit besonders beanspruchen sollte und was das Kind vor allem braucht. Wir suchen das Hauptproblem, d.h. einen gemeinsamen Nenner für seine zahlreichen Probleme. Dann wissen wir auch, was zu hemmen und was zu bahnen ist, was unterstützt und was vermieden werden muss.

Soviel wir auch gelernt und verändert haben und fortfahren werden, beides weiterhin zu tun, muss festgehalten werden:

Das all dem zugrunde liegende Konzept hat sich nicht verändert.

Es erscheint uns wie ein Teppich, an dem eine ganze Familie arbeitet. In der Mitte wurde begonnen, und strahlenförmig breitet er sich nach allen Seiten aus.

Jeder Therapeut arbeitet anders mit seinen Erfahrungen und mit seiner Persönlichkeit. Das ist gut und kreativ. Aber wir alle bauen unsere Behandlung auf demselben Konzept auf. Und dieses Konzept ist so weitreichend und offen, dass es uns ermöglicht, weiter zu lernen und der kontinuierlichen Entwicklung wissenschaftlicher Forschung – auch bei Veränderung der klinischen Bilder – folgen zu können.

In diesem Vortrag bezieht sich Berta Bobath auf die Behandlung von Kindern mit zerebralen Bewegungsstörungen. Ihre Vorschläge können sich mühelos auf die Situationen in der Behandlung von Erwachsenen übertragen lassen.

Die Bobaths waren bis kurz vor ihrem Tode 1991 aktiv. Zunehmend weniger, aber immer noch beeinflussten sie bzw. nahmen sie Anteil an der weiteren Entwicklung ihres Konzepts.

Was Berta Bobath unter den Punkten 5. und 6. anspricht, wurde von den von ihr ausgebildeten Instruktoren und Instruktorinnen, insbesondere von Mary Lynch, in Bezug auf die Behandlung von Erwachsenen mit neurologischen Erkrankungen weiterentwickelt.

In der gründlichen Analyse, welche nicht die Prüfung von Reflexen bedeutet, sondern die Beobachtung der in Aktivitäten benutzten Haltungs- und Bewegungsmustern, wird der Vergleich zur minutiös studierten normalen Bewegung gezogen:

Was kann die/der Betroffene allein, was mit wenig Hilfe ausführen?

Wie weicht die/der Betroffene von der normalen Bewegung ab? In welcher Aktivität, wie im Bewegungsmuster, in welcher Komponente desselben, welcher Qualität ist die neuromuskuläre Aktivität?

Die Beantwortung dieser Fragen führt zur Arbeitshypothese, zur Zielsetzung, zur Behandlungsplanung, zur Kontrolle der Behandlungsfortschritte bzw. des Ausbleibens derselben.

Die systematische Vorbereitung des Haltungstonus für spezifische Funktionen geschieht u.a. mit der „Spezifischen hemmenden bzw. fazilitierenden Mobilisation von Muskulatur", wie sie Berta Bobath mehr unbewusst angewendet hat. Mary Lynch hat diese empirischen Erfahrungen zu einer systematischen Behandlungstechnik innerhalb des Konzepts formuliert.

Sie war es auch, die die Analyse und den therapeutischen Gebrauch von Schlüsselpunkten bzw. Postural Sets systematisierte und damit leichter erlernbar bzw. lehrbar machte.

Es wird sehr früh, viel und dynamisch im Stand gearbeitet, unter Berücksichtigung eines der Normalität entsprechenden Alignments aller Schlüsselpunkte.

Hilfsmittel und Geräte werden nach wie vor zurückhaltend verwendet. Ihre Benutzung wird stets als temporär angesehen und es wird stetig nach Verbesserung bzw. Möglichkeit des Verzichts auf künstliche Hilfen gestrebt.

Die folgende **Tab. 1.1** soll eine Übersicht geben über die Veränderungen seit dem Beginn des Bobath-Konzepts:

Tab. 1.1 Veränderungen seit Beginn des Bobath-Konzepts

Behandlung der betroffenen Seite	Behandlung des Rumpfes und der betroffenen Seite	Behandlung des Rumpfes und beider Körperhälften (mehr und weniger betroffene Seite)
reflexhemmende Stellungen	reflexhemmende Bewegungsmuster	Muster zur Normalisierung des Haltungstonus, manchmal kombiniert mit Haltungsmustern zur Verlängerung der hypertonen Muskulatur
Neurophysiologie: Es existieren losgelöster ATNR und STNR (asymmetrischer und symmetrischer tonischer Nackenreflex)	Zweifel: Die Symptome, die wir sehen, sind keine losgelösten Reflexe – aber was ist es, was wir sehen?	Die Symptome, die wir sehen und fühlen, sind hypertone Muskelketten
mechanische Lagerung, die, konsequent angewendet, gegen die spastischen Muster in Rückenlage, Seitenlage und Sitz wirken sollte	zunehmend individuelle Lagerung mehr und mehr in normalen Haltungsmustern	Lagerung der Schlüsselpunkte, Kreation eines „Postural Sets" (Spiel mit den Schlüsselpunkten zur positiven Beeinflussung der individuellen Tonussituation)
Beginn der Behandlung immer distal: Hand/Fuß, Ellbogen/Knie, evtl. Schulter/Hüfte	Beginn der Behandlung immer proximal: „Entdeckung" des Rumpfes	Beginn der Behandlung je nach Hauptproblem, welches proximal oder distal sein kann
Die Therapeutin befindet sich immer auf der mehr betroffenen Seite des Patienten	Die Therapeutin kann auch einmal von der anderen Seite aus behandeln	Die Therapeutin behandelt von der Seite aus, von wo aus sie den besten Einfluss auf die Problematik der/des Betroffenen hat. Dies kann die mehr oder die weniger betroffene Seite sein.
Neurophysiologie: Das Gehirn kennt keine Muskeln – es kennt nur Bewegungsmuster	Neuere Forschungen zeigen, dass das ZNS sehr wohl von Muskeln „weiß" Zweifel in der Behandlung: Die Beeinflussung von einzelnen Muskeln hat auch einen positiven Effekt …	Die Informationen des ZNS für das Auftreten von assoziierten Reaktionen verändern die anatomische Struktur der Muskeln – sie verlieren Sarkomere Die Behandlung muss darauf eingehen!
Behandlung: Fazilitation der Schlüsselpunkte stets in Bewegungsmustern	Fazilitation der Schlüsselpunkte in Bewegungsmustern auch mit dem Versuch der Fazilitation von selektiven Bewegungen	Fazilitation von Schlüsselpunkten und auch über einzelne Muskeln mit der Technik der spezifischen inhibitorischen/fazilitatorischen Mobilisation von Muskulatur
Der Einfluss der Unterstützungsfläche (USF) auf den Haltungstonus war kaum analysiert	Analyse des Einflusses der Größe der USF	Die Wichtigkeit des Einflusses der Größe, Konsistenz und Stabilität der USF wurde zunehmend erkannt und ihr wurde in den Behandlungen entsprechende Bedeutung beigemessen
Behandlung viel mit gefalteten Händen: in Rückenlage, beim Aufstehen und Hinsetzen, beim Gehen	Die Hände wurden wenig bzw. weniger gefaltet, sie wurden zunehmend in normalen Positionen gehalten, z.B. beim Aufstehen an der Seite herabhängend	Die Hände werden nur noch in sehr spezifischen Situationen gefaltet, z.B. bei Übungen, die die/der Betroffene zu Hause allein durchführen soll

(Fortsetzung)

Behandlung der betroffenen Seite	Behandlung des Rumpfes und der betroffenen Seite	Behandlung des Rumpfes und beider Körperhälften (mehr und weniger betroffene Seite)
Hemmung der assoziierten Reaktionen	Beobachtung und Analyse der assoziierten Reaktionen; Graduierung in leichten, mittleren und starken Hypertonus	Observation der assoziierten Reaktionen als Zeichen der plastischen Re-Organisation des ZNS, besonders bei Personen mit Schädel-Hirn-Trauma in der Akutphase
Fazilitation von normalen Bewegungen von den Schlüsselpunkten aus; verschiedene Arten des „Tapping" zum Aufbau von Hypotonus	Fazilitation von normalen Bewegungen von den Schlüsselpunkten aus; Verringerung der USF zum Aufbau von Hypotonus	Benutzung von globalen Stimuli wie die Verringerung der USF und Stimulation von spezifischen Rezeptoren zum selektiven Tonusaufbau. Graduierung der Hypotonie in starke, mittlere und leichte je nach notwendigen Stimuli, um einen (selektiven) Tonusaufbau der hypotonen Muskulatur zu erzielen

Zum Schluss möchte ich noch einige Sätze zitieren, die mich von Beginn an sehr beeindruckten und die mir bis heute präsent sind, besonders in schwierigen Therapiesituationen:

Berta Bobath:

„Wir lernen das meiste von den Patienten, die wir regelmäßig behandeln." Aus diesem Grunde sollte jede Therapeutin und auch oder besonders jede Instruktorin regelmäßig praktisch mit Patienten arbeiten: sie sind die wahren Lehrer. In den Bobath-Kursen kann man erkennen lernen, was man von ihnen lernen kann.

„Sieh, was du siehst und nicht, was du denkst, was du siehst!" Aus diesem Grunde lehre ich die „spastischen Haltungs- und Bewegungsmuster" schon seit Jahren nicht mehr, sondern unterrichte in vorgeschalteten Kursen „normale Bewegung" und die Benutzung der Observation und Palpation zur Analyse der vom individuell Betroffenen benutzten abnormalen Bewegungen.

Zum so genannten „Bobath-Ball" sagte Berta Bobath: „Es ist ein Strandball, nicht ein Bobath-Ball. Was ihn zum Bobath-Ball macht, ist das, was du mit ihm tust." Das gilt sinngemäß auch für die Bobath-Bank: Nicht die Länge und Breite machen eine höhenverstellbare Bank zur Bobath-Bank, sondern das, was wir als Therapeutinnen mit den Betroffenen auf bzw. an dieser Bank durchführen.

„Wenn der Patient besser wird, müssen wir etwas ändern; wenn er gleich bleibt, müssen wir etwas ändern, wenn er schlechter wird, müssen wir dringend etwas ändern!" Shaping ist also keine Erfindung der letzten Jahre, sondern die Notwendigkeit der Anpassung der geforderten Leistung an die aktuellen, sich veränderten Fähigkeiten des Patienten. Sie war eine Therapeutin, die ständig dachte, analysierte und neue Ideen ausprobierte. Jede Behandlung war für sie eine Problemlösesituation mit der Überzeugung, dass es, wenn man nur lange genug insistierte, analysierte, ausprobierte, auch eine Lösung des Problems gab, welche zur Verringerung der Problematik der/des Betroffenen führte.

Glossar

AETB www.aetb.net

Asociaciòn Española de Terapeutas formadas en Bobath. 1995 gegründete Vereinigung der Bobath-Therapeuten Spaniens, der Physiotherapeuten, Ergotherapeuten und Logopäden angehören, die einen Grundkurs für Erwachsene und/oder Kinder absolviert haben.

Agonist

Der Muskel, der die Schwerkrafteinwirkung kontrolliert, d.h. konzentrisch gegen die Schwerkraft wirkt oder exzentrisch die Schwerkrafteinwirkung bremst. Ein Agonist hat aufgrund dieser Aufgabe stets ein höheres Tonusniveau als der Antagonist (s.u.).

Alignment

Die Position aller Strukturen eines Gelenks (Knochen, Knorpel, Kapsel, Synovia, Bänder, Sehnen, Muskeln und damit aller Rezeptoren) während einer Haltung oder Bewegung. Jeder Punkt einer Bewegung weist ein bestimmtes Alignment auf. Alignment ist als etwas Dynamisches zu verstehen.

Antagonist

Der Muskel, der sich in seiner Arbeit dem Agonisten (s.o.) reaktiv anpasst, d.h. mit seiner exzentrischen Kontraktion die Verkürzung des Agonisten ermöglicht oder mit seiner konzentrischen Kontraktion dessen Verlängerung begleitet. Der Antagonist hat stets ein niedrigeres Tonusniveau als der Agonist.

Assoziierte Reaktionen

- sind Antworten des zentralen Nervensystems auf einen Stimulus, der die individuelle hemmende Kontrolle übersteigt (Lance 1982).
- sind Muskelaktivitäten, die auftreten nach einer Veränderung der neuronalen Verbindungen innerhalb des Gehirns und des Rückenmarks. Sie können Veränderungen der mechanischen Anteile der Muskulatur potenzieren. Durch ihr wiederholtes Auftreten lernt der Patient Muster von Hypertonus, welche ihrerseits weitere permanente Veränderungen der Muskulatur bewirken können, und damit Spastizität (Lynch 1998).

Automatische Bewegungen

sind ökonomische und schnelle Bewegungen, die durch Aktivierung angeborener neuronaler Sets (s.u.) ausgeführt werden. Diese neuronalen Sets können sog. „Zentrale Muster Generatoren" (s.u.) sein, d.h. einmal aktiviert, können sie sich ständig selbst generieren.

Automatisierte Bewegungen

sind ehemals willkürlich ausgeführte Bewegungen (s.u.), die durch häufige Wiederholung zu einer dauerhaften Bildung von neuronalen Sets geführt haben und daher sehr schnell und ohne kortikale Aufmerksamkeit durchgeführt werden können. Sie bedürfen jedoch sehr wohl kortikaler Initiierung. Das Automatisieren von Bewegungen führt zu Ökonomisierung und Beschleunigung von Bewegungen.

Bewegung

Durch Aktivierung von Muskulatur zustande kommende, sichtbare räumliche Veränderung von Gelenken und Körperteilen in Relation zum Raum und zueinander. Sie kann selektiv sein oder durch Summierung in einem Bewegungsmuster durchgeführt werden.

Bewegungsinitiator

Als Bewegungsinitiator wird der Schlüsselpunkt angesehen, der ein Bewegungsmuster initiiert, es beendet und umkehrt. Ellbogen und Knie sind es, die häufig Flexions- bzw. Extensionsmuster des Armes bzw. des Beins einleiten, führen, beenden; der Kopf ist es häufig, der ein Bewegungsmuster des Rumpfes einleitet.

Bewegungstherapie

Medizinische Behandlungsform, die sich der gezielten Bewegungen des menschlichen Körpers bedient, um eine Verbesserung einzelner Funktionsstörungen oder des Gesamtzustandes zu erreichen.

Bobath-Konzept

Der Begriff Konzept (s.u.) steht im Gegensatz zu Technik oder Methode. Das Bobath-Konzept beruht auf der Hemmung abnormaler Reaktionsaktivitäten, der Fazilitation der Rekrutierung von motorischen Einheiten und der erneuten Herstellung eines Zugangs zu normalen Bewegungen durch Handhabung von Schlüsselpunkten.

Das Bobath Konzept ist eine Problemlösungsstrategie für die Untersuchung und Behandlung von Individuen mit Störungen von Funktion, Bewegung und Tonus, verursacht durch eine Läsion des Zentralen Nervensystems (IBITA 2000). Das Ziel der Behandlung ist die Optimierung aller funktionellen Handlungen über die Verbesserung der Haltungskontrolle und selektiven Bewegungen durch Fazilitation.

Der Behandlung der Abweichungen von der normalen Bewegung, die durch eine Läsion des ZNS verursacht sind, liegt ein ganzheitlicher Ansatz zugrunde. Die Vorgehensweise ist durch vier Schritte gekennzeichnet:

- Analyse der Norm,
- Analyse der Abweichungen von der Norm,
- aAngepasste Anwendung von Behandlungstechniken, d.h. von Werkzeugen, die einen erneuten Zugang zu normalen/normaleren, d.h. ökonomischeren Bewegungen ermöglichen, bzw. eine erneute Abspeicherung von neuronalen Sets zur Durchführung von Bewegungen, die der individuellen normalen Bewegung des Patienten sehr nahe kommen,
- Analyse des Effekts der angewandten Behandlungstechniken.

EBTA

European Bobath Tutors Association. 1994 gegründete Vereinigung der Bobath-Lehrtherapeutinnen und -therapeuten für Kinder mit zerebralen Bewegungsstörungen.

Equilibriumreaktionen

- sind kleinste automatisch ablaufende Spannungsveränderungen der Muskulatur, um kleinste Gewichtsverlagerungen, welche zu geringem Ungleichgewicht führen, durch eine Gegenkraft auszugleichen;
- sind automatische Adaptionen des Haltungstonus als Reaktion auf Einwirkungen der Schwerkraft und Gewichtsverlagerung.

Sie sind funktionell und dienen zum Erhalt des Alignments in einer Haltung. Equilibriumreaktionen können nicht willkürlich ausgeführt werden.

Extinktionsphänomen

Bei gleichzeitiger Gabe von Stimuli auf beide Körperhälften wird der Stimulus auf der mehr betroffenen Seite nicht mehr wahrgenommen, d.h. auch nicht mehr beantwortet. Bei einseitiger Stimulation auf der mehr betroffenen Seite wird dieser hingegen wahrgenommen und, wenn auch eventuell gestört, beantwortet.

Exzentrische Kontraktion

Koordinierte Aktivierung von Aktin-Myosin-Molekülen, die durch eine von außen einwirkende Kraft (konzentrische Kontraktion des Antagonisten oder Schwerkraft) auseinandergezogen werden, um dieser kontrolliert nachzugeben. Durch sie kommt es zu einer Verlängerung des Muskels, die trotz Spannungsentwicklung im Endeffekt zu einer Entspannung führt.

Fazilitation

Fazilitation ist ein Lernprozess. Diese Interaktion zwischen Patient und Therapeut macht Funktion möglich und einfacher (IBITA 1997). Geben eines Stimulus (Input), um eine Aktivität oder einen Prozess zu erleichtern.

Feedback

Während der Durchführung einer Bewegung erhält das ZNS Informationen über die Veränderungen des Status der Rezeptoren. Diese Rückmeldung dient dem ZNS zur Kontrolle über die Bewegung für eine Fortführung, eine eventuelle Veränderung und Korrektur bzw. für die Beendigung.

Feedforward

„Das ZNS spiegelt zu jedem Zeitpunkt den Status der Körpermuskulatur wider" (sog. Schaltungsregel, Magnus 1924). Das bedeutet, dass der Zustand der Rezeptoren in jedem Moment, in dem sie eine Veränderung erfahren, an das zentrale Nervensystem (ZNS) weitergeleitet wird. Diese Informationen dienen dem ZNS als Ausgangswerte für die Initiierung einer Haltungsveränderung und Bewegung und sind die Basis für die sog. PAPAs und APAs = antizipatorische posturale Anpassungen, welche die vorbereitenden Equilibrium-Pre-Aktionen sind, damit das GG bei zu erwartenden, geplanten Gewichtsverschiebungen nicht verloren wird. „Die Körpermuskulatur spiegelt in jedem Moment den Status des ZNS wider." Das bedeutet, dass von der Körperhaltung und Bewegung eines Patienten auf den Aktivitätszustand seines ZNS rückgeschlossen werden kann.

Feinmotorik

Bewegung von kleinen Anteilen des Körpers, z.B. einer Hand und der Finger. Der Begriff stand im Gegensatz zu Grobmotorik (s.u.). Beide Begriffe sind meines Erachtens veraltet.

Sämtliche Bewegungen des Körpers sind feine Bewegungen, basierend auf selektiver Rekrutierung von motorischen Einheiten. In der Summe werden diese zu Bewegungsmustern koordiniert. Das gleichzeitige Auftreten von vielen selektiven Bewegungen sollte daher nicht mehr mit dem Begriff der Grobmotorik beschrieben werden, da die Innervation durchaus als fein angesehen werden muss. Beispiele für Feinmotorik sind die Equilibriumreaktionen am Rumpf, manipulierende Bewegungen der Finger, sprechen und schlucken des faziooralen Trakts.

Fixation

Aktivierung der Muskulatur mit einer eindeutigen Exitation von Agonisten und dementsprechender minimaler Exitation und großer Inhibition der Antagonisten, d.h. einer reziproken Innervation auf niedrigem neurophysiologischem Niveau.

Funktion

Zielgerichtetes, räumlich und zeitlich koordiniertes Zusammenspiel von Bewegungsmustern einzelner Körperteile.

So kann Funktion definiert werden. Funktion kann sich aber auch auf die normale Beweglichkeit eines Gelenks begrenzen. Diese beiden Meinungen führen oft zu Missverständnissen zwischen Physiotherapeuten, die meist die erstere Definition vertreten und Ergotherapeuten, die die letztere benutzen. Die Nomenklatur der IKF (s.u.) klärt die Situation meines Erachtens. International wird die erstere Definition mit dem Wort Aktivität, Handlung oder Partizipation beschrieben. Der Terminus Funktion wird als das Verhalten der Struktur angesehen.

Gleichgewicht

Verhältnis der Teilgewichte des menschlichen Körpers in Relation zu seinen Mittellinien (anterior/posterior, lateral rechts/lateral links) und der Unterstützungsfläche. Befinden sich gleich viele Einheiten = Gewichte auf beiden Seiten der Mittellinien, so ist ein Gleichgewicht hergestellt.

Grobmotorik

Bewegung von größeren Anteilen des Körpers, z.B. des gesamten Rumpfes, Armes oder Beines. (Anmerkung der Autorin: Veralteter Begriff für eine veraltete Vorstellung von Bewegung, vgl. Feinmotorik, s.o.)

Handlung

Räumlich und zeitlich koordinierte, aufeinanderfolgende oder auch gleichzeitig ablaufende Bewegungsmuster und Funktionen, welche einem vorausgeplanten Ziel dienen. Während bei einer Bewegung (s.o.) und einer Funktion (s.o.) keine neuropsychologischen Funktionen notwendig sind, bedarf es bei der Planung, Durchführung und Kontrolle einer Handlung genau dieser Fähigkeiten: Aufmerksamkeit, Planung, Gedächtnis, Konzentration, räumliche und zeitliche Orientierung, Gnosie und Praxie.

Holding

Test zur Prüfung des Haltungstonus: Ein Körperteil wird bewegt und soll auf Aufforderung willkürlich in einer bestimmten Position gehalten werden. Holding ist nicht zu verwechseln mit Placing (s.u.).

IBITA

International Bobath Instructors Training Association. 1984 gegründete Vereinigung der Bobath-Lehrtherapeutinnen und -therapeuten für die Behandlung von Erwachsenen mit neurologischen Störungen.

ICF

International Classification of Functioning, Disability and Health (ICF). Die von der WHO 2001 verabschiedete Klassifikation ersetzt die vorlaufenden ICIDH Versionen. Sie soll zu einer gemeinsamen Sprache aller in der Rehabilitation Tätigen führen und damit deren Verständigung untereinander verbessern. Uns Physiotherapeuten und Bobath-Therapeuten erleichtert sie die Strukturierung der Zielsetzung und Behandlung.

Konzentrische Kontraktion

Koordinierte Aktivierung von Aktin-Myosin-Molekülen, die sich ineinanderschieben. Es kommt zu einer Spannungsentwicklung mit Verkürzung des Muskels.

Konzept

Im Unterschied zu einer Technik oder einer Methode ist ein Konzept etwas Übergreifendes. Bobath nannten ihre Entwicklung ein Konzept, weil ihre Grundprinzipien Handlungsanweisungen zur Befundung und Behandlung für alle an der Rehabilitation des/r Betroffenen darstellen. Spezielle Behandlungstechniken, wie z.B. „manuelle Therapie", „Laufbandtherapie", „repetitives Training" oder „contraint induced therapy" können ohne weiteres in das Konzept integriert werden, sofern sie nicht sogar schon darin vorhanden sind (Viebrock 2008).

Körperschwerpunkt/Massenschwerpunkt

Biophysikalisch errechneter Punkt im menschlichen Körper, an dem sich der Schwerkrafteinfluss konzentriert. Bei Betrachtung des gesamten Körpers befindet sich dieser Punkt etwa in Höhe des 2. Sakralwirbels (S2); bei Betrachtung des Körpers von der Crista iliaca an nach kranial, d.h. Rumpf, Schultergürtel, Arme und Kopf, befindet sich dieser Teilmassenschwerpunkt bei Th8 (Plas et al. 1984). Massenschwerpunkte der Arme sind die Ellenbogen, der Beine die Femurkondylen.

Kraft

Menge an Tonus in Muskeln, die der Schwerkraft oder einem Widerstand entgegenarbeiten müssen.

Management

Darunter wird der Umgang mit Behinderungen und Beeinträchtigungen verstanden. Beispiel: ein Transfer kann vom Patienten weitgehend selbstständig mit wenig leitender Hilfe ausgeführt werden (Therapie) oder im Falle einer größeren Behinderung weitgehend von der Hilfsperson, eventuell sogar mit Hilfsmitteln, was dem Management entspräche.

Massenmuster

Aktivierung von Agonisten, Antagonisten und entsprechenden Synergisten, die zu einer Bewegung von allen Gelenken einer Extremität oder des Rumpfes führt. Dies ist notwendig bei einer großen Kraftanstrengung, z.B. – dem Heben eines schweren Gegenstandes. Die Initiierung eines Massenmusters ist dann als normal anzusehen, wenn dieses nach Beendigung der Kraftanstrengung sofort wieder aufgelöst, dissoziiert, fraktioniert werden kann und weitere Bewegungen wieder selektiv ablaufen können. Es ist dann als abnormal anzusehen, wenn es a) auftritt bei Aktivitäten, die geringen Kraftaufwand erfordern, und b) nach Beendigung des Kraftaufwandes nicht sofort wieder selektive Bewegungen ablaufen, d.h. wenn das Massenmuster nicht wieder dissoziiert, fraktioniert werden kann.

Mobilität

Aktivierung der Muskulatur mit einer reziproken Innervation, die zu einer Verkürzung der Agonisten und Verlängerung der Antagonisten oder umgekehrt führt. Das bedeutet, dass ein Bewegungsausschlag zustande kommt.

Muster

Sequenz von selektiven Bewegungen in entsprechendem Alignment. Man kann das normale vom abnormalen Muster unterscheiden.
- Normales Muster: Die selektiven Bewegungen, aus denen es zusammengesetzt ist, können beliebig kombiniert und variiert werden.
- Abnormales Muster: Es ist stets aus denselben Komponenten zusammengesetzt, eine Variation ist kaum möglich. Abnormale Muster sind stereotyp in Bezug auf einen Patienten, variieren jedoch von Patient zu Patient.

Neuronales Set

Gruppierung von Neuronen, deren Erregung zur Durchführung einer selektiven Bewegung bzw. eines Bewegungsmusters führt. Bewegungsmuster, die dem Überleben dienen (Atmen, Schlucken, Blinzeln, Gleichgewichtsreaktionen, Fortbewegung) werden von angeborenen neuronalen Sets initiiert. Willkürliche Bewegungen, die immer wieder wiederholt werden, können neue neuronale Sets gebildet werden (Automatisierung der Bewegung, s.o.). Die Zentralen Muster Generatoren sind angeborene neuronale Sets, wobei nicht jedes neuronale Set ein Zentraler Muster Generator ist!

Normaler Haltungs-Kontroll-Mechanismus (NHKM) posturaler Kontroll-Mechanismus

Heutzutage wird viel von Motorischer Kontrolle gesprochen. Den Terminus Posturaler Kontroll-Mechanismus führte Karel Bobath bereits 1950 ein. Er kann als Synonym für das Zentrale Nervensystem einschließlich peripherer Nerven, Muskelsystem und Rezeptoren verstanden werden. Die Faktoren des NHKM sind:
- Sensibilität,
- normaler Haltungstonus,
- normale reziproke Innervation,
- normale räumliche und zeitliche Koordination.

Placing

Test zur Prüfung des Haltungstonus: Ein Körperteil wird bewegt; dabei wird beobachtet, ob er sich leicht oder nur gegen Widerstand bewegen lässt. Dann soll der Körperteil automatisch in einer bestimmten Position gehalten werden. Im Gegensatz zum Holding (s.o.) wird keine Aufforderung zum Halten gegeben, weder verbal noch nonverbal.

Postural Set/Alignment der Schlüsselpunkte

Postura (lat.) = Haltung; Set (engl.) = zusammengehörende Einzelteile, welche ein Ganzes bilden. Es ist die Stellung der Schlüsselpunkte in Relation zueinander und zur Unterstützungsfläche, welche die Qualität des Haltungstonus beeinflusst, d.h. die Prädominanz (readyness) von Flexoren- oder Extensorentonus.

Propriozeptive Kontrolle

Die Fähigkeit, Stimuli aus dem Inneren des Körpers selektiv zu empfangen, zu integrieren und zu beantworten.

Referenzpunkt

Ein stabilisierter Teil des menschlichen Körpers, gegen den oder um den herum eine Bewegung eines oder mehrerer anderer Körperteile stattfinden kann.

Rehabilitation

Die Summe aller Maßnahmen, welche die Wiederherstellung der körperlichen, geistigen und seelischen Funktionen und Fähigkeiten eines Patienten oder Körperbehinderten zum Ziel haben. Entsprechend unterscheidet man medizinische, berufliche und soziale Rehabilitation (Pschyrembel).

„Leben ist Bewegung – Bewegung ist Leben." Bewegung ist die Grundlage aller Rehabilitation, nicht nur der körperlichen, sondern auch der geistigen und seelischen.

Reziproke Innervation

Reziprok bedeutet gegengleich, gegensinnig, entgegengesetzt. Reziproke Innervation bedeutet also gegensinnige Innervation von Körperabschnitten bzw. Muskeln. Reziproke Innervation ist die ineinander übergehende Kontrolle der Agonisten und Antagonisten, ergänzt durch die Kontrolle der jeweiligen Synergisten, für die räumliche und zeitliche Abstimmung der Bewegung.

Schlüsselpunkte der Kontrolle

Der Begriff Schüssel„punkte" der Kontrolle wurde von Frau Bobath sinngemäß verwendet. Gemeint sind bestimmte Areale des Körpers, von denen aus der Haltungstonus im besonderen Maße kontrolliert und beeinflusst werden kann. Es sind Zonen im Körper, welche eine besondere Dichte von Rezeptoren aufweisen (Paeth-Rohlfs 1997).

Schutzreaktionen der Arme

sind Abwehrbewegungen der Arme, um entgegenkommende Gegenstände mit den Händen abzuwehren.

Selektive Bewegung

Aktivierung von Agonisten, Antagonisten und entsprechenden Synergisten, die zu einer Bewegung in nur einem oder in zwei Gelenken führt bei gleichzeitiger Stabilisation der umliegenden Gelenke.

Spastizität

- Definition der Weltgesundheitsorganisation, WHO: Spastizität ist der geschwindigkeitsabhängige Widerstand gegen eine passive Bewegung.

- Nach Lance (1983): Spastiziät ist die plastische Re-Organisation des ZNS bei einem Defizit der hemmenden Kontrolle.
- Nach Wiesendanger (1991): Spastizität ist eine Bewegungsstörung, die sich graduell entwickelt als Antwort auf einen teilweisen oder vollständigen Verlust der supraspinalen Kontrolle über das Rückenmark. Sie wird charakterisiert durch veränderte Aktivierungsmuster von motorischen Einheiten, die auf sensorische und zentrale Signale reagieren und zu Ko-Kontraktionen, Massenbewegungen und abnormalen Haltungsmustern führen.

Klinische Beobachtung und Schlussfolgerung: Sowohl intra- als auch intermuskulär unkoordinierte Aktivierung von Aktin-Myosin-Molekülen, die zu einem Ineinanderschieben der Muskelfilamente, d.h. zu einer Verkürzung des Muskels führt. Diese Verkürzung kann nicht graduiert werden. Die Folgen sind: Es kann keine angepasste Kraft entwickelt werden, und das Auseinanderschieben nach der Kontraktion, also die exzentrische Kontraktion, findet nicht statt.

Stabilität

Aktivierung der Muskulatur mit einer reziproken Innervation auf hohem Niveau, d.h. zu graduierten, ineinander überfließenden Kontraktionen von Agonisten und Antagonisten auf gleicher Tonushöhe, die nicht zu einem sichtbaren Bewegungsausschlag führen. Stabilität führt zu einer Haltung. „Haltung ist Bewegung in ihrer kleinstmöglichen Amplitude" (Paeth Rohlfs 1996).

Stellreaktionen

- sind Sequenzen von selektiven Bewegungen in Mustern als Antwort auf eine Gewichtsverlagerung;
- sind automatisch durchgeführte Bewegungen des Kopfes, des Rumpfes und der Extremitäten, um größere Gewichtsverlagerungen, welche zu deutlichem Ungleichgewicht führen, durch Gegengewichte auszugleichen.

Komponenten der Stellreaktionen können willkürlich ausgeführt werden.

Stützreaktionen

sind automatische Bewegungen der Arme bzw. der Beine, die zum Abstützen mit den Händen bzw. den Füßen führen. Diese Vergrößerung der Unterstützungsfläche findet in derselben Richtung statt wie die zuvor aufgetretene schnelle und deutliche Gewichtsverlagerung. Die Stützreaktionen werden aus Gründen der Ökonomie den Stellreaktionen der Extremitäten vorgezogen, sofern eine Unterstützungsfläche vorhanden ist.

Komponenten der Stützreaktionen können willkürlich ausgeführt werden.

Synergisten

Die Muskeln, die die jeweiligen Agonisten und Antagonisten unterstützen. Sie werden entsprechend konzentrisch oder exzentrisch aktiv. Ihr Tonusniveau ist stets niedriger als das der Agonisten bzw. Antagonisten. Das bedeutet dennoch, dass der Tonus des Synergisten des Agonisten höher ist als derjenige des Synergisten des Antagonisten.

Therapie, Physiotherapie

Darunter wird verstanden, mit den Mitteln der Physiotherapie, d.h. durch die Zuführung von extero- und propriozeptiven Stimuli, die die unterschiedlichen Areale des Nervensystems erreichen, physiologische und anatomische Veränderung zu erzielen.

- Physiologische Veränderungen können sein: Veränderungen der Rezeptivität von Neuronen, Veränderungen in der Transmitterausschüttung;
- anatomische Veränderungen können sein: Aktivierung von schlafenden Synapsen, Veränderungen von neuronalen Verbindungen.

Therapie und Management müssen in den Behandlungen gut ausgewogen angewendet werden.

Tonus

Entsteht durch die Rekrutierung motorischer Einheiten. Es besteht ein dauerhafter Grundtonus in allen Muskeln, die sog. Readyness. Um eine Bewegung auszuführen, muss der Tonus, dem sensomotorischen Ziel entsprechend, in den Agonisten, Antagonisten und Synergisten graduiert und koordiniert aufgebaut werden.

Ein normaler Haltungstonus ist hoch genug, um der Schwerkraft entgegenzuwirken und gleichzeitig niedrig genug, um Bewegung zu erlauben (B. Bobath).

Der Tonus ist variabel in seiner Reaktion auf die Schwerkraft und auf die Unterstützungsfläche bzw. unterstützende Fläche (s.u.).

Unterstützungsfläche/unterstützende Fläche

Die Unterstützungsfläche ist die angebotene Fläche, auf der und über der Körpergewichte abgegeben werden können.

Die unterstützende Fläche ist jene Fläche, auf der Körpergewichte tatsächlich abgegeben werden (Kontaktfläche).

VeBID

Verein der Bobath Instruktoren (IBITA) Deutschlands, e.V.

Willkürliche Bewegungen

Die Ausführung einer willkürlichen Bewegung erfordert eine fortlaufende Bewusstheit der inneren und äußeren Umgebung, einen motorischen Plan oder eine Strategie und axonale Verbindungen, über welche der zerebrale Kortex seinen Einfluss auf den muskuloskeletalen Apparat ausüben kann (Morecraft, Van Hoesen 1996).

Es sind neue Bewegungen, die mit einem noch nicht adäquat angepassten Haltungstonus durch-geführt werden. Ihre Ausführung ist wegen der notwendigen kortikalen Kontrolle relativ langsam.

Zentrale Muster Generatoren

ZMGs sind in angeborenen neuronalen Netzwerken (neuronalen Sets) im Rückenmark und Hirnstamm etabliert. Sie unterstützen oft wiederholte motorische Aktivitäten zum Erreichen eines funktionellen Ziels.

Zentrales Set

Im neuronalen Set wurde beschrieben, wie und wofür sich Neuronenverbände bilden. Eine Handlung wird jedoch nicht allein mit Bewegung durchgeführt. Zu ihr gehören auch alle extrinsischen und intrinsischen Informationen als notwendiges Feedforward (Vor-Information), welche zum Teil auch aus dem Gedächtnis stammt. Aktuelle visuelle, auditive, olfaktorische Informationen werden in die Bewegungsvorplanung genauso einbezogen wie proprio- und exterozeptive Informationen über den Status des Haltungs- und Bewegungsapparates.

Inhaltsverzeichnis

1 Grundlagen

Eine Voraussetzung dafür, mit Patienten nach dem Bobath-Konzept zu arbeiten, sind gute Kenntnisse über *normale Bewegung*, insbesondere über den Haltungs-Kontroll-Mechanismus und über Gleichgewichtsreaktionen. Das erste Kapitel ist diesen Grundlagen gewidmet. Weiter werden die *Untersuchung* und die *Dokumentation* von Befunden beschrieben. Bei der Befundaufnahme möchte ich einen Regelkreis der Untersuchung vorstellen, die genaue Untersuchung der Sensibilität und des Haltungstonus.

Bei der Darstellung der *Behandlungsprinzipien* werde ich versuchen, Antworten zu geben auf die Fragen „Wann und wie mit der Therapie beginnen? Wie soll mit dem Patienten umgegangen werden? Was ist bei Schmerzen zu tun?"

1.1 Normale Bewegung

Nach einer Erkrankung, die eine Bewegungsstörung hervorgerufen hat, ist es das Ziel der Physio- und Ergotherapie, die normale Bewegung der betroffenen Person wiederzuerlangen. Dieses Ziel kann nach einer Erkrankung oder Schädigung des Haltungs- und Bewegungsapparates, wie z.B. nach einer Fraktur, oftmals zu 100 Prozent erreicht werden. Nach einer Erkrankung oder Schädigung des zentralen Nervensystems (ZNS) ist die Chance einer vollkommenen Wiederherstellung geringer, es besteht die Wahrscheinlichkeit einer bleibenden Behinderung. Dennoch müssen sich die Physio- und Ergotherapeutin die normalen Bewegungen einer Person gleichen Geschlechts und Alters, gleicher Konstitution usw. als Referenzpunkt nehmen und Behandlungsergebnisse immer wieder daran messen und beurteilen.

Es darf nicht Patient X mit Patient Y verglichen werden. Aussagen wie „für einen Insult dieses Ausmaßes haben Sie schon viel erreicht" sind verständlich, aber unzulässig. Die Behandlung sollte begonnen werden wie ein Wettbewerb bei den Olympischen Spielen: Patient und Therapeut gehen als Team an den Start, um die Goldmedaille zu gewinnen. Beide wissen, dass sie sich eventuell mit Silber, Bronze oder einem der folgenden Plätze werden begnügen müssen. Aber sie starten mit der Idee: „Go for Gold" oder „I Want it all and I want it now" (Queen). Die normale Bewegung ist das Ziel.

1.1.1 Was ist normale Bewegung?

Gibt es sie? Ja, es gibt sie. Und sie ist absolut individuell. Jeder einzelne Mensch auf dieser Welt hat seine eigene individuelle normale Bewegung. Wie kann eine Therapeutin dann wissen, wie sich ihr Patient vor Eintritt der Schädigung bewegt hat? Sie kann es nur logisch schlussfolgern, indem sie die folgenden Beobachtungskriterien hinzuzieht:

- Alter: Ein Mensch mit 27 Jahren hält und bewegt sich anders als einer mit 72. Mit zunehmendem Alter lässt die Extensionsfähigkeit nach und die Flexionshaltung nimmt zu,
- Geschlecht: Der Haltungstonus von Frauen ist oft niedriger als der von Männern; Frauen sind oft beweglicher (überbeweglich), Männer sind häufig immobiler, weniger dehnfähig,
- Größe: der Gewichtsschwerpunkt eines Menschen von 186 cm liegt deutlich höher als der eines Menschen von 160 cm. Dies hat Einfluss auf das Gleichgewicht. Der Große hat's schwieriger mit der Balance,
- Proportionen:
  - Länge des Rumpfes in Relation zur Länge der Beine: Diese Proportion beeinflusst z.B. die Bewegung des Aufstehens von einem Stuhl. Jemand mit einem langen Oberkörper und relativ kurzen Oberschenkeln braucht sich nur ein wenig vorzubeugen und schon platziert er seinen Oberkörperschwerpunkt (OKS) in die Unterstützungsfläche (USF), die Füße. Jemand mit umgekehrten Proportionen muss die Füße sehr weit zurückstellen, damit sein OKS in die USF hineinkommt.
  - Breite des Schultergürtels in Relation zur Breite des Beckens: Diese Proportionen beeinflussen

z.B. die seitlichen Stellreaktionen im Sitzen. Bei einer Person mit breiten Schultern und schmalem Becken gelangt bei seitlicher Gewichtsverlagerung der OKS bzw. ZPS (Zentrale Schlüsselpunkt) sehr schnell an die Grenze der körpereigenen USF. Stellreaktionen von Kopf und Becken werden schnell und ausgeprägt auftreten. Bei einer Person mit breitem Becken, kann der OKS, der ZSP sich relativ weit zur Seite bewegen bevor er an die Grenze der USF gelangt; Stellreaktionen werden später und weniger ausgeprägt auftreten, Reaktionen des Kopfes werden deutlich früher sichtbar als Stellreaktionen des Beckens.

- Körpergewicht und seine Verteilung: Nicht immer sind die Pfunde gleichmäßig verteilt; manches mal wiegen Becken und Beine deutlich überproportional im Verhältnis zu Oberkörper, Schultergürtel und Armen. Manche haben einen gewichtigen Rumpf bei relativ schlanken Extremitäten. Gleichgewichtsreaktionen und Alltagsbewegungen unterscheiden sich bei solch verschiedenen Gewichtsverteilungen.
• Konstitutionstyp: Leptosom, Athlet, Pykniker;
• genetische Disposition;
• Klima, in dem die Person lebt: je wärmer das Klima desto hypotoner erscheinen mir die Personen.
• psychische Konstitution: eher extro- oder introvertiert, eher ruhig oder nervös, eher spontan oder lange vorher planend etc., fröhlich oder ernst.

Aus diesen meist physikalischen Eigenschaften eines Körpers kann man Rückschlüsse auf den Haltungstonus und das Bewegungsverhalten ziehen. Außerdem kann man seinen Patienten mit einer gesunden Person gleicher Charakteristika vergleichen.

Bei aller Individualität, unser aller Bewegung wird initiiert, durchgeführt, kontrolliert und korrigiert durch den normalen Haltungs-Kontroll-Mechanismus.

1.1.2 Normaler Haltungs-Kontroll-Mechanismus/Motorische Kontrolle

Haltung und Bewegung sind in Bezug auf das Bewegungssystem ein und dasselbe. Haltung ist neben der Bewegung ein Teil der Motorik. Das Wort Haltung heißt im Lateinischen und Spanischen Postura, im Englischen Posture. Daher auch der Terminus Pos-turaler Kontroll-Mechanismus oder Posturale Kontrolle. Wenn Haltung und Bewegung dasselbe sind, könnte der Begriff auch Bewegungs-Kontroll-Mechanismus oder Bewegungs-Kontrolle heißen. Es wird jedoch meist der Begriff benutzt, der das Wort Haltung beinhaltet. Vielleicht weil Haltung VOR Bewegung kommt, weil zuerst eine stabile Haltung eingenommen werden muss, bevor bewegt werden kann!? „Gebt mir einen fixen Punkt, dann bewege ich Euch die Welt", sagte bereits Archimedes.

Karel Bobath sagte: *Haltung ist angehaltene Bewegung – Bewegung ist Haltung plus Zeitfaktor.*

Ich möchte dieser Aussage Folgendes hinzufügen: *Eine Haltung ist Bewegung in ihrer kleinstmöglichen Amplitude.*

Ist die Bewegungsamplitude so klein, dass sie nicht sichtbar ist, erkennen wir eine Haltung. Wird die Bewegungsamplitude größer und damit sichtbar, erkennen wir eine Bewegung.

Eine normale Haltung ist niemals starr und unbeweglich. Dies zeigen z.B. die Computerausdrucke der Untersuchungen von Personen, die auf Druckplatten gestellt werden. Auch wenn sie ihre Aufgabe, völlig still zu stehen, auf den ersten Blick erfüllen, so zeigt die genaue Auswertung der Druckveränderungen unter ihren Füßen einen „sway", ein Hin- und Her-Bewegen in kleinstem Ausmaß. Was verursacht diesen „sway"? Durch die Atembewegungen nach ventral und lateral kommen kleine Gewichtsverlagerungen zustande, die durch kleinste Tonusanpassungen (Equilibriumreaktionen, siehe S. 13) ausgeglichen werden.

> Haltung und Bewegung sind damit Ausdrücke für kleinste Bewegungen (vielleicht nur innerhalb des Muskels) und für größere Bewegungen.

Normale Haltung und normale Bewegung weisen – bei aller Variation und Individualität – folgende allgemeine Kriterien auf:
• Normale Bewegung ist die Antwort des zentralen Haltungs-Kontroll-Mechanismus auf einen Gedanken und/oder einen ex- oder intrinsischen Stimulus.
• Die Antwort des zentralen Haltungs-Kontroll-Mechanismus dient dazu, ein sensomotorisches Ziel zu erreichen.
• Die Antwort des zentralen Haltungs-Kontroll-Mechanismus ist ökonomisch, koordiniert, adaptiert und automatisch, willkürlich oder automatisiert.

Um diese Kriterien zu verdeutlichen, sollen einige Beispiele für normale Bewegung im Gegensatz zu einer abnormen veränderten Bewegung gegeben werden.

Eine normale Bewegung ist zielgerichtet

Wer Durst hat, wird mit einer Hand zu einem gefüllten Glas greifen. Wem die Nase juckt, der wird sich mit einem Finger kratzen. Wer einen Vortrag hält, wird das gesprochene Wort mit einer entsprechenden Mimik und Gestik unterstreichen. – Im Gegensatz dazu beobachten wir bei Personen mit Hemiparese assoziierte Reaktionen auf der betroffenen Seite, wenn sie nach einem Glas greifen oder sich mit der beweglicheren Hand an der Nase kratzen. Diese assoziierten Reaktionen sind nicht zielgerichtet. Personen mit Hyperkinesen können einen Gesichts-Tic haben, einen Blepharospasmus (unwillkürliches Zukneifen eines oder beider Augen) oder ballistische Bewegungen der Arme, die nicht mit dem Gesprochenen in Verbindung stehen und deshalb als überflüssige Zusatzbewegungen und als abnormal bezeichnet werden.

Eine normale Bewegung ist ökonomisch

Eine normale Bewegung erfolgt nach dem Minimalprinzip, d.h. dass das gewünschte Ziel mit dem geringst möglichen Energieaufwand erreicht werden soll. Jede Haltung oder Bewegung erfordert Muskelaktivität, die Energie verbraucht. Diese Energie muss in Form von Nahrung wieder zugeführt werden. Das ZNS sucht im Langzeitgedächtnis nach den passenden Bewegungsmustern und ändert die einzelnen Komponenten so ab, dass das gegebene Ziel mit dem geringsten Verbrauch von Energie erreicht wird, d.h. es verkürzt z.B. Hebel so lange wie möglich und verlängert diese erst im letztmöglichen Moment, wenn Distanzen ausgeglichen werden müssen. – Demgegenüber reagieren Personen mit Hemiparese mit Massenbewegungen, wenn selektive Feinbewegungen gefordert werden. Damit z.B. die Hand zum Mund geführt werden kann, wird der gesamte Arm angehoben und abduziert und nicht nur der Ellbogen mit locker nach unten hängendem Oberarm gebeugt.

Eine normale Bewegung ist adaptiert

Eine normale Bewegung ist an die aktuellen Umstände angepasst. So wird z.B. für das Aufstehen von einem niedrigen Hocker das gleiche Bewegungsmuster verwendet wie für das Aufstehen von einem normal hohen Stuhl. Der Haltungstonus wird entsprechend erhöht und die initiale Vorbeugung des Oberkörpers entsprechend vergrößert, um den Schwerpunkt (zentraler Schlüsselpunkt) in die Mitte der neuen Unterstützungsfläche (USF) unter den Füßen zu bringen. – Bei sehr vielen Personen mit Hypertonus kann man beobachten, dass z.B. das Aufstehen vom gewohnten Rollstuhl mit wenig Mühe funktioniert, nicht aber vom Sessel im Wohnzimmer, da dieser niedriger und weicher ist und eine Adaptation erfordert, die nicht geleistet werden kann.

Eine normale Bewegung ist automatisch, willkürlich oder automatisiert

Eine normale Bewegung wird entsprechend der Funktion entweder vollkommen automatisch, willkürlich oder automatisiert ausgeführt. Vollkommen automatisch laufen z.B. die Gleichgewichtsreaktionen ab, die als Haltungshintergrund dienen oder zur Erhaltung oder Wiedergewinnung des Gleichgewichts eingesetzt werden. Dies sind genetisch vorgegebene Bewegungsmuster, die nie willkürlich gelernt werden mussten. Eine normale Bewegung kann auch willkürlich ausgeführt werden, was im Falle einer neu zu lernenden Bewegung notwendig ist. Häufig wiederkehrende Bewegungen, die einstmals willkürlich neu gelernt wurden, können durch vielfache Wiederholungen automatisiert werden. Diese Bewegungen, z.B. Schreiben oder Klavierspielen, werden dann ähnlich schnell und ökonomisch wie die automatischen Bewegungen ausgeführt.

Dass eine Handlung mit Bewegungen aller drei genannten Formen ausgeführt wird, lässt sich am Beispiel des Anziehens verdeutlichen: Die Ausgangsstellung ist üblicherweise der Sitz oder der Stand, wofür die automatischen Gleichgewichtsreaktionen benötigt werden. Kleidungsstücke, mit deren Umgang man vertraut ist, werden mit *automatisierten* Bewegungen angezogen. *Willkürliche* Bewegungen sieht man in den Momenten, in denen es besondere Anforderungen oder Schwierigkeiten beim Anziehen gibt: Ein Kleidungsstück ist beispielsweise zu eng und muss besonders fest gezogen werden, die Bluse soll besonders sorgfältig glatt in die Hose gesteckt werden, die Knöpfe sind besonders klein und glatt usw.

> *Normale Haltung und Bewegung bedingen also eine beständige Anpassung des Haltungstonus. Zu beachten ist außerdem, dass sie unter Einfluss der Schwerkraft stattfinden.*

Anpassung des Haltungstonus

Oft gebrauchte Bewegungen werden mit einem ganz bestimmten Haltungstonus ausgeführt und genauso in Form von neuronalen Sets abgespeichert. Wenn sie wieder benötigt werden, wird zuerst die *Ist-Situation*, d.h. der derzeitige Haltungstonus, festgestellt. Ist dieser zu niedrig oder zu hoch, wird er im Normalfall angepasst. Ist diese Anpassung wegen einer Schädigung des ZNS nicht möglich, so ist der Zugang zur abgespeicherten Bewegung erschwert oder unmöglich. Die geforderte Aktivität muss neu, also willkürlich, ausgeführt werden. Willkürliche Bewegungen führen wir alle, Gesunde wie Behinderte, mit höherem Haltungstonus aus. Dabei reicht bei ZNS-Geschädigten die inhibitorische Kontrolle jedoch nicht aus. Die Bewegung wird im Massenmuster anstatt mit feinen, selektiven Bewegungen ausgeführt. Das ist unökonomisch und anstrengend. Die Anstrengung wiederum erhöht den Haltungstonus, was den Zugang zu abgespeicherten Bewegungen weiter erschwert. Damit schließt sich der Circulus vitiosus, der nur mit Hilfe der Therapie unterbrochen werden kann.

Einfluss der Schwerkraft

Um im Schwerkraftfeld unseres Planeten eine Bewegung auszuführen, bedarf es des knöchernen Stützapparates, der Knochen und Gelenke. Des Weiteren sind aus ökonomischen Gründen an den Körperteilen, an denen immer eine gewisse Mindeststabilität benötigt wird, passive stabilisierende Strukturen, wie Gelenkkapseln und Bänder, notwendig. Um aber letztendlich in Bewegung zu kommen, brauchen wir eine veränderbare, adaptierbare Kraft. Sie geht von der Muskulatur aus. Diese Kraft stellt den Haltungstonus dar. Somit stehen uns also sowohl passive als auch aktive Strukturen zur Verfügung.

Der veränderbare Haltungstonus ist notwendig, da der Einfluss der Schwerkraft sich stets verändert. Dieser unterschiedliche Einfluss löst immer andere Effekte aus, z.B. weil die Unterstützungsfläche (USF) des Menschen ständig wechselt. Sie ist mal größer, mal kleiner. Die einzelnen Körperteile stehen außerdem ständig in anderer Position in Relation zur Vertikalen, was Gewichtsverlagerungen zur Folge hat.

Das 2. Newtonsche Axiom verdeutlicht die Auswirkungen. Es besagt: *Die wirkende Kraft und die erzielte Beschleunigung sind einander proportional.*

In der Physiotherapie übersetzen wir das in folgende Worte: *Jeder Kraft wirkt eine genau gleiche (Gegen)Kraft entgegen.* Da sich die Wirkung der Schwerkraft stets verändert, muss sich auch die Gegenkraft, unser Haltungstonus, anpassen.

Da dies vollkommen automatisch und unbewusst abläuft, wählte Karel Bobath für diese Beobachtungen den Terminus „Haltungs-Reflex-Mechanismus", welchen er 1990 in „Normaler Haltungs-Kontroll-Mechanismus" abänderte.

Um Karel Bobaths Begriff des Posturalen Kontroll-Mechanismus zu verstehen, sollte man sich verdeutlichen, was Kontrolle ist. Die Zeichnung 1.11 macht dies deutlich: um etwas zu kontrollieren, braucht es zunächst die Feststellung des Ist-Wertes, des Weiteren einen Messfühler, welcher den Ist-Wert feststellt. Es bedarf der Festlegung eines Soll-Wertes, mit welchem der Ist-Wert verglichen wird. Bei Abweichungen muss dann ein Stellglied den Ist-Wert so verändern, dass er sich dem Soll-Wert so lange angleicht, bis er ihn erreicht, mit ihm identisch ist. Auf die Posturale Kontrolle bezogen heißt das, es bedarf der Rezeptoren, die die Informationen über den Ist-Wert an das ZNS funken, es bedarf einer Körperwahrnehmung oder inneren Repräsentation bzw. eines motorischen Ziels, die den Soll-Wert darstellen. Die motorische Antwort auf die Rezeptoreninformationen ist das Stellglied, welches den Ist-Wert verändert. Da haben wir die Faktoren des NHKM:

- die normale Sensibilität;
- den normalen Haltungstonus;
- die normale reziproke Innervation und
- die normale zeitliche und räumliche Koordination der Bewegung, d.h. das Gleichgewicht.

1.1.3 Normaler Haltungstonus

Die Definition von normalem Haltungstonus ist laut Weltgesundheitsorganisation (WHO): *Normaler Tonus von Muskulatur ist der geschwindigkeitsabhängige Widerstand gegen eine passive Bewegung.*

Konsequenterweise wird als Tonustest das schnelle passive Bewegen einer Extremität vorgeschlagen, z.B. das schnelle Hin- und Herbewegen des Unterarms, um den Tonus in den Mm. biceps und triceps brachii zu prüfen. Es ist aus funktioneller Sicht wichtig zu wissen, wie sich Muskulatur unter diesen Umständen verhält. Allerdings gibt dieser Test keine Aussage darüber, wie der Mensch aktiv mit seinem Haltungstonus umgeht. Berta Bobath beschrieb den normalen Haltungstonus deshalb folgendermaßen: *Normaler Haltungstonus ist hoch ge-*

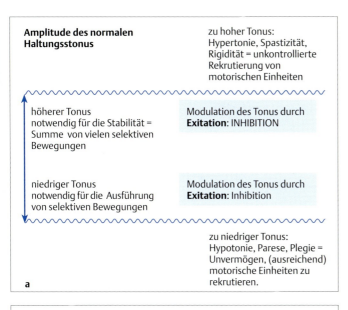

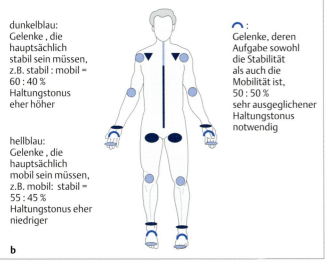

Abb. 1.1 a–b Haltungstonus. a Der normale Haltungstonus variiert innerhalb einer bestimmten Amplitude. Über- oder unterschreitet er diesen physiologischen Varianzbereich, liegt ein abnormaler Hypo- oder Hypertonus vor. b Aus der Verteilung der stabilen und mobilen Körperabschnitte kann auf den dort vorherrschenden Haltungstonus geschlossen werden – eher niedriger oder eher höher. Dunkelblaue Felder: eher stabil, hellblaue Felder: eher mobil, schwarzer Bogen: ausgeglichen.

nug, um der Schwerkraft entgegenzuwirken, und gleichzeitig niedrig genug, um Bewegung zu erlauben.

Sie entwickelte für die Untersuchung des normalen Haltungs-Kontroll-Mechanismus die Technik des *Placing* (platzieren) und des *Holding* (halten). Hierbei wird ein Bein oder Arm der zu untersuchenden Person bewegt, um die Anpassung an die wechselnde Relation zur Schwerkraft zu fühlen. Dann wird probiert, ob die Person die Extremität halten kann, d.h. sie wird losgelassen, um ihr das gesamte Gewicht zu übergeben. Ist dies der Fall, so kann man annehmen, dass der Haltungs-Kontroll-Mechanismus, zumindest in diesem Fall, funk-

tioniert. Ist dies nicht der Fall, so möchte man wissen, ob die Anpassung des Haltungstonus zumindest willkürlich erfolgen kann, und man instruiert verbal: „Halten Sie." Nun wird wieder probiert, ob eine Gewichtsübernahme erfolgt oder nicht. Im Normalfall sind Placing und Holding spontan möglich. Das Ergebnis dieses Tests liefert eine Aussage, die als Definition von normalem Haltungstonus angesehen werden kann. Die Variabilität des Tonus lässt sich gut bildlich darstellen (**Abb. 1 a u. b**).

Graduierte, selektive Tonusanpassungen in niedriger Tonuslage sind Voraussetzung für graduierte, selektive Bewegungen. *Graduierte, selektive Tonusanpassungen in höherer Tonuslage bilden die Voraussetzung für Stabilität.*

! Stabilität ist nicht gleich Fixation! Stabilität setzt eine reziproke Innervation, d.h. die Modulation des Haltungstonus auf einem hohen neurophysiologischen Niveau voraus (s. Kap. 1.1.4).

Neurophysiologische Aspekte

Der Aufbau von Haltungstonus erfordert vom ZNS eine exitatorische Aktivität, die unter inhibitorischer Kontrolle stehen muss, um eine unangemessene Erhöhung zu vermeiden. Je höher der Tonus sein muss, z.B. für die Stabilität im Stand oder Einbeinstand, umso höher muss die inhibitorische Kontrolle sein, um immer noch kleine und kleinste Bewegungen mit kleinster Amplitude, die *Equilibriumreaktionen*, zu ermöglichen. Inhibitorische Kontrolle bedeutet die Fähigkeit der Modulation von Haltungstonus. Um etwas zu modulieren, bedarf es mindestens zweier Kräfte. In der Neurophysiologie sind diese Exitation und Inhibition. *Exitation* führt zu Aktivität von erregenden Neuronen und damit auch von Muskeln. *Inhibition* führt zu Aktivität von hemmenden Neuronen, welche die Aktivität der erregenden Neuronen abschwächt und damit zu einer Verminderung von deren Aktivität. Hemmung führt **nicht** zur völligen Inaktivität von erregenden Neuronen, sondern zur Modulation ihrer Aktivität und damit zur Graduierung von Muskeltonus. Haltungstonus wird aufgebaut durch die Depolarisation von exitatorischen Neuronen, welche motorische Einheiten aktivieren – es kommt zu einer konzentrischen Kontraktion des Muskels. Haltungstonus wird abgebaut durch die Depolarisation von inhibitorischen Neuronen, welche prä- oder postsynaptisch mit exitatorischen Neuronen eine synaptische Verbindung eingehen und deren Aktivitätsniveau herabsetzen/mindern – das Ergebnis ist: weniger Exitation. Dadurch kommt es zu einer konzentrischen Kontraktion mit weniger Kraft oder, wenn eine äußere Kraft (Schwerkraft oder Antagonist) auf den Muskel einwirkt, zu einer exzentrischen Kontraktion.

Zur Modulation von Tonus stehen dem ZNS die folgenden Mechanismen zur Verfügung:

Zum Tonusaufbau:

- zeitliche Summation: ein exitatorischer Impuls wird vielfach hintereinander gegeben, bis er die Reizschwelle überschreitet und zu Depolarisation führt (z.B. wiederholtes Streichen mit einer Bürste über den Fußrücken kann zur Exitation der Fuß- und Zehenheber führen);

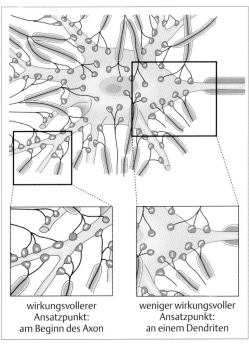

Abb. 1.2 Wirkungsvolle und weniger wirkungsvolle synaptische Verbindungen.

wirkungsvollerer Ansatzpunkt: am Beginn des Axon

weniger wirkungsvoller Ansatzpunkt: an einem Dendriten

- räumliche Summation: verschiedene exitatorische Impule werden gegeben, bis die Reizschwelle überschritten und depolarisiert wird (z.B. Streichen mit einer Bürste über den Fußrücken abwechselnd mit Klopfen auf dem Muskelbauch zusammen mit einer lauten verbalen Aufforderung kann zur Exitation der Fuß- und Zehenheber führen);
- vermehrte Ausschüttung von exitatorischen Neurotransmittern wie Glutamat, Acetylcholin, Adrenalin;
- Ausschüttung von Neuromodulatoren, die die Reizschwelle verändern, z.B. Serotonin.

Zum Tonusabbau:

- zeitliche Summation eines inhibitorischen Impulses (Zeit geben, sich an eine Lagerung zu gewöhnen);
- räumliche Summation von inhibitorischen Impulen (z.B. große USF, gegensätzliches Postural Set, langsame, relativ große Bewegung, ruhige, monotone Einladung zum Loslassen);
- vermehrte Ausschüttung von inhibitorischen Neurotransmittern, z.B. GABA;
- Ausschüttung von Neuromodulatoren wie Serotonin, um die Reizschwelle zu ändern;
- Aktivierung von inhibitorischen Neuronen, deren Synapsen dicht am Axonbeginn ansetzen (s. **Abb. 1.2**).

Es gibt viele Faktoren, die den Haltungstonus beeinflussen. Hier sollen die wichtigsten genannt und erklärt werden:

- Unterstützungsfläche (USF) bzw. unterstützende Fläche;
- Postural Sets;
- Position in Relation zur Schwerkraft;
- Geschwindigkeit;
- Vorstellung von einer Bewegung;
- psychische Faktoren;
- Schmerz.

Die *Unterstützungsfläche* (USF) bzw. *unterstützende Fläche* beeinflussen die Quantität des Haltungstonus insbesondere durch

- Größe;
- Konsistenz und
- Grad der Stabilität oder Mobilität (S. 34).

Das *Postural Set* beeinflusst die Qualität des Haltungstonus (S. 35).

Die *Position in Relation* zur Schwerkraft bestimmt, welche Muskelgruppen als Agonisten arbeiten, also mit höherem Tonus konzentrisch gegen die Schwerkraft aktiv sind, oder aber mit exzentrischer Kontraktion die Einwirkung derselben bremsend kontrollieren.

Die *Geschwindigkeit*, mit der eine Bewegung ausgeführt wird, bestimmt die Qualität einer Bewegung hinsichtlich der Ökonomie. Jede Phase einer Bewegung wird von einer Person mit einer bestimmten Geschwindigkeit ausgeführt, die für sie ökonomisch ist.

Beispiel: Aufstehen von einem Stuhl
Zu Beginn dieser Bewegung befindet sich der Körper in einer Vorneigung von ca. 45–50° Richtung Horizontale und muss mit einer Extension der Knie den Körperschwerpunkt (S2) von der USF abheben. Der Einfluss der Schwerkraft ist sehr groß, weil ihre Angriffsflächen groß sind. Darum wird diese erste Phase mit ein wenig Schwung, also mit höherer Geschwindigkeit durchgeführt. Je weiter sich die Hüft- und Kniegelenke strecken, d.h. je mehr der Körper sich aufrichtet, desto langsamer wird die Bewegung. Der Rückweg zum Hinsetzen verläuft entgegengesetzt: Die Bewegung beginnt langsamer und wird anschließend schneller, um die Phase des größten Schwerkrafteinflusses ökonomisch zu überwinden.

Beispiel: Gehen
Beim Gehen oder Wandern beeinflussen Geschwindigkeit und Rhythmus den Haltungstonus. In der eigenen, individuellen Geschwindigkeit kann man kilometerweit gehen mit nur geringer Er-

müdung. Muss man jedoch die eigene Geschwindigkeit, z.B. bei einem Spaziergang mit der Großmutter, verlangsamen oder bei einer Wanderung mit trainierteren Freunden erhöhen, d.h. also die eigene Geschwindigkeit an eine andere Person anpassen, so ermüdet man selbst schneller. Entsprechende Lieder, wie Wanderlieder oder Marschmusik, geben eine bestimmte Geschwindigkeit und einen Rhythmus vor und helfen, diese einzuhalten. Stimmt diese Geschwindigkeit mit der eigenen überein, so hat man eine gute Hilfe und Stimulation für viele „Kilometer".

Neurophysiologische Aspekte

Die Vorstellung von einer Bewegung, die ein Mensch hat, beeinflusst via „Feedforward" den Haltungstonus. Normal eingestellt ist dieser, wenn eine leichte, bekannte Bewegung ausgeführt werden soll. Er steigt, wenn eine als schwierig eingeschätzte Bewegung gefordert wird und auch, wenn etwas Neues ausgeführt werden soll.

Die Vorstellung oder auch die Erinnerung an eine Bewegung, die u. a. auch im Kleinhirn gespeichert ist, veranlasst das limbische System, die Formatio reticularis oder die Area 6 (prämotorischer Kortex), die Vorspannung der Muskelspindel zu regulieren. Die Gamma-Motoneurone des Rückenmarks werden mehr oder weniger exitatorisch aktiviert, was zu einer Kontraktion der intrafusalen Fasern führt und somit zur Verlängerung der *Muskelspindeln*. Kommt es zusätzlich zu einer Verlängerung oder gar schnellen Verlängerung des Skelettmuskels, so wird die Reizschwelle der Muskelspindeln schneller überschritten, und die Alpha-Motoneurone reagieren mit einer Exitation der Arbeitsmuskulatur, also mit einer Tonuserhöhung.

Beispiel: Koffertragen
Man sieht einen Koffer, den man für vollgepackt und schwer hält. Mit entsprechender Vorspannung geht man an ihn heran und hebt ihn hoch. Ist er jedoch noch leer und leicht, so wird man ihn mit der vorgeplanten Spannung hoch in die Luft heben, bis über das „feedback", das Fühlen des geringen Gewichts, der Tonus entsprechend erniedrigt wird.

Beispiel: Gang auf einer dunklen Treppe
Man geht im Dunkeln eine bekannte Treppe herunter, vermutet noch eine Stufe, hat sich aber geirrt, und man ist schon unten. Der letzte Schritt wurde mit der Vorstellung und daher mit der Vorspannung für eine weitere Stufe, mit „zu hohem" Tonus ausgeführt und als „hartes Aufsetzen" empfunden. Umgekehrt ist es, wenn keine Stufe mehr erwartet

wird, aber noch eine da ist: Dann ist die Vorspannung zu niedrig, und man geht zunächst deutlich in die Kniebeugung, bis über das „feedback" nachgespannt wird.

Psychische Faktoren wie Wohlbefinden oder Unwohlsein beeinflussen sowohl die Quantität, d.h. sie wirken tonuserhöhend oder -senkend, als auch die Qualität, d.h. den vorherrschenden Extensions- bzw. Flexionstonus.

Schmerz oder auch nur die Angst, dass Schmerz auftreten könnte, erhöht den Tonus, und zwar insbesondere den Tonus der flexorisch aktiven Muskulatur (S. 52).

Damit ist die Liste der Faktoren, die den Haltungstonus beeinflussen, sicherlich nicht vollständig. Es sind lediglich diejenigen aufgeführt, die von der Therapeutin direkt verändert und somit als „Werkzeuge" zur gewünschten Erhöhung oder Erniedrigung des Tonus in der Behandlung eingesetzt werden können.

1.1.4 Normale reziproke Innervation

Unter reziproker Innervation versteht man die gegensinnige Innervation von Körperabschnitten oder Muskeln. Reziproke Innervation ist die *ineinander übergehende Kontrolle* der Agonisten und Antagonisten, ergänzt durch die Kontrolle der jeweiligen Synergisten, für die räumliche und zeitliche Abstimmung einer Bewegung. Ineinander übergehende Kontrolle bedeutet in einer vertikalen Position, dass es keine eindeutige Zuordnung gibt: Keine der beteiligten Muskelgruppen ist eindeutig in der Rolle des Agonisten oder Antagonisten; alle müssen ein etwa gleiches Tonusniveau aufweisen, was neurophysiologisch eine höhere Leistung, ein hohes Niveau bedeutet. Dafür ist eine Modulation von *Exitation* und *Inhibition* innerhalb des ZNS notwendig, welche zu einem harmonischen Zusammenspiel von selektiver Muskelaktivität führt. Sie werden in Bewegungsmustern koordiniert, um eine Haltung oder Bewegung zu ermöglichen. Das reziproke Zusammenspiel kann unterschiedliche Formen haben:

- Ein Körperabschnitt bleibt/stabilisiert, der andere Körperabschnitt bewegt.
- Beide Körperabschnitte bewegen in entgegengesetzter Richtung.

Es gibt verschiedene Aspekte der reziproken Innervation:
- zwischen den beiden Körperhälften;

- zwischen kranialen und kaudalen Körperabschnitten;
- zwischen proximalen und distalen Körperabschnitten;
- intermuskuläre reziproke Innervation;
- intramuskuläre reziproke Innervation.

Bei den folgenden Beispielen wird jeweils mit angegeben, ob es sich um das Zusammenspiel zwischen einem bleibenden/stabilisierenden und einem bewegenden Part (1) oder zwischen zwei bewegenden Abschnitten (2) handelt.

Reziproke Innervation zwischen den beiden Körperhälften

- Ein Auge wird zugekniffen, das andere bleibt offen (1).
- Lächeln: Beide Mundwinkel bewegen sich in die entgegengesetzte Richtung (2).
- Die eine Rumpfhälfte verkürzt, die andere verlängert sich bei einer seitlichen Gewichtsverlagerung (2).
- Die eine Hand hält eine Flasche fest, die andere schraubt den Verschluss auf (1).
- Das eine Bein stabilisiert in der Standbeinphase, das andere bewegt sich in der Spielbeinphase des Gehens (1).

Reziproke Innervation zwischen kranialen und kaudalen Körperabschnitten

- Der Kopf bleibt geradeaus gerichtet, während sich der Schultergürtel zur Seite bewegt, um mit beiden Armen etwas zu greifen (1).
- Der Schultergürtel bleibt stabil, der Kopf bewegt sich zur Seite, um etwas zu sehen (1).
- Der Kopf bewegt sich zur einen Seite, um etwas zu sehen, während die Bewegung des Schultergürtels zur anderen Seite beiden Armen das Greifen eines Gegenstandes ermöglicht (2).
- Kopf und Schultergürtel sind geradeaus gerichtet, z.B. beim Tragen eines Tabletts, während sich das Becken beim Gehen rotatorisch bewegt (1).
- Beim Gehen bewegen sich Becken- und Schultergürtel gleichzeitig gegengleich, d.h. reziprok (2).
- Das Beispiel des Tabletttragens beinhaltet auch die gegensinnige Arbeit von Armen und Beinen: Die Arme stabilisieren, die Beine bewegen (1).
- Beim Abwaschen ist es umgekehrt: Die Beine stabilisieren das Körpergewicht, die Arme und Hände bewegen (1).

Reziproke Innervation zwischen proximalen und distalen Körperabschnitten

Punctum stabile und Punctum mobile können wechseln! Einmal bewegt sich der distale Körperabschnitt gegen den stabilen proximalen (1), zum anderen bewegt sich der proximale gegen den stabilen distalen Körperteil (2).

- Der Rumpf stabilisiert, die Arme bewegen, z.B. beim Fensterputzen (1).
- Der Schultergürtel stabilisiert den Oberarm, der Unterarm und die Hand bewegen, z.B. beim Abwaschen einer Tasse (1).
- Rumpf, Schultergürtel, Ellbogen und Handgelenk stabilisieren, die Finger bewegen, z.B. beim Schreiben mit der Maschine (1).
- Beim Abstellen eines Glases auf den Tisch muss sich der Arm verlängern, d.h. der Ellbogen streckt sich aus. Dabei bewegen sich Ober- und Unterarm gleichzeitig, während Hand und Finger das Glas unbewegt halten (2).
- Die Hand, der Arm stabilisieren, Schultergürtel und Rumpf bewegen sich über die Hand beim Stützen, um einen entfernt liegenden Gegenstand zu erreichen (1).
- Der Rumpf und der Beckengürtel stabilisieren, das Bein bewegt sich in Hüfte, Knie und Fuß während der Spielbeinphase (1).
- Der Fuß stabilisiert, der Beckengürtel und Rumpf bewegen sich über den Fuß in der Standbeinphase (2).

Intermuskuläre reziproke Innervation

Intermuskuläre reziproke Innervation findet statt zwischen Agonist und Antagonist bzw. den Synergisten von Agonisten und Antagonisten (s. Glossar, S. XVII).

Intramuskuläre reziproke Innervation

Intramuskuläre reziproke Innervation findet sich insbesondere bei zweigelenkigen, aber auch bei größeren eingelenkigen Muskeln in ihrem proximalen und distalen Anteil. Der M. rectus femoris z.B. muss beim Aufstehen von einem Stuhl in seinem distalen Anteil als Kniestrecker agonistisch konzentrisch aktiv sein, während er in seinem proximalen Anteil am Hüftgelenk als Antagonist der Hüftextensoren exzentrisch die Streckung erlauben muss. In den Mm. ischiocrurales ist es im gleichen Moment umgekehrt: Während der distale Abschnitt antagonistisch exzentrisch nachlassen

muss, um die Kniestreckung zuzulassen, hilft der proximale Abschnitt als Synergist agonistisch konzentrisch bei der Extension des Hüftgelenks.

Die differenzierte Innervation der Muskulatur und der spezifische Aufbau der einzelnen Muskelfibrillen mit seinen Sarkomeren erlauben intramuskulär reziproke Arbeit (**Abb. 1.3 a–c**, S. 10).

Neuropathophysiologie

Das Rekrutierungsprinzip nach Hennemann, auch Größenprinzip genannt, ist ein weiteres Beispiel für die hochkomplizierte reziproke Innervation innerhalb eines Muskels bzw. die zeitliche Koordination derselben. Es besagt, dass im Normalfall zuerst kleine Neurone und das bedeutet kleine motorische Einheiten rekrutiert werden, welche tonische Muskelfasern innervieren. Zeitlich etwas später werden größere und große Neurone bzw. motorische Einheiten aktiviert, welche phasische Muskelfasern innervieren. Dies führt zu einer stabilen Haltung, bevor bewegt wird.

Als eine Ursache der Spastizität kann eine Veränderung dieses Rekrutierungsprinzips angesehen werden. Wiesendanger (1991): „Spastizität wird charakterisiert durch veränderte Aktivierungsmuster von motorischen Einheiten, die auf sensorische Signale reagieren und zu Ko-Kontraktionen führen, Massenbewegungen und abnormalen Haltungsmustern."

Eine Veränderung der reziproken Innervation, fehlende Stabilität bevor bewegt wird, führt zum Wegfall von selektiver Bewegung, d.h. zu Massenmustern.

Bei der Ausführung einer Bewegung läuft reziproke Innervation aller Formen und Aspekte gleichzeitig ab.

Beispiel: Einen Apfel aus der Obstschale nehmen

Eine Person steht vor einem Tisch und nimmt sich einen Apfel aus der Obstschale, die in der Mitte des Tisches steht. Die Person befindet sich im Schrittstand, verlagert das Gewicht auf das vordere, rechte Bein, stützt sich leicht mit der linken Hand auf den Tisch und streckt den rechten Arm nach vorn, bis die rechte Hand den Apfel erreicht. Sie zieht den rechten Arm zurück und der Stütz wird aufgehoben. Die Person richtet den Oberkörper wieder auf, führt den Apfel zum Mund und beißt herzhaft hinein.

Schrittstand bedeutet reziproke Innervation
- zwischen dem stabilen Rumpf und den beiden Beinen, von denen sich eines nach vorne bewegt hat, und

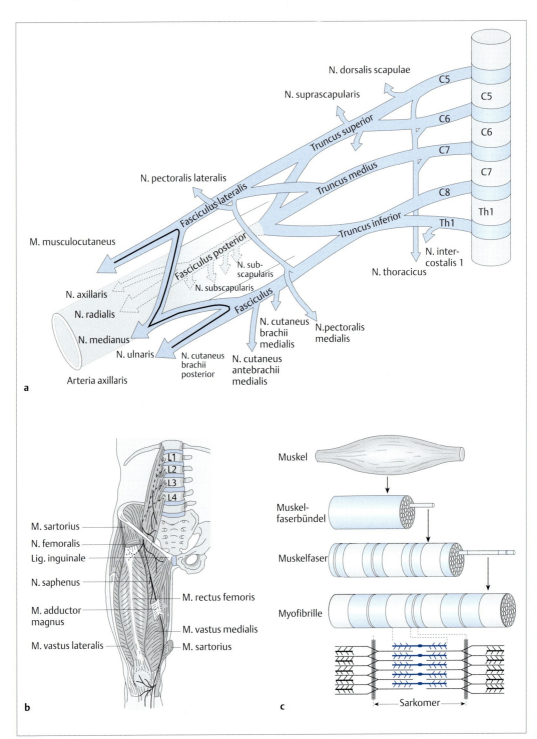

Abb. 1.3 a–c   Anatomische Voraussetzungen für differenzierte Innervation von Muskulatur. **a** Der Nerv, der einen Muskelanteil innerviert, entspringt aus mehreren Segmenten des Rückenmarks. **b** Der Nerv verästelt (ramifiziert) sich nach distal. Einzelne Äste innervieren einzelne motorische Einheiten. **c** Der Aufbau der Skelettmuskulatur: Die Zusammensetzung aus vielen Einzelteilen ermöglicht eine differenzierte Innervation. Z-Streifen können als Punctum stabile dienen, proximale und distale Sarkomere, Muskelfibrillen und Muskelfasern können sich jeweils unterschiedlich kontrahieren.

- zwischen den beiden Beinen, von denen das vordere das Gewicht trägt, während das hintere fast ohne Gewicht locker parkiert bleiben kann.

Stütz auf der linken Hand und Greifen mit der rechten bedeutet reziproke Innervation zwischen
- dem stabilen zentralen Schlüsselpunkt und dem Schultergürtel des sich nach vorn ausstreckenden Armes,
- den beiden Armen, wobei der eine den Tonus erhöht, um das Gewicht des Oberkörpers abzustützen, der andere niedrigeren Tonus hat, um sich nach vorn ausstrecken zu können (wobei sich der Tonus sukzessive erhöht, da sich der Hebel verlängert),
- dem proximalen Schultergelenk des rechten Armes, welches die Stabilität für den sich bewegenden Arm leisten muss, und der distalen rechten Hand, die die feine Greifbewegung nach dem Apfel ausführt,
- der distalen linken Stützhand, deren Handgelenk die dafür notwendige Stabilität aufbringen muss, und dem mobilen linken Ellbogen- und Schultergelenk, die das Absenken des Oberkörpers ermöglichen müssen,
- dem rechten Bein, welches gewichtstragend einen hohen Tonus hat, und dem mobilen greifenden rechten Arm,
- allen Agonisten und Antagonisten samt ihren Synergisten am Rumpf, um das Becken, in den Beinen, in den Armen und der greifenden Hand,
- proximalen und distalen Anteilen der zweigelenkigen Muskulatur, wie z.B. den Handflexoren der linken Hand, die distal exzentrisch losgelassen haben, um den Stütz auf der offenen Hand zuzulassen, während sie den Handgelenksflexoren synergistisch bei der Stabilisation des Handgelenks helfen. So z.B. der rechte M. trizeps brachii, der mit konzentrischer Aktivität den Ellbogen strecken muss, damit der Apfel erreicht werden kann, aber auch exzentrisch nachlassen muss, damit im Schultergelenk das Heben des Armes, d.h. die notwendige Elevation mit Außenrotation, durchgeführt werden kann.

1.1.5 Normale Koordination der Bewegung

Zur normalen Koordination der Bewegung gehört die normale räumliche und zeitliche Koordination der selektiven Bewegungskomponenten zu Bewegungsmustern. Eine zielgerichtete Handlung wird mit den verschiedenen Bewegungsmustern ausgeführt, die sich aus verschiedenen Komponenten zusammensetzen. Dabei werden die Komponenten einer Bewegung mit einer bestimmten neuromuskulären Aktivität durchgeführt (**Abb. 1.4 a–b**).

Ein *Bewegungsmuster* kann dominiert werden vom
- Aufbau von Extension,
- Abbau von Extension,
- Aufbau von Flexion oder
- Abbau von Flexion.

Ein Bewegungsmuster setzt sich aus verschiedenen Komponenten zusammen, nämlich aus
- der Flexion,
- der Extension,
- der Kombination von Extension und Flexion: der Rotation.

Neurophysiologische Aspekte

> Rotatorische Komponenten sind keine eigenständigen Bewegungen. Im Rückenmark befindet sich ein Pool von Neuronen, die extensorisch aktive Muskulatur in-

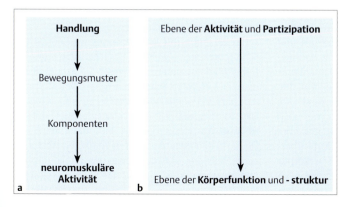

Abb. 1.4 a–b Zusammensetzung einer Handlung. **a** Zusammensetzung (aus motorischer Sicht) einer Handlung in der Terminologie des Bobath-Konzepts. **b** Terminologie der ICF der WHO.

nervieren, und ein Pool von Neuronen, die flexorisch aktive Muskulatur innervieren. Daraus setzt sich die Rotationskomponente zusammen.

Rotationskomponenten sind das Ergebnis des harmonischen Zusammenspiels von Extensoren und Flexoren.

Die Komponenten einer Bewegung werden durchgeführt mit einer bestimmten neuromuskulären Aktivität. Die möglichen neuromuskulären Aktivitäten sind:

- agonistisch konzentrische Aktivität/antagonistisch exzentrische Aktivität,
- synergistisch konzentrische Aktivität/synergistisch exzentrische Aktivität,
- agonistisch exzentrische Aktivität/antagonistisch konzentrische Aktivität,
- synergistisch exzentrische Aktivität/synergistisch konzentrische Aktivität.

Ein praktisches Beispiel, wie die Analyse der neuromuskulären Aktivitäten zur Untersuchung genutzt werden kann, findet sich ab S. 62.

Der Haltungs-Kontroll-Mechanismus wird nun auf der Basis von normalem Haltungstonus mit einer normalen reziproken Innervation in allen Aspekten die räumliche und vor allem die zeitliche Koordination der Bewegung leisten. Das bedeutet, dass jede einzelne der neuromuskulären Aktivitäten jeder einzelnen Bewegungskomponente (selektiven Bewegung) zu Bewegungsmustern zusammengefasst werden. Die Bewegungsmuster müssen im korrekten zeitlichen Ablauf kombiniert werden, damit die gewünschte Funktion ökonomisch, d.h. adaptiert an die jeweiligen Umstände, zielgerichtet ausgeführt werden kann.

Wie wichtig dieses *Timing* ist, verdeutlichen die folgenden Beispiele.

Beispiel: Aufstehen vom Stuhl

Der Oberkörper wird vorgeneigt, das Becken bewegt sich gleichzeitig nach anterior und schiebt dabei die Oberschenkel ein wenig nach vorn und außen. Die Unterschenkel bewegen sich dadurch auch ein wenig nach vorn, in den Fußgelenken entsteht eine Dorsalextension. Die Knie geben nun den Impuls zur Aufwärtsbewegung. Dabei bewegen sie sich noch ein wenig weiter nach vorn, was noch mehr Dorsalextension im Fußgelenk bedeutet. Kurz nach dem Abheben des Beckens vom Stuhl übernimmt es die weitere Initiierung. Der Oberkörper richtet sich auf. Dabei bewegt sich das Becken nach posterior, die Hüftgelenke kommen dadurch zunehmend in Streckung. Gleichzeitig strecken sich auch die Knie weiterhin. Wenn Hüft- und Kniegelenke in voller Streckung sind, erkennt man bei vielen Menschen erneut eine kleine, nach anterior gerichtete Bewegung des Beckens.

Bei einigen Patienten kann man beobachten, dass sie zuerst die Kniegelenke und den Oberkörper strecken. Das sind Komponenten, die erst durchgeführt werden dürfen, nachdem der Oberkörper vorgeneigt worden ist. Auch kann beobachtet werden, dass sie die Kniegelenke bis zum Bewegungsende strecken. Dabei ist oft das Geräusch des von den Knien nach hinten geschobenen Stuhls zu hören. Bei diesem Bewegungsablauf, bei dem die Kniegelenke voll extendiert sind, bevor die Hüftextension beginnt, kommt oftmals keine endgradige Streckung im Hüftgelenk zustande. Das kann dazu führen, dass die Person letztlich in einer Hyperlordose steht, mit retrahierten Schultergürteln und zervikaler Hyperlordose, um den Blick nach vorn zu richten. Es werden zwar alle Komponenten des Bewegungsablaufs durchgeführt, jedoch in einer falschen zeitlichen Reihenfolge, also mit einem falschen „Timing".

Beispiel: Staubwischen

Um Staub auf einem oberen Regalbrett zu wischen, muss der Arm hochgehoben werden. Die Skapula stabilisiert sich fest am Thorax, der M. supraspinatus zentralisiert den Humeruskopf in der Fossa glenoidea, der M. biceps brachii und seine Synergisten heben den Unterarm. Der M. deltoideus beginnt die Elevation mit Außenrotation des Armes im Schultergelenk, die skapuladrehende Muskulatur (M. serratus anterior, M. trapezius pars ascendens und pars descendens) gewährleistet, dass die Skapula dem Oberarm im Verhältnis 1 : 2 folgt. Der M. triceps brachii streckt den Ellbogen, während der Arm weiter in Elevation und Außenrotation gehoben wird. Die Pronatoren drehen den Unterarm in Pronation, die Hand hält mit lockerem Griff das Staubtuch, um es leicht auf das obere Regalbrett abzulegen. Mit Ellbogenbeugung und -streckung wird nun der Arm hin und her bewegt.

Bei Personen mit hohem Tonus im Bereich des Schultergelenks – welcher Ursache auch immer – findet man ein anderes „Timing": Sie heben oft zuerst den gesamten Schultergürtel an. Der M. trapezius pars ascendens wird also viel zu früh aktiviert. Das führt gleichzeitig zu einer leichten Innenrotation im Schultergelenk. Erst dann wird der Oberarm gehoben. Bei diesem zeitlichen Ablauf ist zu beobachten, dass die Bewegung unökonomisch und anstrengend wird, dass das volle Bewegungsausmaß, die volle Elevation (bis hin zum Regalbrett) nicht erreicht wird. Ab einem bestimmten Ausmaß der Innenrotation im Schultergelenk wird die Sehne des M. supraspinatus eingeklemmt, mit allen bekannten Folgen.

> *Normale Koordination der Bewegung bedeutet nicht nur räumliche Koordination, sondern insbesondere das „Timing" des normalen zeitlichen Ablaufs der einzelnen Bewegungskomponenten.*

1.1.6 Gleichgewichtsreaktionen

Gleichgewicht kann aus biomechanischer Sicht betrachtet werden: Die Gewichtsschwerpunkte fallen mit dem Lot innerhalb der USF. Gleichgewicht im Stehen bedeutet, alle Gewichte gleichmäßig um die Körperlängsachse verteilt zu haben. Werden ein paar Kilos nach vorn verlagert, so müssen die gleiche Anzahl Kilos nach hinten verlagert oder aber es muss eine Gegenkraft gebildet werden, um im Gleichgewicht zu bleiben.

Das Gleichgewicht zu halten ist eine vollkommen automatische Aktivität. Über Gleichgewicht machen wir uns so lange keine Gedanken, wie es gut funktioniert. Erst wenn wir es verlieren, wird uns bewusst, dass wir es hatten.

Gleichgewicht ist Voraussetzung für unsere Aktivitäten des täglichen Lebens:

- Kommunikation: nonverbal und verbal,
- Nahrungsaufnahme,
- Manipulation,
- Lokomotion.

Keine dieser Aktivitäten können wir leicht und ökonomisch durchführen, wenn das Gleichgewicht gestört ist! Dies wird genauer bei der Betrachtung der Patienten verdeutlicht.

Die Tatsache, dass wir Menschen auf dieser Erde zu Hause sind, bringt die ständige Auseinandersetzung mit der Schwerkraft mit sich. Im Laufe der Evolution haben sich Unterstützungsfläche (USF) und unterstützende Fläche der Lebewesen ständig verkleinert. Mit der Aufrichtung des Menschen stehen ihm nur noch seine zwei Füße als unterstützende Flächen zur Verfügung. Der Vorteil der Aufrichtung ist unzweifelhaft enorm: Die Arme und Hände sind frei für Manipulationen. Nur so konnten sich die Hand und Fingerfunktionen weiter differenzieren und verfeinern zu einer Geschicklichkeit, zu der die Hand eines Gorillas oder Schimpansen nicht fähig ist.

Das Problem, das die kleine USF mit sich bringt, besteht darin, dass die Balance damit sehr viel schwerer zu halten ist. Liegen die Körperschwer-

punkte über einer größeren USF, besteht kaum die Gefahr umzufallen und sich zu verletzen. Ein weiteres Problem, das die Aufrichtung des Rumpfes mit sich gebracht hat, ist die Entfernung der Körperschwerpunkte zur USF. Auf der kleinen USF der beiden Füße ist die Gefahr, dass die davon weit entfernten Körperschwerpunkte die USF verlassen und der Mensch umfällt, sehr viel größer (**Abb. 2.39**). Die nachfolgenden Betrachtungen beziehen sich auf die Positionen, wie sie im Alltag eines Erwachsenen zumeist vorkommen:

- Sitz mit Fuß-Boden-Kontakt,
- Stand,
- Gang.

Auch bei der Erhaltung oder Wiedergewinnung des Gleichgewichts reagiert das ZNS streng im Sinne der Ökonomie. Kleinste und kleine Gewichtsverlagerungen werden mit kleinsten und kleinen Gegenreaktionen beantwortet, den Equilibriumreaktionen.

Equilibrium Pre-aktionen und Re-reaktionen

Equilibriumreaktionen sind klein(st)e Tonusveränderungen, die beim Menschen ständig ablaufen, um trotz der unaufhörlich stattfindenden klein(st)en Gewichtsverlagerungen das Gleichgewicht zu erhalten. Die ständigen Gewichtsverlagerungen sind verursacht durch

- Herzschlag: Das sich kontrahierende und dilatierende Herz stellt im physikalischen Sinne eine sich bewegende Masse dar.
- Atmung: Bei jeder Einatmung hebt sich der Thorax nach vorn oben und senkt sich bei Ausatmung wieder nach unten hinten.
- Blutkreislauf und Lymphe: Blut- und Lymphkreislauf stellen eine sich bewegende flüssige Masse dar.
- Schlucken: Auch das Schlucken des Speichels ist Bewegung. Es setzt Magen, Dünn- und Dickdarm in Bewegung.
- Augenbewegungen: Beim wachen Menschen kommen ständige Augenbewegungen als kleinste Gewichtsverlagerungen hinzu.

Diese Aktivitäten sind vom ZNS vorher geplant und daher sollten die sogenannten Equilibrium Re-aktionen eigentlich Equilibrium Pre-aktionen genannt werden. Sie treten auch als sogenannte APAs auf, antizipatorische posturale Anpassungen. Das bedeutet, dass das ZNS bereits BEVOR es die geplante Bewegung des Armes nach vorne, um mit der Hand das Glas auf dem Tisch zu ergreifen, die Boden-Re-aktions-Kraft erhöht sowie den Tonus der dorsalen Muskelkette von HWS bis Sakrum. Wird dann der Arm immer länger nach vorne bewegt, kommt dann das Gewicht des vollen Glases dazu, wird die To-nushöhe angepasst, d.h. noch einmal erhöht. Wird dann das Glas in Richtung Mund geführt, der Hebel also wieder kürzer, wird der Haltungstonus suk-zessive verringert.

Die Verteilung der Gewichte einzelner Körper-abschnitte des Menschen ist in Bezug auf eine Frontalebene durch den Körperschwerpunkt un-gleich zwischen vorn und hinten. Die ventralen Ge-wichte sind größer als die dorsalen. Alle o.g. Bewe-gungen gehen in dieselbe Richtung: nach vorn.

Auch etwas größere Gewichtsverlagerungen, z.B. das Bewegen der Arme, können noch durch Equi-librium Pro- und Reaktionen ausgeglichen werden. Die überwiegende Richtung der Arm- und Hand-bewegungen ist nach vorn oben innerhalb des Ge-sichtsfeldes, um z.B. die visuelle Kontrolle beim Umgang mit Objekten zu erleichtern. Das bedeutet, dass die dorsale Nacken-, Rumpf-, Gesäß-, Bein- und Fußmuskulatur ständig einen Stimulus zur Erhöhung des Haltungstonus erhält. Vermutlich erklärt sich daraus das (normale!) Muskelun-gleichgewicht zwischen Nacken- und Rumpfstre-ckern gegenüber den Kopf- und Rumpfbeugern, zwischen den Kniebeugern und -streckern, zwi-schen den Plantarflexoren und den Dorsalextenso-ren. Die jeweils erstgenannten Muskelgruppen sind normalerweise deutlich höher tonisiert als die letzteren.

> Equilibrium Pre- und Reaktionen finden ständig statt, um das Gleichgewicht zu erhalten (**Abb. 1.5**).

Stellreaktionen

Finden Verlagerungen größerer Gewichte innerhalb der USF statt, wie die Bewegung des zentralen Schlüsselpunktes, der auch das Gewichtszentrum des Oberkörpers darstellt, so reichen ausgleichende Tonuserhöhungen nicht mehr aus. Es müssen Ge-wichte in die Gegenrichtung bewegt werden. Dies geschieht bei den Stellreaktionen. Man unterschei-det verschiedene Stellreaktionen, und zwar
- des Kopfes auf den Rumpf,
- des Rumpfes auf die USF, dabei wiederum
  – körpereigene: Becken,
  – körperfremde: z.B. Sitz- oder Stehfläche,
- Stellreaktionen der Extremitäten.

> Stellreaktionen finden statt, um das Gleichgewicht wieder herzustellen (**Abb. 1.6**). Auch darauf bereitet das ZNS mit entsprechenden Tonusanpassungen vor. Das heißt auch hier kann von Stell Pre-aktionen und Stell Re-aktionen ge-sprochen werden.

Initiator der Gewichtsverlagerung des ZSP, welcher gleichzeitig den Gewichtsschwerpunkt des Ober-körpers, des Kopfes, des Schultergürtels und der Arme darstellt, ist häufig
- der Kopf, der die Augen in eine bessere Position zur visuellen Kontrolle der Umwelt führt,
- eine Hand, die etwas aus der Umwelt berühren oder greifen will.

Wenn sich der Zielgegenstand außerhalb der Arm-länge befindet, wird eine Verlagerung des ZSP not-wendig, um den Aktionsradius der Arme zu ver-größern.
Beispiel: Sitz am Esstisch
Eine Flasche mit einem Getränk steht etwas entfernt von einer Person auf dem Tisch. Die Person will sie mit der Hand greifen, um einzuschenken. Die Augen geben das feedforward, dass ein Ausstrecken des Ar-mes nicht ausreichen wird, um die Flasche zu er-greifen. Während sich der Ellbogen erst leicht flek-tiert, dann extendiert, um die Hand in Richtung Flasche zu führen, wird der ZSP durch eine Bewe-gung des Beckens und damit des gesamten Oberkör-pers gleichfalls in Richtung Flasche bewegt:

Steht sie rechts seitlich auf dem Tisch, wird eine bogenförmige laterale Bewegung des ZSP nach rechts durchgeführt. Die Muskulatur des rechten Hüftgelenks erhöht ihren Extensions- und Ab-duktionstonus, das rechte Bein erhöht seinen Ex-tensionstonus, der Druck des rechten Fußes auf den Boden wird verstärkt. Das Becken macht eine late-rale Kippbewegung, die gesamte rechte Rumpfseite führt eine Verlängerung durch. Die linke Be-ckenhälfte wird durch die auf der linken Rumpfseite durchgeführte Lateralflexion leicht angehoben (**Abb. 1.7**).

Steht die Flasche direkt vor der Person, so wird der ZSP mit einer Kippbewegung des Beckens nach anterior bewegt, die Rückenstrecker verkürzen sich von sakral bis zum ZSP leicht, die Bauchmuskulatur lässt exzentrisch nach. Beide Füße erhöhen ihren Druck auf den Boden, die Muskulatur beider Beine erhöht die extensorische Aktivität.

Bewegt sich der ZSP innerhalb der USF, die im Sitz das Gesäß, die Oberschenkel, die Füße, die sich auf dem Boden befinden, und die Fläche dazwischen ausmacht, im Stand die beiden Füße und die Fläche

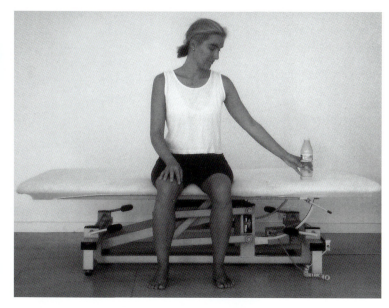

Abb. 1.5 Um den Körper in dieser Position im Gleichgewicht zu halten, finden Equilibriumreaktionen statt.

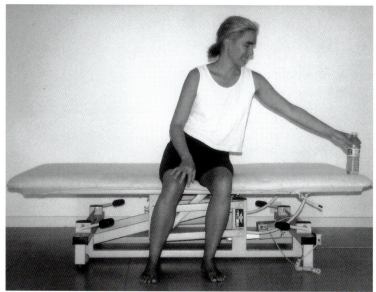

Abb. 1.6 Um das Gleichgewicht in dieser Position wiederherzustellen, finden Stellreaktionen statt.

dazwischen, so werden Kopf und Rumpf mit Lateralflexionen reagieren, die eine Rumpfseite verlängern, die andere verkürzen, die Beine mit einer Gewichtsübernahme bzw. -abgabe (**Abb. 1.8**).

Stellreaktionen der Extremitäten

Wenn die Füße nicht auf dem Boden aufstehen und keine Fläche zum Abstützen der Hände vorhanden ist, kann beobachtet werden, dass meistens zuerst die Beine in die Gegenrichtung bewegt werden. Bei weiterer Verlagerung des Körperschwerpunkts werden dann auch die Arme als Gegengewichte in die Gegenrichtung bewegt.

> *Stellreaktionen der Extremitäten treten nur dann auf, wenn keine ökonomischere Möglichkeit zur Erhaltung des Gleichgewichts besteht.*

Dies gilt sowohl für seitliche Gewichtsverlagerungen als auch für Verlagerungen nach vorn und hinten bzw. in alle Winkel rund um die Körpermitte. Gewichtsverlagerungen nach vorn werden mit einem Massenmuster in die Extension beantwortet, während auf Gewichtsverlagerungen nach hinten mit einem Massenmuster der Flexion reagiert wird.

Seitliche Gewichtsverlagerungen stellen eine Kombination aus Rumpfextension auf der gewichtstragenden Seite und Rumpfflexion auf der entlasteten Seite dar (reziproke Innervation – höhere, schwierigere Leistung des ZNS). Werden die Gewichte weiter und weiter zur Seite verlagert und muss somit der Haltungstonus für die Erhaltung des Gleichgewichts stark erhöht werden, so ist eine reziproke Innervation nicht mehr möglich. Das wird sichtbar in einer Drehung des Rumpfes in die Gegenrichtung der Gewichtsverlagerung. Dann findet diese nach hinten statt und kann mit einem Massenmuster der Flexion beantwortet werden, einer für das ZNS leichter zu produzierenden Antwort.

Werden größere Gewichte über den Rand der körpereigenen USF hinaus verlagert, so können Stellreaktionen oder Stützreaktionen der Extremitäten auftreten.

Stütz Pre-Aktionen und Re-aktionen

Bei Stützreaktionen der Extremitäten passiert Folgendes: Das Bein, in dessen Richtung die Gewichte verlagert werden, wird mit einer Tonuserhöhung in Trizeps surae, Quadrizeps und Glutäus und/oder Ischio-kruraler Muskulatur darauf vorbereitet und diese Gewichte sukzessive übernehmen, was sich an einem erhöhten Druck des Fußes auf den Boden und einer Erhöhung des Strecktonus in der Muskulatur erkennen lässt. Das andere Bein, frei von Gewicht, wird einen Schritt in die Richtung der Gewichtsverlagerung machen, um die USF zu vergrößern und somit die Gewichte wieder innerhalb der USF zu haben. Die Hand jener Seite, zu der die Gewichte verlagert werden, wird – so vorhanden – auf einer Fläche platziert, um die USF zu vergrößern (**Abb. 1.9**) und die Gewichte zu tragen.

Stützreaktionen wurden von Bobath als „die letzte Verteidigungslinie" vor dem Fallen bezeichnet. Ich denke jedoch, sie werden viel häufiger und früher eingesetzt als die Stellreaktionen der Extremitäten. Sie vergrößern die USF und das Ziel, nicht hinzufallen, wird so mit weniger Energieaufwand erreicht als mit den Stellreaktionen der Extremitäten.

> *Stützreaktionen der Arme und Schutzschritte der Beine finden statt, um unter den Gewichtsschwerpunkten erneut eine Unterstützungsfläche zu schaffen.*

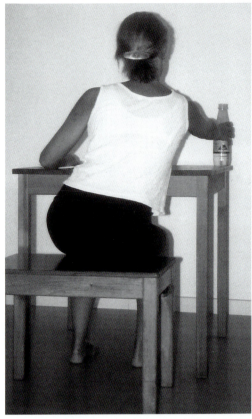

Abb. 1.7 Um die Wasserflasche, die sich außerhalb des Aktionsradius befindet, zu greifen, muss der ZSP nach vorn verlagert werden.

Im Alltag gibt es allerdings Situationen, die eine Vergrößerung der USF nicht erlauben.
Beispiel: Busfahren
Bei einer Fahrt im Autobus oder in der Straßenbahn treten große Gewichtsverlagerungen auf, wenn der Bus oder die Bahn anfährt, in die Kurve geht oder bremst. Hat man nur noch einen Stehplatz erhalten und stehen andere Personen direkt neben einem, so würde man diesen auf die Füße treten, würde man Schutzschritte machen. Man versucht, sich durch Festhalten mit den Händen an Haltegriffen vor dem Fallen zu schützen; wenn diese nicht vorhanden oder erreichbar sein sollten, mit Stellreaktionen des Kopfes, Rumpfes und der Extremitäten. Wird die Gewichtsverlagerung zu groß oder tritt sie plötzlich ein, so haben die Mitfahrenden Pech: Wir retten uns mit einem oder mehreren Schutzschritten, auch auf die Gefahr hin, auf deren Füße zu treten.

Schutzreaktionen dieser Art laufen absolut automatisch ab. Das ZNS erhält von den Exterozeptoren, insbesondere von den Augen, die Informationen

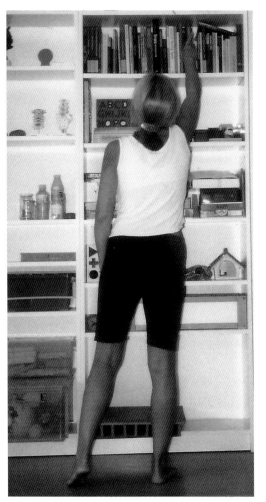

über die Beschaffenheit und die Verhältnisse in unserer unmittelbaren Umwelt. Es weiß also, ob sich eine benutzbare USF in der Nähe befindet oder nicht. Automatisch werden die entsprechenden Gleichgewichtsreaktionen ausgewählt. Sie können nur mit Konzentration vom Kortex geändert werden.

Zusammenfassung

Normale Bewegungen beruhen auf einem physiologischen Haltungs-Kontroll-Mechanismus und physiologischen Gleichgewichtsreaktionen. Der Haltungs-Kontroll-Mechanismus beinhaltet eine normale Sensibilität, einen normalen Haltungstonus, eine normale reziproke Innervation und eine normale zeitliche und räumliche Koordination der Bewegungen.

Die Gleichgewichtsreaktionen sind:
- Die Equilibriumreaktionen, die als ständig ablaufende kleinste Tonusanpassungen beschrieben werden und bei kleinsten Gewichtsverlagerungen ausgleichend wirken, um das Gleichgewicht zu erhalten. Sie finden in der Körpermitte oder in jeder anderen Position, die der Körper eingenommen hat, statt, also z.B. auch während einer Stellreaktion oder Stützreaktion.
- Die Stellreaktionen des Kopfes, des Rumpfes, der Extremitäten. Sie finden statt bei größeren Ge-

Abb. 1.8 Um ein Buch vom oberen Regalbrett zu nehmen, muss das rechte Bein Gewicht übernehmen, das linke Bein zeigt eine Stellreaktion.

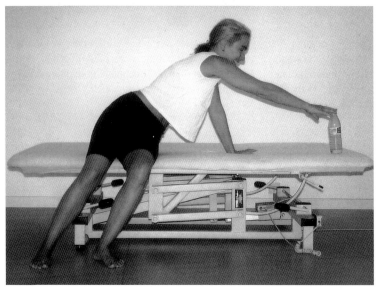

Abb. 1.9 Um die Flasche mit der rechten Hand greifen zu können, erfolgt eine Stützreaktion mit der linken Hand.

wichtsverlagerungen, um das Gleichgewicht – gleich große Gewichte um die Mittellinie – wieder herzustellen.

- Die Stützreaktionen der Arme/Hände, der Beine/Füße. Sie werden notwendig bei schnellen, großen Gewichtsverlagerungen, um durch die Vergrößerung der USF ein Fallen zu verhindern.

1.2 Untersuchung und Dokumentation

Diesen Punkt möchte ich mit dem Ziel der Behandlung beginnen. Das Ziel der physio- wie auch der ergotherapeutischen, logopädischen, neuropsychologischen Behandlung ist die Rehabilitation der betroffenen Person. Er oder sie ist Teil eines Paares oder einer Familie, Kollege oder Kollegin in einer beruflichen Tätigkeit, Mitglied in einem wie auch immer gearteten Verein. Nach einer Schädigung des ZNS kann die Person alle diese Rollen nicht mehr ausfüllen, und es ist eine Einschätzung des Potentials notwenig, um absehen zu können, welche Tätigkeiten wohl wieder ausgeführt werden können, wie hoch das Ziel gesteckt werden kann auf der Ebene der Partizipation (s.u.). Manches Mal wird aus einer Re-Habilitation eine Habilitation. Der oder die Betroffene will und soll möglichst viel (Quantität) am normalen Leben teilnehmen, egal wie, egal mit welcher Bewegungsqualität. Verbesserung der Qualität geht leider manchmal einher mit Einschränkungen in der Quantität bzw. die Vermehrung der Quantität verringert oft die Qualität (weitere Gedanken dazu im Kapitel 12, S. 285).

Aus der IKF (Internationale Klassifikation von Funktionalität, Behinderung und Gesundheit) der Weltgesundheitsorganisation kann man ein gutes System zur Verquickung der beiden „Q's" herauslesen. Sie unterscheidet zwischen der **Ebene der Aktivität** und **Partizipation** und der **Ebene der Körperfunktion und -struktur** (Funktion wird hier sehr analytisch gesehen, Bewegungsfunktion bzw. Bewegungsfähigkeit eines Gelenkes beispielsweise).

Ähnlichkeiten mit Frau Bobaths altem Befundbogen (**Abb. 1.10**) wurden von mir hocherfreut festgestellt!

1.2.1 Untersuchung auf der Ebene der Partizipation (Quantität)

Die Fähigkeiten der betroffenen Person sollen in den Vordergrund gestellt werden (siehe **Abb. 1.10**) Befundbogen der Bobaths, Frage 3: Was kann der Patient?). Es wird z.B. gefragt, welche Aktivitäten des täglichen Lebens (persönliche Hygiene, An-, Ausziehen, Essen, Trinken, Fortbewegung) der Patient allein bzw. mit Hilfe ausführen kann. Eine dieser Handlungen wird dann näher analysiert, um zu sehen **wie**, mit welcher Bewegungsqualität sie ausgeführt wird. Ein praktisches Beispiel soll dies verdeutlichen:

Fallbeispiel: Jordi S., 26 Jahre, erlitt vor 5 Jahren ein Schädel-Hirn-Trauma. Nach 9 Wochen im Koma, begann er aktiv an seiner Rehabilitation mitzuarbeiten. Er hat Stück für Stück mal kleinere und mal größere Fortschritte gemacht. Seitdem er die Fähigkeit eines dynamischen Sitzens wiedererlangte, machte er in seiner Selbstständigkeit große Schritte nach vorn. Mittlerweile ist er in der Lage, sich allein anzuziehen, wofür er sich auch allein hinstellen muss, um z.B. die Hose hochzuziehen. Diese Fähigkeit erleichtert es ihm, mit seiner Schwester und mit Freunden in die Diskothek zu gehen. Er kommt allein auf der Toilette zurecht, was ihm sehr wichtig ist, weil er nun in dieser intimen Situation niemanden mehr um Hilfe bitten muss. Auch kann er mittlerweile mit Hilfe eines Rollators gehen. Den Rollstuhl braucht er nur noch für lange Strecken. Dafür sind ihm insbesondere die Rücken seiner Eltern dankbar, die den Stuhl aus dem Kofferraum bzw. hinein heben mussten.

Verbesserungen auf dieser Ebene lassen sich mit verschiedenen messbaren Parametern relativ leicht feststellen und dokumentieren. **Tab. 1.1** listet einige davon auf.

1.2.2 Untersuchung auf der Strukturebene (Qualität)

Dazu gehören die im Folgenden beschrieben verschiedene Maßnahmen zur detaillierten Untersuchung von Sensibilität und Haltungstonus. Diese beiden Faktoren sind hauptsächlich verantwortlich für die Qualität der Bewegung.

Nicht nur am Beginn einer physiotherapeutischen Behandlung steht eine möglichst genaue Untersuchung, auch während der Therapie ist eine *kontinuierliche Befundaufnahme* notwendig. Berta Bobath sagte: „Befund und Behandlung sind nicht voneinander zu trennen" (1990). Dies hat den Vorteil, dass Behandlungsfortschritte bzw. das Ausbleiben derselben frühestmöglich festgestellt werden können.

Name des Patienten   Alter

Beruf

Diagnose

Datum der Erkrankung

Hemiparese

Datum der Befundaufnahme

Therapeut/in

1. Allgemeiner Eindruck vom Patienten
2. Allgemeiner Gesundheitszustand (bedeutsam für die Behandlung)
3. Was kann der Patient?
4. Was kann der Patient nicht?
5. Könnte er mit weniger Kompensation auskommen? (Erkläre, auf welche Art)
6. Wie steht der Patient?
7. Wie geht der Patient?
8. Bedarf der Patient eines Stockes/einer Schiene (welcher Art)?
9. Beschreibe das Potential der geschädigten Seite!
10. Balance-Reaktionen:
    – im Sitzen:
    – im Stehen:
    – im Gehen:
11. Kann er seinen geschädigten Arm bewegen?
12. Kann er seine geschädigte Hand bewegen?
13. Ist die Symmetrie seines Gesichts erhalten?
    Wie ist seine Mimik?
14. Hat der Patient Schwierigkeiten beim Schlucken und Essen?
15. Zeigt der Patient assoziierte Reaktionen?
16. Sensibilität
    Propriozeption: Lageeinstellung (mirroring)
    Berührung: leicht, mit Druck
17. Tonus
    – Kopf und Rumpf
    – Obere Extremität
    – Untere Extremität

Abb. 1.10   Untersuchung und Behandlungsplan für erwachsene Patienten mit Hemiparese nach Karel Bobath, MD FRCPsych DPM, und Dr. soc. H.c. Berta Bobath MBE FCSP SAAOT (hon.) In: Berta Bobath: Die Hemiplegie des Erwachsenen. Thieme 1997.

1.2.3   Regelkreis der Untersuchung

Bei der kontinuierlichen Untersuchung gehe ich von einem Regelkreis aus, bei dem Istwert, Messfühler, Sollwert und Stellwert möglichst präzise bestimmt werden (**Abb. 1.11**).

Unter dem *Istwert* verstehe ich die mehr oder weniger abnormal veränderten Bewegungen und damit die Symptome, mit denen ein Patient/eine Patientin in die Behandlung eintritt.

Als *Messfühler* betrachte ich die Rezeptoren der Therapeutin, mit denen sie die Symptome der Patienten möglichst schnell und umfassend wahrnimmt. Diesen Teil des Prozesses kann man als die Analyse bezeichnen. Dazu gehören:

- Augen – Beobachtung,
- Ohren – Hören, Zuhören,
- Nase – Riechen,
- taktil-kinästhetische Rezeptoren – Palpation.

Tab. 1.1   Untersuchungsparameter

Messbarer Parameter	Werkzeug	Aussage
Abstände von Körperabschnitten zueinander, z.B. Beckenkamm – Achselfalte	Maßband	symmetrische Haltung (Qualität)
Winkel von Gelenken	normaler und spezieller Winkelmesser (für Rotationen)	Gelenkbeweglichkeit passiv und/oder aktiv (Quantität, die aber direkt in Qualität umgesetzt wird)
assoziierte Reaktionen am Arm	adaptierter Winkelmesser	Ökonomisierung der Bewegungen Sitz zum Stand, Stehen, Gehen (Qualität)
Belastung auf beiden Beinen in kg	zwei gleiche Personenwaagen	Gewichtsverteilung beim Aufstehen, im Parallelstand, Einbeinstand (Qualität)
Spurbreite in cm	Maßband	Gleichgewicht beim Gehen (Qualität)
10 m Gehtest in s (10 m walk test)	Stoppuhr, vorher abgemessene Strecke von 20 m (10 m + 5 m Einlaufzone + 5 m Auslaufzone)	Geschwindigkeit beim Gehen, Anzahl der Schritte (Quantität) Kadenz, Schrittlänge, Schritte pro Minute können errechnet werden
Steh auf und geh (stand up and go)	Stoppuhr, vorher abgemessene Strecke von 3 m	Geschwindigkeit beim Aufstehen, gehen, umdrehen, hinsetzen (Quantität)
Adaptierter Reichweitetest nach Duncan im Sitzen (Duncan Functional Reach Test – adapted in sitting)	Markierungen an einer Wand: waagerechte Linie mit cm Angaben	Gleichgewicht im Sitzen bei Gewichtsverlagerung nach vorne, rechts und links
Reichweitetest nach Duncan (Duncan Functional Reach Test)	Markierungen an einer Wand: waagerechte Linie mit cm Angaben	Gleichgewicht im Stehen bei Gewichtsverlagerung nach vorne
Action Research Arm Test	Spezielles Material für verschiedene Griffe	Verschiedene Greifarten, grobe Arm-Hand-Bewegung

Augen

Die Therapeutin beobachtet und beurteilt die gesamte Erscheinung des Patienten. Sie beobachtet seine Bewegungen innerhalb einer Handlung und versucht daraus, Rückschlüsse auf Sensibilität und Tonus, seine Fähigkeit zur reziproken Innervation und zur Koordination zu ziehen. Auch erhält sie einen Eindruck der neuropsychologischen Fähigkeiten der betroffenen Person.

Ohren

Die Therapeutin hört zu, was der Patient sagt und wie er seine Probleme beschreibt. Sie wird gezielt nach Aktivitäten auf der Ebene der Partizipation (s. u.) fragen, die der Patient allein, mit Hilfe einer Person oder eines Hilfsmittels durchführen kann. Dadurch erhält sie wichtige Informationen über das Krankheitsgeschehen, dessen Verlauf und die bisherige Therapie, geschildert aus der Sicht der betroffenen Person. Gleichzeitig horcht sie auf eine evtl. bestehende Sprachstörung (Aphasie) oder Sprechstörung (Dysarthrie).

Nase

Die Therapeutin kann riechen und erhält so Hinweise auf die persönliche Hygiene des Patienten, bzw. auf eine evtl. bestehende Inkontinenz.

Taktil-kinästhetische Rezeptoren

Sie sind die wichtigsten Rezeptoren. Die Therapeutin fasst den Patienten an, fühlt und bewegt. So kann sie das Beobachtete verifizieren. Beispiel: beim Gehen wird die Hüftextension unvollständig ausgeführt. Durch Fühlen kann sie genauer feststellen, ob das an mangelndem Tonus der Hüftextensoren oder an Hypertonus der Hüftflexoren liegt (Strukturebene). Auch wendet sie die Technik des Placing (S. 21) an und erhält so wesentliche Hinweise zum Haltungstonus, zur reziproken Innervation und zur Koordination.

Der *Sollwert* besteht in den Abläufen der Komponenten (Ebene der Körperfunktion und -struktur) der normalen Bewegung innerhalb einer Handlung (Ebene der Partizipation). Er ist der Referenzpunkt in der Untersuchung und bildet

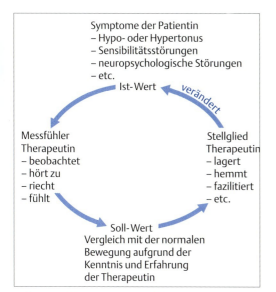

Symptome der Patientin
– Hypo- oder Hypertonus
– Sensibilitätsstörungen
– neuropsychologische Störungen
– etc.

Ist-Wert   *verändert*

Messfühler
Therapeutin
– beobachtet
– hört zu
– riecht
– fühlt

Stellglied
Therapeutin
– lagert
– hemmt
– fazilitiert
– etc.

Soll-Wert
Vergleich mit der normalen
Bewegung aufgrund der
Kenntnis und Erfahrung
der Therapeutin

Abb. 1.11 Schema der kontinuierlichen Untersuchung (Regelkreis).

gleichzeitig das Ziel der Behandlung. Das *Stellglied* im Regelkreis der Untersuchung bilden diese ersten Bewegungen, die gleichzeitig den Tonus, die reziproke Innervation und die Koordination beeinflussen, verändern, normalisieren und verbessern.

Dieses Schema, das aus der Regelungstechnik stammt, veranschaulicht ein Prinzip, das in jeder Befundbehandlung realisiert wird. Istwert, Messfühler, Sollwert und Stellglied immer wieder genau zu bestimmen hilft, unsere therapeutischen Wahrnehmungen exakt zu differenzieren und zu schulen. Wenn wir mit dem Patienten arbeiten, hilft uns dieses Schema, präzise zu sagen, wo wir sind, und wann wir etwas ändern müssen. So leiten uns die wahrnehmbaren Rückmeldungen des Patienten durch die Behandlung.

Berta Bobath hat dies in einem Aufbaukurs 1982 mit einem ihrer vielen markanten Sätze zusammengefasst:

„Wenn der Patient besser wird, müssen wir etwas ändern; wenn der Patient gleich bleibt, müssen wir etwas ändern; wenn der Patient sich verschlechtert, müssen wir selbstverständlich etwas ändern. Das heißt, innerhalb einer Behandlung oder Behandlungsserie sind wir ständig dabei, etwas an unseren Behandlungstechniken zu verändern."

Dieses Zitat möchte ich ein wenig erweitern:

„Wenn der Patient besser wird, müssen wir etwas ändern, den Anspruch erhöhen; wenn der Patient gleich bleibt,

müssen wir etwas ändern, schließlich soll er sich verbessern; wenn der Patient sich verschlechtert, müssen wir selbstverständlich etwas ändern, und zwar sehr schnell! Das heißt, innerhalb einer Behandlung oder Behandlungsserie sind wir ständig dabei, etwas an unseren Behandlungstechniken zu verändern."

Leider hilft uns dieses Schema der kontinuierlichen Untersuchung nicht bei der schriftlichen Dokumentation. Dafür gibt es Befundbögen, die in Kliniken, Rehabilitationszentren und Praxen entwickelt, ständig modifiziert und erweitert werden sollten, bis es standardisierte Bögen gibt.

Welcher Befundbogen auch immer benutzt wird, die Therapeutin braucht für sich ein System darüber, **wie** sie die Daten gewinnt und **wie** sie die gewonnenen Daten interpretiert und verarbeitet, bis sie schließlich zur Zielsetzung gelangt.

Ein mögliches System ist das in Kapitel 1.2 veranschaulichte.

Nachdem die in **Abb. 1.10** der „Original Bobath Befundbogen" gezeigt wurde, möchte ich zwei weitere Befundbögen vorschlagen, die ich für geeignet halte (**Abb. 1.12, Abb. 1.13**).

1.2.4 Untersuchung des Haltungstonus

Im Bobath-Konzept wird anstelle des Wortes „Muskeltonus" der Begriff „Haltungstonus" verwendet. Diese Begriffswahl soll von einem Denken an einzelne Muskeln wegführen und statt dessen betonen, dass selbst für die kleinste Bewegung des Fingers einer Hand Veränderungen des Tonus im gesamten Körper notwendig sind.

Da unser Denken, die neurophysiologische Hypothese, die wir zugrunde legen, unser Handeln beeinflusst, ist es mir wichtig, existierende Begriffe und Definitionen auf die zugrundeliegende Sichtweise und das daraus resultierende therapeutische Handeln zu prüfen.

Für einen abnormalen Haltungstonus gibt es verschiedene Definitionen. Als erste sei hier die der WHO (Weltgesundheitsorganisation) genannt: *Spastizität ist geschwindigkeitsabhängiger Widerstand gegen passive Bewegung.*

Wird Spastizität so definiert, kann der Tonus konsequenterweise durch schnelles Bewegen der Extremitäten untersucht und je nach Höhe des gefundenen Widerstandes in leichte, mittlere und starke Spastizität eingestuft werden. Die Einteilung ist subjektiv und abhängig vom Untersucher.

Lance hingegen definiert Spastizität folgendermaßen und trifft damit eher die Sichtweise, die wir

Befund/Behandlung

Name: Geburtsdatum:
Beruf/Hobbies:
Soziale Situation:
Wohnsituation:
Diagnose:
Allgemeiner Gesundheitszustand:
Mediation: Datum des Eintretens der Erkrankung:

Befundaufnahme
Zuhören (Begrüßung, Angaben zur Person etc.) / allgemeiner Eindruck über Orientierung, Stimmungslage, Kooperation etc.
– Besteht eine Aphasie?
– Besteht eine Dysarthrie? (Hypertonus? ataktisch?)
Beobachten – Ebene der Partizipation:
– Was kann der/ die Patient/in?
– Was kann der/ die Patient/in mit Hilfe
  – einer Person,
  – eines Hilfsmittels?
Beobachten – Strukturebene:
– Wie werden die einzelnen Komponenten der Bewegungsmuster ausgeführt? (selektiv? Massenmuster?)
– Assoziierte Reaktionen: wann (auslösende Primärbewegung?) / wo? / welche Bewegungsmuster?
Fühlen– Verifizierung der Beobachtungen auf der Strukturebene
– Wie ist der Tonus in den einzelnen Körperabschnitten?
– Wie ist die Sensibilität in den einzelnen Körperabschnitten?

Haltungstonus
stark	erniedrigt –––	erhöht +++	Kompensation +++
mittel	erniedrigt ––	erhöht ++	Kompensation ++
leicht	erniedrigt –	erhöht +	Kompensation +

Sensibilität

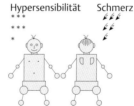

	Hyposensibilität	Hypersensibilität	Schmerz	
stark	###	***		in Ruhe bei kleinen
mittel	##	***		Bewegungen
leicht	#	*		endgradig

Tests
– Mirroring
– Placing
– Holding

Hypothese
– Was ist das Primärproblem?
– Was ist das Sekundärproblem (assoz. Reaktionen, Kompensation)?

Zielsetzung
– Fernziel auf Partizipationsebene/Handlungsebene
  – der betroffenen Person selbst
  – der/s Therapeutin/en
  – der Familie
– Nahziel auf Strukturebene
  – bzgl. Sensibilität (Reizschwelle herabsetzen, heraufsetzen?)
  – bzgl. Tonus (senken, stimulieren?)
  – bzgl. reziproker Innervation (welcher Aspekte?)
  – bzgl. zeitlicher und räumlicher Koordination der Bewegung (Bewegungsinitiator? Ablauf der Bewegungsmuster)

Behandlungsstrategie
Arbeit auf Partizipationsebene (Handlungsebene)
– funktioneller Kontext
Arbeit auf Strukturebene (Beeinflussung von Sensibilität und Haltungstonus?)
– Welche USF/uF (groß, klein, Konsistenz, stabil, mobil?)
– Welches Postural Set/ Alignment der Schlüsselpunkte
– Desensibilisierung? Sensibilisierung (Welche Stimuli? Durch welche zeitliche und räumliche Summation der Stimuli?)
– Tonus (Welche Maßnahmen zur Senkung? Welche Stimuli zum Aufbau?)

Abb. 1.12 Bettina Paeth Rohlfs: Befundbogen, Arbeitshypothese und Behandlungsplan für erwachsene Patienten mit Hemiparese (siehe auch Tab. 1.2 S. 27).

Befund/Behandlung

Name: Geburtsdatum:

Diagnose: Datum des Ereignisses:

Nebendiagnose:

Beruf:

Hobby/ausgeführte sportliche Aktivitäten:

Soziales Umfeld (Familienstand, Wohnung, Clubs/Vereine/Nachbarschaft):

Datum der Befundaufnahme:

Therapeut/in:

Allgemeineindruck:

Bewusstseinslage:

* Wachkoma
* getrübt
* klar

Orientierung

* zeitlich
* räumlich

Antrieb

Motivation

Selbständigkeit

Hilfsmittel (Bezeichnung, Handhabung selbständig? Notwendigkeit)

* Rollstuhl
* Gehhilfe (welcher Art)
* Schiene (welcher Art)

Sichtbare Symptome

* Mimik
* Augenmobilitätsstörung (Paresen)
* Nystagmus (welche Richtungen)
* Tremor
* Hypo- und Hyperkrise
* Faszikulationen

Vegetative Funktionen

* Blase - Darm (Inkontinenz; Katheter)
* Hyperhydrosis
* Hypersalivation
* Kreislauffunktion (Blutdruck, Puls)

Neuropsychologische Funktionen

Sprache:

* Wortfindungsstörungen
* Probleme beim Verstehen (Worte, Sätze, Geschichte im Gesamtzusammenhang)
* Apraxie
* ideomotorische
* ideatorische

Agnosie

* Stereoagnosie (taktile Agnosie)
* Visuelle Agnosie)
* Auditive Agnosie
* Anosognosie (nicht Erkennen der Erkrankung an sich)
  Neglect (Vernachlässigungsphänomen)
* Taktiler Neglect
* Auslöschphänomen
* Visueller Neglect
* Auditiver Neglect
  Konzentrationsstörungen
  Gedächtnisstörungen

Abb. 1.13 Bettina Paeth Rohlfs: Befundbogen (andere neurologische Erkrankungen).

Funktioneller Befund:

- Grober Gelenksstatus (Schätzwerte) (Grund bei Einschränkung: Ossär, Muskeltonus, Bindegewebe, Periphere Nerven
  Schulterblatt/Schultergelenke
  Ellbogengelenk
  Hand/Finger
  Hüftgelenk
  Kniegelenk
  Fußgelenke/Zehen
- Ausdauer allgemein
- Sitzbelastung
- Gehstrecke

Koordination
  Obere Extremität

- ZNV (Zeigefinger-Nase-Versuch)
- FFV (Finger-Finger-Versuch)
- Barany-Folge Versuch
- Rebound-Phänomen
- Diadochokinese (Dys-, Brady, Adiadochokinese)
- alternierendes Bewegen (Ellbogenflexion)
- Spitzgriff
  Untere Extremität
- KHV (Knie-Hacke-Versuch)
- Radfahr-Bewegung
  Rumpf
- Arm-Vorhalte-Versuch im freien Sitz
  Beine/Rumpf

Gleichgewichtsreaktionen

- Im freien Sitz /Füße auf dem Boden) (Gewichtsverlagerung nach rechts, links)
  Kopf
  oberer Rumpf (gewichtstragende Seite, entlastete Seite)
  unterer Rumpf (gewichtstragende Seite, entlastete Seite)
  Becken
  Beine (gewichtstragende Seite, entlastete Seite)
  Arme (gewichtstragende Seite, entlastete Seite)
- im Stand (Gewichtsverlagerung nach rechts, links, vorne, hinten)
  Füße
  Beine (gewichtstragende Seite, entlastete Seite)
  Becken
  unterer Rumpf (gewichtstragende Seite, entlastete Seite)
  oberer Rumpf (gewichtstragende Seite, entlastete Seite)
  Arme (gewichtstragende Seite, entlastete Seite)
  Kopf
- Romberg-Stehversuch (Schlussstand)
- Unterberger Tretversuch
- Einbeinstand
- Liniengang

Ganganalyse
  Allgemeines

- Geschwindigkeit
- Rhythmus
- Spurbreite
- Schrittlänge und Verteilung derselben
- frei beweglicher Kopf und Arme
- kann sich gleichzeitig auf anderes konzentrieren (zuhören, reden)
  Standbeinphase
- Zehen, Fuß
- Knie
- Hüftgelenk/Becken
- Rumpf (korrekte Bewegung des Zentralen Schlüsselpunkts)
- Schultergürtel
- Kopf
  Spielbeinphase
- Kopf
- Schultergürtel
- Rumpf
- Becken/Hüftgelenk
- Knie
- Fuß/Zehen

z.B. für Patienten mit zentralen Bewegungsstörungen brauchen: *Spastizität ist die Antwort des ZNS auf einen Stimulus, der die individuelle hemmende Kontrolle übersteigt* (Lance 1982).

Die Technik des *Placing*, von Berta Bobath als Tonusprüfung eingeführt, scheint eine logische Konsequenz aus der von Lance stammenden Definition zu sein. Allerdings stimmt die zeitliche Abfolge nicht. Frau Bobath entwickelte das Placing etwa um 1945, während Lance seine Definition 1982 veröffentlichte.

Placing

Wenn die Technik des Placing zur Tonusprüfung durchgeführt wird, bewegt die Therapeutin den Rumpf, Arm oder das Bein von einem distalen Schlüsselpunkt aus. Sie nimmt die Hand oder den Fuß, evtl. mit leichter Unterstützung proximal. Während sie bewegt, spürt sie, ob der Tonus niedrig genug ist, um diese Bewegung zu erlauben, oder ob ihr Widerstand entgegengesetzt wird. Wenn ja, muss sie einschätzen, wieviel Widerstand geleistet wird.

Die Therapeutin hält dann in der Bewegung inne und versucht, ob der Patient die Extremität gegen die Schwerkraft halten könnte. Sie spürt, ob sich genügend Tonus aufbaut und die Extremität in ihrer Hand leichter wird. Sie beobachtet, ob die Übernahme des Gewichts in einem normalen Bewegungsmuster erfolgt oder ob eines der typischen Massenmuster (assoziierte Reaktionen) auftaucht. So ist dieser Test nicht nur ein quantitativer, sondern gleichzeitig ein qualitativer.

Holding

Sollte die Therapeutin spüren, dass der Patient das Gewicht nicht *automatisch* übernehmen kann, so kann sie ihn zum *willkürlichen* Halten auffordern, von Bobath *Holding* genannt. Wiederum spürt sie, ob sich genügend Tonus aufbaut und die Extremität leichter wird. Sie beobachtet, ob die Übernahme des Gewichts, diesmal nach verbaler Aufforderung, in einem normalen Bewegungsmuster erfolgt oder ob eines der typischen Massenmuster (assoziierte Reaktionen) auftaucht. Da auch in der normalen Bewegung der Tonus bei willkürlichen Bewegungen höher liegt, ist ein Auftreten von Massenmustern beim Holding eher zu erwarten. Das besagt, dass der Patient noch nicht zu einer automatischen Tonusanpassung in der Lage ist, was jedoch für den funktionellen Gebrauch der Extremität notwendig

ist. So macht auch der Test des Holding eine quantitative und zugleich eine qualitative Aussage.

Assoziierte Reaktionen

Im Bobath-Konzept wird der Begriff der „assoziierten Reaktionen" gebraucht.

„*Assoziierte Reaktionen sind Antworten des Zentralen Nervensystems auf einen Stimulus, der die individuelle hemmende Kontrolle übersteigt*" (Lance 1982).

Diese hemmende Kontrolle kann auch bei Personen ohne Schädigung des ZNS überschritten werden. Begleitbewegungen sind die Folge. Diese werden als *assoziierte Bewegungen* bezeichnet. Auslösende Stressfaktoren können sein:

- Eine schwierige selektive Bewegung, wie z.B. das Einfädeln eines Fadens in ein kleines Nadelöhr. Dabei kann man oft ein verkrampftes Gesicht oder eine zur Seite in den Mundwinkel geschobene Zunge beobachten. Auch ein Fahrschüler ist im gesamten Körper angespannt, wenn er gleichzeitig die Kupplung loslassen und das Gaspedal herunterdrücken soll.
- Bei großer Anstrengung, z.B. beim Wegschieben eines Kleiderschranks, wird oft die Luft angehalten. Wenn eine große, schwere Kaufhaustür mit einem Arm aufgeschoben wird, hat das Begleitbewegungen im anderen Arm zur Folge. Ein weiteres Beispiel ist der Aufschlag beim Tennis. Kommt dann in einem Turnier noch psychischer Stress hinzu, kann man umso mehr assoziierte Bewegungen beobachten.

Ob es sich bei den begleitend auftretenden Bewegungen um normale assoziierte Bewegungen oder um abnormale assoziierte Reaktionen handelt, kann anhand der folgenden Kriterien unterschieden werden:

- Wird sich der Mensch der Begleitbewegungen bewusst und kann er sie schnell und problemlos unter hemmende Kontrolle bringen, d.h. ausschalten, handelt es sich um assoziierte Bewegungen. Die Hemmung von assoziierten Reaktionen ist deutlich schwieriger, dauert länger und gelingt oft nur unvollständig.
- Wenn eine Bewegung als selektive Bewegung auftritt (vgl. Fallbeispiel Marita, S. 143, **Abb. 2.115**), handelt es sich um assoziierte Bewegungen, die selektiv sein können. Assoziierte Reaktionen treten hingegen in Mustern auf.
- Wenn sich der Haltungstonus nach Beendigung der Bewegung sofort wieder normalisiert, hat

eine assoziierte Bewegung stattgefunden; bleibt er nach Beendigung leicht erhöht, liegt eine assoziierte Reaktion vor.

- Wenn sich die Bewegung je nach Primärbewegung verändert, findet eine assoziierte Bewegung statt. Wird eine anstrengende Extension verlangt, so werden auch die assoziierten Bewegungen in die Extension gehen. (Aus diesem Grunde sind sie in der PNF-Technik von Kabat als sog. „overflow" therapeutisch nutzbar.) Assoziierte Reaktionen hingegen sind zwar je nach Patient unterschiedlich, bei einem Patienten sind sie jedoch stereotyp auf ein bis zwei Muster beschränkt.

Für assoziierte Bewegungen wie für assoziierte Reaktionen gilt: Soll bei einer großen physischen Anstrengung die Begleitbewegung unterdrückt werden, so kann die Primärbewegung erschwert werden.

Wie beim Placing und Holding bereits beschrieben, wird die Übernahme der Kontrolle des Patienten über seine Bewegung beobachtet im Hinblick auf die Durchführung mit normalen selektiven Bewegungen oder in Massenmustern, assoziierte Reaktionen genannt. Bei ausreichender inhibitorischer Kontrolle kann der Tonus

- so weit gesenkt werden, dass Bewegung erlaubt wird, und gleichzeitig,
- so weit erhöht werden, dass Stabilität, also die Summe von vielen selektiven Bewegungen, aufgebaut wird.

Je höher der Tonus ist, desto größer muss die inhibitorische Kontrolle sein, um auch auf hohem Tonusniveau noch kleine, selektive Bewegungen durchführen zu können.

Nicht Bewegen ist die höhere Leistung des ZNS, sondern Halten. Nicht Mobilität ist die Schwierigkeit, sondern aktive, mobile Stabilität, d.h. gegen die Schwerkraft minimale Bewegungsamplituden kontrollieren zu können.

Um die Beurteilung der Höhe des Haltungstonus objektiver zu gestalten, können die assoziierten Reaktionen zu Hilfe genommen werden. Hypotonie und Hyertonie können in verschiedene Grade eingeteilt werden (**Tab. 1.2**).

Die Graduierung stellt einen möglichen Verlauf von einer schweren Hypotonie bis zu einer schweren Hypertonie (Spastizität) dar. Die einzelnen Phasen treten jedoch nicht nacheinander, sondern teilweise gleichzeitig auf. Die globalen und spezifischen Stimuli, die bei mittlerer/moderater Hy-

potonie gegeben werden, können als der Stressfaktor angesehen werden, der zu assoziierten Reaktionen führt. Diese sind die als Massenmuster auftretende motorische Antwort des ZNS. Bei verminderter inhibitorischer Kontrolle ist ein selektiver Aufbau von Haltungstonus erschwert bis unmöglich. Es bedarf einer sehr spezifischen Kontrolle seitens der Therapeutin, den Tonusaufbau in Massenmustern zu hemmen und die notwendige reziproke Innervation aufzubauen. Es muß beispielsweise ein proximaler Körperabschnitt stabilisiert und nur der distale selektiv bewegt werden.

Es wird leichter, wenn der Haltungstonus insgesamt gestiegen ist und die Hypotonie nur noch als leicht eingestuft werden kann. Auch dann ist das Auftreten von assoziierten Reaktionen möglich, d.h. ein Antworten des ZNS in Massenmustern. Es bedarf wiederum spezifischer Stimuli durch die Therapeutin, um dem Patienten selektive Bewegungen mit normaler reziproker Innervation zu ermöglichen bzw. zu erleichtern.

1.2.5   Untersuchung der Sensibilität

Klassische Untersuchungen der Oberflächen- und Tiefensensibilität

Die Untersuchung des Sensibilitätsstatus wird üblicherweise in die Untersuchung der Oberflächensensibilität und der Tiefensensibilität unterteilt. Diese Untersuchungsmethoden sollten jedoch dringend auf ihre Aussagekraft in Bezug auf funktionelle Bewegungen überprüft werden.

Die *klassische Untersuchung der Oberflächensensibilität* sieht folgendermaßen aus: Die Patientin befindet sich in Rückenlage, und die Therapeutin berührt mit ihren Händen beide Gesichtshälften, beide Schultern, Ober- und Unterarme, Hände und Finger, den Rumpf, die Ober- und Unterschenkel, schließlich die Füße und Zehen. Sie fragt dabei jeweils, ob die Berührung bzw. der Druck gespürt wird, und ob beidseits Gleiches gespürt wird.

Dabei ist jedoch Folgendes zu berücksichtigen:

„Wenn auch die Aktivität eines einzelnen Rezeptors für das Zustandekommen einer bewussten Empfindung ausreichen kann, so darf dabei aber nicht übersehen werden, dass normalerweise viele unterschiedliche Rezeptoren gleichzeitig aktiv sind und dass die wahrgenommene Empfindung sich tatsächlich aus vielen Teilqualitäten zusammensetzt." (Klinke u. Silbernagl 1996)

Auch die *Prüfung der Tiefensensibilität* kann funktioneller durchgeführt werden. Die Tiefensen-

Tab. 1.2   Graduierung von Hypotonie und Hypertonie

Graduierung von Hypotonie	Graduierung von Hypertonie
– 3 x Minuszeichen bedeutet: **schwere Hypotonie** Der Haltungstonus ist deutlich herabgesetzt. Ein Aufbau von Tonus, was eine Rekrutierung von motorischen Einheiten bedeutet, ist weder mit globalen, unspezifischen noch mit spezifischen Stimulationen möglich. Der Kopf, der Rumpf und die Extremitäten fühlen sich sehr schwer an; der Patient ist nicht in der Lage, sie u bewegen.	
– 2 x Minuszeichen bedeutet: **mittlere/moderate Hypotonie** Der Haltungstonus ist deutlich herabgesetzt. Ein Aufbau von Tonus, d.h. eine Rrekrutierung von motorischen Einheiten ist mit globalen, unspezifischen und zusätzlich gegebenen spezifischen Stimuli möglich. Die motorischen Antworten sind Massenmuster, die mit Mühe unter inhibitorische Kontrolle gebracht werden können, um selektive Bewegungen durchzuführen.	+ 1 x Pluszeichen bedeutet: **leichte Hypertonie (Spastizität)** Assoziierte Reaktionen treten bei „Stress" auf. Sie verschwinden nach Beendigung des „Stressfaktors" sehr schnell, hinterlassen jedoch eine Tonuserhöhung und eine größere Bereitschaft für erneutes Auftreten von weiteren assoziierten Reaktionen
– 1 x Minuszeichen bedeutet: **leichte Hypotonie** Der Haltungstonus ist mit wenigen globalen, unspezifischen Stimuli möglich. Die motorischen Antworten sind Massenmuster, die jedoch mit spezifischen Stimuli zu selektiven Bewegungen hin verändert werden können, was die vorhandene inhibitorische Kontrolle anzeigt	
	++ 2 x Pluszeichen bedeutet: **mittlere/moderate Hypertonie (Spastizität)** Assoziierte Reaktionen treten schon bei der Vorbereitung einer schwierig erscheinenden Aufgabe auf und verstärken sich bei der Durchführung derselben. Sie verschwinden nur langsam, evt. nur mit globalen Hilfen (Anbieten von Unterstützungsfläche) oder gar nur mit spezifischen Hilfen (Durchführung von hemmenden Bewegungen) und evt. nicht vollständig. Sie hinterlassen eine deutliche Tonuserhöhung und eine noch größere Bereitschaft für weitere assoziierte Reaktionen.
	+++ 3 x Pluszeichen bedeutet: **schwere Hypertonie (Spastizität)** Assoziierte Reaktionen sind schon in Ruhe vorhanden (etablierte „spastische Muster"). Selbst globale plus spezifische Hilfen können den Haltungstonus nicht mehr auf ein normale(re)s Maß herabsetzen. Dadurch besteht große Kontrakturgefahr.

sibilität wird klassisch durch das Bewegen der einzelnen Gelenke, also Schultern, Ellbogen, Handgelenke, Finger, Hüft-, Knie-, Fußgelenke und Zehen, bei geschlossenen Augen der Patientin getestet, verbunden mit der Nachfrage, ob die Patientin diese Bewegungen jeweils spürt und ob sie angeben kann, in welche Richtung bewegt wird. Die klassische Prüfung testet, inwieweit der Kortex (Gyrus postcentralis) sensible Meldungen empfängt, verarbeitet und interpretiert.

Sensible Reize werden jedoch nicht nur *über das Zerebellum* zum Kortex, sondern z.B. auch zum Thalamus geleitet, um von dort aus wiederum weitergeleitet, verarbeitet und interpretiert zu werden. Wenn eine Patientin in der oben beschriebenen klassischen Prüfung Sensibilitätsstörungen aufweist, bedeutet das also noch nicht, dass sie nichts spürt! Es heißt lediglich, dass sie sich der sensiblen Empfindungen nicht bewusst ist.

Berta und Karl Bobath haben schon sehr früh auf den engen Zusammenhang von Sensibilität und Bewegung hingewiesen.

> *Man lernt nicht eine Bewegung, sondern das Gefühl einer Bewegung.*

Spüren ist möglich durch die Veränderung des Status der Rezeptoren. Diese Veränderung wird im Normalfall durch eine Bewegung hervorgerufen. Die betreffende Person möchte beispielsweise einen Gegenstand ergreifen. Sie bewegt den Arm darauf zu, berührt, umfasst und bewegt ihn schließlich. Die Kontraktion der an der Bewegung beteiligten Muskulatur verändert den Status der Propriozeptoren (Golgi-Sehnen-Organe, Muskelspindeln, Gelenkrezeptoren). Die Berührung des Gegenstandes verändert den Status der Druckrezeptoren der Haut, das Umfassen, Begreifen und Anheben des Gegenstandes ist Stimulus für Druckrezeptoren in der Unterhaut und für die Propriozeptoren. Im Normalfall kommen selten Berührungs- oder Druckreize auf die Haut zu. Vielmehr wird die Haut mit einer Bewegung zu den Gegenständen geführt. Das bedeutet, dass Oberflächen- und Tiefensensibilität gleichzeitig erlebt werden und sich vielleicht sogar gegenseitig verstärken. Oberflächen- und Tiefensensibilität sind also praktisch nicht zu trennen.

Dies zeigt, dass die herkömmliche Prüfung künstlich ist und die tatsächlich vorhandene Sensibilität nicht vollkommen erfasst.

Alternative zum herkömmlichen Test der Oberflächensensibilität

Um herauszufinden, ob die Patientin spürt oder nicht bzw. ob sie Berührung und Druck genau und exakt spürt, muss sie in der Behandlung genau beobachtet werden. Die Therapeutin berührt die Patientin mit weniger oder mehr Druck und fragt, ob sie spürt, *wo* sie berührt wird und *wie stark*. Bei Aphasie oder bei Störungen des Körperbildes kann die Patientin die Stelle auch mit der anderen Hand an sich oder an der Therapeutin oder an einer Puppe zeigen.

Es sollten Gegenstände unterschiedlicher Oberflächenstruktur, Form (mit Kanten, abgerundet, mit Spitzen, stumpf) und Temperatur (eine kleine Flasche mit heißem, eine mit kaltem Wasser) einbezogen werden (s. Kap. 3 Schädel-Hirn-Trauma, S. 188). Die Gegenstände können außerhalb des Gesichtsfeldes der Patientin (in einer Hosentasche, Handtasche, hinter dem Rücken) oder mit geschlossenen Augen berührt, angefasst, umfasst und bewegt werden. Dabei kann nach den einzelnen Qualitäten gefragt werden. Kann die Patientin sie selbst nicht beschreiben, gibt die Therapeutin einige Qualitäten vor, und die Patientin bestätigt oder nicht.

Fallbeispiel: Raquel liegt in Rückenlage, ihr betroffener linker Arm ist über ihrem Kopf gestreckt. Sie soll ihn langsam im Ellbogen in die Flexion nachlassen und sagen, wann sie etwas berührt. Wenn sie das Kissen oder eine auf dem Kissen liegende Haarbürste berührt, sagt sie, dass sie nun an etwas angestoßen ist, aber nicht weiß, was es ist und es auch nicht beschreiben kann.

Fallbeispiel: Maritas betroffene rechte Hand steckt in einer Einkaufstasche. Darin befindet sich eine kleine Holzkugel und ein gleich großer hölzerner Serviettenring. Ich führe die Hand zum Ring und bewege die Finger um den Ring herum. Marita gibt an, dass sie etwas Hartes berührt mit einer scharfen Kante und gleichzeitig rundlich, dass das Material weder kalt noch warm ist und Holz sein könnte.

Fallbeispiel: Antonio liegt in der Rückenlage, sein betroffenes linkes Bein liegt seitlich im Überhang. Der Fuß befindet sich frei in der Luft. Ich fahre die elektrisch höhenverstellbare Bank herunter. Antonio hat die Anweisung, sofort zu melden, wenn sein Fuß etwas berührt. Ich knie auf dem Boden neben der Bank und lasse den Fuß auf meinen Oberschenkel herab, auf den ich ein Stück des Teppichs gelegt habe. Antonio gibt korrekt an, wann er mein Bein berührt. Auf die Nachfrage, was er denn berühre, bewegt er den Fuß etwas und macht konkrete Angaben: nicht den harten Boden, sondern meinen weichen Oberschenkel, nicht den weichen Stoff der Hose, sondern etwas Raues, es könnte der Teppich sein. Er hatte zuvor beides schon mal berührt und konnte deshalb die Qualitäten wiedererkennen.

Alternative zum herkömmlichen Test der Tiefensensibilität

Als Alternative zum oben beschriebenen Test des Bewegungsempfindens entwickelte Berta Bobath die Technik des spiegelbildlichen Einstellens einer Extremität, welches sie *Mirroring* nannte.

Mirroring

Das Mirroring wird folgendermaßen durchgeführt: Die Therapeutin fasst die Hand und unterstützt den Ellbogen der betroffenen Seite, bringt diese in eine bestimmte Position und bittet nun die Patientin, diese Position mit der anderen Seite einzunehmen. Voraussetzung dafür ist, dass diese bewegt werden kann. (Bei Personen mit Hemiparese kann dies weitgehend erwartet werden.) Die Therapeutin verändert die Position mehrere Male, um sicher zu gehen, dass die Aufgabe verstanden worden ist. Nun schließt die Patientin die Augen, und die Therapeutin fährt fort mit Veränderungen im Schultergelenk, im Ellbogen, im Handgelenk, in den Fingern. In einem zweiten Schritt wird die betroffene Seite der unteren Extremität von der Therapeutin bewegt und in einer bestimmten Stellung gehalten. Die Patientin soll auch hier die gleiche Stellung mit dem anderen Bein einnehmen.

Dabei ist Folgendes zu beachten:
- Die Aufgabe wird der sitzenden oder – soweit möglich – stehenden Patientin erklärt.
- Es wird mit der oberen Extremität begonnen.
- Man beginnt mit offenen Augen, um sicher zu gehen, dass die Aufgabe verstanden worden ist.
- Erst dann sollte der Test mit geschlossenen Augen und ohne Veränderungen der Umstände weitergeführt werden.
- Die untere Extremität wird im Liegen geprüft, weil es in dieser Ausgangsstellung leichter und weniger anstrengend ist.
- Es ist zu bedenken, dass Rotationsstellungen und Abduktion und Adduktion auch von Gesunden statt spiegelbildlich oft *gleichgerichtet* eingestellt werden. Führt die Therapeutin z.B. den linken Arm *nach links* in Abduktion, so sollte nicht sofort auf eine Sensibilitätsstörung geschlossen werden,

wenn die Patientin daraufhin den rechten Arm *auch nach links* führt, also in Adduktion. In einem solchen Falle bittet man die Person, die Augen zu öffnen und zu kontrollieren, ob die Aufgabe richtig erfüllt ist. Viele schauen und werden sich dann erst bewusst, dass sie spiegelbildlich (mirroring) einstellen sollten. Sie korrigieren ihre Haltung und stellen im weiteren Verlauf des Tests korrekt ein.
- Es ist weiterhin zu bedenken, dass auch Gesunde nicht alle Finger und Zehen gleich gut spüren. Dementsprechend sind falsche Bewegungen von Mittel- oder Ringfinger bzw. der Zehen II bis IV nicht überzubewerten.

Es ist unbedingt Folgendes zu beachten: Das Mirroring sollte nie in Rückenlage, mit geschlossenen Augen oder mit den Beinen beginnen. Diese Vorgehensweise führt zu Missverständnissen! Die Bewegungen müssen gut beobachtet werden, um entscheiden zu können, ob einem eventuell falschen Einstellen der Extremitäten wirklich eine Sensibilitätsstörung zugrunde liegt oder aber eine Parese (Hypotonie der Agonisten), mangelnde selektive Beweglichkeit, ein Hypertonus der Antagonisten, eine ataktische Störung, usw.

Zusammenfassung

Die physiotherapeutische Untersuchung ist eine unbedingte Notwendigkeit für die individuelle Zielsetzung und Behandlungsplanung und zur Dokumentation des Istzustands zu Beginn, im Verlauf und am Ende der Behandlung. Sie muss so konkret wie möglich und so informativ wie nötig sein. Wann immer es möglich ist, sollten nicht nur exakte, konkrete qualitative Angaben gemacht werden, wie sie durch die Beschreibungen der Bewegungen entstehen, sondern auch quantitative Angaben. Mit etwas Kreativität seitens der Therapeuten kann die Liste der hier gegebenen praktischen Tipps zur Messung verschiedener Bewegungscharakteristika von jeder/m erweitert werden!

1.3 Behandlungsprinzipien

1.3.1 Frühestmöglicher Beginn der Therapie in Form eines 24-Stunden-Managements

Berta und Karl Bobath forderten stets den frühestmöglichen Beginn der Behandlung. Die Zeiten, in

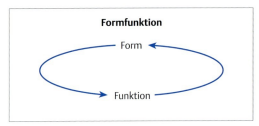

Abb. 1.14 Wechselwirkung zwischen anatomischer Form und Funktion.

denen Patienten noch drei Wochen unbehandelt im Bett liegen bleiben sollten, „um sich zu erholen, damit sie dann kräftig genug sind, um das Programm der Physiotherapie durchhalten zu können", sind vorbei. Heute beginnt die Physiotherapie zu einem frühestmöglichen Zeitpunkt.

Der Grund für den frühen Behandlungsbeginn ist die Nutzung der heute bekannten Plastizität des zentralen Nervensystems. Ich will versuchen, den Begriff der Plastizität des ZNS kurz und verständlich zu erklären, ausgehend von dem Grundsatz, dass Form und Funktion des ZNS eine Einheit bilden.

Neurophysiologische Aspekte

Die anatomische *Form* bestimmt die *Funktion*. Die Funktion ist eine Nachfrage an das ZNS und stellt einen Stimulus dar, weitere Zellverbindungen zu schaffen, d.h. die anatomische Form zu verändern. Die veränderte Form wiederum führt zu einer veränderten Funktion usw. (**Abb. 1.14**).

Kidd et al. zitieren in ihrem Buch *Understanding Neuromuscular Plasticity* von 1992 Brown und Hardman (1987). Diese sagen:

„Plastizität ist die Fähigkeit einer jeden Zelle des Organismus, sich in jedem Stadium ihrer Entwicklung zu organisieren oder neu zu reorganisieren, d.h. Dendriten und Axone aussprossen zu lassen, neue Synapsen zu bilden und so neue Verbindungen mit anderen Zellen einzugehen." (Brown u. Hardman 1987 in Kidd et al. 1992)

Auf die Bedeutung von Organisation und Reorganisation möchte ich im Folgenden näher eingehen.

1.3.2   Organisation und Reorganisation

Organisation ist die Grundlage allen Lernens, vom Moment der Konzeption an. Im Laufe der embryonalen Entwicklung bilden sich 10^{12} Millionen

Nervenzellen aus, die sich nach und nach durch aussprossende Axone und Dendriten miteinander verbinden. Diese entwickeln an ihren Endigungen Synapsen, die Transmitterstoffe ausschütten und so auf elektrochemischem Wege Informationen erregender und hemmender Natur übermitteln. So entsteht nach und nach ein immer dichter werdendes neuronales Netzwerk.

Zunächst bestimmt ein genetisches Programm, welche Zellen sich mit welchen anderen Zellen verbinden. Es bildet sich eine anatomische Form heraus, die wiederum die Funktion bestimmt. Der Embryo kann ab der sechsten Woche grobe Bewegungen ausführen, später immer feinere bis hin zu selektiven Fingerbewegungen. Lennart Nielsen hat dies in eindrucksvollen Fotos gezeigt, die in den siebziger Jahren in einer großen Illustrierten veröffentlicht wurden. Mit der Geburt gibt es eine bedeutende Veränderung, die in der Netzwerkbildung einen weiteren Schub herbeiführt. In der stark veränderten Umwelt des Kindes, die so viel reicher und vielfältiger ist als der Bauch der Mutter, stürmen Unmengen von Stimuli auf das Kind ein. Auf die Augen, die vorher bestenfalls hell und dunkel unterscheiden konnten, wirken jetzt Lichtwellen vielfältigster Art ein. Die Ohren bekommen viel mehr Geräusche zu hören, die Nase wird mit den unterschiedlichsten Duftstoffen gefüllt und auch der Geschmackssinn wird vielfältiger stimuliert als nur durch Fruchtwasser. Auch gibt es viel mehr Bewegungsfreiheit und dadurch mehr taktil-kinästhetische Stimuli. Das Kind wird auf den Arm genommen, gewickelt, gerollt und gewiegt, hin und her, rauf und runter bewegt. Es unterliegt jetzt in vollem Maße dem Einfluss der Schwerkraft und lernt so das kennen, was wir die Vertikale nennen. Es erlebt den Unterschied zur Horizontalen und alle Winkel, die dazwischen liegen. Das bedeutet eine große Zahl von Stimuli für das Kleinhirn und das vestibuläre System! Nun bestimmt nicht mehr nur das genetische Programm die Netzwerkbildung, sondern auch die enorm veränderten und vielseitigeren Funktionen, was eine immense Nachfrage nach weiteren Zellverbindungen bedeutet.

„The brain grows to suit it's own reality" (Kidd et al. 1992).

Reorganisation: Eine erwachsene Person hat sich im Laufe ihres Lebens ein ganz individuelles Netzwerk aufgebaut. Individuell bestimmt durch ihr persönliches genetisches Programm, individuell insbesondere durch die individuellen Funktionen, die sie durchgeführt hat und durchführt. Ein Mensch mit 60 Jahren hat im Laufe seiner Kindheit

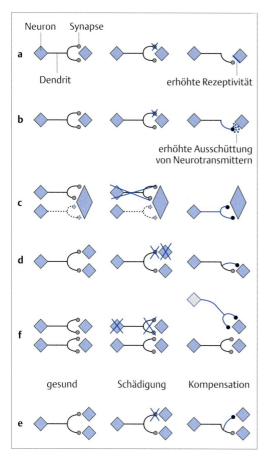

Abb. 1.15 a–f Möglichkeiten der plastischen Reorganisation und damit Kompensationsmöglichkeiten nach einer Schädigung des ZNS.

und Jugend bestimmte Hobbys gehabt, eine Sportart betrieben, einen Beruf erlernt und ausgeübt und sich eventuell in anderen Sportarten versucht. Dies alles hat sein Bewegungsverhalten geprägt und dadurch ein ganz persönliches neuronales Netzwerk herausgebildet.

Unmittelbar nach einer Läsion des ZNS, die eine (Zer-)Störung dieses Netzwerks darstellt, setzt die Reorganisation wieder ein.

Das bedeutet *nicht*, dass sich Nervenzellen neu bilden können! Einmal zerstörte Nervenzellen, bei denen Existenzstoffwechsel und Funktionsstoffwechsel zum Erliegen gekommen, können im Gegensatz zu Hautzellen nicht wieder neu gebildet werden. Aber es bedeutet, dass unzerstörte Nervenzellen und solche, die zwar in ihrem Funktionsstoffwechsel gestört wurden, nicht jedoch in ihrem Existenzstoffwechsel, die Fähigkeit zur Reorganisation haben.

Man kann annehmen, dass die Erhöhung der Rezeptivität der Zielzelle (**Abb. 1.15 a**) nach Verlust von Kontakt mit einer anderen Zelle, einer der ersten Kompensationsmechanismen des ZNS darstellt. Dies ist nicht automatisch nur zum Vorteil des Patienten. Die außerordentliche hohe Berührungsüberempfindlichkeit (suprasensitivity) in bestimmten Hautarealen bei Personen mit Rückenmarksschädigung und ihre schnellen und heftigen motorischen Antworten in Form von sog. „spinalen Automatismen" kann Ausdruck dieser erhöhten Rezeptivität sein.

Eine zweite relativ schnelle kompensatorische Antwort kann die erhöhte Transmitterausschüttung sein (**Abb. 1.15 b**).

Abb. 1.15 c stellt schematisch dar, dass Neurone mehrfach miteinander verbunden sein können. Mit aktiven Synapsen und mit inaktiven, sog. „schlafenden Synapsen". Nach einer Läsion der aktiven können die schlafenden aktiviert werden, um die Verbindung aufrecht zu erhalten.

Für die Aussprossung (Sprouting) von Dendriten und Axonen und die Bildung von Synapsen (**Abb. 1.15 d–f**) bedarf es mehr Zeit und verschiedener Voraussetzungen:

Zunächst ein sog. *Wachstumsfaktor*. Es sind inzwischen sehr viele gefunden worden. Einer der meist genannten ist das „growth associated protein n° 43", kurz GAP 43. Dieser Wachstumsfaktor ist in bestimmten Phasen des Lebens nachweisbar in größerer Menge vorhanden:

- im 1. Lebensjahr, in dem eine enorme Lernphase erlebt wird,
- während der Pubertät, in der ein Wachstumsschub stattfindet,
- während der Schwangerschaft, wenn der Embryo heranwächst,
- unmittelbar nach einer Läsion, auch nach einer ZNS-Schädigung.

Ein *Stimulus*: Die nachgefragte Funktion stellt einen Stimulus dar. Er kann im Bewegungswillen des Patienten liegen und/oder durch die Physiotherapie ausgelöst werden.

Baumaterial: Es wird im endoplasmatischen Retikulum der Zelle gebildet und besteht zum größten Teil aus Proteinen.

Ein *Transportsystem*: Das System, das die Proteinmoleküle ans Ende der Dendriten oder Axone transportiert, ist mit dem axoplasmatischen Fluss gegeben, der innerhalb der Axone und Dendriten beobachtet werden kann (**Abb. 1.16**). Proteinmoleküle werden dadurch bis zu 400 mm/Tag in

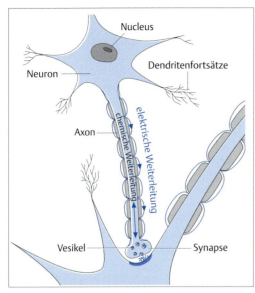

Nucleus

Dendritenfortsätze

Neuron

Axon

elektrische Weiterleitung

chemische Weiterleitung

Vesikel

Synapse

Abb. 1.16 Axoplasmatischer Fluss.

Richtung des Wachstumskegels nach distal transportiert sowie Stoffwechselendprodukte zum Abbau nach proximal in Richtung der Zellkörper befördert. Die plastischen Veränderungen hängen dabei von verschiedenen Faktoren ab, insbesondere von der allgemeinen Stoffwechselsituation, die durch Mangelernährung, Erkrankungen wie Diabetes, M. Parkinson, M. Alzheimer, Nikotinzufuhr, Alkohol- oder Drogenkonsum negativ beeinflusst wird. Weiter können Medikamente wie Antibiotika, Antihypertensiva, Antiepileptika, Antispastika und andere, die Vigilanz senkende Substanzen den Prozess der Reorganisation beeinträchtigen. Die nachteilige Wirkung verschiedener Medikamente ist in verschiedenen retrospektiven Studien belegt (Hömberg 1999).

Die (Wieder-)Herstellung von Zellverbindungen kann sehr unterschiedlich stattfinden. Eine Schädigung kann dadurch auf unterschiedliche Weise kompensiert werden (**Abb. 1.15 a–f**).

> Neuroplastizität findet unter günstigen Stoffwechselbedingungen immer statt, unabhängig von einer speziellen Physiotherapie. Nichtstun ist unmöglich.

Diese Stoffwechselbedingungen können auch durch Medikamente negativ beeinflusst werden. **Tab. 1.3** zeigt einige Wirkstoffe auf, die einen negativen Effekt auf die Wiederherstellung (recovery) und das Langzeitgedächtnis (long term memory), also auf die Plastizität haben. Einige Wirkstoffe werden gar

als „detrimental drugs" als zerstörerische Drogen bezeichnet. Diese sind in **Tab. 1.4** aufgezeigt.

Tab. 1.3 Vergleich der Effekte von Pharmaka auf Erholung (recovery) und Langzeitgedächtnis (long term memory)

Substanz	Recovery Effekt	LTM Effekt
Noradrenalin	Positiv	Positiv
Amphetamin	Positiv	Positiv
Clonidin	Negativ	Negativ
Prazozin	Negativ	?
Haloperidol	Negativ	Negativ
Propanolol	⊘	Negativ
GABA	Negativ	Negativ
Diazepam	Negativ	Negativ
Muscimol	Negativ	Negativ
Phenytoin	Negativ	?
ACH	Positiv	Positiv
Scopolamin	Negativ	Negativ
MK 801	Negativ / ⊘	Negativ

Tab. 1.4 So genannte „Detrimental Drugs" – zerstörerische Drogen, d.h. Wirkstoffe, die die plastische Re-Organisation beeinträchtigen können

Droge	Wirkung
Haloperidol	D2-Antagonist
Prazosin	1-Antagonist
Clonidin	Alpha zwei-Agonist
Phenytoin	GABA-Mechanismus
Bensodiazepine Phenobarbital	GABA-Agonist

1.3.3 Bewegung als zielgerichteter Stimulus

Der Stimulus der Schwerkraft ist immer vorhanden, d.h. eine Nachfrage nach Erhöhung des Haltungstonus. Die semikomatöse, schläfrige und natürlich erst recht die wache Patientin bewegt sich, d.h. sie schafft eine Nachfrage nach Zellverbindungen. Bei Tätigkeiten wie der Körperpflege, dem An- und Ausziehen, Bettenmachen usw. werden Haltungen verändert, Bewegungen ausgeführt. Es ist die Nachfrage, d.h. die praktizierte *Funktion*, die die sich reorganisierende anatomische *Form*, die Netzwerkneubildung bestimmt. Aus diesem Grund muss un-

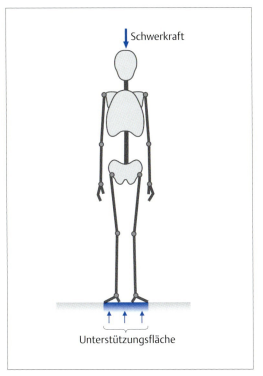

Abb. 1.17 Der Mensch zwischen Schwerkraft und Unterstützungsfläche.

mittelbar nach Eintritt der Läsion das 24-Stunden-Management beginnen:

- Das gesamte Team, das den Patienten betreut, also das Pflegepersonal, Physio- und Ergotherapeuten, Sprachtherapeuten, Ärzte und Angehörige muss gleichsinnig arbeiten,

- die spezifische Physiotherapie muss sofort nach der Läsion einsetzen,
- die Maßnahmen müssen dem Zustand der Patientin angepasst werden,
- eine individuelle Hausaufgabe muss erstellt werden (s. Kap. 9).

1.3.4 Wahl der Unterstützungsfläche und Stellung

Auf unserem Planeten unterliegt jede Person dem konstanten Einfluss der Schwerkraft. Der Mensch braucht somit stets eine Unterstützungsfläche. Ganz gleich, ob er liegt, sitzt, hockt, steht oder lehnt – der Mensch benötigt in den verschiedensten Positionen Flächen wie den Fußboden, Bett, Hocker, Stuhl, Sessel, Sofa, Tisch oder die Wand, auf, an oder durch die er sich stützt oder gestützt wird. Wenn er sich fortbewegt, gehend, laufend, rennend oder fahrend, benutzt er auch dafür mobile Unterstützungsflächen wie Fahrrad, Rollschuhe, Rollerskates, Schlittschuhe, Ski, Motorrad, Auto, Bus, Bahn, Boot, Flugzeug usw. Der Mensch verhält und bewegt sich stets zwischen den beiden physikalischen Kräften Schwerkraft und Unterstützungsfläche (**Abb. 1.17**).

Unterstützungsfläche und unterstützende Fläche

Als *Unterstützungsfläche* (USF) gilt die Fläche, die sich unterhalb des Körpers befindet. Dabei muss aus physikalischer Sicht der Körper diese Fläche nicht berühren.

Als *unterstützende* Fläche (uF) wird die Fläche angesehen, die den Körper tatsächlich berührt. An

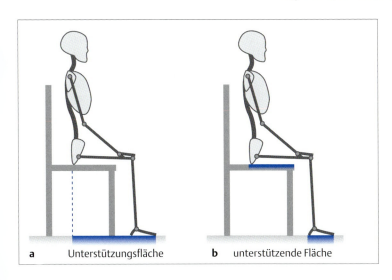

a Unterstützungsfläche b unterstützende Fläche

Abb. 1.18 a–b Unterstützungsfläche und unterstützende Fläche. **a** eine Person im Sitz mit einer Unterstützungsfläche, die – physikalisch gesehen – gleich ist wie die in **b**. Die unterstützende Fläche ist jedoch deutlich kleiner in **b** und die Person sitzt automatisch aktiver.

diese Fläche können Gewichte abgegeben werden, sodass gegen die Schwerkraft weniger Arbeit geleistet werden muss (**Abb. 1.18 a–b**).

Bei diesen Betrachtungen findet das 2. Newtonsche Axiom Anwendung. Es besagt, dass jeder einwirkenden Kraft eine genau gleiche Kraft entgegengesetzt wird. Um diese Gegenkraft aufzubringen, stehen dem Menschen passive Strukturen und der aktiv veränderbare Haltungstonus der Muskulatur zur Verfügung.

> *Je größer die USF und die unterstützende Fläche, desto niedriger ist der Haltungstonus. Je kleiner die USF und die uF, desto höher ist der Haltungstonus.*

! Nicht immer kann eine angebotene Fläche auch angenommen werden! Nur wenn eine normale Beziehung zur angebotenen Fläche aufgenommen, d.h. der Haltungstonus auf das geringste notwendige Maß gesenkt werden kann, ist die angebotene Fläche eine wirkliche Unterstützungsfläche bzw. eine unterstützende Fläche!

Die Größe der angenommenen Unterstützungsfläche bestimmt also die *Quantität des Haltungstonus*. Dabei sind folgende Unterstützungsflächen zu unterscheiden:
- körpereigene,
- körperfremde,
- stabile,
- mobile.

Körpereigene Flächen sind z.B.
- die Füße für den restlichen, auf ihnen ruhenden Körper,
- die Knie für die Oberschenkel und alle weiteren kranialen Körperabschnitte,
- das Becken für den Rumpf mit Schultergürteln, Armen und Kopf,
- L5 für L4, L4 für L3, usw.,
- die Oberschenkel für die Arme, wenn man sich im Sitzen darauf abstützt,
- die Hände und Unterarme, auf die sich der Kopf abstützt.

Diese körpereigenen Unterstützungsflächen sind *mobil*.

Körperfremde Flächen wie z.B. Fußboden, Bett, Hocker, Stuhl, Sessel, Sofa oder Tisch sind *stabil*. Körperfremde Flächen wie Fahrrad, Rollschuhe, Rollerskates, Schlittschuhe, Ski, Auto, Bus, Bahn, Boot oder Flugzeug sind *mobil*.

! Wir bewegen uns ständig auf unseren körpereigenen mobilen Flächen, auf stabilen oder sogar mobilen körperfremden Unterstützungsflächen. Daraus erklärt sich der hohe Anspruch an das Gleichgewicht, dem in der Therapie Rechnung getragen werden muss.

Um das Gleichgewicht zu halten, muss jeder einwirkenden Kraft eine genau gleiche Kraft entgegengesetzt werden. Diese Kraft ist bei unterschiedlichen Unterstützungsflächen und unterstützenden Flächen unterschiedlich groß.

Beispiel: Berechnung des Schwerkrafteinflusses auf einen Menschen bei unterschiedlich großen Unterstützungsflächen.

Person mit einem Gewicht von 70 kg, m = 70 kg
Schwerkraft (gegebene Größe) g = 9,81 m/s^2
Der Einfachheit halber wird gerechnet mit g = 10 m/s^2

Rechnerisch geschätzte Größe der USF:
1. Rückenlage   18.000 cm^2
2. Sitz auf einem Hocker
   ohne Rückenlehne   8.000 cm^2
3. Stand (Füße parallel)   510 cm^2
4. Einbeinstand   180 cm^2

Das 2. Newtonsche Axiom besagt:
ACTIO = RE-ACTIO.
Jeder Kraft wird eine genau gleiche Kraft entgegengesetzt.
F = m × g = 70 kg × 10 m/s^2 =
700 kg × m/s2 = N (1kgm/s^2 = 1N)
Die Einwirkung der Schwerkraft auf die Masse 70 kg beträgt 700 N.

Der Mensch bedient sich fester Unterstützungsflächen, die mit ihrer Dichte eine der Schwerkraft entsprechende Gegenkraft leisten. Daher verbleibt dem Menschen je nach Größe der USF eine Restleistung, die er mit seinen passiven und besonders mit seinen aktiven Strukturen erbringen muss. Diese kann wie folgt errechnet werden:

1. F : A = 700 N: 18.000 cm^2 = 0,0389 N/cm^2
2. F : A = 700 N: 8.000 cm^2 = 0,0875 N/cm^2
3. F : A = 700 N: 510 cm^2 = 0,3725 N/cm^2
4. F : A = 700 N: 180 cm^2 = 3,8889 N/cm^2

Man kann erkennen, dass vom Wechsel aus der Rückenlage in einen Sitz ohne Lehne die aufzubringende Gegenkraft, d.h. eine Tonuserhöhung, stattfinden muss, die etwas mehr als das Doppelte ausmacht.

Beim Wechsel vom Sitz in den Stand muss eine ca. 35-mal höhere Gegenkraft geleistet werden, und beim Wechsel vom Parallelstand auf ein Bein wird der Haltungstonus noch einmal 2,8-fach erhöht.

Die Schlussfolgerung aus diesen Rechnungen für die physiotherapeutische Behandlung sollte sein, dass mit dem tonusbeeinflussenden Faktor Unterstützungsfläche vorsichtig umgegangen werden muss. Es sollte nicht immer die Ausgangsstellung, z.B. vom Sitz zum Stand und vom Stand zum Sitz gewechselt werden, um die USF zu verkleinern bzw. zu vergrößern. Ein Sitzen weiter vorn auf der Bankkante oder ein Anlehnen seitlich oder hinten an einer Bank im Stand verändert bereits die aufzubringende Gegenkraft. Die Therapeutin sollte in der Therapie mit kleinen Veränderungen der USF und der uF den Haltungstonus beeinflussen, um dem ZNS die Anpassung des Haltungstonus zu erleichtern.

1.3.5 Postural Sets (Alignment der Schlüsselpunkte)

Als *Postural Set* wird die Stellung der Schlüsselpunkte zueinander und in Bezug zur Unterstützungsfläche bezeichnet. Das Postural Set bestimmt die *Qualität des Haltungstonus*. Berta Bobath bezeichnete als Schlüsselpunkte bestimmte Areale im Körper, von denen aus der Haltungstonus im besonderen Maße kontrolliert und beeinflusst werden kann. Diese Kontroll- bzw. Schlüsselpunkte sind:

- der zentrale Schlüsselpunkt (ZSP), ein funktioneller Punkt, zu finden in der Körpermitte zwischen dem Processus xyphoideus und dem 7. und 8. Brustwirbel,
- das Becken,
- die beiden Schultergürtel,
- die Füße,
- die Hände,
- der Kopf.

An diesen Körperteilen befindet sich eine große Anzahl von Rezeptoren, d.h. von hier aus kann dem ZNS besonders viel Information zugeführt werden. Dadurch kann eine motorische Antwort leichter und effektiver hervorgerufen und der Haltungstonus besser verändert werden.

Der Schlüsselpunkt Becken ist zusätzlich der Schwerpunkt des gesamten Körpers (bei S2), der zentrale Schlüsselpunkt der Schwerpunkt des Oberkörpers (Kopf, Schultergürtel, Arme, Brustkorb,

Bauch). Eine Verlagerung dieser Körperteile, d.h. der Gewichtsschwerpunkte, wird insbesondere vom vestibulären System registriert und mit einer Veränderung des Haltungstonus (Stellreaktionen) beantwortet.

Beispiel: Beziehung von Becken und Schultergürtel zum ZSP

Um die Qualität des Haltungstonus festzustellen bzw. zu beeinflussen, wird die Beziehung zwischen den proximalen Schlüsselpunkten Becken und Schultergürtel zum zentralen Schlüsselpunkt beobachtet: Stehen beide Schultergürtel *anterior* vom ZSP, so ist die vorherrschende neuromuskuläre Aktivität die der *Flexoren*. Stehen beide Schultergürtel *posterior* vom ZSP, so ist die vorherrschende neuromuskuläre Aktivität die der *Extensoren*.

Das Gleiche gilt für das Becken: In einer Aufrichtung nach posterior steht der Mittelpunkt des Beckens, S2, *anterior* vom ZSP, und die vorherrschende neuromuskuläre Aktivität im Rumpf ist die der *Flexoren*. Bei einer Kippung des Beckens nach anterior steht der Mittelpunkt S2 *posterior* vom ZSP, und die vorherrschende neuromuskuläre Aktivität im Rumpf ist die von *Extensoren*.

Betrachtet man verschiedene Alltagspositionen, kann man folgende Haltungsmuster (Postural Sets) finden:

- Rückenlage,
- Rückenlage mit Unterlagerung des Schultergürtels,
- Seitlage,
- Rücken- und Seitlage,
- lockerer Sitz,
- Bauchlage,
- aufrechter Sitz,
- Stand.

Rückenlage

In Rückenlage liegen – bei ausreichender Liegefläche ohne Unterlagerung – die Schultergürtel auf der USF. Das Becken ist in leichter Anterior-Stellung (gekippte Stellung, **Abb. 1.19 a–b**). Alle proximalen Schlüsselpunkte befinden sich posterior des ZSP. Auf diesen Gewichtsschwerpunkt wirkt die Schwerkraft senkrecht von oben nach unten ein und bewirkt eine Erhöhung des Haltungstonus der Muskulatur, die den ZSP nach oben bewegt. Schultergürtel und Os sacrum stellen die Brückenpfeiler dar für die konzentrische Kontraktion des M. erector spinae. Die Quantität dieses Extensionstonus hängt von der zur Verfügung stehenden hemmenden Kontrolle ab. Bei einer Person ohne Schädigung des ZNS, die

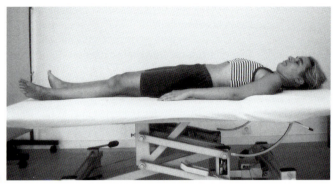

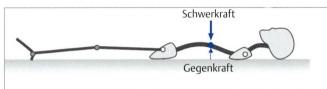

Schwerkraft

Gegenkraft

Abb. 1.19 a–b Person in Rückenlage.

entspannen kann, wird dieser nur sehr niedrig sein. Oftmals aber ist er hoch genug, um das Anstellen eines oder beider Beine zu stimulieren. Das Becken wird aus der anterioren in eine bequemere posteriore Position zur Unterstützungsfläche hin gebracht. Dies kann im Sommer am Strand gut an den Sonnenbadenden beobachtet werden.

Bei einer Person mit Schädigung des ZNS und verminderter hemmender Kontrolle kann der Stimulus der Schwerkraft bei diesem Postural Set zu einer unkontrollierten Erhöhung des Extensionstonus im Rumpf führen. Dies kann insbesondere bei Patienten mit Schädel-Hirn-Trauma auf der Intensivstation beobachtet werden. Beide Schultergürtel ziehen zurück in die Retraktion, was zu einer Adduktions-Innenrotationsstellung der Schultergelenke, Flexion der Ellbogengelenke und Pronation der Unterarme führt. Das Becken ist weit nach anterior gekippt, was eine Flexion, Adduktion und Innenrotation in den Hüftgelenken und eine Flexion der Kniegelenke nach sich zieht. Hände und Füße befinden sich in Volar- bzw. Plantarflexion. Der Druck erhöht sich auf dem Hinterkopf, den Spinae scapulae, dem Os sacrum und den Fersen. Dekubiti können die Folge sein.

▎*Die Positionierung der Schlüsselpunkte ist für die Lagerung sehr wichtig!*

Rückenlage mit Unterlagerung des Schultergürtels

In Rückenlage kann der Schultergürtel unterlagert werden. Dazu werden vorher beide Beine in volle Flexion der Hüftgelenke bewegt und das Becken nach posterior aufgerichtet. Die Schultergürtel sin-

ken auf die Kissen ab und bleiben leicht anterior des ZSP. Der ZSP selbst bleibt dadurch etwas nach anterior kaudal gedreht. Das Becken bleibt in einer neutralen Position liegen und bewegt sich nicht nach anterior. Die Druckverteilung ist sehr ausgeglichen (**Abb. 1.20 a–b**).

▎ Die Rückenlage mit unterlagertem Schultergürtel und der daraus folgenden Positionierung der Schlüsselpunkte empfiehlt sich nicht nur als Ruhe- und Schlaflagerung, sondern auch in der Therapie zur Erarbeitung von selektiven Bewegungen von Becken, Bein, Fuß, Schultergürtel, Arm oder Hand.

Zwar ist die Rückenlage als relativ „unfunktionell" anzusehen, weil wir in dieser Position, abgesehen von Zurechtschieben von Bettdecke oder Kopfkissen, Greifen von Gegenständen auf dem Nachtschrank, nur wenige Handlungen durchführen. Allerdings bietet sie den Vorteil, dass Schwerkraft und USF den Menschen quasi ins „Sandwich" packen und so die beiden wichtigen Gewichtsschwerpunkte ZSP und Becken überwiegend passiv stabilisiert werden. Dies ist hilfreich für die Arbeit auf der Strukturebene, der Ausführung von selektiven, zeitlich und räumlich koordinierten Bewegungen von Armen und Händen bzw. Beinen und Füßen (siehe auch Kap. 4 Ataxie, S. 201).

Seitlage

Bei der Lagerung in Seitlage werden die Schlüsselpunkte ähnlich positioniert wie in der Rückenlage mit Unterlagerung des Schultergürtels. Beide Schul-

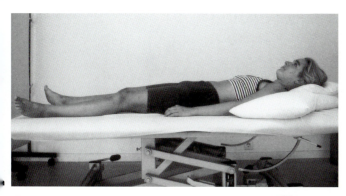

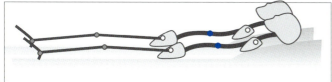

Abb. 1.20 a–b Rückenlage mit Unterlagerung des Schultergürtels.

tergürtel liegen leicht anterior, das Becken leicht posterior des ZSP. Bezüglich der Funktionalität gilt das Gleiche wie für die Rückenlage. Auf der Seite liegend kann spezifisch auf der Strukturebene an Bewegungskomponenten gearbeitet werden (siehe auch Kap. 2.3, S. 133).

Lagerung in Rücken- und Seitlage

Eine Zeit lang gab es im Bobath Konzept mehr oder weniger feste Richtlinien für die Lagerung von bettlägerigen Patienten bzw. von Menschen mit Hemiparese für die Mittags- oder Nachtruhe. Diese Lagerungen sollten Sensibilität, Wahrnehmung und vor allem Haltungstonus beeinflussen. Um sie für Angehörige und Pflegepersonal leichter erlernbar und merkbar zu machen, waren Schemata und Zeichnungen im Umlauf. Dies führte jedoch weg von den eigentlichen Prinzipien der individuellen Behandlung der Betroffenen. Heute wird empfohlen, das Liegen auf der mehr und auch der weniger betroffenen Seite abzuwechseln mit der Rückenlage. Die Kissen werden unter den Kopf und unter das obere Beine (in Seitlage) gelegt, bzw. unter Kopf und Schulterblätter (in Rückenlage). Der mehr betroffene Arm wird bequem abgelegt. Dafür bedarf es in der Seitlage eines weiteren Kissens. Als Lagerungskriterien gelten: die Position soll sicher, bequem und schmerzfrei sein, hypertone Muskulatur verlängern, hypotone Muskulatur annähern. Die Atmung muss unbehindert stattfinden können. Wenn dies alles erreicht wird, ergeben sich die Ziele von Erholung, Ausruhen, Kräfte und Konzentration sammeln und damit Tonusregulation.

Lockerer Sitz

Im lockeren Sitz befinden sich alle Schlüsselpunkte anterior des ZSP (**Abb. 1.21 a–b**). Dies führt zu einem Vorherrschen des Flexionstonus. In der normalen Bewegung wird dieses Postural Set eingenommen bei Aktivitäten beider Hände in der Mittellinie, z.B. Kartoffelschälen, Schreiben, Sticken, Stricken. Die Schwerkraft wirkt senkrecht auf die Schwerpunkte. Die Gegenkraft wird in dieser Position nicht von der aktiven Struktur Muskulatur gebildet, sondern von den passiven Strukturen Gelenkkapseln, Bänder und Bandscheiben. Unter ökonomischen Gesichtspunkten ist dieses Postural Set positiv zu bewerten, da kaum Muskelaktivität stattfinden muss, um darin zu verweilen. Das ist der Grund, warum sich die meisten Menschen bei längerem Sitzen auf Stühlen ohne Rückenlehne in diesem Postural Set wiederfinden. Die Druckverteilung auf die Bandscheiben ist jedoch ungünstig. Daher empfiehlt es sich, dieses Postural Set nur sehr kurzfristig einzunehmen und stattdessen erneuerbare Muskelenergie zu verwenden, um nicht erneuerbare passive Strukturen zu schonen. Therapeutisch wird diese Position eher selten genutzt.

Bauchlage

In der Bauchlage befinden sich die Schlüsselpunkte bei den meisten Menschen in derselben Relation zum ZSP wie im lockeren Sitz: Der Schultergürtel liegt deutlich, das Becken leicht anterior (**Abb. 1.22 a–b**). Die Konsequenz kann eine Erhöhung des Tonus der Hüftgelenksflexoren, der Bauchmuskeln

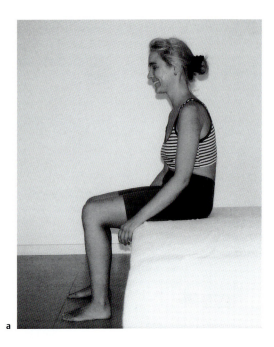

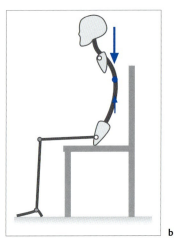

Abb. 1.21 a–b   Person im lockeren Sitz.

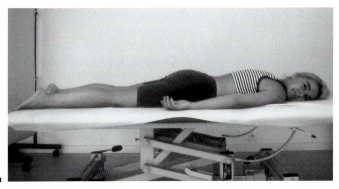

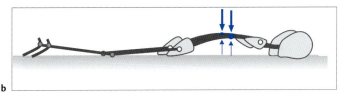

Abb. 1.22 a–b   Person in Bauchlage.

und der Schultergürtelflexoren, insbesondere der Mm. Pectorales sein, als Gegenkraft zu der auf Becken und ZSP einwirkenden Schwerkraft.

Als therapeutische Position bietet sich diese Ausgangsstellung für einige Patienten aus folgenden Gründen eher nicht an: Der Flexorentonus herrscht vor, es entstehen Atemprobleme, Vigilanz und Wahrnehmung sind herabgesetzt. Außerdem können Probleme bei der Rotation der HWS entstehen. Mit Patienten ohne jegliche Wahrnehmungs-

probleme und maximal leicht erhöhtem Flexorentonus kann jedoch durchaus auf der Strukturebene an selektiven Bewegungen in Richtung Extension gearbeitet werden.

Aufrechter Sitz

Im aufrechten Sitz, insbesondere auf einer höheren Sitzfläche, befinden sich die Schultergürtel leicht anterior des ZSP (**Abb. 1.23 a–b**). Das führt in diesem

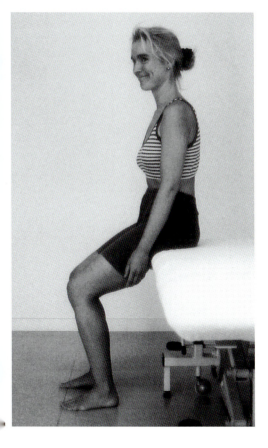

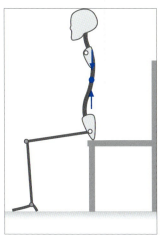

b

Abb. 1.23 a–b Person im aufrechten Sitz mit erhöhter Sitzfläche.

Körperabschnitt zum funktionell günstigen Vorherrschen des Flexionstonus, der für die Haupt-
aufgaben von Fingern, Händen, Ellbogen – das
Greifen, Manipulieren, Holen von Gegenständen –
benötigt wird. Das Becken befindet sich in leicht anteriorer Position, d.h. sein Mittelpunkt liegt posterior vom ZSP. Dadurch herrscht dort der Extensionstonus vor, der in den Beinen zur Entwicklung der
Gegenkraft zur Schwerkraft benötigt wird.

Der aufrechte Sitz ist eine der meist genutzten
Ausgangsstellungen in der Therapie, da sowohl die
Arbeit auf der Strukturebene durchgeführt werden
kann wie auch ganze Handlungsfolgen fazilitiert
werden können (Ebene der Aktivität und Partizipation) (s. Kap. 2.4). Viele der Alltagsbewegungen
werden in dieser Position durchgeführt. Die Vertikalität erfordert selektive Extension, reziproke Innervation auf hohem Niveau. Auch die Wahrnehmung des eigenen Körpers und der Umwelt ist
erleichtert, da ein grosser Bewegungsradius besteht
und damit auch gute Möglichkeiten, über alle Ka-
näle Informationen zu bekommen. Zu beachten ist

allerdings ein die Extension förderndes Alignment
der Schlüsselpunkte: die Oberschenkel sollten nur
in etwa zu einem Drittel auf der eher harten Sitzfläche abliegen. Der Abstand zwischen den Knien
sollte nur hüftbreit sein (Achtung: hüftbreit, nicht
beckenbreit!), die Füße unter den Knien auf dem
Boden stehen.

Stand

Im Stand kann die gleiche Position der Schlüsselpunkte wie beim aufrechten Sitz beobachtet werden. Die Schwerpunkte Becken und ZSP sind weiter
von der USF entfernt, was den Extensionstonus im
unteren Körperabschnitt erhöht. Auch im Schrittstand mit Gewicht auf dem vorderen Bein befinden
sich die Schultergürtel noch leicht anterior, das Becken posterior vom ZSP. Der Extensionstonus wird
tendenziell noch stärker erhöht (**Abb. 1.24 a–b**).
Dies kann therapeutisch genutzt werden, um einen
zu hohen Flexionstonus zu hemmen.

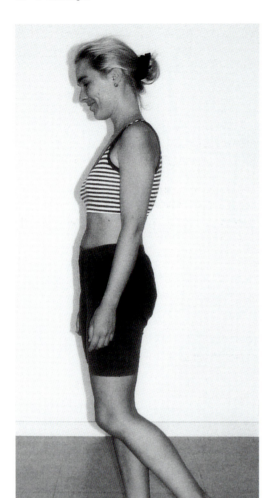

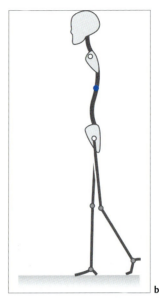

Abb. 1.24 a–b Schrittstand mit Gewichtsverlagerung auf das vordere Bein.

Im Schrittstand mit Gewicht auf dem hinteren Bein besteht die Tendenz, den Extensionstonus zu verringern (**Abb. 1.25 a–b**). Dies wird therapeutisch genutzt, wenn die Gefahr einer Extension im Massenmuster besteht.

Aufrechter Sitz, Stand und Schrittstand sind sog. „kombinierte" Postural Sets. Im oberen Körperabschnitt herrscht Flexionstonus vor, im unteren Extensionstonus. Flexion und Extension sind gut ausgewogen, wodurch Rotation und selektive Bewegungen leicht möglich sind. Diese werden für Equilibrium- und Stellreaktionen benötigt.

Die Erarbeitung von Gleichgewichtsreaktionen ist in den kombinierten Postural Sets in der Vertikalen, also in Sitz, Stand und Schrittstand, deutlich leichter. Das Postural Set muss deshalb für jede Behandlungsmaßnahme immer sehr bewusst ausgewählt werden!

Stand, Schrittstand, Einbeinstand sind Positionen, in denen sehr gut auf der Aktivitäts- und Partizipationsebene gearbeitet werden kann. Im Stand besteht eine sehr kleine USF, die den Tonusaufbau fordert. Damit dieser sich nicht unkontrolliert erhöht, kann die uF graduell vergrößert werden, z.B. durch Anlehnen an eine hohe Bank hinten oder

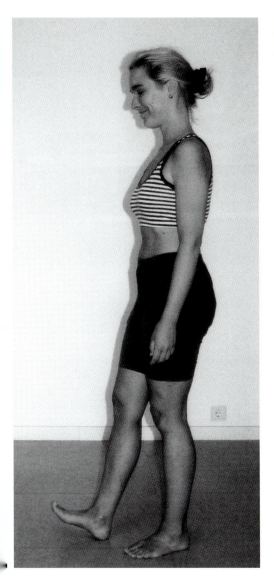

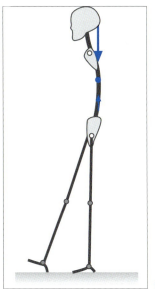

b

Abb. 1.25 a–b Schrittstand mit Gewichtsverlagerung auf das hintere Bein.

seitlich. Die vor dem Patienten sitzende Therapeutin kann mit ihren Knien und Händen gleichfalls für Sicherheit und Tonusregulation sorgen (s. Kap. 3.1, S. 190).

Im Alltag kann man beobachten, dass diese Postural Sets spontan eingenommen werden, zum Teil wechselnd innerhalb einer Ausgangsstellung, je nach durchgeführter Funktion. Diese Haltungsanpassungen werden automatisch durchgeführt, und zwar antizipatorisch, um bereits einen Haltungshintergrund zu haben, bevor auf dieser Basis die geplante Funktion leicht und damit ökonomisch

durchgeführt werden kann. Beobachten Sie z.B. einmal die Blasmusiker während eines Konzerts!

Zusammenfassung

Die Normalisierung des Haltungstonus ist ein übergeordnetes Behandlungsziel, das für alle Behandelnden gilt: für das Pflegepersonal bei der Lagerung im Bett, in der Physiotherapie z.B. bei der Erarbeitung von Gleichgewichtsreaktionen, in der logopädischen Behandlung im Sitz oder Stand, in der Ergotherapie, wenn bestimmte Funktionen wie z.B. das Anziehen eines Pullovers erarbeitet werden.

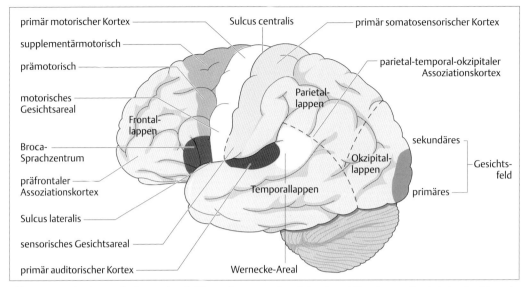

Abb. 1.26 Bei der Kommunikation werden alle Hirnareale angesprochen: Sehzentrum, Hörzentrum, prämotorischer Bereich, motorischer Bereich, sensorischer Bereich und Verbindungen untereinander.

Der Haltungstonus kann hinsichtlich Quantität (Höhe) und Qualität (Extension, Flexion oder Kombination von beidem) durch die bewusste Auswahl der Größe, Konsistenz und Höhe der Unterstützungsfläche bzw. der unterstützenden Fläche und die bewusste Auswahl des Postural Sets beeinflusst werden. Die angemessene Wahl von Unterstützungsfläche und Postural Set ist wichtiges Grundprinzip einer jeden Behandlungsmaßnahme.

1.3.6 Kommunikation

Die angemessene Kommunikation zwischen Therapeutin und Patientin ist ein wesentlicher Bestandteil der Behandlung. Dabei sind sowohl die Möglichkeiten der nonverbalen als auch die der verbalen Kommunikation von großer Bedeutung (**Abb. 1.26**).

Nonverbale Kommunikation

Es gibt verschiedene Arten der nonverbalen Kommunikation. Für die physiotherapeutische Behandlung sind die Berührung mit den Händen, Gestik und Mimik wichtig.

Kommunikation über die Hände

Die wesentlichste Form der nonverbalen Kommunikation ist die Kommunikation über die Hände und damit die spezifische Handhabung des Patien-

ten. Deshalb möchte ich gleich zu Beginn dieses Kapitels betonen:

> *Die Hände sind das wichtigste Instrument einer Physiotherapeutin!*

Gepflegte, kurze Fingernägel und keine störenden Ringe sind deshalb Forderungen an Therapeuten, die ihre Berechtigung in der Irritations- und Verletzungsgefahr für die Patientinnen und auch für die Therapeuten haben. Hände sollen primär als „Afferenz", als Rezeptoren, eingesetzt werden und viel Information aufnehmen. Bei der Befundaufnahme nimmt die Beobachtung einen großen und wichtigen Teil ein. Sie kann jedoch stets nur eine Vorinformation geben über die Situation der Patientin, wie sie sein könnte. Ob sie so *ist*, kann nur durch das *Erfassen* und *Einfühlen* wirklich *begriffen* und verifiziert werden. Deshalb sind unsere Hände so wichtig!

Beispiel: Funktion der Hände bei der Beurteilung des Haltungstonus

Betrachtet man den Rücken einer sitzenden oder stehenden Patientin und fällt einem dabei auf, dass eine Schulter höher steht als die andere, so kann man durch bloßes Sehen nicht feststellen,

- ob die höhere Schulter mit abnorm hohem Tonus hochgezogen wird,
- ob die tiefere Schulter durch abnorm niedrigen Tonus nach unten fällt,

- ob die tiefere Schulter mit abnorm hohem Tonus heruntergezogen wird.

Nur das gezielte Hinfassen und Bewegen an beiden Schultern und Armen kann differenzierten Aufschluss über die tatsächliche Situation geben.

Natürlich sind die Hände der Therapeutin auch „Efferenz". Sie müssen einfühlend zufassen, bewegen, modulieren und verändern. Der Körper der Patientin kann als plastisches Material angesehen werden, als eine Statue, die nicht ganz der normalen Haltung und Bewegung entspricht und deren Abweichungen korrigiert werden sollen. Diese Korrektur wird jedoch nicht passiv vorgenommen, wie es der Bildhauer macht. Der Vorteil bei der Behandung des lebenden Menschen im Gegensatz zum Tonmaterial liegt darin, dass man seinem zentralen Nervensystem Informationen dazu geben kann, alle Abweichungen und Veränderungen selbst zu steuern.

Es gibt immer wieder die Diskussion unter Physiotherapeuten, ob die Hände an der Patientin dran sein sollen oder nicht („*hands on*" or „*hands off*").

Argumente für den Standpunkt *hands off* sind:
- Dort, wo die Hände der Therapeutin sind, tut die Patientin nichts.
- Je nachdem, wo die Hände der Therapeutin sind, löst sie abnorme Reflexe aus, z.B. Greifreflexe, wenn in die Handinnenfläche gefasst wird.

Das Bobath-Konzept sagt ganz klar: Hände dran (*hands on*!), solange sie zur Verbesserung der Qualität der Bewegung notwendig sind. Die Hände sollen die betroffene Person nicht passiv bewegen, sondern aktive Bewegung stimulieren.

Die Hände gehören dorthin, wo eine Reaktion, eine Veränderung, stattfinden soll. Anders ausgedrückt: Wo die Hände der Therapeutin sind, soll eine Reaktion der Patientin stattfinden. Diese Reaktion kann sehr unterschiedlich gewünscht sein:
- Die Reizschwelle soll herabgesetzt werden (Sensibilisierung),
- die Reizschwelle soll heraufgesetzt werden (Desensibilisierung),
- der Haltungstonus soll heraufgesetzt werden,
- der Haltungstonus soll herabgesetzt/gehemmt werden.

Die Therapeutin braucht ein neurophysiologisches Grundwissen, um ihre Hände gezielt einsetzen zu können. Sie muss die Rezeptoren, ihre spezifischen Reize und ihre Verbindungen zu den verschiedenen Regionen des ZNS genau kennen.

Neurophysiologische Aspekte

Der Körper verfügt über viele verschiedene Reizempfänger. Diese Rezeptoren sind basische neuronale Strukturen, die in der extremen Peripherie der sensiblen Nerven situiert sind. Sie zeichnen sich durch die folgenden Eigenarten auf:
- Spezifizität, d.h. melden nur einen speziellen Reiz weiter. *Beispiel*: Druckrezeptoren können keine Temperaturreize aufnehmen,
- Reizschwelle, d.h. Reize müssen eine bestimmte Stärke erreichen, die Reizschwelle überschreiten, um weitergeleitet zu werden.

Adaptation heißt zum einen, dass nur eine Reizveränderung gemeldet wird, also eine Gabe oder Wegnahme des Reizes, eine Verstärkung oder Abschwächung. Adaptation heißt aber auch, dass sich die Reizschwelle verändern kann, sie kann höher oder niedriger sein, je nach Situation, in der sich der Mensch gerade befindet. *Beispiel*: meine Hand berührt unauffällig den Unterarm des Patienten – er „merkt das nicht". Ich sage ihm, dass ich ihn jetzt berühren werde, bitte ihn, hinzuschauen, zu beobachten wie meine Hand sich auf einen Unterarm legt – er setzt (unwissentlich über das wie) in Erwartung der Berührung die Reizschwelle herab und fühlt die Hand nun:
- Protopatisch, d.h. Stimuli werden subkortikal, oberflächlich, generell aufgenommen und beantwortet. *Beispiel*: wir gehen barfuß auf einer Wiese und treten auf einen glatten Stein. Der Fuß wird weggezogen, weil wahrgenommen wurde, „dass da etwas unerwartetes ist" (Stimulus – Reaktion).
- Epikritisch, d.h. Stimuli werden kortikal, punktuell, diskriminativ wahrgenommen. *Beispiel*: Wir wollen wissen, was das ist, auf das wir da getreten sind, beugen uns herunter, nehmen den Stein in die Hand und betasten ihn, nehmen seine Eigenschaften bewusst wahr (intellektuelle Arbeit).

Die Rezeptoren können unterschiedlich klassifiziert werden. Hier soll eine Unterscheidung getroffen werden zwischen den intrinsischen (Propriozeptoren) und extrinsische (Exterozeptoren). Zu den *Propriozeptoren* zählen die *Golgi-Sehnenorgane*, die *Kernsackfasern* und *Kernkettenfasern* der Muskelspindeln und die Mechanorezeptoren der Gelenke. Auch die in Haut und Unterhaut befindlichen Mechanorezeptoren geben mit Auskunft über die Stellung der Gelenke zueinander. Bei maximaler Flexion des Ellbogens, z.B. wird die Haut auf der Extensorenseite stark gedehnt und auf der Flexionsseite berühren sich Unter- und Oberarm.

Extrinsischen Rezeptoren sind die *Ruffini-Körper, Merkel-Zellen, Meissner-Körperchen* und *Pacini-Körperchen*.

Propriozeptoren

Der adäquate Reiz der *Golgi-Sehnen-Organe* besteht in der Spannungserhöhung in der Sehne. Eine solche Spannungserhöhung kann eine Senkung des Tonus im gleichen Muskel bewirken. Golgi-Sehnen-Organe können genutzt werden, wenn z.B. in der Therapie auf hypertone Sehnen, z.B. der Ellbogenbeuger, dosiert Druck ausgeübt wird. So kann versucht werden, über den Regelkreis dieser Rezeptoren den Tonus herabzusetzen.

Kernsackfasern und *Kernkettenfasern* der Muskelspindeln messen die Verlängerung der Muskulatur bzw. die Geschwindigkeit dieser Verlängerung. Langsame, vorsichtige Dehnung der Muskulatur kann die oft vorhandene Überempfindlichkeit der Muskelspindeln vermindern und den Tonus deutlich herabsetzen. Die Dehnung wird über eine rotatorische Bewegung oder durch die Handhabung der Therapeutin ausgelöst, die den Muskelbauch graduiert in Richtung der exzentrischen Kontraktion bewegt. Dieses Vorgehen kann die oft vorhandene Überempfindlichkeit der Muskelspindeln, die sich in Form eines Klonus ausdrücken kann, vermindern und den Tonus deutlich herabsetzen.

Der adäquate Reiz der *Mechanorezeptoren* der Gelenke besteht in Druck bzw. Kompression um ein und in einem Gelenk. Dieser Druck, z.B. im Hüftgelenk, kann den Tonus von Flexoren deutlich senken und macht somit den Weg frei für die Stimulation von Extensoren, für Aktivitäten wie z.B. der Stehbalance.

Exterozeptoren

Ruffini-Körper melden vor allem laterale Verschiebung der Haut. Eine Tonuserhöhung der Muskulatur führt auch zu einer Tonus- und Turgorerhöhung von Unterhaut und Haut, was ein bewegliches Gleiten der darunterliegenden Muskelfaszien erschwert und verringert. Umgekehrt führt die laterale Verschiebung von Haut und Unterhaut, wie sie bei der „Spezifischen Mobilisation von Muskulatur" vorgenommen wird, zur Tonussenkung, und zwar sowohl in Haut und Unterhaut als auch in der Muskulatur. Der Zusammenhang zwischen lateraler Verschiebung von Haut und Unterhaut und Tonussenkung der Muskulatur erklärt sich daraus, dass dadurch ein normaleres Alignment dieser Strukturen hergestellt wird, was ein normaleres Feedforward bedeutet.

SA-Rezeptoren (*slow adapting Rezeptoren*) sind langsam adaptierende Rezeptoren: Zu ihnen gehören *Merkel-Zellen*, deren adäquater Reiz Druck ist, und zwar senkrecht auf die Haut auftreffender Druck. Der Druck der Finger in die Handfläche setzt den Beugetonus

deutlich herab und normalisiert die reziproke Innervation, die zu einer lockereren Hand führt und Aktivitäten wie normaleres Greifen ermöglicht.

FA-Rezeptoren (*fast adapting Rezeptoren*) sind schnell adaptierende Rezeptoren: Zu ihnen gehören *Meissner-Körperchen*, die Geschwindigkeit messen, und *Pacini-Körperchen*, die Geschwindigkeitsveränderungen, also positive und negative Beschleunigungen, messen. Beide sind nutzbar für den Tonusaufbau: Schnelles Hin- und Herbewegen der Hand auf der Haut über der zu stimulierenden Muskulatur setzt den Tonus deutlich sichtbar herauf, allerdings nur kurzfristig. Der kurzfristig erhöhte Tonus muss dann über fazilitierte Bewegung genutzt und weiter aufgebaut werden (**Abb. 1.27 a–b**).

> *Allen Rezeptoren ist gemeinsam, dass sie sich innerhalb kürzester Zeit an einen gleichbleibenden Reiz adaptieren und diesen nicht mehr weiterleiten. Diese Adaptation ist ökonomisch, da die vorhandene Energie nicht zur beständigen Meldung eines Status quo verbraucht, sondern erst zur Weiterleitung von Veränderungen eingesetzt wird.*

Beispiel: Die Druckrezeptoren der Haut werden stimuliert, wenn wir ein Kleidungsstück anziehen. Wir spüren, dass die Bluse oder der Pullover „sitzt" oder noch einmal zurechtgezupft werden muss. Wenn alles in Ordnung ist, wenden wir unsere Aufmerksamkeit anderen Dingen zu. Nach kürzester Zeit spüren wir den Pullover nicht mehr. Dasselbe gilt für die Brille, die Ohrringe, Fingerringe, Armbanduhr usw. Nur im Falle eines starken Drucks, z.B. einer Brille, deren Bügel zu eng sitzen und Durchblutungsstörungen verursachen, die irgendwann als Schmerzen empfunden werden, werden wir uns wieder bewusst, dass wir eine Brille tragen. Wir nehmen sie ab, setzen sie anders wieder auf oder verstellen die Bügel.

Dieser Mechanismus hat direkte Konsequenzen in der Therapie. Reize, die verarbeitet und beantwortet werden sollen, müssen variiert werden. Sie dürfen nicht gleich bleiben. So sollte auch der Druck der Hände bei der Therapeutin stets verändert werden. Sehr häufig ergibt sich das automatisch durch das Bewegen des Körperteils des Patienten im Schwerkraftfeld. Durch das relative unterschiedliche Gewicht, verändert sich bei der Therapeutin der Druck der Hände, ohne dass sie dies bewusst veranlassen müsste. Durch die im Körper vorhandenen Bewegungen wie Herzschlag, Atmung, Blutkreislauf, Darmtätigkeit usw. finden ständig Gewichtsverlagerungen statt, also Druckveränderungen auf

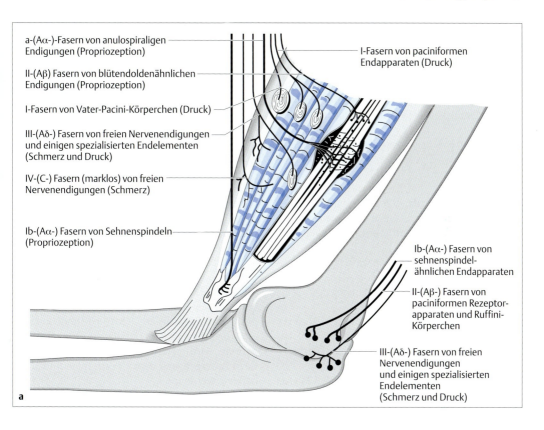

a-(Aα-)-Fasern von anulospiraligen
Endigungen (Propriozeption)

II-(Aβ) Fasern von blütendoldenähnlichen
Endigungen (Propriozeption)

I-Fasern von Vater-Pacini-Körperchen (Druck)

III-(Aδ-) Fasern von freien Nervenendigungen
und einigen spezialisierten Endelementen
(Schmerz und Druck)

IV-(C-) Fasern (marklos) von freien
Nervenendigungen (Schmerz)

Ib-(Aα-) Fasern von Sehnenspindeln
(Propriozeption)

I-Fasern von paciniformen
Endapparaten (Druck)

Ib-(Aα-) Fasern von
sehnenspindel-
ähnlichen Endapparaten

II-(Aβ-) Fasern von
paciniformen Rezeptor-
apparaten und Ruffini-
Körperchen

III-(Aδ-) Fasern von freien
Nervenendigungen
und einigen spezialisierten
Endelementen
(Schmerz und Druck)

a

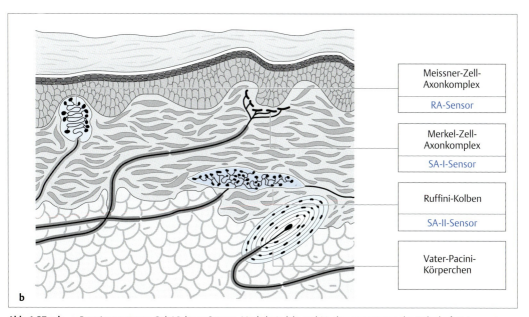

Meissner-Zell-
Axonkomplex

RA-Sensor

Merkel-Zell-
Axonkomplex

SA-I-Sensor

Ruffini-Kolben

SA-II-Sensor

Vater-Pacini-
Körperchen

b

Abb. 1.27 a–b **a** Propriorezeptoren: Golgi-Sehnen-Organe, Muskelspindeln und Mechanorezeptoren der Gelenke **b** Exterozeptoren: Merkel-Scheiben, Meissner-, Ruffini- und Pacini-Körperchen.

Haut, Unterhaut und Gelenke, Längen- und Spannungsveränderungen der Muskulatur und Sehnen sowie Lageveränderungen des Kopfes. Diese Veränderungen sind umso kleiner, je größer die Unterstützungsfläche ist. Das bedeutet, dass eine Person im Liegen weniger Stimuli erhält als im Stehen, was direkten Einfluss auf die Wahrnehmung hat.

> *Hände der Therapeutin müssen sehr unterschiedliche Informationen geben, je nachdem, welche der Reaktionen fazilitiert werden soll.*

Im Bobath-Konzept gibt es keine festgelegten Grifftechniken. Es gibt jedoch einige prinzipielle Regeln:
- Die Hände müssen dort liegen, wo die Reaktion stattfinden soll,
- die Hände müssen sehr spezifische Informationen geben,
- der Griff der Hände oder Finger darf keine Schmerzen auslösen.
- Die Hände der Therapeutin müssen sich an die Form des Muskels, den sie mobilisieren, anpassen. Sie müssen flach sein auf einem flächigen Muskel, wie dem Pectoralis, und sie müssen sich rund formen, um einen spindelförmigen Muskel wie den Biceps brachii zu umfassen.

Der gesamte Körper der Therapeutin unterstützt und begleitet die Bewegung ihrer Hände. Die gesamte Position der Therapeutin muss so ausrichtet sein, dass sie weich und ökonomisch mit ihren Händen die Bewegungen der Patientin fazilitieren kann:
- Sie braucht stets eine Unterstützungsfläche am Ausgangspunkt der Bewegung. Und vielleicht noch wichtiger:
- Sie braucht stets eine Unterstützungsfläche am Endpunkt der Bewegung.

Bezüglich der Formung der Hände ist zu beachten, dass kein totales Beugemuster innerviert wird, sondern eine Kombination aus Beugung in den Fingergrundgelenken und lockerer Streckung in den Mittel- und Endgelenken. Damit ist am ehesten gewährleistet, dass weder zu fest noch zu weich zugefasst wird und die Finger untereinander selektiv beweglich bleiben, um differenziert mehr oder weniger Berührung und Druck auszuüben. Es ist nicht so wichtig, ob die Hände der Therapeutin groß oder klein sind. Es ist jedoch wichtig, dass sie sehr selektiv beweglich sind, um sich an große oder kleine Flächen anpassen zu können.

Angefasst wird vorzugsweise an den Schlüsselpunkten der Kontrolle, da sich dort die meisten Rezeptoren befinden. So können dem zentralen Nervensystem mit einem Griff sehr viele Informationen gegeben werden, wie es den Haltungstonus verändern soll.

Angefasst wird auch an den Gewichtsschwerpunkten des Körpers, die zum Teil mit den Schlüsselpunkten identisch sind:
- am Becken, dem Gewichtsschwerpunkt des gesamten Körpers,
- am zentralen Schlüsselpunkt (zwischen Processus xyphoideus und 7./8. Brustwirbel bzw. lateral am Brustkorb in dieser Höhe, je nachdem, in welche Richtung bewegt werden soll),
- am Olekranon, da sich am Ellbogen der Gewichtsschwerpunkt des Armes befindet, und
- etwas oberhalb der Femurkondylen, da dort der Gewichtsschwerpunkt des Beines liegt.

Mit flächigem Greifen unterhalb eines Körperteils wird Gewicht abgenommen und dem ZNS eine Tonussenkung signalisiert. Punktuell (ohne zu bohren!) und möglichst an der oberen Seite eines Körperteils wird gefasst, wenn die Patientin das Gewicht tragen, und dem ZNS ein Tonusaufbau signalisiert werden soll.

Wenn eine Bewegung in der Sagittalebene fazilitiert wird, ist es für die Therapeutin leichter, wenn sie selbst mit ihrer Frontalebene parallel zur Sagittalebene der Patientin steht oder sitzt und ihre Hände dorsal und ventral anlegt.

Wenn eine Bewegung in der Frontalebene stattfinden soll, symmetrisch zu beiden Seiten, ist es für die Therapeutin leichter, wenn sie mit ihrer eigenen Körpermitte in der Körpermitte der Patientin steht oder sitzt, die Hände seitlich anlegt und sich mit der Patientin in der Frontalebene mitbewegt.

Soll die Bewegung asymmetrisch, von der Mitte aus zu einer Seite, ausgeführt werden, so steht oder sitzt die Therapeutin bereits in der geplanten Bewegungsrichtung.

Des Weiteren sollten die Hände der Therapeutin zwar *am* Patienten dran sein, jedoch nicht zu jedem Zeitpunkt mit der gleichen Intensität. Patientin und Therapeutin führen die Bewegung gemeinsam zu 100 Prozent aus. Die Therapeutin muss spüren, wie viel Prozent die Patientin zu welchem Zeitpunkt übernehmen kann. Kann sie weniger, leistet die Therapeutin mehr; kann sie mehr, reduziert die Therapeutin sofort ihre Hilfe und unterstützt weniger. Ich versuche oft, mir ein klares Bild darüber zu machen, welchen Prozentanteil der Bewegung die Patientin übernimmt und welchen ich selbst übernehme. Dann frage ich die Patientin danach. Zuerst kostet es diese ein wenig Mühe, sich in die Frage hineinzudenken und eine Antwort zu finden. Dabei muss die Bewegung mehrere Male wiederholt werden, bis sich auch die Patientin ein Bild davon machen kann. In den allermeisten Fällen stimmen unsere Einschätzungen mit einer Abweichung von +/- 5 % überein! Und manchmal sagen die Patientinnen nach einigen Wiederholungen der Bewegung oder Funktion von selbst: „Jetzt mache ich aber mehr, jetzt sind es xy %!" Das entspricht zumeist auch meiner eigenen Einschätzung.

Dies alles sind Wiederholungen von Grundregeln, wie sie in allen Behandlungskonzepten wichtig sind. Sie werden hier dennoch explizit erwähnt, weil gerade dem zuallererst Gelernten, dem Basischen, oft zu wenig Bedeutung beigemessen wird. In einer Behandlung entscheiden jedoch oft gerade solche Details über die Tatsache, ob die Patientin eine deutliche Information bekommt und die Bewegung mitmachen kann oder nicht.

Mimik und Gestik

Sich miteinander verständigen, sich verstehen ist nicht nur durch Worte möglich. Ganz im Gegenteil, Worte können so missverständlich gewählt oder aufgefasst werden, dass es manchmal eher erstaunen kann, dass wir uns dennoch so gut durch sie verständigen. Worte brauchen daher Unterstützung: die Mimik und die Gestik.

Mimik und Gestik müssen allerdings mit den gesprochenen Worten übereinstimmen. Tun sie das nicht, wird bei Zuhörern Unsicherheit und Verwirrung ausgelöst. Oliver Sacks beschreibt in dem Kapitel „Die Rede des Präsidenten" (Sacks 1985) sehr eindrucksvoll, welche unterschiedlichen Reaktionen ausgelöst werden können, wenn gesprochene Worte und Mimik und Gestik getrennt voneinander erfasst werden und nicht übereinstimmen.

Mimik: „Ein Lächeln ist der kürzeste Weg zwischen zwei Menschen!"

Es stehen uns 27 Gesichtsmuskeln zur Verfügung, unsere Wünsche, Gefühle, unser Denken und Wollen auszudrücken. Das Gesicht allein kann Offenheit oder Verschlossenheit ausdrücken, Freude oder Ärger, Erstaunen oder Beruhigung. Es kann fragen oder bestätigen, bejahen oder verneinen, ermuntern oder entmutigen, auffordern oder stoppen.

Im Allgemeinen verändert sich unsere Mimik automatisch. Sie bewusst zur Unterstreichung des Gesagten oder als Ersatz für verbale Kommuni-

kation anzuwenden, ist erlernbar. Insbesondere zur Verständigung mit Personen, mit denen wir nicht die gleiche Sprache sprechen, und mit Personen mit Aphasie ist es von großem Vorteil, die Mimik bewusst einsetzen zu können.

Gestik: „Was hätte ich denn zu meiner Verteidigung sagen können, wo mir doch die Hände zusammengebunden waren", sagte ein italienischer Freund meiner Kollegin Jone, der als Beschuldigter vor Gericht stand.

Er hatte sich außerstande gesehen, Worte ohne die dazu notwendigen Gesten zu verwenden. Manche Menschen gestikulieren viel, manche weniger. Gesten können gesprochene Sprache untersteichen, ergänzen, ja sogar ersetzen. Wie die Mimik wird auch die Gestik automatisch eingesetzt. Dazu ist zu sagen, dass eine Therapeutin zur Verbesserung der Kommunikation mit allen Patienten, besonders aber dann, wenn ein Sprachproblem vorhanden ist, die Gestik sehr bewusst einsetzen sollte.

Neurophysiologische Aspekte

> Mimik und Gestik werden gesehen, d.h. als *optische Reize* aufgenommen. Über den II. Hirnnerv, den N. opticus, werden sie an die okzipitale Sehrinde, also den Kortex, weitergeleitet. Wird eine Bewegung auf eine mimische oder gestische Aufforderung hin durchgeführt, ist sie vom kortikospinalen System initiiert worden und als willkürliche Bewegung einzuordnen (**Abb. 1.28**).

Verbale Kommunikation

Die verbale Kommunikation zwischen Physiotherapeutin und Patientin besteht zum einen in der allgemeinen Kommunikation, die üblicherweise vor und nach der Behandlung abläuft, und zum anderen in der spezifischen verbalen Kommunikation während der Behandlungseinheiten. Außerdem möchte ich auf die Musik als weiteren spezifischen auditiven Reiz eingehen, der sehr gut in der physiotherapeutischen Therapie eingesetzt werden kann, und auf die besonderen Probleme hinweisen, die im Umgang mit Personen entstehen, die an Aphasie leiden. Hier liegt eine Störung der verbalen Kommunikation vor.

Allgemeine verbale Kommunikation

Diese hängt ab von der Beziehung, die zwischen Therapeutin und Patientin besteht. Häufig bringt die Patientin „ihrer" Physiotherapeutin viel Ver-

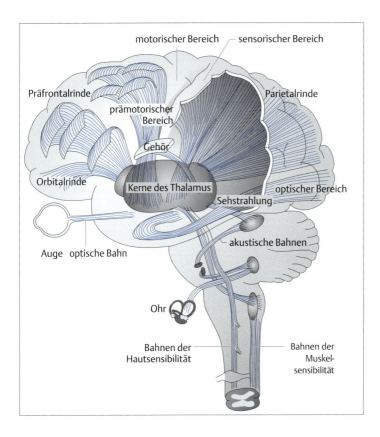

motorischer Bereich — sensorischer Bereich

Präfrontalrinde

prämotorischer Bereich

Gehör

Orbitalrinde

Kerne des Thalamus

Sehstrahlung

Parietalrinde

optischer Bereich

akustische Bahnen

Auge optische Bahn

Ohr

Bahnen der Hautsensibilität

Bahnen der Muskelsensibilität

Abb. 1.28 Rindenzonen: Sehzentrum, Hörzentrum, prämotorischer Bereich, motorischer Bereich, sensorischer Bereich und Verbindungen untereinander.

trauen entgegen und erzählt ihr auch sehr viel. Aufgrund des besonderen Vertrauensverhältnisses fragt die Patientin sehr viel und teilt der Therapeutin ihre Ängste und Nöte mit, die mit der Erkrankung zu tun haben und die sie der Ärztin bei den oft eiligen Visiten nicht mitteilen kann oder möchte. Die Therapeutin muss dann entscheiden, was sie an die Kolleginnen der anderen Berufsgruppen weitergibt, z.B. an die für die Station verantwortliche Pflegeperson oder die Ärztin. Fragen der Patientin wird sie beantworten, soweit sie kann und darf. Es steht ihr jedoch nicht zu, beispielsweise Diagnosen mitzuteilen.

Diese allgemeine Kommunikation und mit ihr die Bildung eines Vertrauensverhältnisses ist sehr wichtig. Nicht zuletzt können Sorgen, Nöte und unbeantwortete Fragen bei der Patientin den Haltungstonus erhöhen und der Grund sein für unkonzentrierte und wenig effektive Mitarbeit in der Therapie. Eine realistische Physiotherapeutin kennt allerdings auch ihre Grenzen und weiß, dass eine Gesprächstherapie nicht in ihre Kompetenz und ihren Aufgabenbereich fällt. Sie muss das richtige Maß zwischen verständnisvollem Zuhören und dem Hinlenken auf ihre spezifische Arbeit finden.

Neben dieser allgemeinen Kommunikation findet innerhalb der Therapieeinheiten eine spezifische verbale Kommunikation statt.

Spezifische verbale Kommunikation

Die spezifische verbale Kommunikation hat das Ziel, den Haltungstonus zu verändern. Um die Verarbeitung akustischer Reize zu verstehen, möchte ich hierzu den neurophysiologischen Hintergrund kurz erklären.

Neurophysiologische Aspekte

Schallwellen werden über das *Ohr* aufgenommen und vom VIII. Hirnnerv zum primären auditiven Zentrum im temporalen Kortex geleitet. Dort werden die Informationen an das sekundäre Hörfeld (Assoziationshörfeld) weitergegeben. Dort werden sie dekodiert und mit den im akustischen Gedächtnis gespeicherten Informationen verglichen. Wird das Geräusch erkannt, kann entsprechend darauf reagiert werden.

Die Schallwellen werden gleichfalls weitergeleitet zu Strukturen, die dem limbischen System zugeordnet werden. Das limbische System ist maßgeblich beteiligt an der Steuerung von emotionellen Verhaltensweisen, Orientierungs- und Aufmerksamkeitsreaktionen sowie an Lernprozessen (Klinke, Silbernagel 1996:689). Aufschreckende Geräusche und Lärm können Angst-, Schreck- und Aggressionsgefühle auslösen, wie andererseits melodische Klänge angenehmer Lautstärke zu Entspannung und Wohlbefinden führen können (siehe **Abb. 1.28**).

In der Therapie von Personen mit Schädel-Hirn-Trauma finden wir sehr häufig eine besondere Geräuschüberempfindlichkeit. Eine laut zuschlagende Zimmertür, ein lautes Ansprechen der Person kann deren Tonus plötzlich erhöhen und assoziierte Reaktionen in Massenmustern auslösen, z.B. den Extensorenstoß. Umgekehrt kann das leise Summen eines Liedes, ein Rhythmus, ein „schschsch" beruhigen und den Tonus senken.

Beispiel: Es klingelt an der Haustür. Das Geräusch wird als solches erkannt und der Hörerin geht sicher gleich ein Gedanke durch den Kopf: „Wer kann das sein?" Sie wird zur Tür gehen, um zu öffnen. Wird das Geräusch als Klingeln des Telefons interpretiert, so wird die Hörerin nicht zur Haustür, sondern zum Telefon gehen, abheben und sich melden.

Die Erinnerung, welches Geräusch zu welcher Quelle (Tür oder Telefon) gehört, und auch die Interpretationsfähigkeit, was Tür- bzw. Telefonklingeln bedeutet und wie darauf adäquat zu reagieren ist, gehört zu den höheren kortikalen Funktionen (Gedächtnis bzw. Gnosie, von griechisch gnosia – = erkennen).

Sind die Schallwellen Worte, also Sprache, werden sie vom sensorischen Sprachzentrum als solche erkannt. Es laufen daraufhin Gedanken ab, und Antworten werden formuliert, bevor das motorische Sprachzentrum diese Antworten in Bewegungsimpulse umsetzt, damit sie als Sprechen ausgedrückt werden können.

Wortwahl und Stimme

Bei der spezifischen verbalen Kommunikation ist sowohl die Wortwahl als auch die Stimme zu beachten. Die zu einer Bewegung auffordernden Worte werden, wie oben beschrieben, an den auditiven Kortex weitergeleitet und lösen dort das Bild einer Bewegung aus sowie die Erinnerung an ein Gefühl für diese Bewegung. Es gibt unspezifische, den Tonus erhöhende Worte, bei denen die Patientin erst einmal spüren muss, worauf sie achten und aufpassen soll, wo sie mitmachen, bleiben oder halten soll. Diese Worte sind:
- Achtung,
- Aufpassen,
- Mitmachen,
- Bleiben,
- Halten.

Hier empfiehlt es sich, diese Worte kurz und knapp mit etwas lauterer, auffordernder Stimme auszusprechen.

Unspezifische, den Tonus senkende Worte, die mit entsprechend leiser Stimme sanfter gesprochen werden müssen, sind:
- Loooslassen,
- Laaangsaaam,
- Vooorsichtig,
- Naaachlassen,
- Naaachgeben.

Es gibt des Weiteren konkrete, spezifische, den Tonus aufbauende Worte, bei denen die Patientin mehr Information neu erhält, was genau sie tun soll, in welche Richtung sie den Tonus erhöhen soll. Wo sie dies tun soll, muss sie wiederum erspüren. Das sind:
- Strecken,
- Beugen.
  Noch konkretere und genauere Angaben sind:
- das Knie strecken,
- den Ellbogen beugen,
- …

Die Erfahrung mit verbalen Aufforderungen bei meinen Patienten (und zwar in allen vier Sprachen, in denen ich behandele: spanisch, katalanisch, deutsch, englisch) hat mich gelehrt, dass das Ergebnis besser ist, wenn ich Bilder zu wecken verstehe. Bei den Worten „strecken" oder „beugen" wird häufig zu heftig reagiert, d.h. der Tonus zu stark erhöht. Benutze ich stattdessen bildhafte Ausdrücke, ist die entsprechende Tonuserhöhung adäquater. *Beispiele* sind:
- Lang machen,
- Wachsen,
- Krumm machen,
- Kürzer machen.

Oder konkreter:

- Das Bein länger machen,
- den Ellbogen krumm machen.

Die daraufhin stattfindende Bewegung ist in einem hohen Maße willkürlich. Soll die Patientin eine selektive Bewegung ausführen, die nicht anders fazilitiert werden kann, so ist dies eine günstige Art und Weise, diese Bewegung zu fordern. Soll die Patientin jedoch eine Bewegung ausführen, die normalerweise automatisch ist, so ist eine verbale Aufforderung nicht angebracht.

Beispiel: Die Patientin steht und drückt das Knie heftig in Streckung/Überstreckung durch, der Vorfuß stößt auf den Boden. Hier kann durch Fazilitation am Becken versucht werden, dieses in Richtung posteriore Aufrichtung zu bewegen, was auf das Knie einen Einfluss in Richtung Flexion hat. Wenn diese Fazilitation keine Verbesserung der Situation bringt, so kann eine verbale Aufforderung helfen. Die verbale Aufforderung sollte immer zuerst auf das Spüren hinlenken: „Spüren Sie, dass das Knie sich stark nach hinten durchstreckt?" Gleichzeitig kann das Knie mit dem der Therapeutin berührt werden, damit die Patientin spürt, welches Knie gemeint ist. Es sollte jedoch ausreichend Zeit für ein Spüren und eine Antwort gegeben werden. Soll sich daran eine verbale Aufforderung anschließen, so kann diese erst einmal sehr allgemein sein, z.B.: „Können Sie das ändern?" Wiederum muss Zeit gegeben werden für einen Versuch. Führt das nicht zum Erfolg, so kann eine konkretere verbale Hilfe nötig werden. Diese muss dann der erforderlichen neuromuskulären Aktivität entsprechen. Da die normale neuromuskuläre Aktivität eine agonistische exzentrische Arbeit der Knieextensoren ist, ist hier z.B. angebracht: „Versuchen Sie einmal, das Knie lose zu lassen." Eine Aufforderung wie „Beugen Sie bitte das Knie" wäre hier falsch, da eine agonistische konzentrische Knieflexion nicht der normalen Aktivität entspricht.

Andere auditive Stimulationsmöglichkeiten

Der Einfluss von *Musik* auf den Haltungstonus ist deutlich spürbar. Wichtig ist, dass die Musik dem Geschmack und der aktuellen Stimmung von Patientin und Therapeutin entspricht, um danach arbeiten zu können. Ich lasse Musik oft im Hintergrund laufen und setze sie so als unbewusst wirkende Stimulation ein. Diese Einsatzmöglichkeit ist mir lieber, als Bewegungen bewusst im Takt eines Musikstücks zu fordern. Begleitmusik muss deshalb gut ausgewählt werden. Unruhige Musik mit häufigem Wechsel der Lautstärke, also mit wechselnden Reizen, lenkt ab. Gleichförmige Musik kann dagegen durchaus entspannend und für die Behandlung förderlich sein. An ein gleichbleibendes Geräusch gewöhnt man sich schnell und „hört es nicht mehr". Es wird im Unterbewusstsein wahrgenommen. Ein intermittierendes Geräusch wird im Gegensatz dazu bewusst wahrgenommen und kann von der eigentlichen Tätigkeit ablenken. Die Konzentration auf die spezifischen Stimuli durch die Therapeutin könnte dadurch gestört werden. Ein plötzliches, lautes Geräusch lässt einen „hochschrecken", in Extension „zucken".

Neurophysiologische Aspekte

Eine mögliche Erklärung für die Reaktion auf plötzliche laute Geräusche durch Extension kann darin bestehen, dass der N. cochlearis und der Nucleus vestibularis anatomisch nah beieinanderliegen (**Abb. 1.29**). Eine Erregung des N. cochlearis kann auf den Nucleus vestibularis übergehen und so das vestibulospinale System aktivieren. Dieses ist u.a. zuständig für den Aufbau von Extension im Rumpf.

Umgang mit sprachgestörten Personen

In ihrem Buch *Das Schweigen verstehen* (Lutz 1992) gibt Dr. Luise Lutz sehr nützliche und praktikable Hinweise zum Umgang mit Personen mit Aphasie. Diese Tipps habe ich um Erfahrungen ergänzt, die ich während der ersten Jahre meines Aufenthalts in Spanien machte. Bezüglich der spanischen Sprache fühlte ich mich „aphasisch". Ich hatte sowohl Probleme mit dem Verstehen als auch mit dem verbalen Ausdruck meines Wünschens und Wollens, meiner Gedanken und Gefühle. Oft hatte ich den Eindruck, die Personen, die mich am ehesten verstanden, waren die mit Aphasie! So konnte ich mich in die Probleme dieser Störung ein wenig einfühlen.

- Bei der Kommunikation liegt die Verantwortung zu 50 % beim Sprecher und zu 50 % beim Zuhörer!
- Zuhören bedeutet Warten! Personen mit Aphasie brauchen mehr Zeit für ihre Äußerungen.
- Sprechen steckt an! Was die Person mit Aphasie sagt, wird häufig vom Gesprächspartner beeinflusst. Man sollte deshalb nicht zu früh mit Wortvorschlägen helfen. Wenn es doch erforderlich ist, sollte man unbedingt die Bestätigung der Person mit Aphasie abwarten und nicht einfach annehmen, dass das richtige Wort vorgeschlagen wurde.

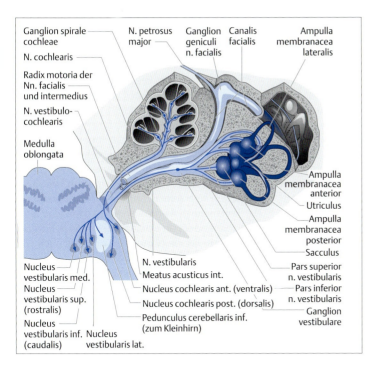

Ganglion spirale cochleae
N. petrosus major
Ganglion geniculi n. facialis
Canalis facialis
Ampulla membranacea lateralis
N. cochlearis
Radix motoria der Nn. facialis und intermedius
N. vestibulo-cochlearis
Medulla oblongata
Ampulla membranacea anterior
Utriculus
Ampulla membranacea posterior
Sacculus
Nucleus vestibularis med.
N. vestibularis
Meatus acusticus int.
Pars superior n. vestibularis
Nucleus vestibularis sup. (rostralis)
Nucleus cochlearis ant. (ventralis)
Nucleus cochlearis post. (dorsalis)
Pars inferior n. vestibularis
Ganglion vestibulare
Nucleus vestibularis inf. (caudalis)
Nucleus vestibularis lat.
Pedunculus cerebellaris inf. (zum Kleinhirn)

Abb. 1.29   Räumliche Nähe von N. cochlearis und Nucleus vestibularis.

- Mit dem Herzen hören! Man sollte darauf achten, ob die Absicht der betroffenen Person verstanden wurde.
- Eselsbrücken benutzen! Man sollte ein Wort, das nicht passt, nicht gleich verwerfen. Es könnte später zum beabsichtigten Wort hinführen.
- Die Dinge sprechen lassen! Man sollte ständig mitdenken und die Situation genau beobachten. Das hilft beim Verstehen.
- Das Thema suchen! Man sollte versuchen, gemeinsam mit der betroffenen Person herauszufinden, worauf sich ihre Aussage bezieht. Dazu bieten sich geschickte, systematische Fragen an.
- Durch die Sprache hindurchhören! Bei unverständlichen Äußerungen sollte man nicht ständig unterbrechen, sondern abwarten, ob sich der Sinn nachträglich ergibt.
- Nur auf den Inhalt achten! Oft ist es besser, die Form zu übersehen und nicht ständig zu verbessern. Dauerndes Verbessern kann beim Gegenüber den Fluss und den Rhythmus stören und die Probleme verstärken.
- Nachsprechen ist keine echte Kommunikation! Man sollte nicht nur auf sprachliche Äußerungen bestehen, sondern auch nichtsprachliche akzeptieren.

- Konzentrieren hilft nicht! Ein Schlüsselsatz ist oft: „Vielleicht kannst du es später sagen." Das Erlebnis, auf ein ganz bestimmtes Wort nicht „zu kommen", kennen auch viele Nicht-Aphasiker. Nach einem Moment der Ablenkung fällt es einem leichter ein.
- Bei Perseverationen ablenken! Bei hartnäckigen Wortwiederholungen sollte man unterbrechen und ablenken.
- Nicht aufgeben! Hier ist der Schlüsselsatz: „Wir werden es herausfinden! Fang noch einmal an!" Wenn es jetzt immer noch nicht geht, kann man es später noch einmal versuchen.
- Tageszeit und Stressanforderung beachten! Abends und in aufregenden Situationen kann die Sprachleistung schlechter sein als frühmorgens und in entspannten Augenblicken. Wichtiges sollte man nicht unbedingt zu ungünstigen Zeiten besprechen wollen.
- Verständigung am Telefon ist ungleich schwerer als beim persönlichen Kontakt!
- Sich gut und richtig zu verstehen, ist nicht nur eine Sache der verbalen Kommunikation!

Es gibt verschiedene Faktoren, die das Verstehen erleichtern, nicht nur bei Personen mit Aphasie:

- Ruhe ist sehr wichtig. Hintergrundgeräusche stören das Verstehen. Zweiergespräche sind leichter als Gruppengespräche.
- Die Lautstärke sollte nicht erhöht werden. Man sollte ruhig, nicht zu schnell und natürlich in normaler Lautstärke sprechen.
- Der Wortlaut sollte variieren. Bei Nichtverstehen müssen andere Formulierungen gewählt werden.
- Kürze kann helfen. Je nach den individuellen Möglichkeiten der betroffenen Person müssen nach kürzeren Abschnitten, Satzteilen, Sätzen oder kurzen Passagen kleine Pausen eingelegt werden.
- Ja-/Nein-Fragen sind zu bevorzugen. Offene Fragen und Alternativfragen sind oft zu schwer.
- Es hilft, nonverbale Signale einzusetzen. Neben Tonfall, Mimik und Körpersprache können auch Schrift und Bild genutzt werden.
- Es ist empfehlenswert, sich in das Blickfeld der betroffenen Person zu stellen.

1.4 Umgang mit Schmerz

In allen Strukturen des menschlichen Körpers, ausgenommen das Gehirn, sind großzügig spezielle Rezeptoren verteilt, die über eine drohende oder eingetretene Schädigung der entsprechenden Struktur Auskunft geben: die Nozizeptoren (von lat. nocere = schädigen). Über 10 % der markhaltigen und mehr als 50 % der marklosen Axone gehören zu den Schmerzrezeptoren. Das sind:

- A-Mechano-Nozizeptoren,
- A-polymodale Nozizeptoren,
- C-polymodale Nozizeptoren.

Die A-Mechano-Nozizeptoren reagieren vorzugsweise auf starke, spitze Reize, die A-polymodalen Nozizeptoren reagieren zusätzlich auf Hitze- und chemische Reize, und die C-polymodalen Nozizeptoren reagieren auf starke mechanische und Hitzereize sowie auf verschiedene chemische Substanzen. Sie stellen das Alarmsystem des Körpers dar.

Während alle anderen Rezeptoren sich schnell adaptieren, findet man bei einigen der Nozizeptoren eine langsame Adaptation im Falle einer zwar überschwelligen, jedoch noch nicht schädigenden Reizung. Bestimmte Arten adaptieren sich an einen sich nicht verändernden Reiz im Laufe von einer Stunde bis zu 24 Stunden. Andere Arten adaptieren

überhaupt nicht. Dies ist äußerst sinnvoll, da Nozizeptoren Läsionen des Körpers melden, nach deren Ursache geforscht werden muss, um sie zu beseitigen.

Beispiel: Ein Zahn beginnt zu schmerzen. Die Schmerzquelle wird schnell lokalisiert. Die Möglichkeit, den Schmerz zu lindern, liegt auf der Hand: der Gang zum Zahnarzt. Die Erinnerung an frühere Zahnbehandlungen, die nicht immer angenehm sind, lässt einen zögern. Würde sich der Schmerzrezeptor adaptieren und somit aufhören, den Schmerz zu melden, würde vermutlich bei vielen Menschen kein Zahnarzttermin zustande kommen. Die Behandlung würde verzögert oder ganz ausgelassen werden. Die Schädigung würde sich weiter vergrößern. Da die Nozizeptoren jedoch auch sich nicht verändernde Reize weiterleiten, wird der Schmerz dauerhaft über einen langen Zeitraum empfunden. Schließlich wird mit dem Gang zum Zahnarzt Abhilfe geschaffen.

Normalerweise werden Nozizeptoren ohne Reiz nicht aktiv. Wurde jedoch mehrmalig noxisch gereizt und ist das Gewebe entzündlich verändert, so reagieren sie auch auf nichtnoxische Reize oder werden spontan aktiv; so z.B. bei Ruheschmerzen eines Patienten mit schmerzhafter Schulter.

Die besondere Bedeutung des Alarmsystems für die Schmerzempfindung (Nozizeption) wird auch erkennbar bei komatösen Patienten. Während bei anderen Rezeptoren, wie Berührungs- und Druckrezeptoren, im tiefen Schlaf bzw. in leichteren Komastadien keine Weiterleitung mehr erfolgt, werden Schmerzreize noch bis in ein tiefes Koma hinein beantwortet.

Schmerz kann eine sog. *Schmerzhemmung* hervorrufen. Wenn eine Bewegung durchgeführt wird und dabei ein Schmerz auftritt, wird schon bei der Planung der Wiederholung derselben Bewegung eine Vorausmeldung („feedforward") gegeben: Man spürt, dass diese Bewegung wieder weh tun könnte. Das Feedforward beeinflusst den Haltungstonus: Er wird erhöht, zumeist in flexorisch aktiven Muskeln. Die Bewegung wird dadurch mit einem für sie nicht adäquaten Haltungstonus durchgeführt, und es kommt zur Wiederholung des Schmerzreizes. Das Feedforward wird bestätigt: „Ja, es hat wieder wehgetan" („feedback"). Wird die Schmerzquelle nicht beseitigt, so kann das ZNS die für diese Bewegung verantwortliche Muskulatur komplett hemmen, sodass sie paretisch erscheint. Dies ist ein wichtiger Schutzmechanismus. Das ZNS kann auch automatische Reaktionen abändern, um Schmerzen zu vermeiden.

Beispiel: Ich versuche mich im Snowboardfahren. Ich stehe auf dem Brett, das sich in Bewegung setzt. Ich kann es jedoch nicht kontrollieren und lasse mich nach hinten auf das Gesäß fallen. Dies wiederholt sich mehrere Male. Meine Hinterfläche schmerzt bereits, und es baut sich eine Angst auf, erneut auf die schmerzende Stelle zu fallen. Diese Angst erhöht zusammen mit dem Schmerz den Haltungstonus, obwohl ich mir sage, dass eine Tonuserhöhung das Letzte ist, was mir hilft. Natürlich weiß ich, dass mit dem erhöhten Haltungstonus die notwendigen feinen selektiven Bewegungen, mit denen das Snowboard gesteuert wird, noch weniger möglich sind. Die Gefahr, zu fallen, wird immer größer. Bei einem weiteren Fall ändert mein ZNS die Fallbewegung. Die veränderte Bewegung schützt das schmerzende Gesäß, und ich falle jetzt auf den Schultergürtel und Hinterkopf. Ich sehe ein, dass ich entweder einen Lehrer brauche oder mich auf das normale Skifahren zurückbesinnen sollte, um den Skiurlaub nicht mit einem Schädel-Hirn-Trauma zu beenden.

Die Auswirkung von Schmerz auf den Haltungstonus ist vorhersehbar: Der Tonus erhöht sich, und zwar in fast allen Fällen derjenige von flexorisch aktiver Muskulatur.

1.4.1 „Wohl-Weh" oder „dolor sano"

Bei Personen mit Schädigung des ZNS ist ein erhöhter Haltungstonus, insbesondere von Beugemuskulatur, ein häufig auftretendes Symptom. Ein erhöhter Tonus der Muskulatur bleibt hier nicht auf diese Struktur begrenzt. Nach kurzer Zeit erhöhen sich auch der Tonus des Bindegewebes und der Turgor der Haut. Hypertone Muskulatur kann auch periphere Nerven „einmauern". Durch mangelnde Bewegung können die Neuraxis (Meningen und Rückenmark) sowie periphere Nerven ihre Flexibilität verlieren. Bei manchen Patienten hat man den Eindruck, dass ihnen ihre „Hülle" zu klein geworden ist. Zur Behandlung des erhöhten Muskeltonus und des erhöhten Bindegewebs- und Hauttonus ist die Technik der „Spezifischen Mobilisation von Muskulatur" sehr geeignet, die von Mary Lynch auf der Grundlage von Berta Bobath entwickelt wurde. Zur Behandlung unbeweglicher Nerven eignet sich die Technik der Neurodynamik hervorragend (Butler, 1991).

Bei der spezifischen Mobilisation von Muskulatur wird versucht, die normale Flexibilität und Elastizität von Muskulatur, Bindegewebe und Haut wieder zu erreichen und damit das normale „Alignment"

wiederherzustellen, das für ein normales „Feedforward" unabdingbar ist. Diese Mobilisation kann eine ganz bestimmten Art von Schmerz hervorrufen. Manche Patienten haben ihn „Wohl-Weh" genannt, andere einen „gesunden Schmerz". Interessanterweise nannten einige meiner spanischen Patienten ihn genauso, also einen „dolor sano". Die Behandlerin spürt einen Widerstand des Gewebes, der von der instruierten Patientin kommentiert wird: „Ja, jetzt tut es ein wenig weh". Die Art des Schmerzes ist völlig anders als bei Gelenkschmerzen. Einige Patienten wollen diese Art von Schmerz gar nicht „Schmerz" nennen, sondern bezeichnen sie eher als eine „Belästigung", „Dehnung" oder „una molestia".

Die Menge des Widerstands kann die Therapeutin einschätzen. Die Patientin wird gleichfalls aufgefordert, eine Mengenangabe des „Schmerzes" zu machen. Als Hilfe dafür eignet sich die Visuelle Analogskala (VAS) von 1 bis 10 (**Abb. 1.30**). Innerhalb dieser Skala kann die Patientin einen Wert angeben, wie hoch sie die durch die spezifische Mobilisation hervorgerufene „Belästigung" einstuft. Eine erfahrene Therapeutin wird die Menge des Gewebswiderstands, den sie selbst spürt, auf den gleichen Wert einstufen. Werte von 1 bis 6 können von den meisten Patienten gut ertragen werden. Geht man darüber hinaus, so kann die „Belästigung" zu stark werden, und der Haltungstonus erhöht sich. Dies kann man in den Händen sofort spüren oder an einer assoziierten Reaktion sehen. Von der Patientin kommt eine entsprechende Meldung.

Bezüglich der Art und Weise, wie Schmerzen erlebt werden, gibt es unwahrscheinlich viele individuelle Unterschiede. Im Laufe meiner Berufsjahre habe ich mir angewöhnt, die Patientinnen in drei Gruppen einzuteilen:

- Diejenigen, die sehr präzise reagieren,
- den „Morbus Mediterraneus" und
- den „Morbus Germanikus".

Dies ist scherzhaft gemeint, und sicher trifft dieses Vorurteil nicht immer zu!)

Als „Morbus Mediterraneus" bezeichne ich diejenigen, die bei von mir gespürten Widerständen in Höhe von 3 oder 4 subjektiv bereits heftigen Schmerz empfinden. Wenn man beginnt, über den Schmerz und seine Stärke zu reden, die Angaben vergleicht, lässt sich langsam, aber sicher ein normaleres Empfindungsniveau erarbeiten.

Als „Morbus Germanikus" bezeichne ich diejenigen, die selbst bei gespürten Widerständen von 7, 8 oder 9 keinerlei Angaben über Schmerz machen.

Ihre allgemeine Haltung und Aussage lautet: „Das halte ich schon aus." Auch hier kann man mit der Information, dass es in der Behandlung nicht darum geht, so viel wie möglich auszuhalten, einiges bewirken. Es gilt immer wieder klarzumachen, dass „Viel hilft viel", „Jede Medizin, die helfen soll, muss bitter sein" oder „Alles was helfen soll, muss weh tun" verfehlt sind. Nach einigen Behandlungen erhält man oft auch von diesen Personen genauere Angaben, die dann mit dem selbst gespürten Widerstand übereinstimmen.

Die Therapeutin muss während der Anwendung der „spezifischen Mobilisation" entscheiden, wie viel Belästigung sie der Patientin zumuten kann und will. Sie sollte sich dabei darauf verlassen, was sie unter ihren Händen spürt. Auch der als „Wohl-Weh" empfundene „Schmerz" kann nur eine gewisse Zeit „ertragen" werden. Ich möchte die Situation erneut mit dem Zahnarztbesuch vergleichen: Auch wenn die Behandlung nicht richtig wehtut, so ist es doch eine ungeheure Erleichterung, wenn es dann nach einiger Zeit heißt: „Jetzt können sie den Mund schließen."

Arbeitet man an bestimmten Strukturen, ist nach einiger Zeit eine Pause notwendig. Darüber hinaus muss die gewonnene Flexibilität und Elastizität mit assistiver oder aktiver Bewegung benutzt werden, um auf Dauer vorhanden zu bleiben. Nur durch eine aktive exzentrische Kontraktion werden zusätzliche Sarkomere in den Muskelfasern gebildet und die Muskelfasern verlängert.

Es gibt zwei Personenkreise, bei denen auch mit der „Belästigung", dem „Wohl-Weh" äußerst vorsichtig umgegangen werden muss. Dies sind erstens Kinder, die jegliche Art von Schmerz als heftig empfinden. Auch können sie die unterschiedlichen Arten nicht differenzieren und verstehen nicht, warum die Therapeutin ihnen wehtut. Besteht man darauf, dass sie etwas „aushalten", so verliert man sehr schnell ihr Vertrauen und ihre Motivation zur Mitarbeit.

Die zweite Personengruppe sind Menschen mit einem Schädel-Hirn-Trauma. Ihre hemmende Kontrolle ist häufig in allen Bereichen und so deutlich erniedrigt, dass sie kleinste Schmerzimpulse als sehr heftig empfinden und entsprechend darauf reagieren. Wenn man in der Behandlung einen Widerstand in Höhe von 2 oder maximal 3 empfindet, sollte man sie entweder darauf vorbereiten, dass es ein wenig unangenehm werden kann, und sie um Erlaubnis bitten, weitermachen zu dürfen oder aber sich auf die Arbeit auf diesem Niveau beschränken. Gibt die Patientin die Erlaubnis nicht, muss man sich selbstverständlich daran halten und sich für ein eventuell ungewolltes Überschreiten des Wertes sofort entschuldigen. Anderenfalls verliert man auch hier das Vertrauen und die Bereitschaft zur Mitarbeit, ohne die eine Behandlung nicht möglich ist (siehe auch Kap. 3, S. 181, „Abmachungen, Vereinbarungen, Verträge").

1.4.2 Artikulärer Schmerz

Gelenkschmerzen sind Schmerzen von ganz anderer Art als der bisher beschriebene Schmerz des „Wohl-Weh". Gelenkschmerzen werden oft als „hell" und „stechend" beschrieben. Sie rufen sofort eine Tonuserhöhung der Muskulatur hervor, oft

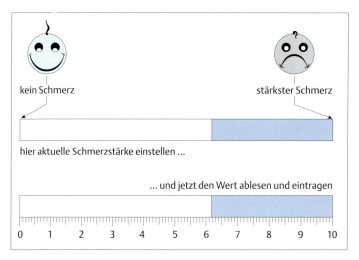

kein Schmerz

stärkster Schmerz

hier aktuelle Schmerzstärke einstellen …

… und jetzt den Wert ablesen und eintragen

0   1   2   3   4   5   6   7   8   9   10

Abb. 1.30 Visuelle Analogskala (VAS).

auch assoziierte Reaktionen. Gelenkschmerzen sind deshalb unbedingt zu vermeiden!

Wie kann man sie vermeiden? Durch Voraussicht!

Bei Personen mit Störungen des ZNS und dadurch bedingt erhöhtem Haltungstonus kann man mit etwas Erfahrung den Gelenkschmerz vorausahnen. Er tritt bevorzugt in bestimmten Positionen des Glenohumeral- bzw. des Hüftgelenks auf.

Glenohumeralgelenk: Im Glenohumeralgelenk treten Gelenkschmerzen häufig bei Elevation mit nicht ausreichender Außenrotation auf. Dies ist bei erhöhtem Tonus der Mm. pectorales und des M. latissimus dorsi häufig der Fall. Die Sehne des M. supraspinatus und/oder die Bursa subdeltoidea werden dann zwischen Tuberculum major und Acromion eingeklemmt. Der Schmerz wird oft ventral im Gelenkspalt angegeben oder lateral am Oberarm in Höhe des Ansatzes des M. deltoideus. Die eingeklemmte Sehne oder Bursa ruft Entzündungszeichen hervor, insbesondere, wenn diese Strukturen mehrfach und wiederholt gereizt werden. Die Entzündungszeichen bestehen

- in einem Ödem, das den ohnehin geringen Raum weiter verkleinert, und
- in Schmerzen, die den ohnehin schon erhöhten Tonus von Flexoren weiter erhöhen.

Durch weitere Erhöhung des Tonus der Mm. pectorales und anderer Flexoren und Innenrotatoren schließt sich der *Circulus vitiosus*: Eine Elevation wird mit immer weniger Außenrotation durchgeführt, was zur erneuten Einklemmung führt etc.

Hüftgelenk: Hier tritt der Gelenkschmerz oft auf, wenn mit Flexion von ca. 80–90 Grad eine Adduktionsbewegung durchgeführt wird. Der Schmerz wird innen in der Leiste angegeben. Hervorgerufen wird er durch folgenden Mechanismus: Häufig liegt in den Adduktoren ein hoher Tonus vor, der den Hüftkopf fest in das Azetabulum hineinpresst und ein laterales Gleiten verhindert, das für die Durchführung einer Adduktionsbewegung notwendig ist. Dadurch erhöht sich der Druck des Hüftkopfes auf die mediale Wand des Azetabulums so stark, dass Nozizeptoren stimuliert werden. Der Schmerz erhöht den Tonus der Adduktoren, und auch hier schließt sich der Teufelskreis.

Dies sind zwei typische Beispiele für Gelenkschmerzen, wie sie bei sehr vielen Personen vorkommen können. Das bedeutet, dass die erfahrene Therapeutin die Patienten in diese Bewegungsrichtungen mit sehr viel Vorsicht hineinbewegt, beim kleinsten Anzeichen für Schmerz die entsprechende Muskulatur im Tonus herabsetzen wird, um die Bewegung ohne Schmerz durchführen zu können. Dazu kommt die individuelle Schmerzsymptomatik eines jeden Patienten, den die Therapeutin nach ein bis zwei Behandlungen kennt und dementsprechend vermeiden kann.

Zusammenfassung

Aus physiologischer Sicht ist Schmerz das Signal einer Gewebsschädigung und aus psychologischer Sicht eine Negativerfahrung. Beides ist in einer Lernsituation, wie eine Behandlung sie darstellt, grundsätzlich zu vermeiden. In Fällen von Verkürzungen und Verklebungen von Haut, Unterhaut, Muskulatur und Sehnen kann mit der „Spezifischen Mobilisation" gearbeitet werden. Dabei ist die manuelle Mobilisation mit einer entsprechenden Bewegung zu verbinden. Dies führt kurzzeitig zu einer erträglichen Empfindung, die schmerzähnlich ist, jedoch für die betroffene Person kein negatives Erlebnis bedeutet. Sollten Zweifel über die Art des ausgelösten Schmerzes bestehen, wird dringend geraten, unterhalb der Schmerzgrenze zu bleiben!

1.5 Befund führt zu Behandlung

Eine solch umfassende und spezifische Untersuchung und Befundaufnahme führt mit Logik zu einem Behandlungsplan und zur Auswahl von Behandlungsstrategien (siehe Befundbogen, S. 22 ff.).

Beispiel: Wird eine Hyposensibilität festgestellt, so ist die Sensibilisierung ein Ziel, und es werden entsprechende Stimulationsmaterialen gesucht: Handtuch, Bürste, kantige Gegenstände, Kugelschreiber, Essstäbchen u.a.

In den Körperabschnitten, in denen ein Hypotonus festgestellt wird, ist Tonusaufbau, vielleicht sogar Kräftigung ein Ziel. Je nach Quantität des Tonus muss die USF entsprechend klein und ihre Konsistenz fest sein, d.h. der Patient wird an der Kante einer relativ hoch gestellten, harten Bank sitzen mit den Füßen auf einem stimulierenden Teppich, wie z.B. ein Fußabtreter aus Plastikrasen.

Die Auswahl der Strategie wird u.a. von den neuropsychologischen Symptomen bestimmt.

Beispiel: Ein Patient, der deutliche Verarbeitungs- und Wahrnehmungsstörungen hat, wird wenn irgend möglich im Stand auf der Aktivitätsebene behandelt, kann z.B. eine Kiste ausräumen, sie auswischen und alles wieder einräumen. Eine Person ohne solche Störungen kann sehr viel direkter auf der Körperfunktions- und strukturebene behandelt werden, bevor sie mit verbesserten Komponenten Bewegungsmuster ausführt, die dann zu einer Handlung führen.

2 Typische Probleme und ihre Behandlung bei Personen mit Hemiparese

In diesem Kapitel werden die typischen Probleme und deren spezifische Behandlung von Personen mit Hemiparese unterschiedlicher Ursachen geschildert. Dabei wird deutlich, dass es kein „Programm" für „die Hemiparese" geben kann. Bedingt durch die Individualität einer jeden Person, durch die Ursache, die zur Symptomatik einer Hemiparese geführt hat, durch die Umwelt, in der die Person lebt, und durch die unterschiedliche Behandlung, die sie erfährt, sind die Symptome der Patienten sehr verschieden.

Faktoren, die das klinische Bild beeinflussen

Die körperliche und geistige Verfassung, in der sich eine Person befindet, wenn sie eine Hirnschädigung erleidet, sind entscheidend für die Ausprägung verschiedener Abweichungen.

Das *Lebensalter*: Die normale Entwicklung eines Menschen verläuft von einer Dominanz von Flexion, mit der er geboren wird, über eine sich langsam ausprägende Extension (es dauert ca. 3,5–4 Jahre, bis sich die volle Hüftstreckung ausgebildet hat), in der er Jugend und das mittlere Lebensalter verbringt. Schon ab ca. 35–40 Jahre macht sich ein Nachlassen der erworbenen Extension bemerkbar. Es wird immer mehr und immer spezifischere Gymnastik erforderlich, um Flexorenmuskulatur elastisch und dehnfähig zu erhalten; Extensionsbewegungen wie z.B. ausgelöst durch die Elevation des Schultergelenks und besonders die Streck- und Außenrotationsfähigkeit des Hüftgelenks schränken umso schneller ein, je weniger sich der Mensch bewegt. Tritt eine Hirnblutung z.B. im Alter von 19 Jahren auf oder im Alter von 59, so sind das neuronale Netz und die ausführende Muskulatur bzw. die Gelenke in einer deutlich unterschiedlichen Situation. Das bedeutet natürlich auch eine andere Re-Organisation des ZNS und seines neuronalen Netzes bzw. weniger oder mehr Probleme von sich entwickelndem Hypertonus in der Flexions- oder Extensionsmuskulatur.

Die *vorher ausgeführte berufliche und sportliche Tätigkeit* hat gleichfalls Einfluss auf die Entstehung von Hypertonus der Muskulatur. Ein Mensch mit einer sitzenden Tätigkeit, z.B. ein Buchhalter, hat andere Bewegungserfahrungen gemacht als ein Verkäufer, der in Ausübung seines Berufes überwiegend gestanden hat. Ein Mensch, der sich sportlich betätigte, z.B. Basketball oder Volleyball spielte, wobei sich viel gestreckt werden muss, hat ein anderes neuronales Netz als einer, dessen Freizeitvergnügen im Briefmarkensammeln bestand. Kommen ein gewisses Alter, eine von Flexion bestimmte Berufstätigkeit und ein sportliches oder sonstiges Hobby in Flexion zusammen, so ist es wenig wahrscheinlich, dass diese Person nach einer Hirnschädigung einen ausgeprägten Hypertonus von Extension entwickeln wird – höchstens um die stark vorherrschende Flexion zu kompensieren, welches zu einer Kokontraktion führt.

Das *Lernverhalten*: Es gibt Menschen, die nach Beendigung von Schule und Berufsausbildung kein Interesse an weiterem Lernen haben. Andere trainieren ihre „grauen Zellen" ständig z.B. durch Fremdsprachen- oder Computerkurse, neue Sportarten oder Kreuzworträtsel. Die plastische Re-Organisationsfähigkeit der letzteren ist höchstwahrscheinlich deutlich besser als die erstgenannten Personen.

Die *Ursachen der Hemiparese* führen gleichfalls zu spezifischen Unterschieden in der Symptomatik. Der Hypertonus einer Person, die eine Blutung erlitt, und die eines ischämischen Insultes, der abnorme Haltungstonus eines Menschen mit einem Tumor in einer Hirn-Hemisphäre oder den Plaques einer Multiplen Sklerose fühlt sich für eine erfahrenere Therapeutin deutlich unterschiedlich an. Schwierig wird es, diese Unterschiede mit Worten zu beschreiben:

Der Hypertonus von Personen mit einem Tumor ist oft „kalt" und „träge", vergleichbar mit dem des ischämischen Insultes. Der von Personen mit einer Blutung ist „aggressiv", „schnell" und ähnelt dem durch eine MS oder auch SHT entstandenen.

Der Hypotonus von Personen mit einem Tumor ist „schwer", „stumpf", „ohne Leben". Ähnlich fühlt sich der Hypotonus, die Parese oder Plegie einer Person mit einer fortgeschrittenen MS an. Im Hypotonus von Menschen, die einen hämorrhagischen oder ischämischen Insult erlitten, fühlt man jedoch häufig das „Leben", das „Potenzial", das reagiert und sich stimulieren lässt.

2.1   Fallbeispiel: Raquel

Raquels Hauptprobleme: Positive Stützreaktion, Hypersensibilität

Raquel ist eine 24-jährige Frau, die vor drei Jahren eine Aneurysmablutung erlitten hat. Eine zweite Gefäßaussackung wurde operativ beseitigt. Nach der Blutung befand sie sich mehrere Wochen im komatösen Zustand, bevor sie wach, klar und bewusst kooperativ wurde.

Die Patientin kommt jetzt von zu Hause bzw. von ihrer Arbeitsstelle mit dem Auto zur ambulanten Behandlung, das ihr Begleiter bzw. seit kurzem hin und wieder auch sie selbst steuert. Vom Auto aus geht sie in den Behandlungsraum, wobei sie sich draußen vor der Tür mit der rechten Hand manchmal leicht am Unterarm ihres Begleiters festhält, im Haus geht sie jedoch alleine. Sie trägt normale, leichte Turnschuhe. Der linke Fuß wird durch eine speziell für sie angefertigte Schiene stabilisiert.

Während der Behandlung trägt Raquel ein Bustier oder Bikinioberteil und eine kurze, eng anliegende aber dehnbare Gymnastikhose, die weder die während der Therapie notwendigen Beobachtungen noch das Geben spezifischer taktiler Stimuli beeinträchtigt. So sind z.B. die Konturen des Beckens und sogar der mehr oder weniger angespannten Glutäalmuskulatur deutlich erkennbar und Raquel fühlt sich trotzdem „angezogen".

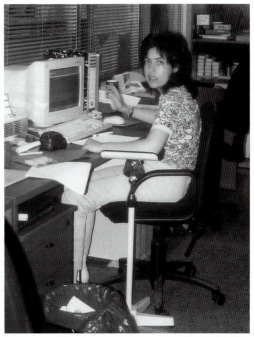

Abb. 2.1   Raquel an ihrem Arbeitsplatz.

2.1.1   Raquels Befund

Sensomotorischer Befund

- Abnormal hoher Tonus auf der linken Körperhälfte, hoher Tonus aufgrund von Kompensation auf der rechten Körperhälfte,
- starke Hypersensibilität und Fehlinterpretation: Berührung, Druck, Kühle/Kälte wurde als Schmerz empfunden (Thalamusbeteiligung), *aktuell* nur noch Hypersensibilität bezüglich Kälte und Berührung mit spitzen Gegenständen,
- durch Medikamente erzeugte Dösigkeit/Müdigkeit/„Zombie"-Gefühl: Antiepileptika, Antispastika: Lioresal 40 mg, *aktuell* keine Medikation,
- Gehen zunächst mit Vierpunktstock, dann Unterarmstützen, später Handstock, *aktuell* ohne Stock,
- zuerst Peronäusschiene, dann Talo-Bandage, Aircast, speziell für sie angefertigte Schiene, *aktuell* eine kleine, den Schuh leicht anhebende Schiene,
- starke positive Stützreaktion, wenig Rumpfmobilität, Extension der Wirbelsäule nur en bloc möglich, Retraktion des Schultergürtels und des Beckens,
- Massenbewegungen in Flexion (sie trug eine Armschlinge) und Extension sowohl im Arm als auch im Bein.

Allgemeine Abweichungen beim Gehen bei Raquel

Bevor Raquels Befund beschrieben wird, soll zunächst die normale Bewegung in Erinnerung gerufen werden:

Vergleich: Normale Bewegung
- *Gehen* ist das kontinuierliche Verlieren und Wiedergewinnen des Gleichgewichts sowie die koordinierte Anwendung aller Balancereaktionen, wie Equilibriumreaktionen, Stellreaktionen des Rumpfes und Schutzschritte der Beine.
- Gehen unterscheidet sich vom *Schreiten* durch eine bestimmte Geschwindigkeit: Beim Gehen werden die Gewichtsschwerpunkte (ZSP und Becken) nach vorne verlagert, was einen Verlust des Gleichgewichts zur Folge hat. Dies löst einen Schutzschritt aus, das nicht belastete Bein wird vor und unter die Gewichtsschwerpunkte gesetzt, das Gleichgewicht ist wiedergewonnen. Beim Schreiten verhält es sich umgekehrt: Zuerst wird die USF durch einen Schritt nach vorne geschaffen und anschließend werden die Gewichte darüber verlagert.

- Gehen ist *rhythmisch*, wobei der jeweils individuelle Rhythmus eines jeden Menschen ihn uns am Schritt erkennen lässt.
- Gehen ist *automatisch*, sodass die Aufmerksamkeit auf andere, meist kortikale Funktionen wie beobachten, zuhören, sprechen etc. gelenkt werden kann.
- Die Spurbreite ist sehr schmal, der Abstand zwischen den Mittelpunkten beider Fersen beträgt 3–5 cm.
- Der Außenrotationswinkel der Füße zur Symmetrieebene liegt bei ca. 10°. Er ist jedoch individuell verschieden, allerdings ist er rechts und links gleich, also symmetrisch. Die funktionelle Belastungslinie ist dennoch nach vorn gerichtet. Sie verläuft von der Fersenmitte nach vorn zwischen die Grundgelenke des ersten und zweiten Zehs (**Abb. 2.2**). ∎

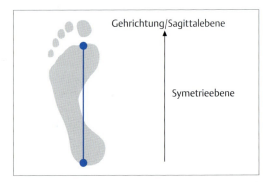

Abb. 2.2   Der Fuß ist in Bezug auf die Symmetrieebene nach außen gerichtet, die funktionelle Belastungslinie nach vorn.

Die Schrittlänge beträgt ca. 65 cm, ist jedoch sehr abhängig von vielen Faktoren, wie z.B. dem Ziel, der Geschwindigkeit, dem Untergrund, vom Schuhwerk und der Kleidung, vom Lebensalter und Geschlecht. Die Verteilung der Schrittlänge, das Heranholen und Vorsetzen des Spielbeins, ist gleich (z.B. 32 cm zum Heranholen und 32 cm zum Vorsetzen, **Abb. 2.3 a–b**).

- Schultergürtel, Arme und Hände sind unabhängig vom Rumpf und frei für ihre typischen Funktionen, wie z.B. Gegenstände tragen, zum Aufwärmen in die Jackentaschen stecken, zuwinken, zeigen, gestikulieren etc. Falls die Hände keine besondere Aufgabe zu erfüllen haben, hängen die Arme locker herunter und können, abhängig von der allgemeinen Tonuslage, Schrittlänge und Ge-

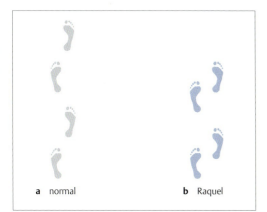

a normal **b** Raquel

Abb. 2.3 a–b Raquels Verteilung der Schrittlängen im Vergleich zur normalen Verteilung: **a** Die Abstände zwischen linker und rechter bzw. rechter und linker Ferse sind gleich. **b** Der Abstand zwischen linker und rechter Ferse ist kleiner als der zwischen rechter und linker Ferse!

schwindigkeit, gegengleich zur Beinbewegung mitpendeln.
- Der Kopf ist unabhängig und frei. Seine Hauptfunktionen sind, das Umfeld beobachten, etwas anschauen, hören etc.
- Man kann sich auf andere Aufgaben konzentrieren, wie denken, zuhören, sprechen.

Neurophysiologische Aspekte

Gehen ist die für den Menschen typische Fortbewegungsart. Wir können zwar auch im Vierfüßlergang krabbeln, robben und rollen, aber schon kleine Kinder ziehen das Gehen, sobald sie es beherrschen, den anderen Fortbewegungsmöglichkeiten vor. Gehen muss unterschieden werden vom Schreiten/Schritte machen. Beim Gehen werden die Gewichtsschwerpunkte nach vorn „in ein Loch" verlagert. Dieser Verlust von Gleichgewicht löst die Schutzschritte aus, automatisch und schnell. Beim Schreiten, z.B. auf glattem Boden, werden zuerst die Füße vorangestellt und dann erst die Gewichtsschwerpunkte über der neuen uF eingeordnet, deutlich bewusster und langsamer. Das Vorwärtsgehen, auch bergauf oder treppauf, wird von zentralen Mustergeneratoren (ZMG) gesteuert (siehe auch Kap. 2.2.3, S. 119). Dabei handelt es sich um Gruppierungen von Neuronen (neuronale Sets), die im Rückenmark, aber auch im Hirnstamm und im Kleinhirn identifiziert werden konnten. Initiiert werden die zentralen Mustergeneratoren durch die Gewichtsverlagerung nach vorne. Die Beschleunigung stimuliert die Rezeptoren der Labyrinthe, welche die Information an die Vestibulariskerne weiterleiten. Zwischen den Vestibulariskernen und denen der Formatio reticularis besteht eine enge und schnelle Kommunikation. Der Nucleus gigantocellularis, einer der retikulären Kerne, nimmt die Information auf und aktiviert den Mustergenerator für das Vorwärtsgehen. Nun wird automatisch gegangen, da sich ein Generator immer wieder selbst aufs Neue generiert, d.h. er braucht keine weitere Stimulation. Er ist so lange aktiv, bis er gestoppt wird. Allerdings müssen sowohl für die Initiierung als auch für das Anhalten der Generatortätigkeit folgende Kriterien erfüllt werden:
- Selektive Extension der Hüftgelenke und des unteren Rumpfes;
- Fähigkeit, auf einem Bein zu stehen;
- Vorhandensein von Equilibrium- und Stellreaktionen sowie der Schutzschritte der Beine;
- Adaptationsfähigkeit des Alignments (Stellung der Gelenkpartner zueinander) aller Beingelenke sowie des unteren Rumpfes;
- Erfahren von Rhythmus;
- Erfahren von Geschwindigkeit. Kontrolliert wird die Aktivität der ZMG vom Kortex, von den Basalkerne und indirekt vom Input der Peripherie. Von dort aus kann ein Anhalten des automatischen Gehens initiiert werden. Dies geschieht in den folgenden Fällen. Das kortikospinale System bzw. die Basalganglien stoppen, um:
- die Richtung im Raum zu ändern, 90° oder eine enge Kurve zu gehen,
- Hindernisse zu überwinden, was die Veränderung der Schrittlänge (länger oder kürzer) bzw. der Schritthöhe (über etwas steigen) bedeutet,
- das Bewegungsmuster zu ändern, z.B. beim Treppensteigen.
Der Input aus der Peripherie stoppt, um:
- ein Stolpern über den Fuß bzw. die Zehen zu vermeiden,
- schmerzenden, schädigenden Einflüssen auszuweichen, z.B. einem spitzen Stein oder heißem Sand.
Biomechanische Einflüsse können gleichfalls die Initiierung bzw. die Fortführung des automatischen Gehens stoppen. Beispiele:
- Eine zu kurze Achillessehne verhindert das Aufsetzen der Ferse.
- Eine zu kurze Plantaraponeurose verhindert das Lockerlassen der Zehen.

Raquel *schreitet*, d.h., sie geht in langsamem Tempo, obwohl der Fußboden im Behandlungsraum eben und ohne Hindernisse ist und nur wenige ablenkenden Stimuli durch andere Patienten und Therapeuten vorhanden sind. Der Begriff schreiten soll ausdrücken, dass die zeitliche Abfolge zwischen der Verlagerung der Gewichtsschwerpunkte (ZSP und Becken) und der Veränderung der Unterstützungsfläche (USF) im Vergleich zum normalen Gehen umgekehrt ist: Zuerst wird ein Fuß vorgesetzt, um die USF herzustellen, anschließend werden die Gewichte über diese USF nach vorne verlagert.

Sie geht also nicht automatisch! Sie schaut auf den Boden, kann aber auch geradeaus schauen. Sie kann während des Schreitens zuhören und sprechen, ich merke aber, dass ein Teil ihrer Aufmerksamkeit auf die Vorwärtsbewegung gerichtet ist.

Die Spurbreite ist deutlich breiter als normal und beträgt 21 cm.

Der Außenrotationswinkel ist ungleich, er beträgt rechts 15° (bedingt durch die Retraktion des Beckens) und links 5° (bei zu viel Innenrotation im Hüftgelenk – dadurch auch keine komplette Hüftextension).

Die Schrittlängen sind beidseits gleich. Die Verteilung in Bezug auf das Heranholen und Vorsetzen des Spielbeins an bzw. vor das Standbein ist jedoch ungleich (**Abb. 2.3 a–b**). Der rechte Fuß wird nur ca. 20 cm vorgestellt und vorher 40 cm herangestellt, der linke Fuß wird 20 cm heran- und ca. 40 cm vorgestellt.

- Beide Schultergürtel sind nicht unabhängig, frei und locker.
- Der Kopf kann während des Gehens bewegt werden, um nach rechts, links oder oben zu schauen; sie blickt jedoch immer wieder einmal zum Fußboden, um eventuelle Hindernisse frühzeitig zu entdecken.

Raquels Standbeinprobleme

Das Standbein beginnt mit dem ersten Fersenkontakt und endet mit der Fersenablösung. Der Befund beschreibt folgende vier Phasen:

- 1. Erster Fersenkontakt,
- 2. Fuß flach auf dem Boden,
- 3. Mittlere Standbeinphase,
- 4. Fersenablösung.

1. Erster Fersenkontakt

Vergleich: normale Bewegung
- Die Ferse hat Kontakt mit dem Fußboden, der Vorfuß ist in Mittelstellung und wie die Zehen durch leichte Extensorenaktivität in Nullstellung angehoben.
- Das Knie befindet sich in voller Extension.

- Das Hüftgelenk ist in leichter Flexion, minimaler Adduktion, Nullstellung zwischen Außen- und Innenrotation stabilisiert.
- Das Becken befindet sich sowohl in der Frontal- (laterale Bewegung) als auch in der Sagittalebene (posteriore/anteriore Bewegungen) in Mittelstellung. ■

Der gesamte Fuß Raquels hat Bodenkontakt. Er steht in Inversionsstellung, die Zehen krallen.

Ihr Kniegelenk ist mechanisch in Streckung blockiert.

Das Hüftgelenk befindet sich in leichter Flexion, Innenrotation und Adduktion und ist nicht stabilisiert.

2. Fuß flach auf dem Boden

Vergleich: normale Bewegung
- Der Vorfuß wird in Mittelstellung auf den Boden herabgelassen, dazu gehört eine exzentrische Aktivität der Fußheber. Er lässt die Vorwärtsbewegung, eingeleitet durch das Knie, der Tibia zu. Dazu gehören die exzentrische Aktivität der Plantar- und Zehenflexoren und die konzentrische Aktivität der Fußheber.
- Das Kniegelenk führt durch die Vorwärtsbewegung des gesamten Körpers zur Abfederung des Gewichts eine kleine Bewegung in die Flexion unter exzentrischer Arbeit des M. quadriceps femoris durch. ■

Raquels Vorfuß erreicht den Boden zu schnell und zu früh. Er drückt herunter; die Zehen krallen und lenken das Fußgelenk in Supination/Inversion.

Mit dem Knie kann sie keine abfedernde Bewegung in die Flexion durchführen, da ihr Fuß keine Vorwärtsbewegung der Tibia zulässt, sondern sie im Gegenteil nach hinten drückt.

Dadurch entsteht eine mechanische Blockierung des Kniegelenks in Extension.

3. Mittlere Standbeinphase

Vergleich: normale Bewegung
- Schon einen kurzen Moment nach dem Abfedern in die Knieflexion unter der exzentrischen Kontrolle des M. quadriceps femoris bewirkt seine konzentrische Aktivität eine selektive Extension des Kniegelenks, die durch eine reziproke Innervation mit den Mm. ischiocrurales in Nullstellung stabilisiert wird. Die Kontraktion des

M. quadriceps femoris triggert die Aktivität um das Hüftgelenk herum.

- Das Hüftgelenk bewegt sich durch eine leichte posteriore Bewegung des Beckens nach vorne in Extension und in leichte Außenrotation.
- Die zunehmende Druckbelastung durch Gewichtsübernahme triggert die Aktivität des M. glutaeus medius, der das Becken lateral stabilisiert, sodass es weitgehend horizontal bleibt.
- Der ZSP führt eine leichte Aufwärtsdrehung sowohl in der Frontal- als auch in der Sagittalebene aus, wodurch der Rumpf eine Verlängerung der Standseite und eine leichte Aufrichtung erreicht.
- Schultergürtel, Arme und Kopf bleiben unabhängig locker auf dem Thorax bzw. der HWS.
- Um die Ferse des Standbeins ablösen zu können, werden die Gewichtsschwerpunkte – initiiert vom ZSP, der sich in der Horizontalebene leicht nach rechts dreht – über dem Fuß nach vorne verlagert (von der Ferse zu einem Punkt zwischen den Grundgelenken des ersten und zweiten Zehs). Dabei ist der M. glutaeus maximus Hauptakteur, da er eine Drehpunktverschiebung des Hüftgelenks bewirkt: Durch die leicht posteriore Bewegung des Beckens mit gleichzeitiger leichter Extension und minimaler Außenrotation des Femurs entsteht im Hüftgelenk eine Hyperextension.
- Da sich das Hüftgelenk in leichter Außenrotation befindet, verläuft die Belastungslinie in Relation zum Fuß zwar nach vorne und medial, im Raum jedoch linear geradeaus (s. **Abb. 2.2**).
- Die Außenrotationsaktivität muss im Kniegelenk durch Aktivität des M. vastus medialis widergelagert werden, damit sich nicht das gesamte Bein (Femur und Tibia) in Außenrotation dreht, was im Fuß eine Inversion und Supination zur Folge hätte! ◼

Ausgehend vom distalen Schlüsselpunkt Fuß, von wo aus sich durch die vorhandene positive Stützreaktion der Tonus der Zehenflexoren, Inversoren/Supinatoren und Plantarflexoren abnormal erhöht, kommt es im weiteren Verlauf zu einer Steigerung des Tonus der medialen ischiokruralen Muskulatur sowie der Adduktoren und Innenrotatoren.

Da der Trigger (die selektive Extension des Kniegelenks – eine Aktivität besonders der Mm. vasti medialis, intermedius und lateralis) ausbleibt, kommt die selektive Aktivität der inferioren Anteile des M. glutaeus maximus in Extension und Außenrotation durch eine posteriore Bewegung des Beckens nicht zustande, sodass das Hüftgelenk in leichter Flexion bleibt.

Dadurch findet auch keine Aktivierung des M. glutaeus medius statt, weshalb die seitliche Stabilisierung des Femurs dem M. tensor fasciae latae obliegt, der gemeinsam mit den Adduktoren zu einer leichten Flexion im Hüftgelenk und zur Retraktion des Beckens beiträgt. Das Hüftgelenk muss jedoch unbedingt nach vorne über den Fuß gelangen, um die Gewichtsschwerpunkte des Körpers über die USF zu bringen.

Die von einer starken Aktivität des M. latissimus dorsi unterstützten Rückenstrecker, vor allem die der linken Seite, bringen den ZSP in die Aufwärts-/Vorwärtsbewegung und somit den Rumpf und auch das Becken über den Fuß. Allerdings bewirken sie gleichzeitig eine anteriore Bewegung des Beckens und damit eine Verstärkung der Hüftflexion. Durch die Tonuserhöhung des M. latissimus dorsi kommt es zu einer Rumpfflexion nach links, wodurch eine seitliche Aufwärtsbewegung des Gewichtsschwerpunktes ZSP und damit die vollkommene Gewichtsübernahme auf das linke Bein verhindert wird. Der hoch tonisierte M. latissimus dorsi bewirkt im Schultergelenk eine Innenrotation (aktiviert auch den M. pectoralis) und Retroversion des Oberarms, was eine Flexion mit Pronation im Ellbogengelenk nach sich zieht. Durch die Tonuserhöhung der Flexoren im gesamten Arm beugen sich auch die Finger und die Hand ist fest geschlossen.

4. Fersenablösung

Vergleich: normale Bewegung
- Die Zehen, insbesondere das Großzehengrundgelenk, müssen die zunehmende Verlagerung des gesamten Körpers nach vorne mit einer kontrollierten, exzentrischen Kontraktion des M. flexor hallucis longus (einer der kräftigsten Muskeln unseres Körpers!) zulassen.
- Gleichzeitig ist eine Aktivität in die Plantarflexion erforderlich, die der M. triceps surae unter synergistischer Mithilfe der Zehenflexoren ausführt. ◼

Die Inversoren und Supinatoren des Fußes lassen exzentrisch nicht nach und damit auch keine Eversion/Pronation zu. Dies ist ein weiterer Grund dafür, weshalb bei Raquel die volle Belastung auf dem linken Bein nicht zustande kommt.

Die Zehenflexoren, insbesondere der M. flexor hallucis longus, lassen keine Extension/Hyperextension des Großzehengrundgelenks zu.

Neurophysiologische Aspekte

Die bei der kontrollierten, exzentrischen Kontraktion des M. flexor hallucis longus gleichzeitig erforderliche Plantarflexion stellt eine ausgesprochen hohe Anforderung an die hemmende Kontrolle des ZNS dar! In den langen Zehenflexoren muss proximal eine agonistisch konzentrische Aktivität stattfinden, um bei der Plantarflexion mithelfen zu können. Im distalen Bereich ist eine exzentrische Aktivität notwendig, um die Verlagerung des Großzehengrundgelenks in die Hyperextension zu kontrollieren.

Vergleich: Normale Bewegung ▬▬▬▬▬

Durch die weitere Vorverlagerung der Gewichtsschwerpunkte Becken und ZSP erhält das Kniegelenk das Signal, die selektive Extension durch exzentrische Kontraktion des M. quadriceps femoris kontrolliert nachzulassen. Der Femur kann durch das Nachlassen der Knieextension aus seiner nach hinten geneigten Position senkrecht nach unten „fallen", wodurch die Spielbeinphase eingeleitet wird. ■

Raquels Spielbeinprobleme

Die Spielbeinphase beginnt mit der Zehenablösung. Der Befund beschreibt folgende drei Phasen:
- 1. Zehenablösung,
- 2. mittlere Spielbeinphase,
- 3. letzte Spielbeinpase.

1. Zehenablösung

Vergleich: Normale Bewegung ▬▬▬▬▬
- Der Femur wird durch die Einwirkung der Schwerkraft nach vorne, unten bewegt.
- Eine minimale, selektive agonistische konzentrische Aktivität der Mm. ischiocrurales hebt den Unterschenkel ganz leicht vom Boden ab. ■

Da Raquels Zehenflexoren nicht nachlassen, ermöglicht ihr Knie auch keine Bewegung des Femur mit der Schwerkraft nach vorne, sodass das Bein „lang" bleibt.

Weil das gesamte Alignment des Beines nicht der ersten Spielbeinphase entspricht, stellt sich auch keine Aktivität der Mm. ischiocrurales ein.

2. Mittlere Spielbeinphase

Vergleich: Normale Bewegung ▬▬▬▬▬
- Die Propulsion des ZSP und des Beckens ermöglichen, dass das Bein mit nur geringer Tonuserhöhung nach vorne schwingen kann.
- Zehen und Vorfuß werden durch leichte Aktivität der Extensoren in Nullstellung versetzt. ■

Aufgrund von mangelnder Sicherheit geht Raquel langsam; es kommt keine Propulsion von ZSP und Becken zustande. Sie hat folgende Empfindung (Feedforward): Das Bein ist hinten und lang; es wird sich auch nicht verkürzen, also muss es mit Kraft nach vorne gehoben werden. Die Bewegung des funktionell zu langen Beines nach vorne realisiert sie durch eine Lordosierung der LWS. Sie zieht das Becken weiter in eine anteriore Bewegung und hebt es leicht nach hinten hoch. Zusammen mit einer ganz leichten, seitlichen Bewegung nach oben (Zirkumduktion) führt sie das gestreckte Bein nach vorne.

Auf diese Weise initiiert sie eine Tonuserhöhung der Rückenstrecker und des M. latissimus dorsi (mit allen daraus folgenden Auswirkungen; s. 2. und 3. Standbeinphase, S. 62/63) und damit eine Retraktion des Beckens.

Die Retraktion aktiviert die Adduktoren des Hüftgelenks, die nach distal eine Tonuserhöhung der Plantar- und Zehenflexoren sowie der Supinatoren hervorruft, wodurch eine Hemmung der Zehen- und Fußextensoren entsteht.

Es findet keine Dorsalextension, sondern eine weitere Flexion der Zehen mit Supination und Inversion statt.

3. Letzte Spielbeinphase

Vergleich: Normale Bewegung ▬▬▬▬▬
- Die Aktivität des M. rectus femoris in Zusammenarbeit mit den Mm. vasti bewirkt am Ende der Spielbeinphase eine leichte Hüftflexion und Knieextension.
- Zehen und Fuß sind aufgrund leichter Aktivität des M. tibialis anterior, M. peronaeus brevis, M. extensor hallucis longus und M. digitorum communis in Nullstellung.
- Der Fuß befindet sich in einer minimalen Supinationsstellung. ■

Anstatt einer selektiven Hüftflexion führt Raquel eine kyphosierende Bewegung in der LWS und eine posteriore Bewegung des Beckens aus, um den Fuß weiter vorne aufzusetzen.

Da das Knie die Extension nicht aufgegeben hat, besteht kein Stimulus für eine Knieextension.

Die selektive Knieextension ist der Stimulus für die Dorsalextension des Fußes, die daraufhin ausbleibt.

2.1.2 Hypothesen zu den Ursachen der Abweichungen von der normalen Bewegung

Durch die Schädigung des ZNS ist die hemmende Kontrolle (Inhibition) auf die Tonusrekrutierung (Exitation) zur Durchführung einer Aktivität deutlich herabgesetzt. Dies führt dazu, dass sowohl automatische als auch willkürliche Bewegungen nicht selektiv (dissoziiert), sondern nur in Mustern bis hin zu Massenmustern durchgeführt werden können. Die Muster sind von *Schlüsselmuskeln* gekennzeichnet:

- Am Fuß: Mm. flexor et extensor hallucis longus;
- am Bein: Mm. ischiocrurales et rectus femoris;
- am Rumpf: M. latissimus dorsi und Mm. pectorales;
- am Arm: M. triceps brachii caput longum und M. brachioradialis;
- an der Hand bzw. den Fingern: M. opponens des Daumens und Mm. lumbricales.

Hinzu kommt die fehlende hemmende Kontrolle (Filterung) der einströmenden sensiblen Reize. Berührung und (vor allem punktueller) Druck, Verlängerung der Muskulatur, besonders aber Kältereize (die ihr ZNS als Schmerzen fehlinterpretiert) werden der Reizstärke unangemessen heftig beantwortet. Die motorische Antwort besteht in einer Tonuserhöhung in Mustern, besonders in der oben angeführten Muskulatur.

Ich habe bei Raquel beobachtet, dass äußere Einflüsse, vor allem kaltes und feuchtes Wetter, den Tonus deutlich steigern, sodass die Dissoziierung von Massenmustern an solchen Tagen noch schwieriger ist. Innere Einflüsse, wie z.B. eine Erkältung oder das Eintreten der Monatsregel, haben (oft, aber nicht immer) einen ähnlich negativen Effekt.

Raquel bewegt sich also anstatt mit ökonomischen selektiven Bewegungen in anstrengenden Massenmustern. Durch die Anstrengung wird wiederum der Tonus erhöht, weshalb sie keine selektiven Bewegungen ausführen kann. Damit ist der Circulus vitiosus geschlossen.

2.1.3 Hauptprobleme/ Schlüsselprobleme

Die Antwort auf die Frage „Welcher Schlüsselpunkt weicht am stärksten von der normalen Haltung/ Bewegung ab?" führt oft zu den Hauptproblemen. Bei Raquel sind dies mit wechselnder Bedeutung folgende:

- Der *Fuß* mit einer abnormalen Sensibilität, die zur Auslösung einer positiven Stützreaktion führt. Diese erhöht den Flexorentonus von distal nach proximal im gesamten Bein bis in den Rumpf und darüber hinaus in den Arm, wodurch der Aufbau sowohl einer selektiven Extension als auch einer selektiven Flexion unmöglich wird.
- Das *Hüftgelenk*, das durch den erhöhten Tonus der Flexoren und Adduktoren keine vollständige Extension, Außenrotation und abduktorische Stabilität zulässt.
- Der *Schultergürtel*, der von zwei sehr potenten zur Flexion führenden Muskeln (Mm. pectorales und M. latissimus dorsi) fixiert wird, die den Tonus von proximal nach distal in den Arm und die Hand hinein erhöhen und damit selektive Schulter-, Ellbogen-, Hand- und Fingerbewegungen verhindern (falls das Potenzial dafür vorhanden ist). Vom Schultergürtel ausgehend wird auch die normale Bewegung des ZSP verhindert, vor allem die seitliche Aufwärtsbewegung, die für die Gewichtsverlagerung nach links notwendig ist. Der M. latissimus dorsi verbindet den Schultergürtel mit dem Beckengürtel. Durch seine hohe konzentrische Aktivität unterbindet er eine Aufhebung der Lordose in der LWS, d.h. eine posteriore Bewegung des Beckens, wie sie zum Aufstehen/Hinsetzen und besonders zum Erreichen der vollen Hüftextension im Stand und Gang notwendig ist.

2.1.4 Behandlungsziele und Therapieplanung

Bei den Zielen können Nah- und Fernziele (Ziele auf der Ebene der Körperfunktion und Struktur bzw. auf der Ebene der Aktivität und Partizipation) unterschieden werden. Weiter ist zu differenzieren in diejenigen Ziele, die aus Raquels Sicht vordergründig sind, und in meine therapeutischen Ziele.

Nahziele und Planung einer Behandlungseinheit

Zu den Nahzielen auf der Ebene der Körperfunktion und -struktur gehören die
- Mobilisation des Rumpfes, Beckens und Schultergürtels zur Tonusregulierung und Fazilitation der aktiven, selektiven Bewegungen, vor allem des Beckens.
- Desensibilisierung des Fußes und dadurch Normalisierung des Tonus. Ich versuche, aktive selektive Bewegung zu fazilitieren, um die reziproke Innervation innerhalb der Fußmuskulatur zu verbessern.
- Mobilisation des Armes zur Fazilitation selektiver Schulter-, Ellbogen- und Handbewegungen.

Die Nahziele legen den Therapieplan einer Behandlungseinheit fest. Bei den o.g. Zielen auf der Ebene der Körperfunktion und -struktur kann die Vorgehensweise während einer Behandlung beispielsweise wie folgt geplant werden:
- Mobilisation des Rumpfes: Die Position Sitz auf einer Bank ist günstig, da große Bewegungsmöglichkeiten für den Rumpf vorhanden sind.
- Fazilitation selektiver Beckenbewegungen zur Normalisierung des Tonus im Becken-Hüft-Bereich, günstig ist z.B. die Rückenlage.
- Normalisierung des Tonus im Schultergürtel: Die rechte Seitlage ist günstig, weil dadurch ein guter Zugang zur gesamten Muskulatur sowie ein großer Bewegungsspielraum für die Fazilitation aktiver Bewegungen besteht.
- Durchführung aktiver, selektiver Bewegungen von Becken, Rumpf (ZSP) und Schultergürtel. Da funktionelle Tätigkeiten überwiegend in der Vertikalen stattfinden, ist der Sitz auf der Bank an einem Tisch günstig. Die auf dem Tisch abgelegten Arme bilden dabei einen Referenzpunkt (Punctum stabile) und erleichtern die selektiven Becken- und Rumpfbewegungen.
- Zusammenführung aller neuromuskulären Aktivitäten einzelner Bewegungskomponenten zu normalen Bewegungsmustern, mit dem Ziel funktionelle Aktivitäten durchzuführen. Dafür kann z.B. der Stand gewählt werden.

Fernziele, d.h. Ziele auf der Ebene der Aktivität und Partizipation aus Raquels Sicht

Raquel erhofft sich ebenso wie ihre Familie eine größtmögliche Selbstständigkeit und Unabhängigkeit, um ein weitgehend normales Leben führen zu können. Dabei betrachtet die Patientin die Physiotherapie als ihre spezielle regelmäßige „Gymnastik" und vergleicht dies mit den regelmäßigen Besuchen ihrer Mutter im Fitnessstudio. Die Mutter macht Aerobic und sie geht zur Physiotherapie. Ihr ist bewusst, dass das für eine lange Zeit notwendig ist!

Fernziele aus meiner Sicht und langfristige Therapieplanung

Bei Raquel handelt es sich um eine junge Frau, die im Begriff ist, einen eigenen Hausstand und eine Familie zu gründen. Sie arbeitet im Verkauf und in der Kundenbetreuung eines Elektrogerätegeschäfts. Dabei sind folgende Funktionen notwendig:
- Sicheres, wenn möglich automatisches (!) Gehen mit einer ihrem Alter und ihrem Aktivitätszustand annähernd entsprechenden Geschwindigkeit innerhalb und außerhalb des Hauses;
- Tragen von Gegenständen, wie Ordner, Papiere und Geschirr und evtl. später ihr Kind;
- sicher Treppensteigen sowohl auf- als auch abwärts;
- sicheres Einsteigen und Verlassen des Autos;
- Kontrolle des Haltungstonus (Inhibition), sodass er sich nicht weiter negativ auf den Rumpf und damit auf das Gleichgewicht und das Gehen auswirken kann.
- Damit sind auch die allgemeinen Prophylaxen wie Kontraktur- und Thromboseprophylaxe durch Verbessern der Durchblutung durchgeführt.

2.1.5 Strategie

Es bleibt noch die Frage zu beantworten, mit welcher Strategie die gesteckten Ziele erreicht werden sollen. Zwei unterschiedliche stehen zur Verfügung:
- 1. Arbeit vor allem auf der Ebene der Körperfunktion und -struktur,
- 2. Arbeit vor allem auf der Ebene der Aktivität und Partizipation.

Bei Raquel ist die Beantwortung der Frage relativ einfach. Ihre Symptome verlangen ein spezifisches

Vorgehen und ihre Persönlichkeit erlaubt eine konzentrierte Arbeit an der Sensibilität, an Haltungstonus und reziproker Innervation. Das bedeutet, dass vor allem die 1. Strategie angewendet wird.

2.1.6 Therapie

Mobilisation des Rumpfes zur Verbesserung der Stellreaktionen

Die geplanten Bewegungen lassen sich leicht anhand des Zifferblattes einer Uhr erklären (**Abb. 2.4**). Raquel sitzt dabei auf der Behandlungsbank, ich befinde mich im Kniestand hinter ihr. Meine Körpermitte befindet sich genau in der Körpermitte der Patientin, um die Symmetrie der Bewegungen zu erleichtern (**Abb. 2.5**).

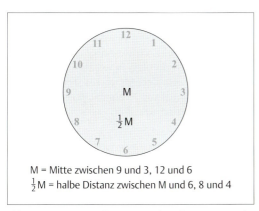

M = Mitte zwischen 9 und 3, 12 und 6
$\frac{1}{2}$ M = halbe Distanz zwischen M und 6, 8 und 4

Abb. 2.4 Bewegungsrichtungen und Haltepositionen des Rumpfes lassen sich mit einem Ziffernblatt einfach beschreiben (M = Mitte zwischen 9 und 3 und zwischen 12 und 6, 1/2 M = halbe Distanz zwischen M und 6, 8 und 4).

Ich fasse seitlich an den ZSP und bewege mich, um die Patientin zu einer aktiven Bewegung zu stimulieren, nach rechts und links (**Abb. 2.6**), d.h. von M nach 9, anschließend zurück zu M und weiter nach 3. Dabei kann ich spüren, ob der ZSP die normale Bewegung durchführt oder nicht. Bei Raquel fühle ich, dass zwar eine seitliche Verlagerung möglich ist, was bedeutet, die seitliche Aufwärtsbewegung und die Drehung um die eigene Achse des ZSP, der mit einem Ball vergleichbar ist, finden statt, die laterale Bewegung des Beckens nach kaudal ist jedoch unzureichend. Aus diesem Grund fazilitiere ich die normale Bewegung des ZSP (durch meine eigene Körperbewegung und mit den Händen), die zu einer Verlängerung der linken Rumpfseite und damit sowohl zur exzentrischen Kon-

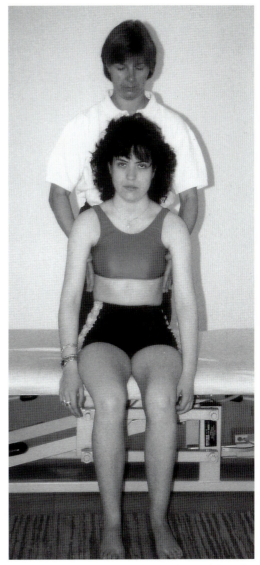

Abb. 2.5 Ausgangsposition, Therapeutin fasst seitlich an den ZSP.

traktion der Mm. latissimus dorsi und quadratus lumborum als auch zu einer gleichsinnigen Arbeit der Synergisten dieser Muskulatur (schräge Bauchmuskeln, Rückenmuskeln) führt.

Um ein weitergehendes Loslassen der Muskulatur zu erreichen, bewege ich mich vom Kniestand in den Fersensitz. Das bedeutet, Raquel bewegt sich von M nach 6 und lässt dabei ihre Rückenmuskeln exzentrisch los, ihr Becken bewegt sich nach posterior und ihre Schultergürtel nach anterior.

Diese Bewegung findet bei Raquel nicht symmetrisch statt, die linke Seite lässt nicht im gleichen

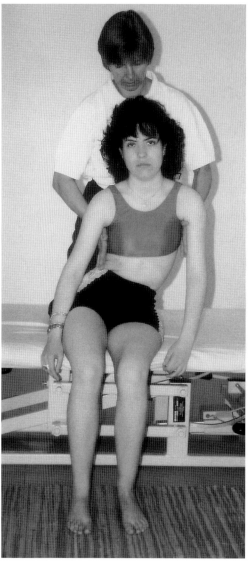

Abb. 2.6   Bewegung von M nach 3.

Maß wie die rechte los. Außerdem stelle ich fest, dass sich mit der Beckenbewegung nach posterior Raquels linkes Knie „streckt" (siehe **Abb. 2.8**, S. 70). Am Relief des linken Oberschenkels sehe ich, dass der M. rectus femoris nicht exzentrisch loslassen kann. Die kleine Strecke, die er proximal nachgibt, um der Spina iliaca die Bewegung nach posterior zu erlauben, nähert er sich distal an und führt dabei das Knie in Richtung Streckung. Durch diese Bewegung bewegt sich der Fuß auf der Unterlage nach vorne und ruft bei Raquels hypersensibler Fußsohle sofort eine positive Stützreaktion hervor.

Weitere Rumpfbewegungen sind mit dieser assoziierten Reaktion nicht möglich. Ich führe Raquel deshalb in den aufrechten Sitz, nach M, zurück.

Zunächst wird die durch die assoziierte Reaktion entstandene Tonuserhöhung im Fuß durch Bewegen und Desensibilisieren gehemmt (zur Durchführung siehe S. 81 ff., Vorbereitung des Fußes für das Stehen). Nun soll der Tonus des M. rectus femoris normalisiert werden. Da Raquel bei dieser Behandlung von ihrem Vater begleitet wird, stehen mir bei der Behandlung zwei zusätzliche Helferhände zur Verfügung. Der Vater setzt sich auf einen Hocker vor Raquel, führt ihren linken Fuß langsam auf den Boden und stellt seinen eigenen rechten Fuß leicht und vorsichtig darauf. Die Hände legt er auf je einen Oberschenkel (**Abb. 2.7**). Während er die Muskulatur umfasst, bewegt er sie leicht nach distal und nach unten, um den Fußgelenken einen Druckreiz zu geben. So spürt Raquel nun distal einen stabilen Punkt. Gegen diesen Referenzpunkt kann sie nun ihr Becken bewegen, außerdem erleichtert er ihrem ZNS die Anbahnung einer intramuskulären reziproken Innervation. Seinen distalen Ansatz soll der M. rectus femoris nicht bewegen, proximal soll er einmal exzentrisch und einmal konzentrisch arbeiten.

Verbessern der selektiven anterioren und posterioren Rumpfbewegungen

Ich stehe in Kontakt mit Raquels Rücken und setze mich nun auf die Fersen, was für sie eine Bewegung des Beckens von M nach 6 und weiter nach hinten in die „Rückenlage" bedeutet.

Um den Bewegungsablauf beim Gesunden leichter zu beschreiben, gliedere ich ihn in vier Phasen.

1. Phase: Vom aufrechten in den lockeren Sitz (von M nach 6) lassen die Rückenstrecker agonistisch exzentrisch nach. Die Bauchmuskeln verkürzen sich, aber mit geringer Tonushöhe, da sie in der Rolle als Antagonisten agieren.

2. Phase: Indem Raquel meine angebotene Unterstützungsfläche annimmt, findet vom lockeren Sitz weiter nach hinten ein Wechsel von Agonisten und Antagonisten statt: Da der Rumpf nun einen anderen Winkel zur Schwerkraft einnimmt, müssen die Bauchmuskeln als Agonisten mit höherem Tonus exzentrisch arbeiten, während die Rückenmuskeln die Rolle der Antagonisten übernehmen.

Die Hüftflexoren, exemplarisch der M. rectus femoris, lassen exzentrisch nach.

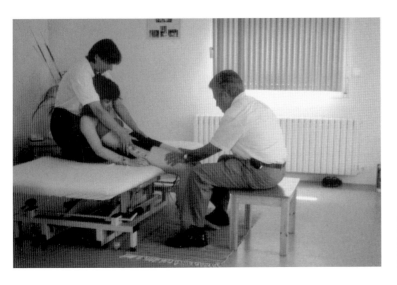

Abb. 2.7 Raquels Vater erleichtert dem M. rectus femoris mit seinem Druck auf die Oberschenkel das exzentrische Loslassen.

Am Bewegungsende gibt Raquel das gesamte Gewicht des Oberkörpers auf mich ab, und das Becken macht eine leichte Bewegung nach anterior.

Abweichungen bei Raquel in der 1. Phase

Das exzentrische Nachlassen der Rückenmuskeln findet nicht gleichmäßig rechts und links statt, sondern die linke Seite hält länger „fest". Der M. rectus femoris hält die linke Spina iliaca anterior superior weiter vorne, da er nicht ausreichend exzentrisch nachlassen kann.

Abweichungen bei Raquel in der 2. Phase

Im weiteren Verlauf der Bewegung schalten die Bauchmuskeln um und agieren mit höherem Tonus als Agonisten, allerdings asymmetrisch, d.h., die rechte Seite spannt normal an, während die linke deutlich sichtbar weniger anspannt. Der M. rectus femoris erhöht seinen Tonus (um die unzureichende Arbeit der Bauchmuskeln zu kompensieren). Raquels Vater spürt die Spannungserhöhung unter seinen Fingern und muss den Stimulus nach kaudal und nach unten verstärken.

Am Ende des Bewegungsweges spüre ich vermehrt das Gewicht des Oberkörpers. Die linke Rumpfseite „schwebt" jedoch ein wenig und wird vom M. rectus femoris gehalten. Das Becken wird nach anterior gezogen, und zwar links deutlich stärker als rechts.

Der *Rückweg der Bewegung* aus der „Rückenlage" in den aufrechten Sitz lässt sich ebenfalls in zwei Phasen einteilen, in die 3. und 4. Phase.

3. Phase: Der Kopf und die Schultern leiten den Rückweg ein, indem sie nach ventral bewegt werden und deutlich vor den ZSP gelangen. Diese Bewegung führen als Agonisten, die Mm. sternocleidomastoidei et pectorales sowie die Bauchmuskeln aus, die dabei auch das Becken nach posterior bewegen. Die Bewegung der Spina iliaca anterior superior nach dorsal lässt der M. rectus femoris mit einer exzentrischen Verlängerung zu, und zwar normalerweise ohne sich dem distalen Anteil anzunähern!

Mit dieser muskulären Aktivität wird der Oberkörper von der USF abgehoben und nach anterior bis zum lockeren Sitz gebracht.

4. Phase: Ist der Gewichtsschwerpunkt ZSP wieder innerhalb der körpereigenen USF angelangt, wird er nach ventral und kranial über eine selektive Bewegung des Beckens bewegt. Dies geschieht mit einer konzentrischen Kontraktion der sakralen, lumbalen Anteile des M. erector spinae als Agonisten und dem M. rectus femoris; bei letzterem jedoch auf geringerem Tonusniveau, da er lediglich die Rolle des Synergisten einnimmt. Die Bauchmuskeln als Antagonisten verlängern sich exzentrisch.

Abweichungen bei Raquel in der 3. Phase

In der 3. Phase konnte ich bei Raquel zu Beginn der Behandlungen besonders auffällige Abweichungen feststellen: Sie drückte mit dem Kopf nach hinten auf mein Sternum sowie beide Skapulae und den rechten Oberarm nach hinten, um sich so nach vorne zu „hebeln". Durch die Extension des Rückens gelangte ihr Becken in eine anteriore Stellung, und der M. rectus femoris zog konzentrisch mit hohem

Tonus, um das Becken und anschließend den Rumpf nach vorne zu bewegen.

Abweichungen bei Raquel in der 4. Phase

Die 4. Phase lief mit der 3. zusammen ab, denn Raquel saß aufrecht mit flektiertem Arm. Diese assoziierte Reaktion war durch die Anstrengung verursacht worden.

Infolge der starken Tonuserhöhung des M. rectus femoris proximal, verkürzte sich dieser auch distal, das Knie streckte sich, der Unterschenkel bewegte sich nach vorne und der überempfindliche Fuß zeigte eine positive Stützreaktion. Alle diese Reaktionen hätte auch ein aufmerksamer Helfer nur „mit Gewalt" verhindern können.

Fazilitation der 3. Phase

Die beschriebenen Reaktionen machen eine spezifische Fazilitation der 3. Phase, der Bewegung aus der Rückenlage in den lockeren Sitz, notwendig:

Ich schiebe meine Hände unter den lockeren Armen Raquels durch und erreiche mit dem Daumen die unteren Rippenbögen, mit den anderen Fingern die unteren Bauchmuskeln. Mit meinem Kopf und meinen Oberarmen bewege ich Raquels Kopf und ihren Schultergürtel nach ventral, umso ein Postural Set der Flexion einzustellen (**Abb. 2.8**).

Nun hebe ich mich ganz wenig nach vorne von den Fersen ab, sodass sich meine Schultern deutlich weiter nach anterior bewegen. Der Daumen „drückt" die unteren Rippen etwas nach kaudal, während die anderen Finger die Bauchmuskeln nach kranial bewegen. Ich warte ab, ob Raquel die Bewegung automatisch mitmacht. Tut sie das nicht, fordere ich sie mit den Worten auf: „Komm, mach mit!" Raquel bewegt den Gewichtsschwerpunkt ZSP mit einer konzentrischen, agonistischen Aktivität ihrer Bauchmuskeln ein wenig nach kaudal und deutlich nach anterior. Das Becken macht daraufhin die normale posteriore Bewegung, wobei es beide (!) Spinae iliaca anterior superior mitnimmt. Der M. rectus femoris, der distal seinen stabilen Referenzpunkt durch die aufmerksamen Hände von Raquels Vater erhält, verlängert sich exzentrisch. Ich bewege mich weiter nach vorne und oben. Raquel folgt der Bewegung so lange, bis ihr ZSP innerhalb ihrer Sitzfläche gelangt ist.

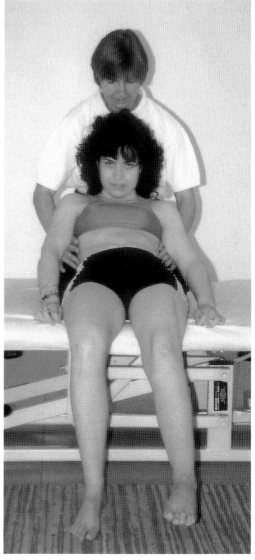

Abb. 2.8 Fazilitation der 3. Phase.

Fazilitation der 4. Phase

Die Bewegungen in dieser Phase sind fast normal. Ich fordere Raquel auf, den Kopf gesenkt zu halten, um so den kranialen Anteilen des M. erector spinae zu signalisieren: „Nicht anspannen, sondern loslassen!" Ich bleibe mit meinen Schultergürteln und Oberarmen vorne, um Raquels Schultergürtel zu signalisieren: „Nicht retrahieren, sondern locker vorne bleiben!" Meine Finger wandern nun aber nach dorsal auf das Kreuzbein und stimulieren von ganz weit unten die langsame, selektive, agonistisch konzentrische Aktivität der sakralen und lumbalen Anteile des M. erector spinae, der das Becken nach anterior in den aufrechten Sitz bewegt.

Verbessern der selektiven Rumpfbewegungen nach lateral

Wenn ich spüre, dass sich der Tonus des M. rectus femoris normalisiert, kann ich mit der Erarbeitung der adäquaten neuromuskulären Aktivitäten der Rumpfmuskulatur fortfahren. Dabei wird der ZSP in den folgenden möglichen Kombinationen bewegt:
- Von 6 nach 9,
- von 9 über 1/2 M nach 3,
- von 3 über 6 nach 9,
- von 9 über 7 und 5 nach 3,
- von 3 über 5 und 7 nach 9,
- von 9 nach 4,
- von 4 über 6 nach M. usw.

Um die seitliche Rumpfverlängerung noch zu vergrößern, setze ich mich auf die Fersen, sodass Raquel sich in der „Rückenlage" befindet. Ich ergreife mit der linken Hand den linken Ellbogen der Patientin, übergebe ihn in meine rechte und bewege so weit wie möglich in Außenrotation. Anschließend stelle ich mein rechtes Bein ein wenig mehr nach außen und bewege mich nach rechts hinüber. Die rechte Achsel der Patientin stützt sich so auf meinen rechten Oberschenkel und bildet einen Drehpunkt, über den bewegt werden kann. Meine linke Hand hält die Mitbewegung des Beckens ein wenig zurück, um die Rumpfseite der Patientin noch etwas mehr zu verlängern. Schließlich lasse ich auch die Beckenmitbewegung nach rechts zu.

Raquels Vater wird instruiert, dem linken Oberschenkel nur ganz wenig Bewegung zuzulassen, und Raquel aufgefordert, ihre linke Beckenhälfte nach unten sinken, d.h. „loooos" zu lassen. Ich helfe mit, indem ich die seitliche Rumpfmuskulatur greife und nach distal mobilisiere. Den ZSP halte ich noch ein wenig zurück, um weiterhin die Seiten so weit wie möglich zu verlängern. Diese Bewegung lässt sich in folgende vier Phasen einteilen:
- Mit meiner Rechtsdrehung drehen sich Kopf, Schultergürtel und linker Arm samt ZSP nach rechts, das Becken wird noch zurückgehalten (**Abb. 2.9**).
- Die linke Beckenhälfte soll aktiv mit nach rechts, d.h. ein wenig hoch bewegt werden.

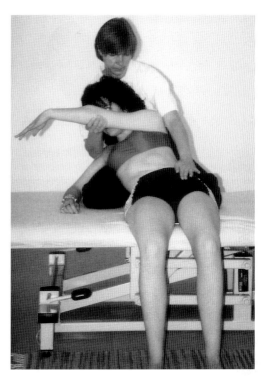

Abb. 2.9 In der ersten Phase der Rumpfverlängerung wird das Becken noch zurückgehalten.

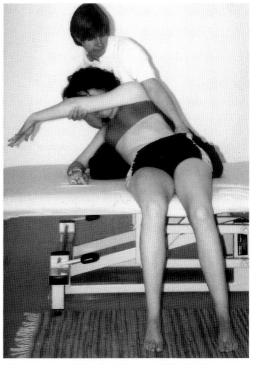

Abb. 2.10 Raquel lässt die linke Beckenhälfte aktiv los.

- Die linke Beckenhälfte soll aktiv losgelassen werden, wobei der ZSP noch zurückgehalten wird (**Abb. 2.10**).
- Durch mein Zurückdrehen in die Mitte bewegen sich Raquels ZSP, Schultergürtel, Arm und Kopf zurück zur Körpermitte.

Diese Bewegungen werden so lange durchgeführt, bis ich spüre, dass sich der Tonus der seitlichen Rumpfmuskulatur normalisiert, d.h. die Bewegungen besser zulässt und mitmacht. Ich bewege nun mein rechtes Bein wieder in die Mittelstellung zurück, um die vorher durchgeführten Bewegungsmuster der Stellreaktionen zu wiederholen und um zu überprüfen, ob die Bewegungen des ZSP nach links nun besser bzw. normaler möglich sind.

Normalisierung des Haltungstonus im Becken-Hüft-Bereich

Zur weiteren Normalisierung des Tonus ist die Fazilitation selektiver Beckenbewegungen erforderlich. Dazu helfe ich Raquel, sich in die Rückenlage zu bewegen.

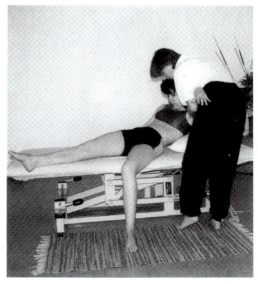

Abb. 2.11   Fazilitation der Gewichtsverlagerung nach links.

! Die nachfolgend beschriebenen Bewegungen in die Rückenlage ebenso wie in die Lage, die zur optimalen „Annahme" der Position führen soll, gilt sowohl für die therapeutische Arbeit in diesem Postural Set als auch für die Lagerung beim Ausruhen oder Schlafen.

Raquel sitzt auf der Bank. Am Kopfteil liegen über Kreuz zwei Kissen bereit, um ihren Kopf und jeweils den rechten und linken Schultergürtel zu unterstützen, während der ZSP etwas weiter nach unten auf die Bank sinken soll.

Ich ergreife Raquels linken Arm und halte mit meinem eigenen ihren Ellbogen in meiner Taille (**Abb. 2.11**), wodurch ich beide Hände frei habe, um von dorsal und ventral an den ZSP zu greifen. Von dort aus fazilitiere ich die Gewichtsverlagerung nach links, weit über die USF hinaus, um eine Stellreaktion des Rumpfes und des rechten Beines hervorzurufen. Anschließend bewege ich den ZSP nach ventral/unten und drehe Raquel nach rechts, wodurch ihr das Hinlegen deutlich erleichtert wird und kaum eine assoziierte Reaktion auftritt.

Das linke Bein soll sich möglichst nicht mit auf die Bank bewegen, sondern im Überhang liegen bleiben. Raquels Arme werden langsam auf der Bank abgelegt (der rechte selbstständig, der linke mit meiner Hilfe). Damit der linke Arm meine fazilitie-

rende Hand am linken Hüftgelenk nicht stört, liegen beide Hände auf Raquels Bauch.

Ich überprüfe die Lagerung der Schultergürtel und ziehe eventuell die Kissen etwas nach außen, wobei ich mit einer Hand dem ZSP einen kleinen Druck gebe (**Abb. 2.12**). Raquel erhält die Information: „Nicht versuchen mitzuhelfen!" Kopf, Rumpf und Arme sind nun in einem Postural Set leichter Flexion (Schultergürtel vor dem ZSP) bequem abgelegt.

Das linke Bein wird unter meiner Mithilfe auf der Bank aufgestellt. Dabei sitze ich neben der Bank, und meine rechte Hand stabilisiert die linke Beckenhälfte, während meine linke Hand den Fuß von medial greift und leicht in Pronation bewegt (**Abb. 2.13**).

Das rechte Bein ist gleichfalls angestellt. Nun nehme ich ein Bein nach dem anderen in volle Hüftflexion, um das Becken und die LWS weiter nach kaudal und ventral zu bewegen (posteriore Bewegung des Beckens, Aufhebung der LWS-Lordose). Dabei soll Raquel mithelfen (**Abb. 2.14**). Das Ziel der Bewegung ist über die Anspannung der Bauchmuskeln eine weitgehende Lockerung der Rückenmuskulatur einschließlich des M. latissimus dorsi, um die nachfolgenden selektiven Bewegungen nicht zu stören.

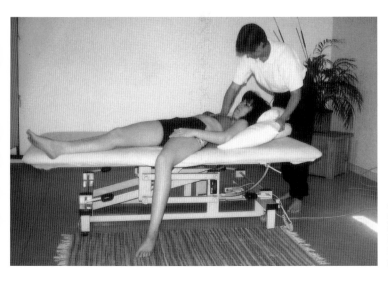

Abb. 2.12 Mit der rechten Hand stabilisiert die Therapeutin den ZSP, mit der anderen zieht sie das Kissen leicht zur Seite, damit es nur die linke Skapula unterstützt, nicht die Wirbelsäule.

Fazilitation der aktiven selektiven posterioren Bewegung des Beckens bzw. der Hüftextension durch Drehpunktverschiebung

Raquels Füße werden nacheinander aufgestellt, sodass sie hüftbreit auseinander in gerader Linie zum jeweiligen Hüftgelenk unterhalb der Kniegelenke stehen. Ich sitze dicht an den Füßen der Patientin auf der Bank, meine beiden Füße sind jeweils rechts bzw. links seitlich neben meinem Rumpf aufgestellt. Meine Oberschenkel und Knie können ihren Beinen gegebenenfalls eine Unterstützungsfläche bieten.

Meine rechte Hand hilft bei der Stabilisation ihres linken Beines, während meine linke Hand zwischen ihren Beinen hindurch an die inferioren Anteile der beiden Mm. glutaea maximi reicht. Mit der rechten Hand führe ich nun einen leichten Zug am linken Oberschenkel der Patientin aus und fasse gleichzeitig in die Muskelmasse der Glutäi und ziehe das

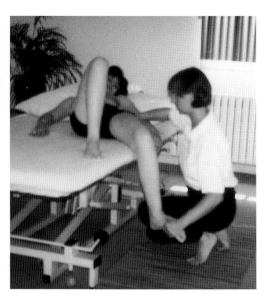

Abb. 2.13 Das Becken wird stabilisiert und der Vorfuß wird in Pronation bewegt.

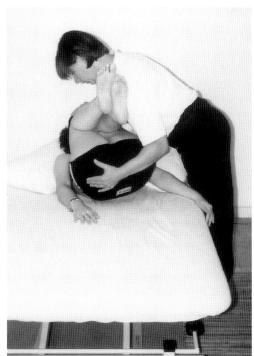

Abb. 2.14 Lockerung der Rückenmuskulatur und des M. latissimus dorsi über die Anspannung der Bauchmuskeln.

Becken nach kaudal und oben (**Abb. 2.15**). Raquel hebt daraufhin das Steißbein und den unteren Teil des Kreuzbeines ab, d.h., sie macht eine aktive posteriore Bewegung des Beckens (Aktivierung der Glutäi und der Bauchmuskeln mit der Kontraktionsrichtung nach kranial).

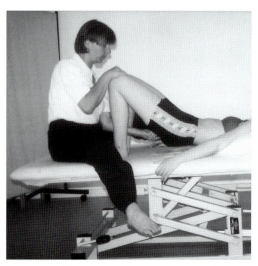

Abb. 2.15 Selektive posteriore Bewegung des Beckens, die Therapeutin stimuliert die Glutealmuskulatur (Bewegung des Beckens nach posterior und oben).

Ich beobachte, dass die rechte Seite früher mit der Anspannung und der Bewegung beginnt und höher gehoben wird. Das bedeutet eine abnormale reziproke Innervation der rechten und linken Körperhälfte; der Hypotonus links wird mit einem Hypertonus rechts kompensiert. Die Extension des rechten Hüftgelenks wird erreicht, während das linke Hüftgelenk durch eine sicht- und fühlbare Tonuserhöhung der über die Leiste ziehenden Sehne des M. rectus femoris daran gehindert wird. Weiterhin ist eine Einziehung medial an der Leiste sichtbar, die auf einen hohen Tonus der Adduktoren hindeutet.

Ich frage nach, ob die Patientin diese Asymmetrie spürt und ob sie sie verändern kann. Die Verbesserung der nächsten Bewegung beginnt mit dem Nachlassen der asymmetrischen ersten Bewegung: „Lass die rechte Seite zuerst auf der Bank ankommen!", was Raquel hilft, die rechte Seite loszulassen, d.h. zu hemmen. Anschließend gebe ich die verbale Hilfe, wie diese Veränderung/Verbesserung zu erreichen ist: „Achtung, die linke Seite soll mit der Bewegung beginnen!" oder: „Voooorsichtig, die rechte Seite nicht so hoch!"

Gelingt eine Verbesserung der Bewegungskomponente durch die aktive Bewegung der Patientin, kann ich mit der Behandlung fortfahren. Ist dies nicht der Fall, muss ich weitere Maßnahmen ergreifen, um die eine Bewegung verhindernde Muskulatur in ihrem Tonus zu senken bzw. die normale reziproke Innervation herzustellen. Dies kann beispielsweise mit Hilfe der *spezifischen inhibitorischen/fazilitierenden Mobilisation* erreicht werden.

Spezifische inhibitorische/fazilitierende Mobilisation

Diese Mobilisation wird mit folgenden Zielen durchgeführt:
- Die Inhibition der Muskulatur mit abnorm hohem Tonus. Dabei werden die sich exzentrisch kontrahierenden Muskelfasern manuell unterstützt.
- Die Durchblutungsförderung und Stimulation der hypotonen Muskulatur, die durch Inaktivität eine Durchblutungsminderung erfährt. Als Folge fehlender Bewegung der Muskelfasern können Verklebungen miteinander und mit der Faszie entstehen. Um eine Bewegung zu erleichtern, müssen diese gelöst werden.
- Die Behandlung muskulärer und bindegewebiger Kontrakturen, d.h., wenn bereits biomechanische Veränderungen entstanden sind, wie „sticky cross bridges" und eine Verminderung der Sarkomere (Rothwell 1994, Dietz 1992) oder eine „mit Längenveränderung verbundene Umwandlung der motorischen Einheiten Typ II in Typ I" (Dattola et al. 1993).

Das *Prinzip* ist stets gleich: Ich suche eine Bewegungssequenz aus der normalen Bewegung, bei der von der zu mobilisierenden Muskulatur eine exzentrische Kontraktion verlangt wird. So arbeiten Raquels ZNS und meine Hände für das gleiche Ziel, nämlich der aktiven Verlängerung der Muskulatur. Diese aktive Verlängerung ist ein ganz anderer Vorgang als ein passives Auseinanderziehen der elastischen Anteile des Muskels!

Mobilisation der Adduktorenmuskulatur

Ich berühre mit meinen Knien die der Patientin, um ihr das Gefühl einer unterstützenden Fläche zu geben. Nun soll sie beide Knie gleichzeitig langsam nach außen in die Abduktion und Außenrotation loslassen, um sie am Ende der Bewegung an meinen

Knien anzulehnen. Während dieser aktiven exzentrischen Kontraktion der Adduktoren bewege ich mit beiden Händen vorsichtig die Adduktoren lateral und nach distal. Raquel soll dann beide Knie wieder zusammenbringen, d.h. eine aktive konzentrische Aktivität der Adduktoren durchführen, um das Loslassen zu wiederholen, das ich mit der spezifischen Mobilisation der Muskulatur unterstütze.

Anschließend fazilitiere ich die Extensionsbewegung des Hüftgelenks erneut, um zu beobachten, ob die Tonussenkung der Adduktoren erreicht wird und zu einer Verbesserung der Bewegungskomponente führt.

Mobilisation des Rectus femoris

Auch die Mobilisation dieses Muskels ist bei Raquel erforderlich, um dessen bindegewebigen Umbau zu vermeiden.

Der rechte Fuß bleibt aufgestellt, um das Becken an einer möglichen anterioren Bewegung zu hindern. Ich stehe an der linken Bankseite und helfe Raquel, die Hüfte ein klein wenig weiter anzubeugen, um die Ferse von der Bank zu entlasten und anschließend das Bein nach außen und vor allem nach unten zurück in den Überhang zu führen. Diese Bewegung erfordert das exzentrische Loslassen der Hüftflexoren, u.a. des M. rectus femoris.

> *Muskulatur, die sich aktiv gut verlängern kann, kann sich auch leichter und qualitativ besser verkürzen – und umgekehrt.*

Aus diesem Grunde wird an der Fazilitation der *selektiven Hüftflexion* und am Loslassen der Hüftflexoren gearbeitet. Mit meiner distalen Hand ergreife ich Raquels Fuß von medial, um eine leichte Bewegung in die Pronation und Eversion durchzuführen. Meine proximale Hand lege ich unter das distale Ende des Oberschenkels, um bei der folgenden Bewegung Gewicht abnehmen zu können. Nun fordere ich Raquel auf, die Ferse ihres linken Fußes langsam auf die Bank zu führen. Ich warte die Initiierung der Bewegung ab und erfühle, welche und wie viel Bewegung die Patientin durchführt. Ich unterstütze durch leichtes Lenken in die Adduktion und Innenrotation, da Raquels Bewegung in Retraktion des Beckens mit Außenrotation verläuft.

Auf diese Weise führe ich die aktive selektive Hüftflexion und deren Nachlassen, d.h. das aktive Verkürzen und Verlängern der Hüftflexoren, einige Male aus.

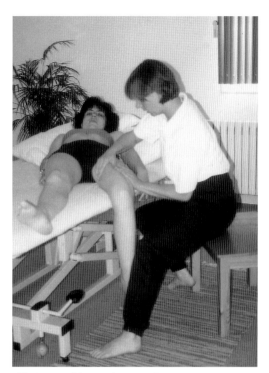

Abb. 2.16   Mobilisation des Rectus femoris.

Liegt der Oberschenkel auf der Bank ab, kann ich die Technik der *spezifischen Mobilisation der Muskulatur* auch hier anwenden. Dabei sitze ich auf einem Hocker in adäquater Höhe, und mein linkes Bein schiebt Raquels linken Unterschenkel langsam in weitere Kniebeugung, während meine beiden Hände die Muskulatur der ventralen Seite des Oberschenkels folgendermaßen mobilisieren: Mit der rechten Hand greife ich in die Muskelmasse hinein (**Abb. 2.16**) und bewege sie ein wenig nach distal, während sich meine linke Hand durch leichte mediale und laterale Bewegungen nach distal und weg von der rechten Hand schiebt. Anschließend fasst meine rechte Hand nach und die linke wiederholt ihre Arbeit, dann fasst die rechte Hand nach usw., bis ich die gesamte Muskulatur bis zum Knie hin bearbeitet habe. Um die Mobilisation für das ZNS aktiv zu gestalten, muss ich die Arbeit der Hände mit der Bewegung des Knies in weitere Flexion kombinieren: bei Mobilisation der Muskulatur nach distal, das ein exzentrisches Nachlassen fördert, wird der Unterschenkel in weitere Flexion bewegt. Raquel soll dabei aktiv mitmachen, den Fuß unter die Bank bewegen.

Nun wird wieder überprüft, ob sich die *aktive selektive Hüftextension* durch die Tonussenkung des M. rectus femoris leichter und besser durchführen lässt. Dazu muss Raquel den linken und den rechten Fuß wieder zusammen auf die Bank stellen und die oben beschriebenen Bewegungen ausführen.

Abduktorische und außenrotatorische Aktivierung der Hüftmuskulatur

Die abduktorische und außenrotatorische Aktivierung der Hüftmuskulatur kann bei Raquel in Rückenlage beginnen. Dazu liegt das rechte Bein ausgestreckt auf der Bank und das linke ist angestellt. Nun soll bei der Drehung der Leiste des linken Hüftgelenks vom linken Fuß aus nach rechts die rechte Beckenhälfte als Drehpunkt benutzt werden. Ich beginne die Bewegung mit dem Oberschenkel in leichter Adduktion, wobei ich an der linken Bankseite stehe oder knie. Mit der linken Hand stabilisiere ich Raquels rechte Beckenhälfte und kontrolliere mit der linken Achsel die Abduktions- bzw. Adduktionsstellung des linken Hüftgelenks. Dabei kann ich den Oberschenkel ein wenig nach distal ziehen, wenn die Bewegung beginnen soll.

Meine rechte, stabil zu einem lumbrikalen Griff geformte Hand stimuliert mit einer rotatorischen „Schaufelbewegung" nach medial-ventral den unteren, inneren Quadranten des linken M. glutaeus maximus. Sowohl die Stabilisierung als auch die Bewegung des Oberschenkels durch die Achsel und Bewegung meiner rechten Hand müssen gleichzeitig gut koordiniert erfolgen, was evtl. von einer verbalen Aufforderung an Raquel, wie „Mitmachen!", begleitet werden kann (**Abb. 2.17**).

Falls die Adduktoren und der M. rectus femoris die Öffnung der Leiste (durch Extension, Abduktion und Außenrotation) erschweren, kompensiert die Patientin mit einer Kontraktion des M. latissimus

dorsi. Dabei zieht sie die linke Beckenhälfte nach kranial-oben. Um die durch eine solche Kompensation ausgelöste Tonuserhöhung wieder zu verringern und um den Ort, an dem die Bewegung stattfinden soll – das Hüftgelenk – bewusster zu machen, lege ich meine linke Hand mit der Kleinfingerkante in die Leiste. Beim Loslassen des Beckens wende ich einen vorsichtigen Zug nach kaudal an, wodurch sich die gesamte linke Rumpfhälfte etwas verlängert.

Stimmt die Bewegung und wird sie mit guter Qualität durchgeführt, kann sie mit kleinerer Amplitude wiederholt werden, ohne zwischendurch völlig auf die Bank abzulegen und locker zu lassen. Dadurch werden die Glutäi dazu stimuliert, ihren Tonus zu erhöhen und über die reziproke Innervation ihre Antagonisten im Tonus weiter zu reduzieren und zu hemmen.

Ob das Ziel, eine Rundumstabilisierung des Hüftgelenks, erreicht wurde, lässt sich wie folgt überprüfen: Ist die linke Beckenhälfte abgehoben und nach rechts herüber gedreht und hat sich dabei der Oberschenkel nach links in die Abduktion bewegt, soll Raquel diese Position ohne meine Hilfe beibehalten. Gelingt ihr das, soll sie das Becken in seiner Position halten und das Knie weiter nach innen und außen bewegen, ohne mit dem Becken abzusinken.

Ich beobachte kontinuierlich das Relief der Leiste, d.h. die Sehnen der Adduktoren, die Einziehung medial und die Sehne des M. rectus femoris. Damit kann ich eine Tonussenkung der Muskulatur feststellen.

Ob die linke Hüfte stabil gehalten werden kann, während sich das rechte Bein bewegt, lässt sich anhand folgender Aktivität erkennen: Raquels linkes Bein ist angestellt und in Mittelstellung zwischen Abduktion/Außenrotation und Adduktion/Innen-

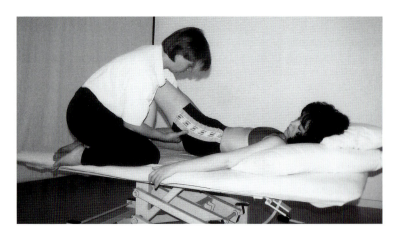

Abb. 2.17 Aktivierung der Abduktoren und Außenrotatoren aus Rückenlage. Der Stimulus der Therapeutin erleichtert das „Öffnen" der Leiste.

rotation stabilisiert. Ich fazilitiere die Flexion und das Nachlassen der Flexion des rechten Beines und führe das Bein vom Fuß aus in Abduktion/Außenrotation bzw. in Adduktion/Innenrotation. Dabei soll das linke Knie ruhig stehen bleiben und sich kaum bewegen, was besonders schwierig ist, wenn ich das rechte Hüftgelenk in Abduktion/Außenrotation fazilitiere.

Alle oben beschriebenen, das Hüftgelenk betreffenden selektiven Bewegungskomponenten werden in der normalen Standbeinphase ähnlich durchgeführt. Da Raquel dabei Abweichungen zeigte (siehe S. 62, Befund), bereite ich sie unter leichteren Bedingungen auf die Standbeinphase vor (größere Unterstützungsfläche und Gabe von Referenzpunkten = Hilfen zur hemmenden Kontrolle einer normaleren reziproken Innervation). Auch wenn die Qualität der Bewegungskomponenten in diesem Postural Set gut ist, lässt dies leider noch nicht darauf schließen, dass sie auch in der Standbeinphase normal(er) durchgeführt werden können, da die Bedingungen zu verschieden sind:

- Die USF ist viel kleiner;
- der Tonus ist dadurch höher;
- es wird eine viel höhere hemmende Kontrolle notwendig;
- gleichzeitig sind noch mehr Bewegungskomponenten, d.h. selektive Bewegungen zu kontrollieren.

Allerdings lassen sich die Aktivitäten im Stand gut vorbereiten, bevor ich sie in der Vertikalen zum Bewegungsmuster Standbeinphase „zusammensetze".

Den Übergang in den Stand fazilitiere ich so, dass Raquel viel mithelfen kann, ohne assoziierte Reaktionen zu zeigen.

Fazilitation des Aufsetzens an die Bankkante

Die Qualität der Aktivitäten in einem bestimmten Postural Set kann jeweils nur so gut sein, wie die Bewegung, mit der das Postural Set erreicht wurde! Der Übergang aus der Rückenlage in den Sitz ist schwierig zu fazilitieren. Folgendes ist dabei zu beachten:

- Raquel hat nun eine Zeit lang in Rückenlage gearbeitet, d.h., der Haltungstonus hat sich der Größe der USF entsprechend verringert.
- Die Position in Relation zur Schwerkraft ist horizontal.
- Der gesamte Oberkörper (ein relativ großes Gewicht) soll mit einem niedrigen Haltungstonus

aus der Horizontalen in die Vertikale bewegt werden.

- Aus einem symmetrischen Postural Set soll über eine asymmetrische Bewegung eine symmetrische Sitzhaltung eingenommen werden, was hohe Anforderungen an die reziproke Innervation und an die räumliche sowie zeitliche Koordination stellt.

Das bedeutet, dass ich Hilfestellungen geben muss, um assoziierte Reaktionen zu vermeiden und um die durch die Arbeit in Rückenlage erreichte Tonusnormalisierung zu erhalten.

Beispiele für Hilfestellungen:

- Das linke Bein wird mit den oben beschriebenen aktiven selektiven Bewegungen in den Überhang gebracht.
- Ich lege Raquels linkes Handgelenk an die Bankkante, d.h. in ein *Alignment*, das ihr einen Moment später erlaubt, sich mit dieser Hand ein wenig abzustützen, um den Rumpf in die Vertikale aufzurichten (gute Möglichkeit zur Fazilitation des Ellbogen- und Handstützes sowie zur Stimulation der selektiven Aktivität des M. triceps brachii!). Zur Stabilisation des Handgelenks lege ich meine auf Raquels Hand, sodass mein Zeigefinger und Daumen genau im Drehpunkt Handgelenk liegen (**Abb. 2.18**). Beim Abstützen können beide Finger die Abrollbewegung von ulnar nach radial stabilisierend begleiten.
- Meine linke Hand fasst Raquels rechte, fazilitiert in die Supination und Außenrotation und führt sie so weit in die Richtung zwischen linkem Hüft- und Handgelenk, dass die rechte Schulter gut vor den ZSP gelangt.
- Hebt sich der Kopf nicht spontan ab, fordere ich Raquel auf, zu ihrer linken Hand zu schauen, sodass sich nach den beiden Schultergürteln auch der Kopf vor dem ZSP befindet und so ein Postural Set der Flexion einstellt. Der auf diese Weise stimulierte Tonus der Bauchmuskulatur ist notwendig, um den Oberkörper anzuheben.
- Ich führe nun Raquels rechte Hand weiter nach rechts, etwa parallel zur Bankkante und fordere sie auf: „Bein hoch und heraus!"
- Das abgehobene und nach vorn über die Bankkante geführte Bein stellt nun ein Gegengewicht für den schweren Oberkörper dar. Meine bereitliegende linke Hand übernimmt auch ein wenig Gewicht, wodurch der Übergang insgesamt erleichtert wird (**Abb. 2.19**).

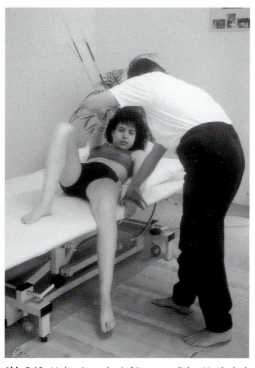

Abb. 2.18   Vorbereitung des Aufsitzens, am linken Handgelenk und Hüftgelenk Raquels sind die Drehpunkte der Bewegung.

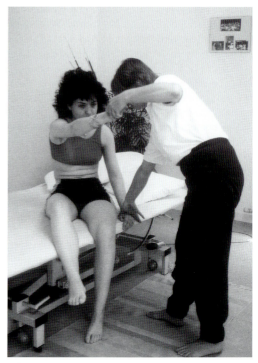

Abb. 2.19   Die Therapeutin übernimmt nur wenig Gewicht von Raquel.

An schwierigeren Tagen, wenn Raquels Haltungstonus höher ist, muss ich mehr Hilfestellung geben, d.h. mehr Gewicht abnehmen, um assoziierte Reaktionen zu vermeiden.

Beispiele vermehrter Hilfestellungen:

- Ich führe Raquels rechte Hand zwischen linkes Hüft- und Handgelenk und fordere sie auf, sie dort liegen zu lassen und hinzuschauen.
- Mit meinem linken Arm fasse ich Raquels betroffenen Arm, während mein rechter Arm um ihren Kopf und Rumpf herumgreift, um rechts dorsal am ZSP zu fassen.
- Während die Patientin das rechte Bein hoch- und herausführt, wobei sie sich leicht auf dem linken Arm abstützt, übernehme ich einiges des Oberkörpergewichts und erleichtere so den Bewegungsablauf bis zum Sitz an der Bankkante.

! Wie bei allen anderen Fazilitationen – bei diesem Bewegungsablauf jedoch im besonderen Maße – ist eine harmonische Mitbewegung des gesamten Körpers der Therapeutin von Bedeutung. Sie muss beweglich sein und in die Knie gehen, um sich mit zunehmender Vertikalisierung der Patientin zu strecken und gleichzeitig zu drehen. Wie bei allen Bewegungen gilt: Je besser sie

ihren eigenen Bewegungsablauf beherrscht, desto besser kann sie fazilitieren.

Fazilitation selektiver Beckenbewegungen

Die Arme der Patientin liegen auf den Schultern der Therapeutin und sie hat die Hände gefaltet, damit der betroffene Arm nicht herabfallen kann. Beide Köpfe berühren sich leicht, sodass Raquel zwei wichtige Referenzpunkte erhält, die ihr helfen, die Bewegungen vom Becken und nicht vom ZSP oder vom Kopf aus zu initiieren.

Ich lege meine Hände so um Raquels Becken, dass meine Daumen etwas unterhalb der Spina iliaca anterior superior in der Leiste liegen und die Finger das Os ilium so weit wie möglich umfassen. Nun kann ich in einer halbkreisförmigen Bewegung das Becken nach posterior und anterior, nach lateral und diagonal (z.B. von posterior rechts nach anterior links) bewegen bzw. alle Bewegungen kombinieren und eine Art „Bauchtanz" fazilitieren (**Abb. 2.20**).

Raquels Beine stehen im Alignment, d.h. ca. hüftbreit auseinander, die Füße stehen unterhalb der Knie, die während der Beckenbewegungen wie in Tab. 2.1 stabilisiert werden müssen.

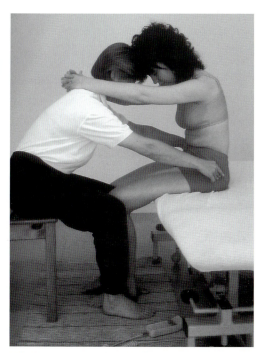

Abb. 2.20 Ausgangsstellung für das Fazilitieren selektiver Beckenbewegungen.

Zu Beginn ist diese Stabilisierung aus folgenden Gründen bei Raquel nicht gut möglich:
- Bei der posterioren Bewegung zieht das rechte Bein sehr weit in die Adduktion.

Tab. 2.1 Stabilisierung der Hüft- und Fußgelenke während der selektiven Beckenbewegungen

Becken	Femur/Hüftgelenk	Fuß
anteriore Bewegung	nach anterior, leicht nach lateral Flexion, Außenrotation	Dorsalextension
posteriore Bewegung	nach posterior, leicht nach medial Extension, Innenrotation	Plantarflexion
rechts lateral	rechts: nach medial Adduktion, Innenrotation links: nach lateral Abduktion, Außenrotation	rechts: Eversion/Pronation links: Inversion/Supination
links lateral	rechts: nach lateral Abduktion, Außenrotation links: nach medial Adduktion, Innenrotation	rechts: Inversion/Supination links: Eversion/Pronation

- Bei den Bewegungen nach lateral fällt das rechte Bein in die Richtung, in die sich das Becken bewegt, anstatt in der Mittelstellung mit der entsprechenden Aktivität stabilisiert zu werden.

Eine mögliche Ursache ist der zu hohe Tonus der Adduktoren, die sich den geforderten Längenveränderungen nicht anpassen können.

Zur Tonusnormalisierung der gesamten, auf das Hüftgelenk wirkenden Muskulatur helfe ich Raquel, ihre beiden Beine weit in die Abduktion/Außenrotation zu stellen und halte sie mit meinen Knien jeweils medial in dieser Position. Wird dann die anteriore Bewegung, besonders aber die diagonale Bewegung des Beckens nach vorne rechts fazilitiert, müssen sich die Adduktoren der linken Seite deutlich verlängern, wobei Raquel ein leichtes Ziehen proximal medial angibt. Dies deute ich als Zeichen dafür, dass die exzentrische Verlängerung der Adduktoren in ihrem proximalen Bereich nicht leicht fällt (**Abb. 2.21**).

Ich bewege mich mit meinem gesamten Körper in die Bewegungen mit hinein, um sie zu vergrößern. In einer Vorlageposition der Patientin (für mich bedeutet dies Rücklage) fordere ich sie auf, das

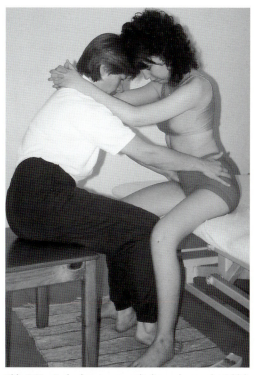

Abb. 2.21 Beckenbewegung nach diagonal vorn, die Adduktoren müssen exzentrisch loslassen.

Gesäß etwas abzuheben und einen Moment lang zu halten. Dies hat zum Ziel, mit einer Aktivität gegen die Schwerkraft in Knieextensoren, Glutäalmuskulatur und besonders Abduktoren der Hüftgelenke den Tonus aufzubauen.

Nach einigen Wiederholungen werden die Beine erneut in das normale Alignment zum Aufstehen gestellt. Die Beckenbewegungen werden wiederholt, um festzustellen, ob das rechte Hüftgelenk besser stabilisiert werden kann, was bei Raquel zutrifft. Somit kann nun die Aufgabe dahingehend erschwert werden, dass ich ihr weniger Referenzpunkte anbiete, und die Patientin sich diese durch aktive Stabilisation selbst schaffen muss: Zuerst hebe ich den Kontakt am Kopf ohne weiteren Kommentar auf und führe die Fazilitation am Becken ohne Unterbrechung weiter. Ich kann nun beobachten, dass der Kopf in einer Stellung verbleibt und sich nicht mit dem Becken mitbewegt, was ich als positiv bewerte, sodass ich den Referenzpunkt an den Schultergürteln (die abgelegten Arme) aufgeben kann. Diese hängen nun seitlich locker neben dem Rumpf, während die Beckenbewegungen ohne Unterbrechung weiter fazilitiert werden (**Abb. 2.22**).

Bevor ich mit dem Übergang vom Sitz in den Stand beginnen kann, müssen Raquels Füße darauf

vorbereitet werden, sowohl das Gewicht des Körpers zu tragen als auch Equilibriumreaktionen zu zeigen.

Erarbeitung der normalen Stehbalance – Mobilisation des Fußes

Raquel sitzt in für sie angenehmer Höhe auf der Bank. Die Trochanter sind räumlich etwas höher als das Zentrum der Kniegelenke. Ich sitze im Fersensitz auf dem Boden rechtwinklig neben ihrem rechten Fuß, mit dem begonnen werden soll. Ich biete meinen rechten Oberschenkel als bewegliche USF an. Meine linke Hand umfasst die Ferse, die rechte liegt auf dem Vorfuß. Meine Gewichtsverlagerung von der linken zur rechten Ferse bewegt meinen Oberschenkel in Innen- und Außenrotation, wodurch Raquel ihr Knie flektiert und ihren Fuß in Dorsalextension bewegt bzw. das Knie mit Plantarflexion des Fußes extendiert.

Der rechte Fuß bleibt unter dem Kniegelenk stehen, und ich setze mich rechtwinklig neben Raquels linken Fuß, um ihn in der gleichen Weise zu behandeln. Hier muss ich mit der Berührung des Fußes und dem angewendeten Druck ebenso wie mit den Bewegungen deutlich vorsichtiger sein, da der Fuß auf kleinste Reize heftig reagiert. Trotzdem muss ich die gesamte Plantaraponeurose mobilisieren (**Abb. 2.23**).

Ich kann nun meinen rechten Unterarm leicht auf den Vorfuß legen, um mit der rechten Hand die Wadenmuskulatur zu erreichen, deren exzentrische Verlängerung ich bei der Bewegung in die Dorsalextension mit der spezifischen Mobilisation unterstütze (**Abb. 2.24**).

Ich stelle Raquels Fuß direkt unter das Kniegelenk auf den Boden, und sie soll aktiv die von mir initiierte selektive Dorsalextension und Plantarflexion mitmachen. Zu Beginn spüre ich zunächst eine übermäßige Mithilfe, die sich jedoch nach und nach immer besser an den gegebenen Stimulus anpasst und damit ihren Tonus unter zunehmend hemmende Kontrolle bringt.

Nach und nach kann Raquel auch mit ihrer linken Seite die gewünschten Knie- und Fußbewegungen ein wenig mitmachen, wobei ich immer wieder kontrolliere, ob dies selektiv oder unter Mitarbeit der Hüfte und der gesamten linken Rumpfseite geschieht.

Nach der Mobilisation in Dorsalextension/Plantarflexion setze ich mich ein wenig um, d.h. mehr mit dem Rücken zur Patientin, um die Ferse zwischen ihren Oberschenkeln abzustellen und so für

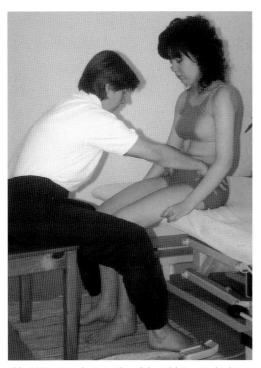

Abb. 2.22   Raquel muss während der selektiven Beckenbewegungen aktiv den ZSP als Referenzpunkt stabilisieren.

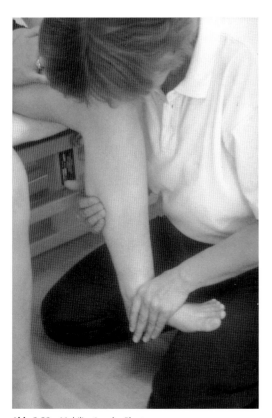

Abb. 2.23 Mobilisation der Plantaraponeurose.

die Mobilisation des Mittel- und Vorfußes beide Hände frei zu haben. Ich bewege die Fußwurzelknochen und die Metatarsalen gegeneinander und streiche die Mm. interossei nach distal hin aus (**Abb. 2.25**), was oftmals spontan ein Spreizen und

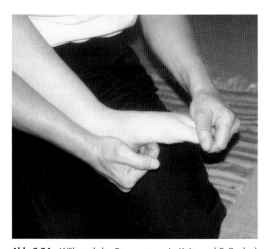

Abb. 2.24 Während der Bewegungen in Knie- und Fußgelenk wird die Wadenmuskulatur mobilisiert.

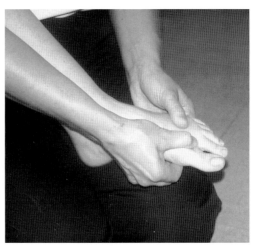

Abb. 2.25 Ausstreichen der Mm. interossei.

Strecken der Zehen bewirkt. Übe ich zu viel Druck aus, bewegt sich der Großzeh heftig in Extension, ein Zeichen, die Stimuli langsamer und noch vorsichtiger zu geben.

Ich setze mich nun vor Raquels linken Unterschenkel. Meine beiden Knie geben den Zehen einen Referenzpunkt und mein Kopf kontrolliert ihre Knie. Somit habe ich beide Hände dafür frei, bei einer aktiven Plantarflexion mitzuhelfen, und beim aktiven Loslassen der Ferse zurück auf den Boden kann ich den gesamten M. triceps surae mobilisieren (**Abb. 2.26**).

Raquel gibt an, den Fuß nach und nach besser zu spüren. Dieser wird unter das Kniegelenk gestellt, und ich lege meine Hand mit dem Zeigefinger genau über die Grundgelenkreihe der Zehen, um dort einen Referenzpunkt zu geben. Meine linke Hand führt Raquels Ferse nach oben in die Plantarflexion, und meine Aufforderungen zur Mitarbeit lauten: „Mach mit!", „Halten!" und „Loooslassen!" (**Abb. 2.27**).

! Die verbalen Anweisungen bestehen lediglich in kurzen, knappen Worten, die stimmlich entsprechend unterstützt zum Tonusaufbau bzw. -abbau auffordern. Wann wobei mitgemacht, gehalten oder losgelassen werden soll, muss die Patientin über Fühlen oder Beobachten selbst entscheiden.

Nach einigen assistiven/aktiven Bewegungen in die Plantarflexion wird der Fuß etwas weiter nach vorn abgestellt, um die nun geforderte Dorsalextension zu erleichtern. Dazu streiche ich mit den Fingern oder einer Flaschenbürste vorsichtig vom Kleinzeh in

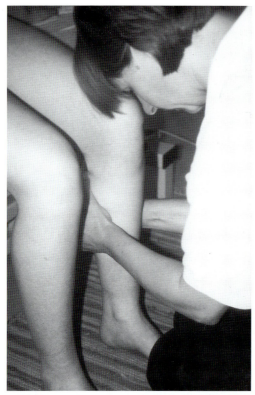

Abb. 2.26 Die Therapeutin gibt während der Mobilisation des M. triceps surae Referenzpunkte an den Zehengelenken und am Knie.

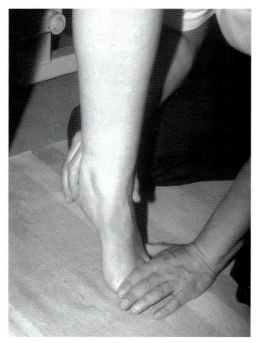

Abb. 2.27 Selektive Plantarflexion.

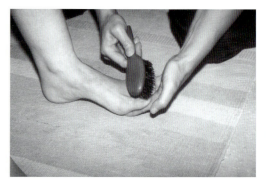

Abb. 2.28 Stimulation und Desensibilisierung mit Hilfe einer Bürste.

Richtung Großzeh an den Zehenkuppen entlang. Dies stimuliert die Zehenextensoren bzw. den M. tibialis anterior. Eine andere, härtere Bürste kann zur Stimulation bzw. zur Desensibilisierung dienen (**Abb. 2.28**). Eine eventuell auftretende assoziierte Reaktion des Großzehs gäbe die obere Grenze der Stimulation an. Die dadurch entstandene leichte Tonuserhöhung würde durch Bewegen nach unten in Richtung Flexion gehemmt, sodass ich mit vorsichtigerem Berührungsstimulus fortfahre.

An Tagen mit höherem Tonus muss diese Mobilisation in Rückenlage, an „besseren" Tagen kann sie auch im Stand in der entsprechenden Schrittphase durchgeführt werden.

Beide Füße stehen nun direkt unterhalb der Kniegelenke.

Fazilitieren des Aufstehens

Zunächst soll die normale Bewegung beschrieben werden.

Vergleich: Normale Bewegung

Die Füße werden abhängig davon, was im Stand geschehen soll,

a) parallel aufgestellt, wenn lediglich aufgestanden werden soll;

b) in Schrittstellung aufgestellt, und zwar z.B. der linke Fuß weiter nach vorne, wenn gleich nach dem Aufstehen nach links gegangen werden soll.

Da in der Therapie oft aufgestanden wird, um im Stand zu arbeiten, wird hier das Aufstehen mit parallel stehenden Füßen beschrieben:

Aus dem lockeren Sitz mit posteriorer Haltung des Beckens wird es zunächst selektiv etwas nach anterior bewegt, ohne vollständig die Mittelstellung zu erreichen.

Zuvor übernimmt der ZSP die Initiierung der weiteren Bewegung des gesamten Rumpfes nach vorne, wobei das Becken seine anteriore Bewegung fortsetzt und der ZSP eine leichte Aufwärtsbewegung ausführt.

Durch die anteriore Bewegung des Beckens werden beide Femora nach anterior geschoben (die Mm. quadriceps femores beider Seiten erhöhen bereits leicht ihren Tonus) und nehmen die Tibiae mit, sodass in den Fußgelenken eine leichte Dorsalextension entsteht und die Füße mehr Druck auf dem Boden erhalten.

Beide Schultergürtel und Arme hängen entweder locker herunter, oder sie üben eine für sie typische Funktion aus, z.B. Festhalten eines Gegenstands. Sie sind an der Bewegung des Aufstehens nicht aktiv beteiligt!

Der Kopf spielt beim Aufstehen auch keine aktive Rolle; er richtet gegebenenfalls die Augen auf eine zu beobachtende Person/Objekt bzw. in die Richtung, in die eventuell gegangen werden soll, wenn das Aufstehen beendet wurde.

Die Initiierung des Abhebens von der Sitzfläche obliegt den Knien, die eine selektive Extension beginnen.

Ist das Becken einmal von der Sitzfläche abgehoben, übernimmt es mit einer posterioren Bewegung die weitere Initiierung der Bewegung nach oben.

Die Knie extendieren, wobei sie sich in der Geschwindigkeit dem Becken anpassen.

Der ZSP wird mit einer leichten Spannung der oberen Bauchmuskeln nach ventral-kaudal stabilisiert und bildet so einen Referenzpunkt, der die Selektivität der Beckenbewegung erleichtert.

Schultergürtel und Kopf bleiben weiterhin ohne aktive Beteiligung an der Bewegung reaktiv.

Am Ende der Extension von Hüft- und Kniegelenken bewegt sich das Becken bei vielen (nicht allen!) Menschen ganz leicht nach anterior und die Knie werden eingestellt – je nachdem, was nun im Stand geschehen soll bzw. wie der gesamte Aktivierungszustand der Person ist.

Beispiele:
a) Wird von der Bank an einer Bushaltestelle aufgestanden und die letzten Sekunden vor dem Einsteigen im Stand abgewartet, ist der Aktivitätszustand hoch und Knie bleiben in Nullstellung stabilisiert.

b) Wird aufgestanden, um einer anderen Person Platz zu machen, und es muss noch weiter stehend gewartet werden, ist der Aktivitätszustand niedriger, das Gewicht wird auf ein Bein verlagert, das

voll gestreckt wird, in der Hüfte wird in Adduktion losgelassen und es wird sich auf ein blockiertes Bein „gesetzt", während das andere vorgestellt wird.

Am Ende des Aufstehens wird die Stabilisierung des ZSP aufgegeben und er macht eine leichte Aufwärtsdrehung in der Sagittalebene.

Raquel zeigt beim Aufstehen folgende deutlichen Unterschiede zur normalen Bewegung:
- Sie stellt den rechten Fuß dichter an die Bank heran, obwohl sie nach dem Aufstehen nicht gleich losgehen soll. Dadurch erfährt das rechte Bein mehr Gewichtsbelastung als das linke.
- Ihr ZSP leitet die Bewegung des Beckens nach anterior ein und führt den Oberkörper nach vorn und ein wenig nach rechts.
- Der rechte Schultergürtel wird leicht retrahiert, während der Arm mit einem kleinen Schwung nach vorn bewegt wird.
- Vor allem der Kopf sowie der rechte Schultergürtel und Arm initiieren die Ablösebewegung des Beckens von der Sitzfläche, während die Knie lediglich unterstützend wirken.
- Die zervikalen Extensoren bauen einen Tonus auf, um bei der Bewegung nach oben mitzuhelfen.
- Der linke Schultergürel zieht leicht in die Retraktion.
- Der ZSP führt eine Aufwärtsbewegung in der Sagittalebene aus.
- Das Becken macht eine leicht posteriore Bewegung.
- Die Knie strecken sich. ◼

Diese Unterschiede zur normalen Bewegung lassen sich wie folgt zusammenfassen:
- Es besteht kaum Dorsalextension in den Fußgelenken.
- Die zeitliche Koordination, das Timing, ist verändert.
- Das Becken führt keine selektive posteriore Bewegung aus, weil keine Stabilisierung des ZSP erfolgt und dieser sich mit dem Becken (wie oben beschrieben) mitbewegt und sogar Initiator ist.
- Die mangelnde Extensionsaktivität beider Knie, besonders aber der linken Seite, wird durch Mitbewegung der Schultergürtel und des Kopfes kompensiert.

Aus diesen Abweichungen bei Raquel ergeben sich konsequenterweise die Ansatzpunkte zur Hemmung und Fazilitation.

Ich setze mich links neben Raquel. Ich ergreife ihre linke Hand wie zur Begrüßung und bewege ihren linken Arm in Richtung Supination und Außen-

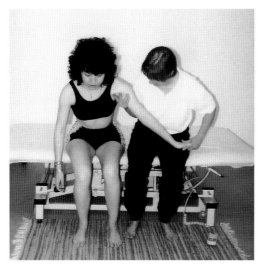

Abb. 2.29   Vorbereitung des Aufstehens.

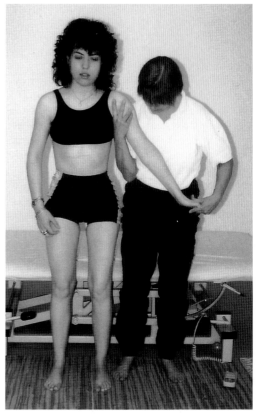

Abb. 2.30   Die Therapeutin steht gemeinsam mit Raquel auf.

rotation sowie in leichte Abduktion. Meine rechte Hand liegt in der Achsel und kontrolliert dort die Drehpunktverschiebung des Glenohumeralgelenks in die Protraktion und Außenrotation. Wir beugen uns beide nach vorne, bis der ZSP über der Mitte der USF steht. Die Aufforderung an Raquel lautet: „Versuche, Deine Fersen zu spüren!" (**Abb. 2.29**) Indem ich mich noch weiter nach vorne beuge, stehe ich gemeinsam mit Raquel auf (**Abb. 2.30**).

Manchmal muss ich die Hilfestellung variieren, um mehr oder weniger, den spezifischen aktuellen Problemen entsprechend, spezifisch zu fazilitieren:
Beispiele:

a) Die rechte Hand wird am Rücken vorbei an den ZSP oder die rechte Beckenhälfte gelegt, wenn das Vorbeugen ein Problem darstellt, weil der Fuß zu sehr nach hinten drückt.

b) Die linke Hand übt am Oberschenkel einen leichten Zug nach distal aus, wenn der Femur zu sehr in die Adduktion zieht.

c) Ich sitze in entsprechender Höhe auf einem Hocker vor der Patientin, deren Arme beide locker an den Seiten herunterhängen. Meine Hände liegen beide lateral-distal am linken Oberschenkel, um dort einen deutlichen Zug nach distal auszuüben, mit dem Ziel, das Knie über den Fuß zu bewegen und den Mm. ischiocrurales einen Stimulus zur Verlängerung proximal zu geben, wodurch die Beckenbewegung nach anterior erleichtert wird. Ich greife dann um, mit beiden Händen seitlich an den unteren Teil des Beckens in Höhe der Hüftgelenke,

um im zweiten und letzten Drittel der Bewegung nach oben die posteriore Bewegung zu fazilitieren.

Besteht um das Becken und Hüftgelenk ein Hypotonus, kompensieren die Rückenstrecker der gleichen Seite, um die Aufrichtung des Rumpfes im Stand zu gewährleisten. Dadurch entstehen eine Retraktion der Skapula und die bereits beschriebenen Folgeprobleme. Um den Hypertonus der Rumpfextensoren zu hemmen und gleichzeitig auf selektive Knie- und Fußbewegungen einzugehen, wurde ein Postural Set entwickelt, das sowohl Vor- als auch Nachteile hat, – der *Bauchlagenstand*.

Bauchlagenstand als Vorbereitung zum Stehen

Diese Position bietet folgende Vorteile:
- Der Oberkörper ist abgelegt und muss nicht gegen die Schwerkraft gehalten werden.
- Der Rumpf (ZSP) befindet sich in einem *Postural Set*, in dem ein Flexionstonus vorherrscht.

- Die Knie- und Fußgelenke stehen vertikal, erhalten also durchaus noch einigen Druck durch das Gewicht des Beckens und der Beine selbst, was einen Extensionstonus stimuliert.
- Der Zugang (Möglichkeit der Beobachtung, Palpation und Fazilitation) zum Rumpf, den Schultergürteln und Armen, besonders aber zu den Beinen und Füßen ist gut.

Allerdings gibt es auch Nachteile:

- Es handelt sich um keine normale funktionelle Position.
- Der Oberkörper befindet sich in Bauchlage, wodurch die gesamte Wahrnehmungssituation schlecht ist, weil die Patientin kaum etwas sieht. Sie kann die Therapeutin auch nur schwer hören. Es besteht eine schlechte Vorstellung von räumlichen Beziehungen, also auch von rechts/links und vorne/hinten.

Ich wäge die Vor- und Nachteile sorgfältig ab und entscheide mich in Raquels Fall, dieses Postural Set als Vorbereitung für eine Arbeit im Stand zu nutzen.

Raquel steht vor einer breiten, in der Höhe verstellbaren Behandlungsbank, die auf die Höhe ihres Beckens (Spina iliaca anterior superior) eingestellt wurde. Ich stehe hinter ihr und helfe ihr, das Becken nach posterior zu bewegen. Anschließend „presse" ich sie an die Bank, indem ich meinen Körper gegen ihren Rücken drücke. Meine Hände fassen jeweils in die Achseln, mit den Daumen im Gelenkspalt der Glenohumeralgelenke. Ich bewege die Schultergürtel abwechselnd mit einer rotatorischen, weichen Bewegung nach anterior (**Abb. 2.31**) und fazilitiere dabei Raquels gesamten Oberkörper in die Vorlage, bis er auf der Bank abliegt (**Abb. 2.32**). Raquel legt ihren Kopf zu der Seite, auf der es für sie bequem ist.

Das Lot der Gewichtsschwerpunkte ZSP und S2 des Beckens soll genau zwischen die beiden Füße fallen. Sollte das nicht der Fall sein, so muss dies korrigiert werden. Dazu muss entweder der Oberkörper wieder aufgerichtet (siehe S. 88 Aufrichten aus dem Bauchlagenstand) und neu abgelegt werden oder es müssen die Füße im entsprechenden Abstand vom Gewichtsschwerpunkt aufgestellt werden. Um einen Fuß abzuheben, muss zuvor das Becken mit dem Gewichtsschwerpunkt S2 über den anderen Fuß bewegt werden, dann kann der eine verstellt werden. Nun wird das Gewicht über den bereits korrigierten Fuß gebracht und der zweite Fuß wird in die korrekte Position gestellt. Raquels Füße stehen flach auf dem Boden, die Knie können je nach Tonus der ischiokruralen Muskulatur extendiert, aber auch flektiert sein. Ihre Arme liegen

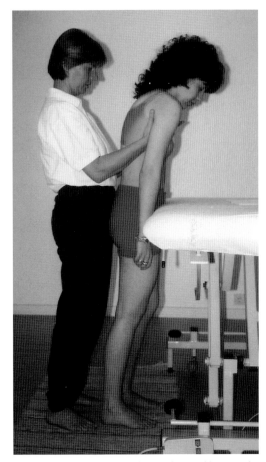

Abb. 2.31 Während des Einnehmens des Bauchlagenstandes bewegt die Therapeutin den Schultergürtel nach anterior.

in Innenrotation seitlich neben dem Rumpf auf der Bank, und die Schultergürtel sollen nach ventral gleiten, bis sie die Bank berühren. Ich bewege die Schultergürtel nach ventral bzw. das Becken nach lateral, bis sich Raquel nach und nach an die für sie zu Beginn sicher ungewohnte Position gewöhnt hat und die USF mit dem Rumpf annimmt. Ich bitte Raquel, den Kopf auch einmal zur anderen Seite abzulegen, um wiederum die Symmetrie/Asymmetrie beurteilen zu können. In der Position, in der ich weniger Asymmetrie beobachte, soll der Kopf verbleiben, falls dies für die Patientin nicht unbequem ist.

Ich beobachte die Symmetrie bzw. Asymmetrie in der Haltung, und ob beide Skapulae den gleichen Abstand zur Wirbelsäule haben. Ich stelle fest, dass sich die linke nicht ganz so weit nach ventral bewegt wie die rechte. Nun stelle ich mich rechts seitlich neben Raquel und bewege mit beiden Hän-

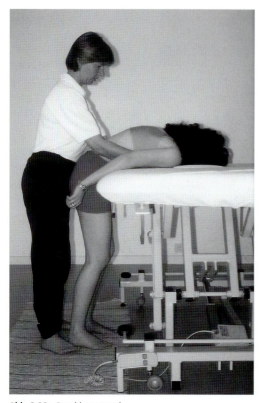

Abb. 2.32 Bauchlagenstand.

den die Skapula nach lateral und ventral, indem ich die festhaltende Muskulatur (M. levator scapulae, Mm. rhomboidei, M. trapezius pars transversalis) mobilisiere. Der Teil des Oberarms, der nicht vollkommen auf die USF absinken kann, wird mit einem Handtuch unterlagert (**Abb. 2.33**).

! Der Rumpf und damit der ZSP befinden sich in der Bauchlage, einem Postural Set, in dem ein Flexionstonus vorherrscht. Dies ist immer dann erwünscht, wenn Hypertonus von Extensoren verringert werden soll. Der Rumpf kann jedoch bei mangelnder reziproker Innervation zwischen Rumpf und Extremitäten auf diese auch einen derart starken Flexionstonus ausüben, dass ein Ablegen der Arme in Ellbogenextension und vor allem eine Extension der Beine nicht möglich sind. Das Problem ist bei Personen mit Hemiparese nicht so häufig anzutreffen wie bei Schädel-Hirn-Trauma und Tetraparese.

Nun kann ich seitliche Rumpfbewegungen (Verkürzung und Verlängerung der Seiten) fazilitieren und mit spezifischer Mobilisation der Muskulatur, insbesondere des M. latissimus dorsi, eine gute Verlängerung im unteren Quadranten der betroffenen Seite erhalten (**Abb. 2.34**).

Etwas schwieriger sind die anterioren und posterioren Bewegungen des Beckens. Dabei ist zu bedenken, dass der Bewegungsweg sehr klein ist! Allerdings führt die posteriore Bewegung zu einer sehr effektiven Verlängerung der untersten Rückenstrecker, die später im Stand eine posteriore Bewegung des Beckens durch den M. glutaeus maximus erleichtert.

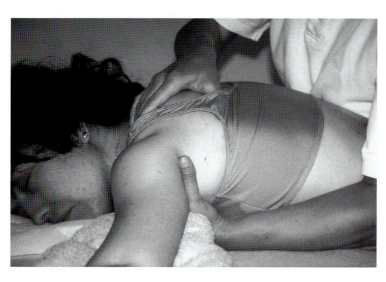

Abb. 2.33 Mobilisation der Schulterblattmuskulatur im Bauchlagenstand.

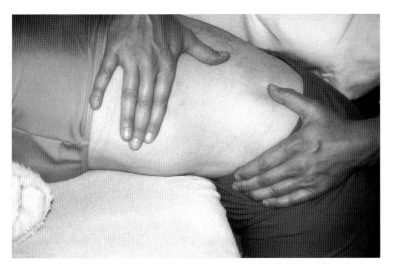

Abb. 2.34 Fazilitieren seitlicher Rumpfbewegungen im Bauchlagenstand.

Weitere Behandlungsziele, die im Bauchlagenstand erreicht werden können, sind die
- Desensibilisierung der positiven Stützreaktion,
- Erarbeitung selektiver Knie- und Fußbewegungen sowie die
- Normalisierung des Haltungstonus um den Schultergürtel, im Arm und in der Hand.

Ich setze mich auf den Boden und fazilitiere ein Loslassen in eine leichte Flexionsstellung des Knie-

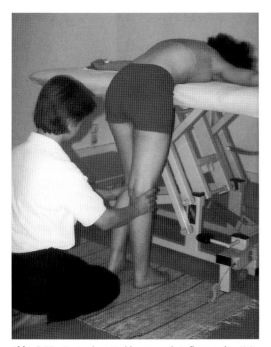

Abb. 2.35 Reziprokes Nachlassen und Aufbauen der Knieextension im Bauchlagenstand.

gelenks an einem Bein und durch eine leichte Druckerhöhung die Stabilisierung in Extensionsstellung am anderen Kniegelenk. Ich wechsle die Stimuli und fazilitiere ein reziprokes, kontrolliertes Nachlassen und Aufbauen einer selektiven Extension am Knie (**Abb. 2.35**).

Die Extension des Kniegelenks am betroffenen Bein lässt sich durch folgende Aktivitäten kompensieren:
- Eine Plantarflexion im Fußgelenk, die die Tibia nach dorsal schiebt und damit das Knie in Extension führt. Dabei lässt sich feststellen, dass sich die Ferse leicht von Boden abhebt und die Zehen in Flexion krallen und durch den Druck auf den Boden weiß werden können. Ein kompensatorisches Hochziehen/Retrahieren des Beckens aufgrund der einseitigen Aktivität der Rückenstrecker ist zu beobachten.
- Der Zug der proximalen Anteile der ischiokruralen Muskulatur unter Mithilfe des M. adductor magnus, die den Femur nach dorsal und dadurch das Knie in Extension führen.

Das bedeutet, ich muss erspüren, ob sich die Muskulatur anspannt, oder den M. quadriceps femoris beobachten, um eine Kontraktion des M. vastus medialis an den Falten zu erkennen, die diese möglicherweise oberhalb der Patella erzeugt.

Um mögliche Kompensationsmöglichkeiten zu verhindern, setze ich mich im rechten Winkel neben Raquels linkes Bein und stelle ihren linken Fuß weiter nach dorsal in Plantarflexion, sodass das Gewicht des Beines auf den Zehengrundgelenken ruht. Meine linke Hand befindet sich ventral am Kniegelenk und bewegt die Patella mit

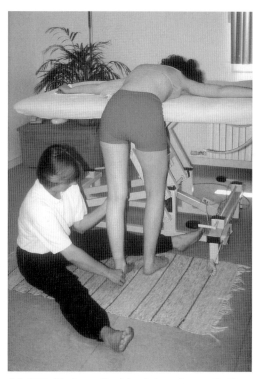

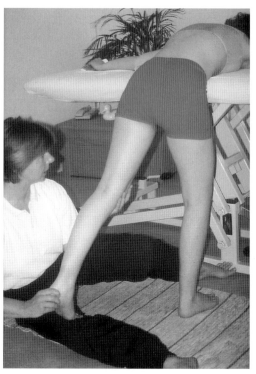

Abb. 2.36   Die Ferse soll auf den Boden gelangen. Die Therapeutin gibt Druck auf die Patella.

Abb. 2.37   Fazilitieren der selektiven Extension im Kniegelenk.

vorsichtigem Druck leicht nach kranial. Meine rechte Hand umfasst mit den Fingern im lumbrikalen Griff medial mit dem Daumen lateral die Ferse des rechten Fußes (**Abb. 2.36**). Es geht nun darum, die Ferse nach unten zu bewegen und dabei das Bein länger zu machen (Aufforderung: „Bein laaaang machen!"). Dieses Postural Set bietet eine gute Möglichkeit, die positive Stützreaktion zu behandeln, da hier bei relativ großer USF und unter kontrollierten Bedingungen genau die Reize gegeben werden, die sie auslösen: Berührung und Druck am Vorfuß und Dehnung der langen Zehen- und Plantarflexoren.

Eine weitere Variante besteht darin, Raquels Fuß auf meinen linken Oberschenkel zu stellen, ihn nach außen zu rollen und Raquel wieder aufzufordern, das Bein „laaaang" zu machen (**Abb. 2.37**). Die Ferse wird zwar kaum noch weiter nach unten kommen können, es ist jedoch eine gute, selektive Extension am Knie und eine Aktivität des M. glutaeus maximus ohne kompensatorisches Hochziehen des Beckens möglich. Wenn ein Fuß bewegt werden soll, muss der Standfuß unbedingt unter den Gewichtsschwerpunkt in der Körpermitte gestellt werden (siehe Beschreibung auf S. 85).

Aufrichten aus dem Bauchlagenstand

Dieser Bewegungsablauf ist nicht einfach. Daher muss er langsam und sehr sorgfältig geschehen, damit die Patientin nicht in einem Massenmuster der Extension des Rückens hochkommt, was die gesamten Vorbereitungen zunichte machen könnte.

Ich stehe hinter der Patientin, greife mit beiden Händen an das Becken und ziehe es etwas weiter nach hinten, bis es sich leicht hinter den parallel stehenden Füßen befindet. Dann schiebe ich vorsichtig meine rechte Hand seitlich an den Rippen vorbei bis zum ZSP, den ich leicht nach ventral-unten bewege. Meine linke Hand greift von links an die unteren Bauchmuskeln, um von dort aus einen Stimulus für eine posteriore Bewegung des Beckens zu geben, die ihrerseits eine anteriore Bewegung verhindern soll. Nun erhält Raquel den verbalen Auftrag, sich langsam aufzurichten, indem sie die Wirbelsäule Wirbel für Wirbel hebt und den Kopf bis zum Schluss hängen lässt (**Abb. 2.38**). Ich nehme das Becken und den ZSP und damit die Gewichtsschwerpunkte an meinen Körper heran und helfe bei der aufrollenden Bewegung. Dabei kontrolliere ich die anteriore Bewegung (Verringerung der posterioren Bewegung) des Beckens, die Auf-

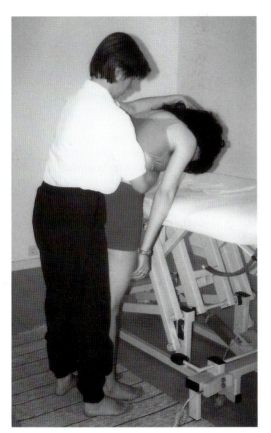

Abb. 2.38 Aufrichten aus dem Bauchlagenstand.

Fazilitation der Standbeinphase

Nun kann die Fazilitation der Standbeinphase beginnen. Das setzt eine normale Stehbalance voraus, die zunächst beschrieben wird.

Vergleich: Normale Bewegung ▬▬▬▬▬
Für eine normale Stehbalance gelten folgende Kriterien:

Beide Füße stehen in einem reziproken Verhältnis zur USF, d.h., sie nehmen über die Berührungs- und Druckrezeptoren die Oberflächenbeschaffenheit, über die Propriozeptoren deren Horizontalität bzw. Neigungen und ihre Konsistenz wahr.

Zehen, Vor- und Mittelfüße sind mobil, sodass Equilibriumreaktionen stattfinden können.

Die Sprunggelenke sind stabilisiert, besonders lateral (abhängig von der normalen Verschraubung im Kniegelenk, die ihrerseits wiederum von der außenrotatorischen Aktivität im Hüftgelenk abhängt).

Mobil verschraubte Kniegelenke mit beweglichem Spiel nach ventral und dorsal (die Verschraubung kommt durch eine außenrotatorische Bewegung des Femurs im Hüftgelenk und eine innenrotatorische Stabilisation der Tibia zustande).

Einnehmen und Erhalten der posterioren Bewegung des Beckens und damit der vollen Hüftextension in der sagittalen, frontalen (abduktorische Stabilität!!!) und horizontalen Ebene (Außenrotation), auch im Einbeinstand.

Der Hüftextension kommt dabei eine besondere Bedeutung zu. Sie ist eine entwicklungsgeschichtlich sehr junge und interessante Komponente. Durch sie hat der Mensch als einziges Lebewesen die volle Aufrichtung erreicht. Bei Betrachtung des Skeletts und der Muskulatur der Gorillas wird die große Bedeutung der Hüftextension für folgende Bewegungsabläufe verständlich (**Abb. 2.39**):

wärtsbewegung des ZSP und das Loslassen des Kopfes bis zur vollkommenen Aufrichtung des Rumpfes.

Steht die Patientin aufrecht, gebe ich ihr zunächst einen Moment lang Zeit, um sich von der Arbeit im Bauchlagenstand zu erholen; vor allem aber, um sich in der Vertikalen im Raum neu zu orientieren.

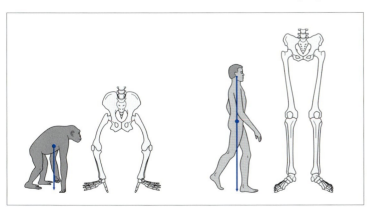

Abb. 2.39 Vergleich: Skelett eines Gorillas mit dem eines Menschen.

Die Senkrechtstellung der Wirbelsäule, die die normale reziproke Innervation auf hohem Niveau der gesamten Rumpfmuskulatur und dadurch die Equilibriumreaktionen ermöglicht.

Die Stellung des ZSP: Er kann sich bei Mittelstellung des Beckens eine leichte Abwärtsdrehung erlauben, wodurch die Schultergürtel etwas weiter nach vorn gleiten und die Protraktion und damit die Außenrotation des Schultergürtels und der Arme ermöglichen. Damit verbessert sich die Zusammenführung der Hände in der Körpermittellinie und die Manipulation.

Auch nach kaudal hat die volle Hüftextension Auswirkungen. Sie bewirkt nämlich die extensorische Verschraubung des Kniegelenks, die das Fußlängsgewölbe in seine Form bringt.

In der normalen kindlichen Entwicklung dauert es dreieinhalb bis vier Jahre, bis die Hüftextension vollständig ausgeprägt ist. Beim Kleinkind zeigt sich ein Bäuchlein und es streckt den Po nach hinten heraus. Auch das Längsgewölbe des Fußes ist noch nicht ausgeprägt, sodass ein Plattfuß bis zu diesem Alter nicht beunruhigend ist. Bei der Beobachtung des Gangbildes ist festzustellen, dass Kleinkinder in der ersten Standbeinphase nicht immer mit der Ferse, sondern mit dem ganzen Fuß aufsetzen. Ohne volle Hüftextension, die durch eine posteriore Bewegung des Beckens zustande kommt, fehlt der Stimulus für das Aufsetzen der Ferse in der ersten Standbeinphase. ■

Bei Raquel finde ich eine Einschränkung der Beckenbewegung in posteriorer Richtung bis zur Mittelstellung, die durch einen hohen Tonus im linken Hüftgelenk verursacht wird. Das Becken bildet eine Einheit. Keine volle Hüftextension links bedeutet keine volle Hüftextension rechts, sodass in der ersten Standbeinphase kaum eine Dorsalextension links erwartet werden kann. Auch aus diesem Grunde trägt sie eine Schiene.

Selektive Beckenbewegungen nach posterior und anterior

Zur Erarbeitung der selektiven Beckenbewegungen nach posterior und anterior fazilitiere ich die Be-

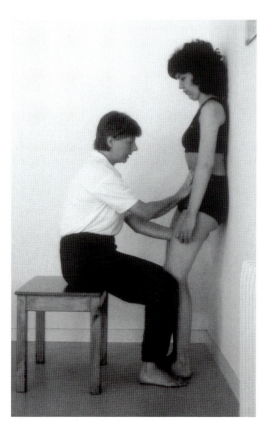

Abb. 2.40   Selektive Beckenbewegung nach posterior.

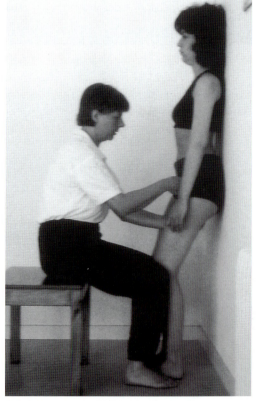

Abb. 2.41   Selektive Beckenbewegung nach anterior.

wegungen. Die **Abb. 2.40** und **Abb. 2.41** zeigen die selektive posteriore und anteriore Bewegung des Beckens gegen einen an der Wand stabilisierten ZSP. Dazu stellt sich Raquel mit den Füßen ca. eine Fußlänge von der Wand entfernt auf und lehnt sich mit dem Rücken an. Ich stimuliere dabei mit der rechten Hand die Kontraktion der unteren Bauchmuskeln (von kaudal nach kranial) und mit der linken die Kontraktion des unteren Anteils des M. glutaeus maximus. Die beiden Kontraktionen führen gemeinsam zur posterioren Bewegung des Beckens. Die anteriore Bewegung des Beckens fazilitiere ich, indem ich mit der rechten Hand den Unterbauch nach kaudal bewege. Mit der linken Hand stabilisiere ich die ischiokrurale Muskulatur nach kaudal, damit sich die proximalen Anteile leichter exzentrisch verlängern.

Wird die Wand als Orientierung für den ZSP nicht mehr benötigt, können diese Beckenbewegungen auch im Stand vor einer hoch gestellten Behandlungsbank durchgeführt werden.

Selektive laterale Beckenbewegungen

Zur Fazilitation der lateralen Beckenbewegung, insbesondere der der linken Beckenhälfte nach kaudal

(Abduktion, Arbeit des M. glutaeus medius) stellt sich Raquel mit den Füßen direkt an die Wand, und ich helfe ihr, das linke Knie zu stabilisieren und das Becken leicht nach posterior in Nullstellung zu stabilisieren. Nun soll Raquel ihr rechtes Bein gerade mit in Nullstellung stabilisiertem Fuß hochziehen, während ich sie mit meinem linken Knie an die Extension ihres rechten Knies erinnere.

Selektive Beckenbewegung beim Aufstehen

Die Beckenbewegung ist auch beim Aufstehen notwendig, um die volle Extension der Hüftgelenke im Stand zu erreichen. Dazu fazilitiere ich von beiden Ellbogen/Unterarmen aus in die Supination und Außenrotation der Schultergelenke, und Raquel soll so von der halbhoch eingestellten Bank aufstehen (**Abb. 2.42**).

Im vollen Stand angekommen, soll sie den rechten Fuß auf eine auf einem Hocker abgestellte Waage setzen, die dann nur zwischen 5 und 10 kg anzeigen darf. Das bedingt, dass sich das Gewicht auf dem

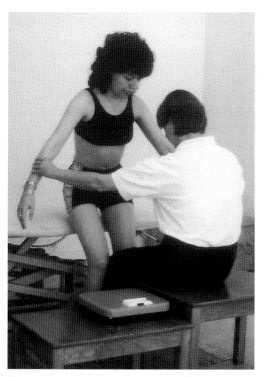

Abb. 2.42 Selektive Beckenbewegung während des Aufstehens.

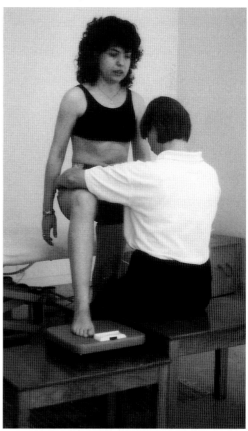

Abb. 2.43 Die Waage darf nur 5 bis 10 kg anzeigen, das sichert die Belastung des stehenden Beines.

linken Fuß befindet (**Abb. 2.43**). Die Höhe der abgestellten Waage ist mit Absicht gewählt: Je höher sie steht, desto eher wird die posteriore Bewegung des Beckens fazilitiert. Ich helfe Raquel zwar, das Gleichgewicht zu halten, versuche aber, mehr und mehr loszulassen, damit sie ganz alleine halten muss. An „guten" Tagen gelingt dies dank aufkeimender Equilibriumreaktionen im linken Fuß.

Zur normalen Stehbalance gehören stabile Fußgelenke. Außerdem müssen die Füße in einer flexiblen Interaktion mit dem Fußboden stehen, um die sich in alle Richtungen bewegenden und weit über ihnen angeordneten Gewichtsschwerpunkte aufzunehmen. Dabei ist ein Hypertonus im M. triceps surae bzw. eine positive Stützreaktion äußerst störend.

Unter der *Fazilitation der einzelnen Schrittphasen* (siehe S. 94) finden sich Aktivitäten zur Tonussenkung der Wadenmuskulatur sowie solche, die die Hypersensibilität des Vorfußes vermindern. Abnormal angebahnte Muskulatur, die sich schlecht verlängern kann, kann sich auch nur unzureichend kontrahieren. Daher kommt bei Raquel in der letzten Standbeinphase kein guter Abdruck zustande, weshalb wiederum auch die Hüftextension der rechten Seite unvollständig bleibt. Aus diesem Grund ist die Erarbeitung der selektiven Plantarflexion ein Teilziel in der Behandlung zur Verbesserung des Gangbildes. Selektiv wurde diese Komponente bereits im Sitzen durchgeführt. Im Folgenden wird sie zuerst beidseits im Zehenstand stimuliert.

Fazilitation der Plantarflexion und der lateralen Stabilisation im Zehenstand

Hierbei kommen beide die positiven Stützreaktion auslösenden Reize in höchstem Maße zusammen: Auf kleinster USF, d.h. auf der Basis eines hohen Haltungstonus und daher bereits einer hohen Anforderung an die hemmende Kontrolle, werden die Zehenflexoren distal gedehnt. Aufgrund der hohen Anforderung ist zu Beginn viel Hilfestellung nötig. Ziel ist jedoch, diese Hilfen immer weiter abzubauen.

Raquel steht vor der hohen Behandlungsbank. Eine Hilfsperson steht vor ihr und Raquel legt ihre rechte Hand leicht auf deren linke Schulter. Ich knie neben Raquels linkem Fuß, unter dessen Zehen eine zusammengerollte Socke liegen kann. Mit beiden Händen umfasse ich Raquels Fußgelenk, um es bei der geforderten Bewegung in Mittelstellung stabilisieren zu können. Nun soll sich Raquel auf die Zehenspitzen stellen und langsam wieder auf die

Fersen herunter lassen. Wie bei vielen anderen Aktivitäten klappt dies beim ersten Mal nur mit sehr viel Hilfe. Daher sind Wiederholungen nötig, bei denen ich darauf achte, dass sich Raquel nicht zu sehr auf die Hilfsperson stützt. Ich kann beobachten, dass mit den Wiederholungen die Zehen immer weniger krallen und das Fußgelenk zunehmend aktiv stabilisiert werden kann.

Daraufhin kann ich meine Position wechseln und mich vor Raquel auf einen Hocker setzen. Ihren Fuß stabilisiere ich nun mit meinen beiden Füßen, während ich mit den Händen die Aktivität um das Becken und die Hüftgelenke kontrolliere.

Eine große Herausforderung für Raquel ist die folgende erschwerte Aktivität, die mit dem Ziel durchgeführt wird, den Abdruck des linken Fußes für das Gehen auf einer schiefen Ebene vorzubereiten. Das ist notwendig, denn Raquels Wohnung befindet sich an einem steilen Hang. Raquel stellt den rechten Fuß auf den vor ihr stehenden Hocker. Ihre rechte Hand liegt leicht auf der Schulter der Hilfsperson. Fast das gesamte Gewicht befindet sich nun auf ihrem linken Fuß, auf dessen Zehenspitze sie sich stellen soll. Auch hier ist zu Beginn bei der Stabilisation des Fußgelenkes viel Hilfe durch meine Hände notwendig. Nach einigen Wiederholungen setze ich mich wieder auf den Hocker und stabilisiere Raquels Fuß mit meinen Füßen, um die Hände zur Unterstützung und Kontrolle am Becken frei zu haben.

Der entwicklungsgeschichtlich jüngste Muskel scheint der M. glutaeus medius zu sein, der nur in voller Extension in der Sagittalebene arbeitet. Ist das Becken nach anterior gekippt, also in leichter Hüftflexion, übernimmt der M. tensor fascie latae die laterale Stabilisation.

Um die abduktorische Stabilisation in der Frontalebene durch den M. glutaeus medius zu stimulieren, ist daher die volle sagittale Extension unabdingbar. Diese kann mit Hilfe folgender Aktivitäten erarbeitet werden:

• Im Stand soll Raquel den linken Fuß auf den Hocker oder auf meinen Fuß stellen. Ihr Becken soll sie rechts anheben und anschließend etwas absenken, um es erneut und über die Waagerechte hinaus anzuheben (**Abb. 2.44**). Diese Bewegung findet durch den M. glutaeus medius (Agonist) links und M. quadratus lumborum (Synergist) rechts statt. Ich muss darauf achten, dass der linke M. glutaeus medius auch wirklich unter Verstärkung des M. glutaeus maximus gut arbeitet, da er die posteriore Bewegung des Beckens und die Außenrotation des Hüftgelenks sichert. Das Anheben des Beckens darf nicht ausschließlich durch

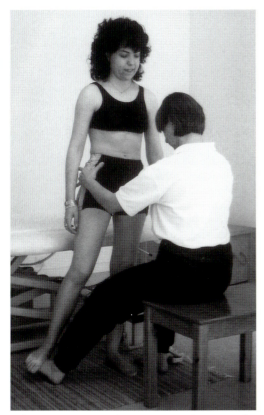

Abb. 2.44 Raquel hebt das Becken über die Waagerechte hinaus an.

- Unabhängige Schultergürtel, die locker auf dem Thorax aufliegen und bereit sind, ihre Hauptfunktion, nämlich die Manipulation zu erfüllen und nicht störend auf die Mobilität oder Stabilität des Rumpfes oder Beckens einzuwirken.
- Unabhängiger Kopf, der locker auf der HWS aufsitzt und bereit, seine Hauptfunktion zu erfüllen: mit den Exterozeptoren, insbesondere den Augen die Umwelt aufzunehmen oder die Manipulation kontrollierend zu begleiten. Auch der Kopf soll nicht störend auf die Mobilität bzw. Stabilität des Schultergürtels, Rumpfes oder des Beckens einwirken.
- Die Fähigkeit, die Gewichtsschwerpunkte, vor allem das Becken und den ZSP innerhalb der USF frei bewegen zu können. **Abb. 2.45** zeigt die verschiedenen Möglichkeiten, den Körperschwerpunkt in der USF zu verlagern. ■

kompensatorische Überaktivität des rechten M. quadratus lumborum geschehen!

- Ich muss genau beobachten, ob assoziierte Reaktionen des linken Armes auftreten. Diese würden bedeuten, dass die senkrechte Position des Oberkörpers mit hohem Tonus in den Rückenstreckern und dem M. latissimus dorsi gehalten würde, der seinerseits eine Innenrotation und Flexion im Arm hervorruft.
- Ist dies der Fall, wird der rechte Fuß wieder aufgesetzt, das Becken über ihn verlagert, das linke Bein losgelassen und der Belastungsvorgang beginnt von neuem. Diesmal vielleicht langsamer und mit etwas mehr Stimulus am seitlichen Becken (Glutäi) oder mehr Gewichtsabnahme meinerseits.

Vergleich: Normale Bewegung ▬▬▬▬

Weitere Kriterien der normalen Stehbalance sind:
- mobile LWS,
- stabile BWS.

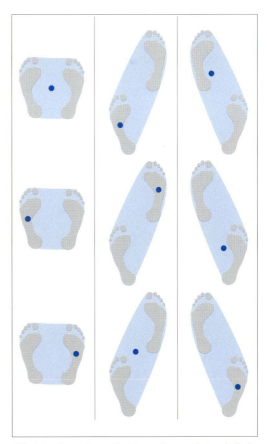

Abb. 2.45 Beispiele wie der Körperschwerpunkt innerhalb der USF verlagert werden kann.

Defizite in Raquels Stehbalance

Raquels rechter Fuß hat wegen der zu leistenden Kompensation einen höheren Tonus als normal. Die Konsequenz ist, dass auch hier die kleinen und kleinsten Tonusveränderungen nicht stattfinden können, die die Equilibriumreaktionen ausmachen. Ihr linker Fuß zeigt eine positive Stützreaktion und hat einen erhöhten Tonus in den Zehenflexoren, die auf den Boden herunterdrücken. Der Vorfuß hat hohen Tonus in die Plantarflexion und Supination. Das Sprunggelenk wird in die Inversion gezogen oder knickt in Eversion ab (bei zu niedrigem Tonus) – beides bedeutet Instabilität.

Das rechte Kniegelenk wird häufig in Hyperextension gehalten, hat also kein Spiel mehr nach dorsal. Frühere Fotos von Raquel zeigen, dass dies eine von ihr häufig eingenommene Haltung war. Das linke Knie hat gleichfalls Schwierigkeiten, in der Nullstellung stabilisiert zu werden. Der Fuß drückt von unten die Tibia nach hinten, im Hüftgelenk besteht eine Flexion, die den Femur dorsal hält. So passiert es leicht, dass das Knie in Hyperextension mechanisch blockiert. Raquel kann dies jedoch willkürlich korrigieren. Dabei fällt auf, dass die Patella und der Femur leicht nach medial zeigen. Der Grund dafür ist im Hüftgelenk zu suchen: Hier fehlt nicht nur Extension in der Sagittalebene, sondern auch die Außenrotation und die abduktorische Stabilität.

Die LWS ist durch einen abnorm hohen Tonus der Rückenstrecker und des M. latissimus dorsi in Lordose relativ unbeweglich. Das Becken wird in anteriorer Position gehalten. Die BWS ist gleichfalls durch den hohen Tonus in den Rückenstreckern und dem M. latissimus dorsi in ihrer Mobilität wie in ihrer Stabilität eingeschränkt. Die HWS ist nicht vollständig frei; ein erhöhter Tonus im M. trapezius und M. levator scapulae stellen eine zu feste Verbindung zwischen der Skapula und den Halswirbelkörpern bzw. dem Okziput her. Das bedeutet, dass der Kopf in seiner Unabhängigkeit und Bewegungsfreiheit eingeschränkt ist. Schaut Raquel nach links, rechts oder nach oben, verliert sie durch die Mitbewegung des Schultergürtels (mangelnde reziproke Innervation bedingt durch abnorm hohen Tonus) leicht das Gleichgewicht (es wird nicht nur das Kopfgewicht verlagert, sondern auch das der Schultergürtel und der BWS).

Aus dem Vergleich der Bewegungskomponenten und der beobachteten und gefühlten neuromuskulären Aktivität Raquels mit der Normalität ergeben sich wiederum die Behandlungsansätze.

Fazilitation der einzelnen Schrittphasen

Die einzelnen Bewegungsmuster sollen aufeinanderfolgend durchgeführt werden. Dabei steht Raquel mit der rechten Seite an der hohen Behandlungsbank und legt die rechte Hand leicht auf die Bank, um sich im Falle eines Gleichgewichtsproblems abstützen zu können. Ausgangsposition ist die Schrittstellung, der linke Fuß ist vorne.

! Der rechte Fuß muss sich in entsprechendem Abstand zur Bankkante befinden, damit das Becken auch bei einer vollen Gewichtsverlagerung nach rechts Platz für die seitliche Bewegung hat und nicht zu früh an der Bank anstößt. Dies würde dazu führen, dass sich die Patientin mit dem gesamten Oberkörper nach rechts neigt.

Erste Spielbeinphase: Ferse ablösen

Knie und Zehengrundgelenke müssen loslassen. Ich bewege das Becken über das rechte Bein mit selektiver Extension im Knie und Loslassen der Hüftflexoren. Das linke Bein soll noch einen Moment lang hinten bleiben (**Abb. 2.46**). Nun soll Raquel im linken Knie die Extension loslassen. Drehpunkt dieser Bewegung sind die Grundgelenke der Zehen, insbesondere das des Großzehs. Damit dort ein sensibler Reiz zur Bildung eines Referenzpunktes besteht, lege ich die Finger meiner linken Hand darauf. Meine rechte Hand umfasst die Ferse, um bei der Stabilisation des Fußgelenks während der Fersenablösung zu helfen. Der Fuß will in die Supination drehen, was verhindert werden muss! (**Abb. 2.47**).

! In dieser Position kann ich kontrollieren, ob die Größe der Schrittstellung günstig ist: Der Oberschenkel soll senkrecht nach unten weisen. Raquel soll das Gefühl eines lockeren, hängenden Beines erhalten.

Nun soll der Rückwärtsgang eingelegt und das Gewicht wieder auf das linke Bein nach hinten verlagert werden, bis der rechte Vorfuß und schließlich der gesamte Fuß abgehoben und nach hinten gesetzt wird. Ich bewege Raquels linke Ferse mit einem leichten Zug nach unten auf den Boden. Als verbale Aufforderung kann „Ferse runter!" unterstützend hinzukommen. Das Absenken der Ferse (exzentrisches Nachlassen des M. triceps surae) ist der Stimulus für eine selektive Aktivität des M. quadriceps femoris. Auch hier muss ich beachten, dass einem Zug in die Supination/Inversion nicht nachgegeben wird.

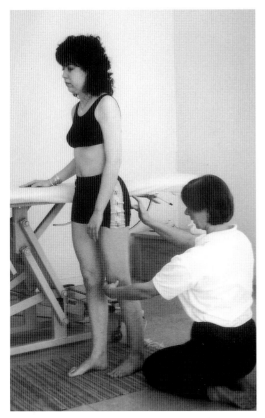

Abb. 2.46 Das Becken wird über das rechte Bein bewegt. Das linke Bein soll hinten bleiben.

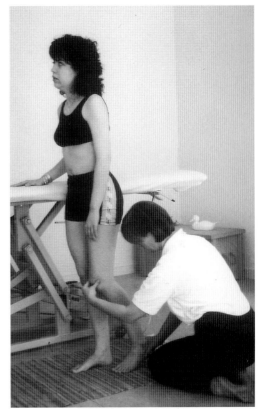

Abb. 2.47 Raquel lässt das Knie los.

Die Kontraktion des M. quadriceps femoris kann ich an der Bewegung der Patella gut beobachten und spüren. Hierbei muss der M. rectus femoris wiederum eine gute reziproke Innervation aufweisen: proximal nachlassen, distal Tonus aufbauen. Die Extension des Kniegelenks initiiert die selektive Extension des Hüftgelenks. Ich muss kontrollieren, ob die Hüftextension wirklich selektiv durchgeführt oder das gesamte Becken retrahiert wird!

Meine rechte Hand gibt an der linken Beckenhälfte einen Stimulus zur Anspannung des M. glutaeus medius, damit das Becken bei der Gewichtsübernahme horizontal gehalten wird.

Diese Phasen des Schreitens werden einige Male wiederholt, bis ich spüre, dass sich der Tonus normalisiert und ich immer weniger manuelle Hilfen geben muss.

Mittlere Spielbeinphase

Das Ziel ist, die vorbereiteten Bewegungskomponenten mit ihrer neuromuskulären Aktivität zu den Bewegungsmustern *Aufbau von Extension* in der Standbeinphase und *Abbau von Extension* zur Einleitung der Spielbeinphase zusammenzusetzen.

Die mittlere Spielbeinphase, das Vorsetzen des linken Beines kann in dieser Position an der Bank nur unzureichend erarbeitet werden. Der Unterschied zwischen Schreiten und Gehen liegt in der Geschwindigkeit und in der zeitlichen Koordination der Bewegung zwischen Fuß als USF und ZSP bzw. Becken als Gewichtsschwerpunkte. Um mit dem Schreiten das Gehen so weit wie möglich vorzubereiten, ist insbesondere das Gefühl zu vermeiden, dass das linke Bein mit Flexionsaktivität nach vorne gehoben werden muss. Diese Idee löst bei Raquel sofort das gesamte Flexionsmuster, einschließlich seitliches Hochziehen des Beckens aus. Das bedeutet, ich muss mit der linken Hand gut unter den Vorfuß und

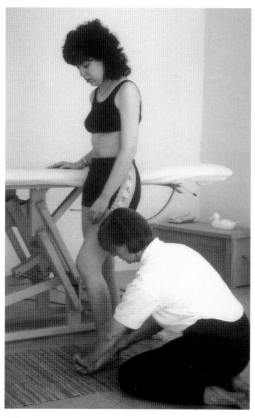

Abb. 2.48   Der Fuß des Spielbeines geht halbkreisförmig dicht am Boden nach vorn.

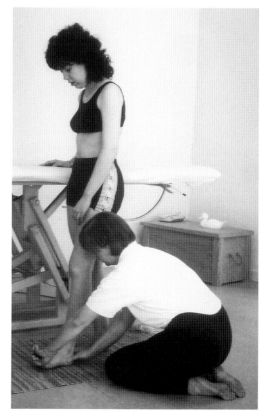

Abb. 2.49   Der Zug an der Ferse stimuliert die selektive Quadrizepsaktivität.

die Zehen und mit der rechten an die Ferse fassen. Den gesamten Fuß muss ich in einer halbkreisförmigen Bewegung dicht am Boden und am anderen Fuß vorbei nach vorn bewegen (**Abb. 2.48**).

Letzte Spielbeinphase/erste Standbeinphase: erster Fersenkontakt

Ich behalte Griff und Bewegungsrichtung bei und fordere ab dem Moment, wo der Unterschenkel senkrecht steht, die Patientin auf, die Ferse vorne abzustellen. Dies erfordert eine selektive konzentrische Kontraktion des M. quadriceps femoris, die bei Raquel auch zu beobachten und zu spüren ist. Eine Aktivität in die Dorsalextension ist dagegen noch nicht zu verzeichnen (**Abb. 2.49**). Dennoch ist ein Fortschritt gegenüber früheren Behandlungen zu spüren, da kein Widerstand mehr besteht. Zu Beginn stieß der Fuß heftig in die Plantarflexion, dann setzte er weniger Widerstand gegen meine Bewegung in Richtung Dorsalextension.

Mittlere Standbeinphase

Raquel verlagert das Gewicht auf den vorne stehenden linken Fuß. Das Knie muss eine Extension halten, was eine gute reziproke Innervation mit der ischiokruralen Muskulatur erfordert. Das Becken muss eine leichte posteriore Bewegung ausführen, um die volle Hüftextension in der Sagittal- und Horizontalebene zu erreichen. Außerdem bedarf es einer Tonuserhöhung des M. gluteus medius, um das Becken horizontal zu halten. Ich stimuliere die Aktivität des M. quadriceps femoris und des M. gluteus maximus. Raquels rechte Hand liegt zur Unterstützung des Gleichgewichts nur leicht auf der Bank (**Abb. 2.50**).

Nun muss die Extension des linken Hüftgelenks beibehalten werden, wenn das rechte Bein in die Phase des Fersen- und Zehenablösens eintritt, um in die mittlere Spielbeinphase überzugehen und den rechten Fuß mit der Ferse vorne aufzustellen.

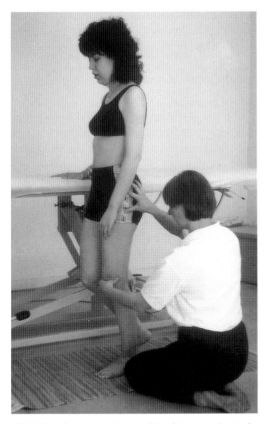

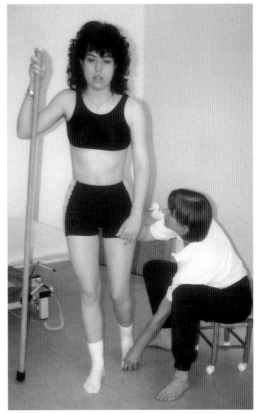

Abb. 2.50 Glutaeus maximus und Quadrizeps werden in der mittleren Standbeinphase stimuliert.

Abb. 2.51 Der Holzstab dient lediglich dem Erhalt des Gleichgewichts, Raquel stützt sich nicht darauf.

Übergang von den Schrittphasen zum Schreiten

Es soll zum *langsamen, kontinuierlichen Vorwärtsbewegen im Raum* übergegangen werden. Da Raquel bisher nur langsam gehen (schreiten) kann, besteht ein Problem mit dem Gleichgewicht, dem ich in unterschiedlichen Variationen begegne: Die Hilfsperson stellt einen Finger für Raquels rechte Hand zu Verfügung oder sie benutzt einen langen Holzstab, der am unteren Ende mit einem Gummipfropfen versehen ist, damit er nicht rutscht.

Raquel weiß, dass sie sich weder auf die Person noch auf den Stab abstützen darf. Beides dient lediglich dazu, kleine Schwankungen des Oberkörpers aufzufangen und assoziierten Reaktionen vorzubeugen. Raquel trägt Socken, damit der linke Fuß leicht auf dem PVC-Boden rutschen kann. Damit ich Raquel kontinuierlich begleiten kann, sitze ich auf einem kleinen, niedrigen Hocker mit Rollen. So reichen meine Hände leicht an den Fuß und die Zehen hinunter, aber auch an das Becken hinauf. Meine

eigene Rückwärts- oder Seitwärtsbewegung im Raum kann so harmonisch stattfinden.

Es werden die Phasen der Standbeinphase links durchgeführt, das rechte Bein wird vorgesetzt, das linke locker gelassen. Wichtig ist, dass Zeit gegeben wird (**Abb. 2.51**).

Nun fasse ich unter die Zehen, um sie in einer Pendelbewegung nach vorne zu führen. Befindet sich der Fuß in Höhe des rechten Fußes, fordere ich Raquel auf: „Ferse vor!", um eine selektive Aktivität des M. quadriceps femoris zu stimulieren. Seine Kontraktion stimuliert die weitere Fußhebung und das Aufsetzen der Ferse. Anschließend wird das Gewicht auf das linke Bein verlagert, das rechte wird losgelassen und vorgesetzt. Dies ist ein kritischer Moment für das Gleichgewicht und dementsprechend für das Auftreten von assoziierten Reaktionen. Bei Raquel treten keine derartigen Probleme auf.

Die **Abb. 2.52** zeigt die kleine, aber wichtige Hilfe meiner rechten Hand, die am oberen Anteil des

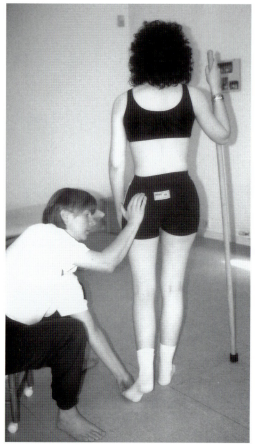

Abb. 2.52   Der Stimulus am oberen Anteil des Glutaeus maximus nach kaudal verhindert ein Anheben und die anteriore Bewegung des Beckens in der Spielbeinphase.

M. glutaeus maximus einen Stimulus zum Loslassen gibt, damit das Becken in der Spielbeinphase nicht hochgehoben wird.

Raquels Mithilfe bei dieser Bewegung ist gut. Das gilt für die Verlagerung des Gewichts nach rechts, für das Loslassen der Extension des linken Knies und für das Loslassen des Unterschenkels, während ich ihn nach vorne führe.

❗ Der Fuß darf nicht angehoben werden, sondern muss auf dem Boden entlang schleifen. Er muss dicht am anderen Fußknöchel entlang nach vorn geführt werden.

Raquels Mithilfe schwankt zwischen kaum und ganz gut bei der Knieextension.

Bei der Dorsalextension hat sie weniger bis keinen Widerstand entgegenzusetzen (Hemmung der positiven Stützreaktion, die durch die Berührung in

der Auslösezone am Vorfuß und durch die Dehnung der Zehenflexoren ganz zu Anfang vor vielen Behandlungen auftrat).

Fazilitation des Gehens

Um auch das Gehen zu fazilitieren, das durch das Tempo und der damit verbundenen Tonuserhöhung deutlich schwieriger ist, zieht Raquel ihre Strümpfe und Schuhe mit der Schiene an. Ich stehe bzw. gehe hinter ihr, fasse das Becken und verlagere so den Gewichtsschwerpunkt des gesamten Körpers auf den linken Fuß und weiter nach vorn. Dadurch wird ein Schutzschritt des rechten Beines ausgelöst, das nach vorn gesetzt wird, und zwar an die Stelle, an die ich das Gewicht verlagert habe (**Abb. 2.53**). Nun schiebe ich das Becken über den rechten Fuß, wodurch ein Schutzschritt mit dem linken Bein ausgelöst wird (**Abb. 2.54**). Das Vorsetzen des Beins wird weitgehend mit selektiven Bewegungen durchgeführt. Dafür spricht auch, dass sich keine assoziierte Reaktionen des Armes zeigen. Ich be-

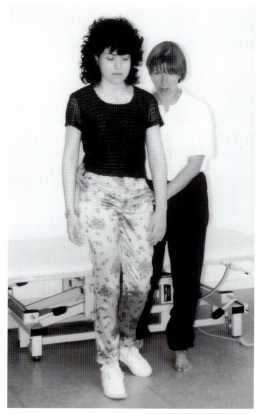

Abb. 2.53   Auslösen des Schutzschrittes rechts.

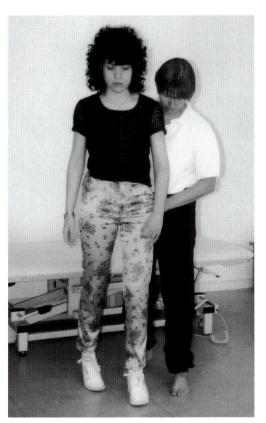

Abb. 2.54 Auslösen des Schutzschrittes links, keine assoziierten Reaktionen des Armes.

wege erneut das Becken über den linken Fuß und weiter nach vorne, um wiederum einen Schutzschritt des rechten Beins auszulösen; usw.

Anmerkung: Bei Raquels Behandlung werden selbstverständlich auch selektive Armaktivitäten in den verschieden Postural Sets durchgeführt, die im Wesentlichen denen in den Fallbeispielen Marita, Adela und Antonio beschriebenen entsprechen. Auch wenn hier auf gleiche Aktivitäten hingewiesen wird, werden sie doch nur gleich oder ähnlich, aber nicht genau so durchgeführt, da die Sensibilität, der Tonus, die Verarbeitung der Stimuli und das Interesse der Patienten sehr unterschiedlich ist. Daher sind gleiche Aktivitäten immer auf die jeweilige Person abzustimmen und entsprechend ihren Bedürfnissen und Fähigkeiten zu adaptieren!

Wenn Raquel dann allein geht, werden die allgemeinen Kriterien des Gehens beobachtet:

- Tempo: adäquat zum Alter und Geschlecht?
- Rhythmus: ist der Marschrhythmus 1-2-3-4 vorhanden?
- Verteilung der Schrittlänge: s. Abb. 2.3 a
- Spurbreite: beträgt sie die „normalen" 3–4 cm gemessen von Mitte der einen zur Mitte der anderen Ferse? Sie ist ein wichtiger Parameter zur Beurteilung des Gleichgewichts und auch zur Beurteilung, ob eine Orthese das Gehen positiv beeinflusst oder nicht.
- Können die Arme locker neben dem Körper hängen, je nach Gangtempo mitschwingen? Können die Arme eine für sie typische Tätigkeit ausüben, z.B. etwas tragen, in der Tasche stecken, jemandem zuwinken
- Können die Augen und der Kopf unabhängig bewegt werden, d.h. hinschauen, wohin sie wollen oder sind sie auf den Fußboden „geklebt"?

Zur objektiven Beobachtung des Gehens kann der Funktional Gait Index verwendet werden.

2.2 Fallbeispiele: Adela und M.

Adelas Hauptprobleme: Hypotonie, Handsyndrom (geschwollene Hand)
M.s Hauptprobleme: Hypotonie, Hyperkompensation aufgrund von Hypotonie.

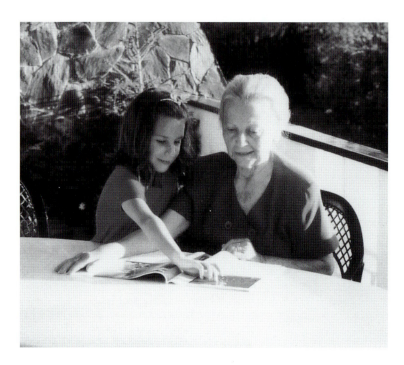

Abb. 2.55 Adela mit ihrer Enkelin.

Adela ist eine 69 Jahre alte Dame. Sie erlitt im Dezember 1997 auf Grund einer Herzklappenproblematik einen ischämischen Insult der A. cerebri media. Nach der zweiwöchigen Behandlung in der Akutklinik kam sie zu ihrer Tochter nach Hause und wurde täglich ambulant physiotherapeutisch behandelt. Seit vier Wochen kommt sie zu mir in die Praxis.

M. ist ein Junge von 16 Jahren. Vor vier Monaten wurde festgestellt, dass er an Leukämie leidet und eine entsprechende chemotherapeutische Behandlung eingeleitet. Nach der zweiten Infusionsserie sollte er wieder für eine Woche nach Hause entlassen werden, als beim Verlassen des Krankenhauses eine rechtshemisphärische Hirnblutung auftrat. Danach befand er sich fünf Tage im Koma und erwachte mit einer stark hypotonen Hemiparese. Als er zur ersten physiotherapeutischen Behandlung in meine Praxis kam, lag das Ereignis vier Wochen zurück.

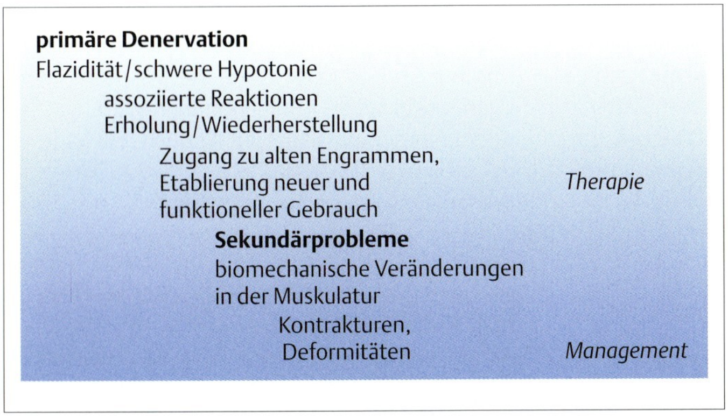

primäre Denervation
Flazidität/schwere Hypotonie
    assoziierte Reaktionen
    Erholung/Wiederherstellung
        Zugang zu alten Engrammen,
        Etablierung neuer und   *Therapie*
        funktioneller Gebrauch
        Sekundärprobleme
        biomechanische Veränderungen
        in der Muskulatur
            Kontrakturen,
            Deformitäten   *Management*

Abb. 2.56 Verlaufsschema (modifiziert nach Lynch 1998).

2.2.1 Adelas und M.s Befunde und Prognosen

Tonus- und Sensibilitätsschema von Adela und M.

Im Folgenden wird die Therapie der beiden eng zusammenhängend dargestellt, da sich die beiden Befunde zu Beginn sehr ähnlich waren. Sowohl Adela als auch M. werden täglich eine bis 1 1/2 Stunden behandelt. Zusätzlich hat Adela ein- bis zweimal wöchentlich eine Stunde Aphasietherapie und M. täglich eine Stunde Beschäftigungstherapie. Die Krankheitsverläufe sind jedoch sehr unterschiedlich. Die Gründe für die verschiedenartige Entwicklung liegen meiner Einschätzung nach, neben den unterschiedlichen Diagnosen, vor allem in der ungleichen Persönlichkeit, im Alter und der möglicherweise dadurch begründeten unterschiedliche Energie bei der Mitarbeit im gesamten Rehabilitationsprozess.

Das von mir modifizierte Schema von Mary Lynch 1998 (**Abb. 2.56**) zeigt den möglichen Verlauf, den die Auswirkungen der ZNS-Schädigung nehmen können.

Das Ziel der Therapie ist es, die plastische Reorganisation zu leiten, die Manifestation von Massenmustern zu vermeiden und selektive Bewegungen zu ermöglichen. Dabei stehen die therapeutischen Einflüsse in Konkurrenz zu denen der Schwerkraft und den notwendigen und für Adela und M. anstrengenden Aktivitäten des täglichen Lebens, wie Körperhygiene, Anziehen/Ausziehen, Transfers, Essen etc. Sie stellen einen dauernder Stimulus zur Tonuserhöhung bei mangelnder hemmender Kontrolle dar. Einige davon sind für M. mit sehr großer Anstrengung und deshalb mit der Initiierung massiver assoziierter Reaktionen verbunden. M. wohnt im dritten Stock eines Wohnblocks ohne Aufzug. Um in die Therapiestunden zu kommen, muss er viele Treppenstufen hinunter und wieder hinauf steigen. Die dadurch ausgelöste Tonuserhöhung kann sich im ungünstigsten Fall von leichter zu mittlerer und weiter zu starker Hypertonie (Spastizität) entwickeln, die dann wiederum für die Ausprägung von Kontrakturen und Deformitäten verantwortlich ist. Ist es erst einmal so weit, geht Therapie in das Management über.

Das bedeutet, dass die *therapeutischen Einflüsse im Sinne eines Tonusaufbaus* gegeben werden müssen, um die Hypotonie zu überwinden. Gleichzeitig muss jedoch früh und ausreichend darauf geachtet werden, dass genügend Hemmung fazilitiert wird, um die Etablierung von Massenmustern zu vermeiden.

Kriterien zur Prognosestellung: Adela

(+ = positiv bewertet, – = ungünstig bewertet)

Von der Grunderkrankung her scheint Adela die besseren Voraussetzungen zu haben.

+ Ein embolischer Verschluss ist ein abgeschlossenes Ereignis, das sich nicht notwendigerweise wiederholen muss.

+ Sie ist ruhig und abgeklärt; dies kann helfen, dass sich nicht allzu schnell zu viele assoziierte Reaktion zeigen.

+ Das familiäre Umfeld ist sehr gut. Sie hat sechs Töchter. Bei einer von ihnen lebt sie derzeit, und die anderen wechseln sich bei der Unterstützung ab. Alle haben die Hilfen bei den täglichen Aktivitäten gelernt und wenden sie auch geschickt an.

– Das Auftreten eines Handsyndroms und eines leichten Schulterschmerzes, was Adela schlecht schlafen lässt und Therapiezeit in Anspruch nimmt, die von der Erarbeitung des Gleichgewichts im Stand und Gehen abgeht.

– Das Alter, der ruhige Charakter sowie die leichte Depression scheinen einen bremsenden Einfluss auf die plastische Reorganisationsfähigkeit zu haben, was an den nur sehr langsamen und kleinen Fortschritten beim Tonusaufbau zu erkennen ist.

Kriterien zur Prognosestellung: M.

(+ = positiv bewertet, – = ungünstig bewertet)
M. hat andere Voraussetzungen als Adela.

+ Die Hirnblutung wurde sehr schnell operativ behandelt, d.h., das Hirngewebe hat nur kurzzeitig Druck erfahren, sodass die Schädigung nicht zu groß sein dürfte.

+ Er ist erst 16 Jahre alt und noch in der Pubertät, einer Hochphase der Plastizität.

+ Das familiäre Umfeld ist sehr gut. Mutter, Vater und die kleine Schwester lieben ihn sehr und helfen, unterstützen und ermuntern ihn. Sie lernen sehr gern die Hilfestellungen bei den Transfers, beim Waschen, Anziehen, Essen, Spielen etc.

– Die chemotherapeutische Behandlung zielt auf die Verhinderung von Zellwachstum ab, was sich negativ auf die Aussprossung neuer Dendriten und Synapsen auswirken kann.

– Im Krankenhaus erhielt er eine physiotherapeutische Behandlung, die voll auf Kompensation ausgerichtet war: eine Unterarmstockstütze, eine Armschlinge, eine „Bitutor" (Fußheberschiene am hohen „orthopädischen" Schuh mit zwei Metallstangen befestigt, die medial bzw. lateral am Unterschenkel bis unterhalb des Knies hochlaufen und dort mit einer Schlinge befestigt sind – Gewicht: ca. 2 kg). Ihm wurde ein ca. 5 kg schwerer Sandsack distal am rechten Bein befestigt, das er aus der Rückenlage gestreckt anheben sollte, um die rechte Seite zu kräftigen. Er bekam eine Plastikschiene, die das Knie blockierte, und sollte – alleine! – im Gehbarren das Gehen üben! Diese starke Überforderung rief sehr schnell assoziierte Reaktionen im Arm hervor (Adduktion, Innenrotation an der Schulter, Flexion und Pronation am Ellbogen, Flexion der Finger). In Absprache mit den Eltern wurden diese Art der „Rehabilitation" gestoppt.

+/–Die Beschäftigungstherapie im Krankenhaus ist eher Beschäftigung als eine sensomotorische Therapie. Sie lenkt ihn ab, fördert seine Kreativität, zeigt ihm Möglichkeiten zur Freizeitbeschäftigung und ist daher als positiv zu bewerten. Un-

günstig ist, dass es Aufwand und Anstrengung bedeutet, bei der leider kein zusätzlicher spezifisch gelenkter Einfluss auf die plastische Reorganisation seines ZNS genommen wird, was bei der Ergotherapie selbstverständlich sein kann.

Neurophysiologische Aspekte

Assoziierte Reaktionen können im Stadium mittelgradiger Hypotonie durchaus als positives Zeichen einsetzender Reorganisationsfähigkeit des ZNS betrachtet werden. Bei Adela sind sie im Stand durch den Tonusaufbau in den Adduktoren, der ischiokruralen Muskulatur und dem M. triceps surae zu spüren, ein Massenmuster von Flexion, das zur mechanischen Streckung des Beines führen kann. Bei M. sind sie besonders im Schultergürtel und im Arm in Form der Retraktion und des Hochziehen des Schultergürtels sowie der Flexion in den Ellbogen zu spüren. Die motorischen Antworten auf den spezifischen sensiblen Stimulus sind Massenmuster, die modifiziert werden müssen. Das gänzliche Ausbleiben assoziierter Reaktionen ist ein eher ungünstiges Zeichen.

! Daraus darf keinesfalls der Schluss gezogen werden, dass assoziierte Reaktionen provoziert bzw. akzeptiert werden sollten! Ihre Modifizierung heißt: Hemmung und Lenkung des Tonusaufbaus hin zu Selektivität und Kontrolle.

2.2.2 Zielsetzung und Strategie bei Adela

Ziele:
• Auf der Ebene der Partizipation: Erreichen der Gehfähigkeit innerhalb der Wohnung und kurze Strecken außerhalb sowie vollkommene Selbstständigkeit in den AtL's (Aktivitäten des täglichen Lebens).
• Auf der Ebene der Körperstruktur und -funktion: Aufbau von Haltungstonus in der betroffen rechten Körperseite, Verminderung des Handödems und Mobilisation der Hand und Finger, Verminderung der Subluxations im Glenohumeralgelenk und Anbahnung von Armbewegungen.

Strategie: Adela kann sich sehr gut konzentrieren, ihre Aphasie beeinträchtigt das Verstehen innerhalb der Physiotherapie nicht, daher kann sowohl selektiv willkürlich gearbeitet werden wie auch auf Aktivitätsebene automatische Reaktionen abgerufen werden.

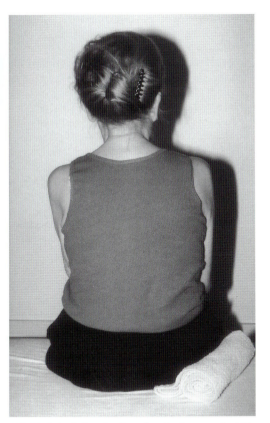

Abb. 2.57 Die Rolle unter der rechten Beckenseite gibt Adela seitliche Stabilität.

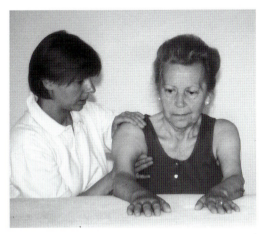

Abb. 2.58 Skapula und Humerus werden in Protraktion und Außenrotation fazilitiert.

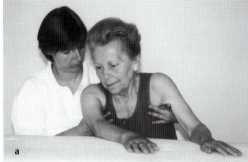

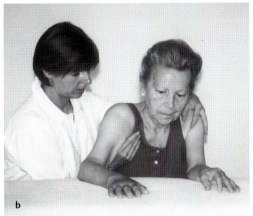

Abb. 2.59 ab a Adela dreht sich in den Schultergürtel hinein und **b** wieder heraus.

2.2.3 Therapie

Rumpfmobilisation im Sitz auf der Behandlungsbank

Um die Hypotonie des rechten M. glutaeus maximus auszugleichen, die zu einem „Fallen" in Richtung rechte Seite führt, falte und rolle ich ein Handtuch und lege es unter den rechten Tuber ossis ischii (**Abb. 2.57**). Die Rolle hat die Funktion, seitliche Stabilität zu verleihen.

Die Füße sind auf dem Boden aufgestellt. Das Ziel ist die symmetrische Aktivität der Bauch- und Rückenmuskulatur. Dazu musste ich in den ersten Tagen lediglich die hypotone, direkt betroffene Seite stimulieren: Bewegung von „6" nach „1/2 M" (S. 67), meine rechte Hand fasst zu Beginn der Bewegung an die rechten Bauchmuskeln, streicht mit den Fingern von kaudal nach kranial und mit dem Daumen von kranial nach kaudal. Bei der Bewegung von „M" nach „6" soll Adela das Zurücklegen des Oberkörpers mit kontrollieren und bremsen.

Nachdem sich von Tag zu Tag Tonus aufgebaut und eine gewisse Symmetrie hergestellt hat, kann ich die Fazilitation der Stellreaktionen des Rumpfes zu Beginn der Behandlung deutlich verkürzen. Allerdings muss die Stimulation der rechten Seite noch präziser sein, um selektiv Tonus aufzubauen. Die Bewegungen aus der Position „6" gehen zuerst in Richtung „5" und „4" und zurück zu „6", bevor sie nach „1/2 M" führen.

Diese Aktivitäten haben zu größerer Sitzstabilität geführt. Nun kann ich auf die Mobilisation der leicht schmerzhaften rechten Schulter eingehen.

Mobilisation der Schulter

Vor die Patientin und mich wird eine Behandlungsbank gestellt, auf der ihre Arme abgelegt werden. Dabei führe ich den rechten Arm vorsichtig über Adduktion und leichte Innenrotation auf die Bank, um Schmerzen zu vermeiden.

Ich setze mich rechts neben Adela, fasse mit der rechten Hand in die Achsel (Daumen im Gelenkspalt des Glenohumeralgelenks), um dort Skapula und Humerus in Protraktion und Außenrotation zu fazilitieren. Meine linke Hand liegt auf dem Akromion und gibt einen leichten Druck nach kaudal (**Abb. 2.58**). Adela soll sich nun nach rechts, d.h. „in den Schultergürtel hinein-" und dann nach links drehen (**Abb. 2.59 a, b**). Ich bewege dabei das Glenohumeralgelenk weiter in die Protraktion, Außenrotation und Abduktion. Die Bewegungsgrenze ist dabei der Beginn des auftretenden Schmerzes, der eindeutig als Gelenkschmerz identifiziert werden kann (siehe S. 52, Umgang mit Schmerz).

Bewegungen des Kopfes in alle Richtungen sowie des ZSP nach dorsal, kaudal sowie lateral unter Beibehaltung des Gelenkschutzes durch meine linke Hand erweitern die Mobilität beider Schultergürtel.

Therapie der schmerzhaft geschwollenen Hand

Adelas geschwollene, schmerzhafte rechte Hand muss intensiv behandelt werden. Zum einen, weil sie einen negativen Einfluss auf den Tonus des gesamten Armes ausübt, zum anderen weil Adela natürlich dauernd auf sie achtet. Sie fragt sich vor jeder Aktivität, ob ihr dabei nicht die Hand weh tun wird, sodass ihre Konzentration stets nur zum Teil bei den anderen sensomotorischen Aktivitäten ist.

Pathophysiologie des Handsyndroms

Folgende Kriterien sind zu unterscheiden:

- Die Hand ist aufgrund eines Lymphödems geschwollen. Dies ist bei Personen mit Hemiparese ohne diesbezügliche Nebenerkrankung eher nicht der Fall.
- Eine Hand ist geschwollen, wie es bei hypotonen Patienten häufiger vorkommt, besonders bei warmem Wetter und wenn die Hand herunterhing, z.B. beim Stehen und Gehen. Die Hand ist zwar in ihrer passiven Beweglichkeit eingeschränkt, weist aber nicht die typischen Merkmale des *Handsyndroms* auf.
- Ein bei der Symptomatik Hemiparese bekanntes typisches Handsyndrom oder Schulter-Hand-Syndrom liegt vor. Dies ist an den folgenden Symptomen erkennbar:
  - *Tumor*: Schwellung genau über dem Gelenkspalt zwischen Radius/Ulna und der ersten Handwurzelreihe bzw. Schwellung des gesamten Handrückens und der Handfläche sowie der Finger;
  - *Rubor*: livide Verfärbung insbesondere des Handrückens;
  - *Calor*: leichte bis starke Erwärmung des Handrückens bzw. der gesamten Hand;
  - *Dolor*: schmerzhafte Bewegungseinschränkungen der Fingerflexion, besonders der Fingergrundgelenke, Fingerspreizung (Abduktion), Opposition des Daumens und des Kleinfingers, Dorsalextension und radiale Abduktion des Handgelenks, Supination des Unterarms und Flexion des Ellbogens.
- Oft besteht eine Subluxationsstellung: Os scaphoideum, lunatum und triquetrum sind nach ventral verschoben, was eine Dorsalextension ohne vorherige Herstellung des normalen Alignments sehr schmerzhaft macht!
- Das Handsyndrom tritt oft mit Schulterschmerzen als sog. *Schulter-Hand-Syndrom* auf (Davies 1985: 206 ff.).

Therapieschwerpunkte bei einem Handsyndrom

- Im 1. Fall sind Lymphdrainage und zusätzlich eine Hochlagerung des Armes indiziert.
- Im 2. Fall muss verstärkt auf Lagerung geachtet werden, besonders während der Arbeit in der Vertikalen; Lymphdrainage ist nicht unbedingt indiziert, sicherlich aber zusätzlich nützlich.
- Im 3. Fall empfehlen sich neben Lagerung sehr vorsichtige Ausstreichungen nach proximal, aber auch nach distal (!), um das Gewebe um die Fin-

gergrundgelenke herum in Richtung Flexion zu mobilisieren. Außerdem müssen der Daumen vorsichtig in Richtung Opposition, das Handgelenk in Dorsalextension und radiale Duktion, der Unterarm in Supination, der Ellbogen in Flexion und das Glenohumeralgelenk in Elevation, Abduktion und besonders in Außenrotation mobilisiert werden.

• Die Anfertigung einer individuellen Handschiene aus Gipsbinden (z.B. nach Davies 1985: 240 ff.) kann in Betracht gezogen werden. Das Anlegen der Schiene ermöglicht eine längere Beibehaltung der Lagerung des Handgelenks in Dorsalextension und der Finger in Flexion der Grundgelenke sowie der Formung der Handfläche zur *funktionellen Mulde*. Eine elegantere, einfachere Lösung ist eine Fertigschiene aus dem Hause „futura", die es für rechts und links in den Größen S, M und L in Apotheken und Sanitätshäusern zu kaufen gibt (**Abb. 2.60 a, b**).

Mobilisation der Hand und des Armes

Ich greife Adelas Hand von der radialen Seite mit meiner linken Hand. Dabei stützen meine Finger die Fingergrundgelenke von der Palmarseite her. Mit der flachen, firmen rechten Hand kann ich über den Handrücken weiter über das Handgelenk hinaus am Unterarm nach proximal hin ausstreichen (**Abb. 2.61**).

Adelas Hand liegt danach mit der Ulnarseite auf der Bank auf, und ich halte ihre Finger mit der linken Hand in einer gut tolerierten Flexionsstellung. Nun kann ich die Räume zwischen den Mittelhandknochen nach distal hin ausstreichen, um die Flexion der Fingergrundgelenke zu verbessern. Die Sehnen der Fingerextensoren, die über die Grundgelenke verlaufen, sind zu mobilisieren, vom darunter liegenden Gewebe etwas abzuziehen. Auch das verbessert die Flexionsfähigkeit der Grundgelenke. Ist etwas Traktion nötig, um eine vorhan-

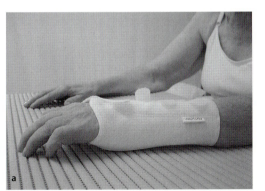

a

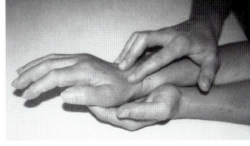

Abb. 2.61 Ausstreichen des Handrückens bis zum Unterarm nach proximal.

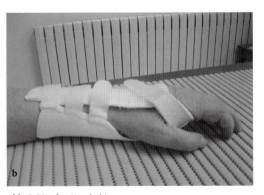

b

Abb. 2.60 a, b Handschiene.

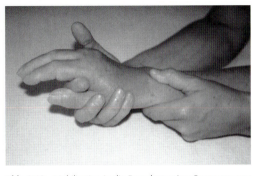

Abb. 2.62 Mobilisation in die Dorsalextension: Bewegung von proximal gegen distal bei leichter Traktion im Handgelenk.

dene Subluxationsstellung im Handgelenk zu verändern, drehe ich meine rechte Hand ein wenig, sodass mein Zeigefinger zwischen Daumen und Zeigefinger und mein Daumen am ulnaren Rand von Adelas Hand liegen. So kann ich mit einem leichten Zug nach distal die Gelenkflächen ein wenig voneinander entfernen (**Abb. 2.62**).

! Der Daumen der distalen Hand darf nur mit dem Thenar in Kontakt mit der ulnaren Handkante sein. Der distale Anteil des Daumens darf keinesfalls auf die Grundgelenke drücken!

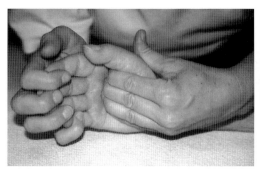

Abb. 2.63 Die funktionelle Mulde der Hand wird gebildet.

Ich lege meinen linken Unterarm parallel auf Adelas Unterarm, meinen linken Daumen auf den Processus styloideus und die linken Finger flach und quer an die distalen Enden von Radius und Ulna. Während meine rechte Hand den leichten Zug ausübt, bewegt die linke den Unterarm vorsichtig nach dorsal/lateral und ventral/medial. Auf diese Weise bewege ich in Richtung Dorsalextension mit radialer Abduktion vom proximalen Hebel gegen den distalen (ein altes Prinzip im Bobath-Konzept), wodurch bei Adela deutlich weniger Schmerz hervorgerufen wird als bei einer Bewegung der Hand gegen den Unterarm.

Danach streiche ich mit den Fingern der linken Hand nach distal der geschwollenen Handfläche, während die Finger meiner rechten Hand Adelas Finger stabilisieren. Damit kann auch die *funktionelle Mulde* der Handfläche gebildet werden, mein linker Daumen bewegt Adelas Daumen vorsichtig in Richtung Opposition (**Abb. 2.63**). Auch die Gabe eines vorsichtigen Drucks über die extendierten Finger in Richtung Grundgelenke führt zu einer größeren Beweglichkeit in die Flexion (siehe S. 147, **Abb. 2.117**).

Die Opposition von Kleinfinger und Daumen vertieft die funktionelle Mulde der Hand. Außerdem vergrößere ich die Flexion der Fingergrundgelenke. Ich streiche die Mittelhandzwischenräume bis hin zur „Schwimmhaut" zwischen den Fingern nach distal aus, während mein linker Zeigefinger gleichzeitig den M. opponens mobilisiert (**Abb. 2.64**).

Um den gesamten Unterarm in Richtung Supination und Ellbogenflexion zu bewegen, sind die Finger meiner linken Hand in die Adelas gefaltet und meine rechte Hand liegt distal am Unterarm (Daumen auf dem Processus styloideus, Finger proximal des Gelenkspalts des Handgelenks). Auch hier ist darauf zu achten, dass die proximale Therapeutenhand die aktivere ist, um den Unterarm gegen die Hand zu bewegen (**Abb. 2.65**). Aus der Ellbogen-

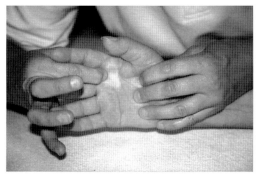

Abb. 2.64 Ausstreichen der Mittelhandzwischenräume und Mobilisation des M. opponens.

flexion und Supination zurück in die Extension übt mein linker Daumen vorsichtig Druck auf den Processus styloideus aus, um sowohl eine Pronation als auch eine Dorsalextension mit radialer Abduktion zu erreichen. Diese Stellung entspricht einer funktionellen Stellung des Handgelenks z.B. zum Greifen von Gegenständen, wie einem Glas oder einer kleinen Flasche.

Danach bleiben Adelas Unterarme auf der Bank liegen. Um einen stabilen Referenzpunkt zu schaffen, soll Adela entweder ihre Hände falten und vor sich auf der Bank ablegen, oder ihre Tochter legt ihre beiden Unterarme leicht auf Adelas. Die Hände legt unsere Hilfsperson auf die Ellbogen Adelas. In den Ellbogengelenken sollen die weiterlaufenden Bewegungen, die ich vom ZSP aus fazilitiere, begrenzt werden (**Abb. 2.66**).

- Durch die Bewegung des ZSP nach dorsal-kaudal entsteht im rechten Glenohumeralgelenk eine vermehrte Elevation/Außenrotation.
- Durch die Bewegung des Kopfes und des ZSP nach rechts-lateral entsteht im rechten Glenohumeralgelenk eine Adduktion/Innenrotation.

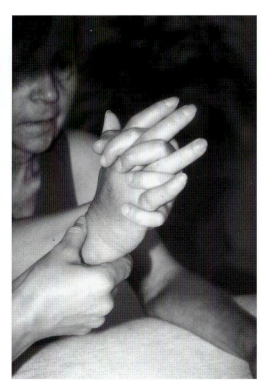

Abb. 2.65 Das Handgelenk wird mit einer Bewegung proximal gegen distal in Dorsalextension und radiale Abduktion gebracht.

- Durch die Bewegung des Kopfes und des ZSP nach links-lateral entsteht im rechten Glenohumeralgelenk eine Abduktion/Außenrotation.
- Ich sitze hinter Adela und greife mit beiden Händen in die Achseln; der Daumen liegt jeweils exakt im Gelenkspalt, die Finger auf dem jeweili-

gen M. pectoralis: Die Bewegung nach rechts bzw. links verstärkt die o.g. Bewegungen in den Glenohumeralgelenken.

Nachdem die Hand und erneut der Rumpf mobilisiert wurden und so ein normaleres Feedforward zum ZNS geleitet wird, soll zum Schultergürtel zurückgekehrt werden. Zunächst werden die vorhergehenden Bewegungen wiederholt, um zu überprüfen, ob sich durch die Mobilisation der Hand auch die Beweglichkeit der Schulter verbessert hat. Dies ist tatsächlich der Fall, und ich kann mit der linken Hand in der Achsel, das Glenohumeralgelenk schützend, Adelas rechte Hand weiter außen auf der Bankkante ablegen. Nun kann ich die gleichen Drehbewegungen durchführen wie zu Beginn mit flektiertem Ellbogen. Insbesondere die Drehung des Kopfes und des Schultergürtels nach links bewirken eine sehr günstige Abduktion und Außenrotation im Glenohumeralgelenk sowie eine Verlängerung der gesamten Flexorenkette des rechten Armes (**Abb. 2.67**).

Als ich spüre, dass Adela immer mehr Bewegung zulassen kann, setze ich mich neben sie und bewege den Arm so weit in Abduktion/Außenrotation wie möglich.

! Die Stabilisation der Schulterblätter in ihrem normalen Alignment und die Außenrotation in den Schultergelenken ist notwendig, um eine vollständige Extension (Extension, Abduktion, Außenrotation) der Hüftgelenke zu erreichen.

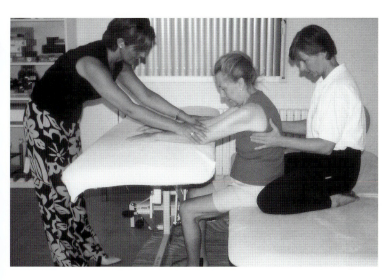

Abb. 2.66 Die Bewegungen des ZSP wirken sich auf Schulter und Ellbogengelenk aus.

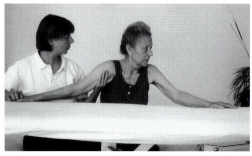

Abb. 2.67 Die Drehung des Kopfes und des Schultergürtels nach links bewirken Abduktion und Außenrotation im Schultergelenk.

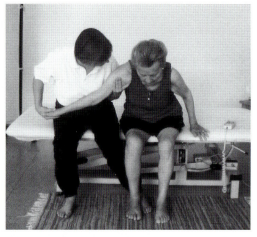

Abb. 2.68 Das Vorneigen erhöht den Tonus z.B. im Quadrizeps.

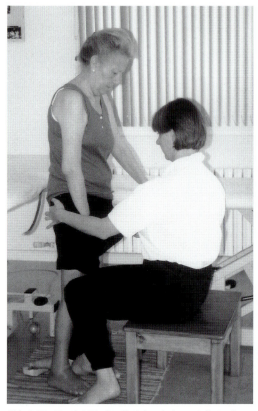

Abb. 2.69 Die Aktivität der Glutäalmuskulatur wird stimuliert.

Übergang vom Sitz zum Stand

Das Vorneigen des Rumpfes bei abduzierten Armen kann nun den Übergang vom Sitz zum Stand erleichtern. Der Hypotonus im Bereich des Beckens und des rechten Beins wird durch das vorsichtig zunehmende Übertragen des Körpergewichts auf die Beine verringert. Der Tonus erhöht sich, was am Relief des Oberschenkels ganz gut sichtbar wird: der M. quadriceps femoris entwickelt Profil (**Abb. 2.68**).

! Vor dem Aufstehen empfiehlt es sich, die Arme in Abduktion/Außenrotation und Ellbogenextension auf der Bank zu lagern und beide Füße vorbereitend zu stimulieren. Außerdem ist zu entscheiden, ob eine Stabilisationshilfe für das Bein (Talo-Bandage, Aircast o.ä.) notwendig ist.

Die Behandlungsbank wird höher gestellt. Ich sitze auf einem Hocker vor Adela und stabilisiere ihr rechtes Knie mit meinen Knien. So fazilitiere ich das Vorneigen von den Schultergürteln aus. Nach mehrmaligem Vorneigen soll Adela das Gesäß nur etwa 1 cm abheben und anschließend wieder absetzen.

Das vollständige Aufstehen fazilitiere ich vom ZSP aus. Dabei muss sich Adela evtl. zum Stand aufrichten, um sich dann wieder auf den Hocker zu setzen. Ich bewege meine Hände vom ZSP herunter zum Becken/Hüftgelenk, um dort die Aktivität der Glutäalmuskulatur zu stimulieren und damit eine vollständige Hüftextension mit Außenrotation und abduktorischer Stabilität zu erreichen (**Abb. 2.69**).

! Um ein Herabhängen des rechten Armes zu vermeiden und etwas Gewicht abzunehmen, stecke ich Adelas rechte Hand in ihre Hosentasche. Die Finger liegen darin in einer leichten Flexion und das Handgelenk in leichter Dorsalextension. Alternativ kann der Arm durch eine Schlinge gesichert werden (siehe **Abb. 2.74 a–c**, S. 111).

Tonusaufbau im Becken/Hüftgelenk und Bein

Jetzt findet ein Wechsel in der Behandlungsstrategie statt. Wurde bisher auf der Ebene der Köperfunktion und -struktur gearbeitet, so wird im Stand auf der Ebene der Aktivität stimuliert, damit sich der notwendige Haltungstonus automatisch aufbauen kann.

Die Gewichtsverlagerung nach rechts und links wird durch Kopfbewegungen eingeleitet: Adela soll meine weit nach oben gestreckte Hand antippen, verschiedene Dinge im Raum betrachten und auf sie zeigen (**Abb. 2.70**).

Weiter werden die Gewichtsverlagerungen wie folgt durchgeführt:

- Eine Hilfsperson schubst Adela einen Luftballon in von mir vorgegebener Richtung zu, den diese mit ihrer linken Hand zurückschubsen soll.

- Auf der Bank neben Adela befinden sich verschiedene Geldmünzen und daneben steht ein Hocker mit einer Spardose. Ich benenne nun ein bestimmtes Geldstück, das Adela in die Spardose werfen soll (damit wird nach Absprache mit der Sprachtherapeutin auch auf Adelas aphasische Störung des Wortverständnisses eingegangen).

- Auf der Bank vor Adela (ich sitze seitlich auf dem Hocker und stabilisiere das rechte Knie) befinden sich Teller, Besteck und Serviette. Adela soll mir nun zeigen, wie sie zu Hause den Tisch zu decken pflegt, und benennt dabei die Gegenstände, die sie zurecht legt (Eingehen auf die Störung der Wortfindung).

- Um das gesamte Gewicht auf das rechte Bein zu nehmen und so dem ZNS einen deutlichen Stimulus zum Tonusaufbau zu geben, soll Adela ihren linken Fuß kurzzeitig auf dem Hocker neben meine Hüfte abstellen. Zunächst stützt sie sich dabei noch auf der daneben stehenden Behandlungsbank ab, später jedoch nicht mehr.

Bei vorhandener Hypotonie wie bei Adela und M. kann sich durch das automatische Gehen der Haltungstonus deutlich aufbauen (siehe S. 119). Damit

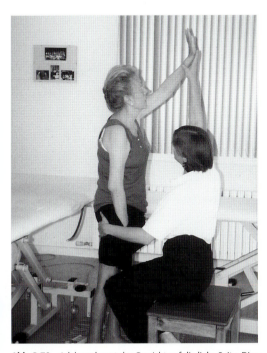

Abb. 2.70 Adela verlagert das Gewicht auf die linke Seite. Dies stimuliert u.a. eine selektive Extension im rechten Kniegelenk.

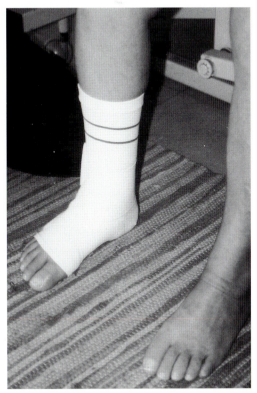

Abb. 2.71 Die Bandage stabilisiert das Fußgelenk.

kein Hindernis aus der Peripherie, z.B. ein fallender Fuß, das Ein- bzw. Fortsetzen des ZMG stört, wickele ich um Adelas rechtes Fußgelenk eine stabilisierende Bandage (**Abb. 2.71**), bevor das Gehen fazilitiert wird. Die Bandage besteht aus einem elastischen Strumpf und zwei elastischen, breiten Zügeln, die am Ende einen Klettverschluss haben. Der erste Zügel wird von medial nach lateral um das Fußgelenk gelegt, um das Fußgewölbe anzuheben. Der zweite Zügel wird von lateral nach medial gelegt, um den Außenrand anzuheben und damit den gesamten Fuß leicht in Dorsalextension zu bringen.

Gehen

Zum Gehen wird bei Adela eine weitere Hilfsperson an der weniger betroffenen Seite benötigt. Während ich die Fazilitation des betroffenen Beines in der Stand- und Spielbeinphase ausführe, fazilitiert die Hilfsperson von der Schulter der weniger betroffenen Seite aus die Gewichtsübernahme auf diese Seite, um ein freies Bein in der Spielbeinphase

bzw. den Vorschub des Gewichts in der Standbeinphase zu gewährleisten (**Abb. 2.72**). Die Fazilitation dieser beiden Bewegungskomponenten kann auch vom ZSP aus durchgeführt werden. Dafür ist jedoch eine zusätzliche Therapeutin erforderlich.

An „guten" Tagen kann ich auch alleine mit Adela gehen. In diesem Fall stabilisiere ich den Rumpf mit meiner linken Schulter und dem Arm, während meine linke Hand und mein gesamter Körper die Gewichtsverlagerung nach rechts und links lenken. Meine rechte Hand hilft in der Standbeinphase, das Knie zu stabilisieren und beim Vorschwingen des Beins in der Spielbeinphase (**Abb. 2.73**).

Ein Problem stellt bei der Arbeit im Stehen und Gehen der hypotone Arm mit der subluxierten Schulter dar. Diese schmerzt zwar nicht, aber die kontinuierliche Dehnung der Mm. supraspinatus und deltoideus trägt nicht zu deren Aktivierungsbereitschaft bei. Eine für Adela praktikable Lösung ist, die Hand in die Hosentasche zu stecken. Eine andere stellt eine Armbandage dar, die in **Abb. 2.74 a–c** zu sehen ist.

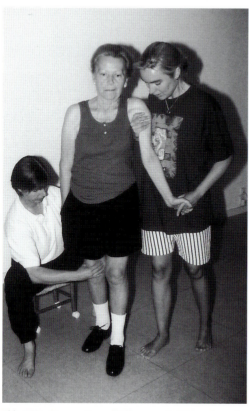

Abb. 2.72 Therapeutin und Hilfsperson fazilitieren das automatisierte Gehen.

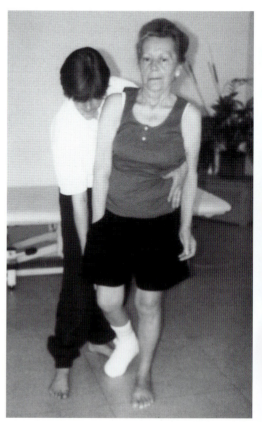

Abb. 2.73 Fazilitation durch eine erfahrene Therapeutin.

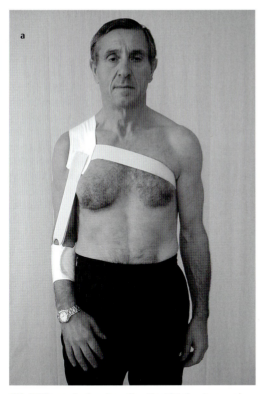

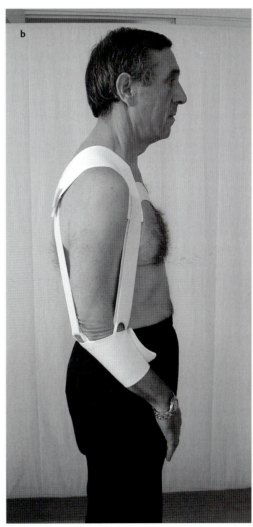

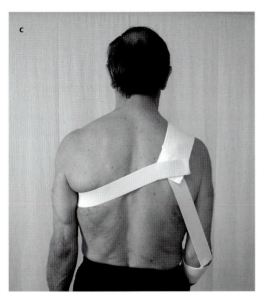

Abb. 2.74 a–c   Armbandage: Das Gewicht des Armes, abgenommen auf Höhe des Olekranons, wird an den Schultergürtel (Akromion) gehängt. So werden die beiden Gelenkpartner, Fossa glenoidele und Humeruskopf einander angenähert.

2.2.4   Ziele und Strategie der Behandlung von M.

Ziele:
- Auf der Ebene der Partizipation soll vor allem die Gehfähigkeit, auch schnelles Gehen, vielleicht Rennen und Treppensteigen ohne Geländer erreicht werden. Wie alle, so will auch M. gerne so bald wie möglich in den AtL's die vollkommene Unabhängigkeit erlangen. Das Potenzial des betroffenen Armes kann noch nicht eingeschätzt werden. Daher müssen die Überlegungen zu einer schulischen und beruflichen Ausbildung noch warten.

- Auf der Ebene der Köperfunktion und -struktur steht im Vordergrund der Tonusaufbau auf der mehr betroffenen Seite, respektive der Tonusabbau der stark kompensierenden Seite, die Erarbeitung eines dynamischen Standes und des Gehens.

Strategie: Es wird überwiegend über die Fazilitation von Gewichtsverlagerung gearbeitet, um automatische Tonusanpassungen zu erreichen.

2.2.5   Therapie

Mobilisation des Rumpfes im Sitz auf der Behandlungsbank

Das Ziel ist die symmetrische Aktivität von Bauch- und Rückenmuskulatur. Dazu musste in den ersten Tagen lediglich die hypotone, direkt betroffene Seite stimuliert werden:

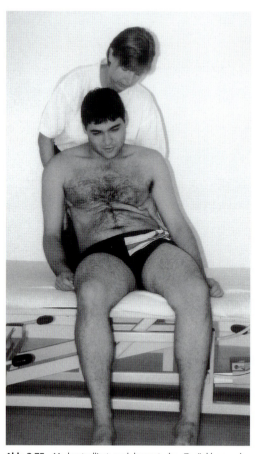

Abb. 2.75 M. kontrolliert und bremst das Zurücklegen des Oberkörpers.

M.s Füße sind auf dem Boden aufgestellt. Die Bewegung verläuft von „6" nach „1/2 M". Meine linke Hand fasst zu Beginn der Bewegung die linken Bauchmuskeln, streicht mit den Fingern von kaudal nach kranial und mit dem Daumen von kranial nach kaudal. Bei der Bewegung von „M" nach „6" soll M. das Zurücklegen des Oberkörpers mitkontrollieren und bremsen (**Abb. 2.75**).

Nachdem sich von Tag zu Tag vor allem in der rechten Seite ein Tonus aufgebaut hat, muss er schon in der dritten Behandlung zuerst vermindert werden, bevor die Fazilitation der symmetrischen Bewegung beginnen kann. Außerdem muss die Stimulation der linken Seite noch präziser sein, um die Kompensation der rechten Rumpfhälfte zu verhindern. Die Bewegungen aus der Position „6" gehen zuerst in Richtung „5" und „4" und zurück nach „6", bevor sie von dort aus nach „1/2 M" führen. Auch die Arme werden miteinbezogen, um die Bewegung so durchzuführen, dass die rechte Körperhälfte weniger und die linke Körperhälfte etwas mehr arbeitet: Ich fasse beide Arme an den Ellbogen und führe sie in leichte Außenrotation. Der rechte Arm leitet die Bewegung von „6" über „7" nach „8" ein. Den linken Arm stelle ich mit dem Unterarm in Pronation auf die Bank in ein Alignment, wodurch ein Abstützen des Armes im Bewegungsablauf stimuliert und ermöglicht wird.

Neurophysiologische Aspekte

Bei M. wird hier sehr deutlich, wie wichtig das richtige Alignment ist. Stehen der Unterarm und vor allem das Handgelenk in einer Position in Relation zum Rumpf, die innerhalb des Bewegungsablaufes ein Abstützen ermöglicht und wird der ZSP als Gewichtsschwerpunkt über dieses Handgelenk bewegt, führen *Feedforward* und die strikt ökonomische Arbeitsweise des ZNS dazu, dass das Handgelenk auch als uF erkannt und benutzt wird. Dies ist bei M. gut an einer Tonisierung der Armstreckmuskulatur sicht- und fühlbar. Steht das Handgelenk nur ein wenig anders, bleiben die Gewichtsübernahme und die aktive Arbeit der Extensoren des Armes aus.

Der zunehmenden Hyperaktivität der rechten Rumpfseite in Flexion (ausgelöst durch häufiges Abstützen mit dem rechten Arm) wird in der Behandlung durch Einbeziehen des betroffenen Armes in eine Gewichtsverlagerung nach rechts begegnet. Ich stehe hinter M., lege meine rechte Hand

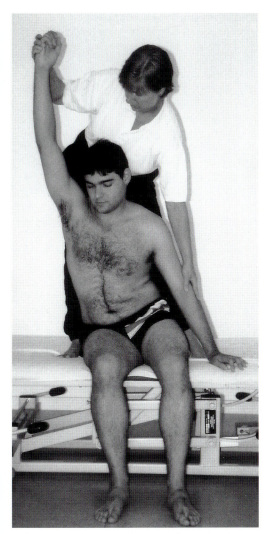

Nach einigen Wiederholungen dieser Bewegung wird auch über „M" hinaus nach „9" bewegt, um zu beobachten, ob die Muskulatur des linken Hüftgelenks den Tonus zu einer ausreichenden extensorischen Stabilisation aufbauen kann. Dies gelingt nur kurzzeitig. Soll M. etwas länger links sitzen, sinkt das Becken nach hinten ab.

Fazilitation des Beckens und des Rumpfes

Um die Extensionsfähigkeit des Beckens und des Rumpfes zu fazilitieren, werden beide Unterarme mit gefalteten Händen auf der davorstehenden Bank abgelegt. M. befindet sich im „lockeren Sitz", d.h., das Becken ist in posteriorer Stellung.

Ich führe beide Hände seitlich an das Becken, wobei sich meine Daumen ganz kaudal am untersten Ansatz der Rückenstrecker, etwas unterhalb der Iliosakralgelenke befinden. Zuerst frage ich M., ob er die Daumen spürt (dabei bewege ich sie etwas auf der Haut hin und her, um das Erspüren zu erleichtern). Anschließend fordere ich ihn auf, den Bauchnabel nach vorn zu bewegen. Dabei sollen der Kopf und die Schultern locker hängenbleiben, ihr Gewicht trägt dazu bei, dass sie als Referenzpunkt (Punctum stabile) gefühlt werden. Während der Bewegung des Beckens nach anterior erhöhe ich die Kompression der Finger meiner linken Hand etwas, um dort einen noch deutlicheren Stimulus zu geben als auf der rechten Seite. Dies dient als Information für M.s ZNS: An dieser Stelle etwas mehr aktivieren! (**Abb. 2.77**).

Abb. 2.76 Das Einbeziehen des Armes verlängert die rechte Rumpfseite, das Gewicht wird nach rechts verlagert. Die linke Rumpfmuskulatur baut Tonus auf.

auf seine und führe seinen Arm zuerst in Flexion des Ellbogens, dann nach rechts oben, wobei M. seinen Ellbogen und den gesamten Arm streckt. Die Bewegung wird so weit geführt (von „M" nach „3"), dass er mit dem ZSP folgen muss und sich ganz auf die rechte Hüfte setzt. Damit wird die rechte Rumpfseite verlängert, während die linke in der Stellreaktion von Kopf und Rumpf verkürzt wird (**Abb. 2.76**). Der Rückweg wird durch ein Nachlassen der Extension des rechten Ellbogens und ein Absinken der linken Beckenhälfte eingeleitet. Der ZSP bewegt sich von „3" zurück nach „M".

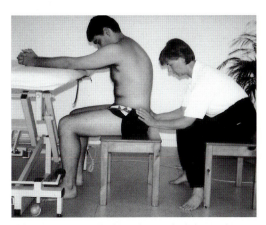

Abb. 2.77 Der Stimulus besonders an der linken Beckenseite dient dem ZNS als Information: Hier mehr aktivieren!

Neurophysiologische Aspekte

> Anzeichen der Hypotonie: Ein Tonus kann zwar aufgebaut, aber noch nicht dauerhaft auf höherem (normalem!) Niveau erhalten werden.

Die bisherigen Aktivitäten haben dazu geführt, dass M. stabiler sitzt. Nun kann auf die linke Schulter eingegangen werden. Ich sitze links neben M., fasse mit der linken Hand seine und führe meine rechte in die Achsel, um dort Skapula und Humerus in Protraktion/Außenrotation zu fazilitieren. Wenn ich spüre, dass der abnorme Tonus in der Muskulatur der vorderen Achselwand (M. pectoralis major) und in den Fingerbeugern nachlässt, beginne ich mit den Vorbereitungen für das Aufstehen und Stehen.

Übergang vom Sitz zum Stand

Die Hände werden rechts und links auf der Bank ins Alignment des Abstützens gebracht. Ich knie im rechten Winkel neben M.s linkem Fuß auf dem Boden.

Zuerst fazilitiere ich ein Anheben (selektive Hüftflexion) der rechten Seite, da dieses Bein sehr fest auf den Boden drückt, anstatt lediglich abgestellt zu sein. Ich fazilitiere eine selektive Dorsalextension und ein Auf-die-Zehen-Stellen (Plantarflexion) der rechten Seite, um den Tonus weiter von „hyperton durch Kompensation" zu „normal" zu bringen.

Neurophysiologische Aspekte

> Wird vom ZNS eine selektive Bewegung verlangt, muss durch Erhöhung der hemmenden Kontrolle der Tonus niedriger geschaltet werden (siehe S. 5, **Abb. 1.1a**).

Nun stelle ich M.s linken Fuß auf meinen linken Oberschenkel und bewege mich von links nach rechts. Dabei wird der Fuß in Plantarflexion und Dorsalextension, das Knie in Extension und Flexion bewegt. Ich bewege seine Zehen und führe mit beiden Händen auch alle anderen Bewegungen aus, die ein normaler Fuß während des Stehens und Gehens vornimmt, um ihn auf seine Aufgaben im Stand vorzubereiten.

Neurophysiologische Aspekte

> Das Anfassen des Fußes dient der Sensibilisierung und Prävention einer Hypersensibilität. Die Berührungs- und Druckstimuli, die Verlängerung der Muskulatur und damit der Muskelspindeln sowie der Druck auf die Sehnen, der eine Tonuserhöhung und damit Stimulation der Golgi-Sehnen-Organe bedeutet, werden über den peripheren Nerven in die Hinterwurzeln des Rückenmarks geleitet. Von dort aus werden sie über die spinozerebellären Bahnen u.a. dem Vestibulo-Zerebellum zugeführt. Das vestibulospinale System kontrolliert den Tonusaufbau bei der Extension des Rumpfes.
>
> Für eine normale Stehbalance sind zwei stabile Fußgelenke besonders wichtig (siehe S. 80). Da das linke Fußgelenk noch hypoton und instabil ist, muss von außen für ein *Feedforward* von Stabilität gesorgt werden, damit das ZNS keinen abnormen Tonus aufbaut. Dies würde zu einer abnormalen Fixation durch einen Hypertonus in den Supinatoren und Flexoren der Zehen und des Fußes führen.

Zur Vermeidung eines abnormen Tonusaufbaus helfe ich M., eine Aircast-Schiene anzuziehen. Diese extern verabreichte Stabilität vermittelt ein sicheres Gefühl und führt zu einer besseren Belastung des Fußes. Die beidseits angebrachten Schienen erzeugen bei mittlerer oder starker Hypotonie eine gewisse Symmetrie (**Abb. 2.78**).

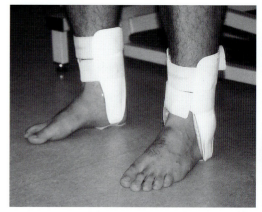

Abb. 2.78   Aircast-Schienen geben ein Feedforward von Stabilität.

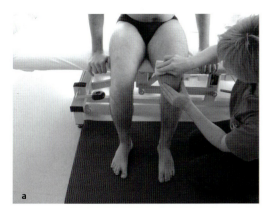

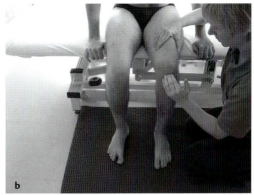

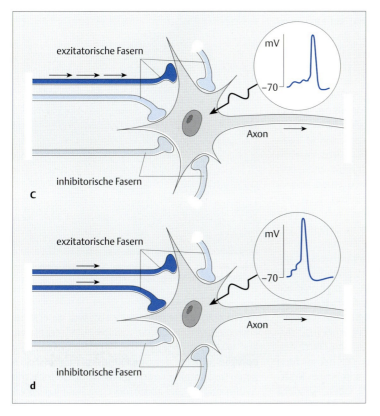

Abb. 2.79 a–d   Stimulation der Mechanorezeptoren der Haut.
a   Die Therapeutin streicht mit einem rauen Schwamm über den Oberschenkel. Auch diese Rezeptoren tragen zum Aufbau des Extensorentonus bei.
b   Gezielte Stimulation der Muskelspindeln durch Klopfen auf die Patellasehne.
c   Zeitliche Summation: mehrere gleiche Reize.
d   Räumliche Summation: mehrere unterschiedliche Reize.

Neurophysiologische Aspekte

„Man lernt nicht eine Bewegung, sondern das Gefühl einer Bewegung". Die Schiene gibt ein positives Feedforward für den Aufbau einer ausgewogenen reziproken Innervation der Fußmuskulatur.

Die Füße werden ins Alignment für das Vorbeugen und Aufstehen, d.h. etwa hüftbreit auseinander und so unterhalb der Kniegelenks gestellt, dass beim Vorbeugen das Lot des ZSP anterior des oberen Sprunggelenks fällt.

Ich sitze auf einem Hocker vor M. Zuerst gebe ich mit meiner linken Hand einen Druck, der vom

Kniegelenk linear durch den Femur zum Hüftgelenk hin gerichtet ist. Damit sich dieses nicht nach hinten wegbewegen kann, gibt meine rechte Hand von dorsal aus einen Gegendruck. Dieser Druck wird mehrfach erneut gegeben und ich frage M. ob er sein linkes Hüftgelenk spürt.

Dann helfe ich ihm, seine Arme auf meine Schultern zu legen. Meine Hände fassen am ZSP und meine Arme „schienen" M.s Arme. Dabei achte ich vor allem darauf, dass sein linker Arm nicht heruntergleiten kann. Vom ZSP aus kann ich nun die Vorlage fazilitieren und mit einem rauhen Tuch die Haut über dem M. quadrizeps femoris, insbesondere über dem Vastus medialis kräftig hin und her zu reiben (**Abb. 2.79a, b**). Dabei kann ich beobachten, wie sich in beiden Mm. quadriceps femoris der Tonus aufbaut. Ich achte auf eine symmetrische Vorbeugung: M.s Kopf und auch sein Rumpf tendieren zu einer Lateralflexion nach rechts. Das bedeutet, ich muss mit den Händen eine kleine Aufwärtsbewegung des ZSP nach rechts oben fazilitieren, um die Symmetrie zu erhalten.

Nun erhält M. die Aufgabe, das Gesäß nur wenige Milimeter abzuheben und sich wieder hinzusetzen. Dies stimuliert deutlich die Aktivität des M. quadriceps femoris der linken Seite. Das kurze Anheben des Gesäßes wird mehrmals wiederholt, um in beiden Beinen möglichst symmetrisch einen zunehmenden Tonus aufzubauen. Sobald das Gesäß abgehoben ist, fordere ich M. auf, sich aufrecht hinzustellen. Wegen des Hypotonus bedeutet das Aufrichten für M. eine große Anstrengung, die nur durch die Aktivierung eines Massenmusters im gesamten Körper, d.h. auch auf der „gesunden" Seite zu bewältigen ist. M. drückt den rechten Fuß auf den Boden und das rechte Knie in die Extension bis zur Blockierung. Es scheint, er spürt die Notwendigkeit, seinen gesamten Körper mit nur einer Körperhälfte nach oben drücken zu müssen. Durch den asymmetrischen Druck, der nur mit der rechten Seite aufgebaut werden kann, geht seine Kraftentwicklung nicht vertikal nach oben, sondern nach hinten und nach links. M. stößt sein Gewicht auf die hypotone linke Seite. Er gibt an, das zu spüren, befürchtet aber umzufallen, wenn er locker lässt (vgl. auch S. 168, **Tab. 2.7**).

Um M. rechts den selektiven Tonusaufbau zu erleichtern und das Gewicht zu tragen statt wegzustoßen, wird auf diese Seite eine Behandlungsbank gestellt, an die er seine rechte Beckenhälfte anlehnen soll (**Abb. 2.80**).

Es fällt ihm schwer, sein Gewicht über den rechten Fuß zu bringen, der mit einer Inversion/Supi-

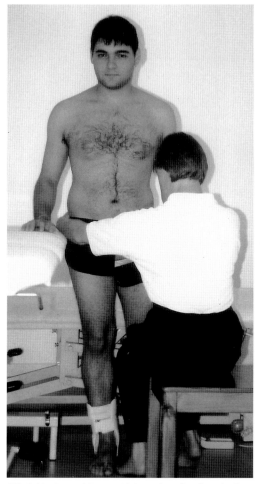

Abb. 2.80 Das Anlehnen seitlich an die Behandlungsbank erleichtert M. den selektiven Tonusaufbau.

nation eine Stellreaktion aufweist, wie sie erst bei einer Verlagerung deutlich weiter nach rechts normal wäre. Ich fasse um das linke Hüftgelenk, um dort die Aktivität der Glutäalmuskulatur zu stimulieren und damit eine komplette Hüftextension mit Außenrotation und abduktorischer Stabilität zu erreichen. Zusätzlich muss ich M.s linkes Knie mit meinen Knien extendieren und in Extension stabilisieren.

Gewichtsübernahme auf der rechten Seite

Damit die Gewichtsübernahme nach rechts gelingt, gebe ich M. Ziele rechts oben an, die er mit der rechten Hand berühren soll. Die Elevation des rechten Armes mit Ellbogenextension stimuliert eine Rumpfverlängerung (Extension) rechts, was die gewünschte weitere Verlagerung auf diese Seite zur Folge hat. Das Hochheben der rechten Hand ist gleichzeitig auch ein Stimulus für die Extension des linken Kniegelenks, das von meiner rechten Hand unterstützt wird.

Gewichtsübernahme auf das linke Bein

Um mit der Gewichtsübernahme eine Extensionsaktivität zu stimulieren, greife ich mit der linken Hand M.s linken Oberschenkel von medial. Dies geschieht zum einen, um den Tonus der Adduktoren und medialen ischiokruralen Muskulatur zu spüren, ihren erhöhten Tonus gegebenenfalls zu hemmen und die Außenrotation des Femur zu fazilitieren. Diese sollte hauptsächlich durch eine Kontraktion des kaudalen und medialen Anteils des M. glutaeus maximus zustande kommen, die von den Fingern meiner rechten Hand stimuliert wird.

Die Kontrolle der Adduktorenmuskulatur ist unbedingt notwendig, da diese in einem Massenmuster in Zusammenarbeit mit den ischiokruralen bei hypotonen Patienten die Funktion der Hüftextension übernehmen können.

Vergleich: Normale Bewegung

Bei der Betrachtung der Funktionen, die die sechs als Adduktoren bezeichneten Muskeln durchführen, ist festzustellen, dass sie bis auf die Abduktion alle Bewegungsrichtungen abdecken:

- M. gracilis: **Adduktion**, Flexion, Flexion im Kniegelenk;
- M. pectineus: **Flexion**, Adduktion, Außenrotation;
- M. adductor brevis: Adduktion, **Außenrotation**, Flexion;
- M. adductor longus: Adduktion, Außenrotation, Flexion;
- M. adductor magnus: Adduktion, **Extension**, Außenrotation, **Innenrotation**;
- M. adductor minimus: Adduktion, Außenrotation. ■

Sie arbeiten häufig symmetrisch und tonisch, um den Femur fest mit dem Becken (Os pubis) zu verbinden. Adduktoren sind evolutionär betrachtet „alte" Muskeln, was im Fall einer ZNS-Läsion an Bedeutung gewinnt: Die Innervation/Aktivierung entwicklungsgeschichtlich älterer Muskulatur scheint resistenter zu sein als die jüngerer oder solcher, die ihren Verlauf und ihre Funktion beim Menschen durch die Aufrichtung in den Stand veränderten wie z.B. die Mm. glutaeus maximus et medius. Sie scheinen in weniger Arealen engrammiert zu sein, der Zugang zu ihnen ist deutlich schwieriger, und sie sind „störungsanfälliger". Das bedeutet, sie fallen schon relativ früh aus und nehmen erst spät ihre normale Funktion wieder auf.

Pathophysiologie

> Bei vielen Patienten mit Multipler Sklerose kann recht frühzeitig eine Hypotonie und damit eine Insuffizienz der Glutäalmuskulatur festgestellt werden, während die Adduktoren auch bei sehr stark betroffenen Patienten noch aktiv sind. Diese Aktivität ist zwar abnormal, hyperton, gibt den Patienten jedoch noch lange Zeit eine gewisse Stabilität für Transfers, etc.

Bei vielen, vor allem hypotonen Patienten wie M. kehrt die Aktivität der Adduktoren zurück, lange bevor eine Kontraktion in den Glutäi festgestellt werden kann. Die im Massenmuster der Flexion angebahnten Adduktoren können – wie oben erwähnt – in alle Bewegungsrichtungen des Hüftgelenks tätig werden.

Vermeiden kompensatorischer Aktivitäten der Adduktoren

Zur Vermeidung einer kompensatorischen Aktivität der Adduktoren müssen die *echten* Hüftextensoren – Mm. glutaeus maximus et medius – spezifisch stimuliert werden. Dazu ist eine Aktivität des ZNS erforderlich, die nur diese Muskeln, jedoch nicht die Adduktoren ausführen können. Die Stimulation des M. quadriceps femoris ist dafür unabdingbar, da seine Kontraktion die der Glutäi triggert. Der M. quadriceps femoris arbeitet jedoch vor allem in den letzten Graden der Knieextension, wodurch die Stabilisation des Knies in dieser Position notwendig wird.

Ich halte mit meinen Knien das linke Knie M.s in Extension und umfasse mit beiden Händen das linke Hüftgelenk in voller Extension (0°!). So kann ich von diesem Schlüsselpunkt aus eine Gewichtsverlagerung nach links-lateral und etwas nach vorne einleiten. Ziel ist, dass M. so auf seinem linken Bein steht, dass er den rechten Fuß auf den Hocker neben mein Becken stellen kann. Bringt er nun etwas mehr Gewicht auf seinen rechten Fuß, steht sein linkes Bein nicht mehr senkrecht, sondern leicht nach vorne geneigt. In dieser Position zur Schwerkraft besteht ein großer Stimulus, das Knie zu extendieren. Für die Adduktoren und ischiokruralen Muskeln ist es dabei sehr schwer, dies kompensatorisch zu leisten, sodass ein großer und deutlicher Stimulus für den M. quadriceps femoris entsteht. Ich unterstütze diesen Stimulus mit meiner linken Hand, indem ich einen leichten Druck auf die Patella ausübe und mit der dorsalen Seite meiner Finger flach auf den M. vastus medialis „tappe" (**Abb. 2.81**).

Bevor M. den rechten Fuß zurück auf den Boden stellen soll, wird zuerst wieder sein Gewicht vom rechten Fuß auf den linken zurück verlagert. Ich stabilisiere das Hüft- und Kniegelenk, jeweils abhängig von der Aktivität seitens M. so viel wie nötig und so wenig wie möglich. Eventuell auftretende assoziierte Reaktionen im Schultergürtel und Arm würden auf eine abnormale, nicht ökonomische Arbeit im Hüftgelenk hinweisen. Zieht der Arm im Schultergelenk in die Adduktion und Innenrotation, kann geschlossen werden, dass diese Muskelgruppen auch im Hüftgelenk aktiv/hyperaktiv sind. In diesem Fall wäre ein Abbruch der Aktivität notwendig, und nach der Hemmung des durch die assoziierten Reaktionen verursachten abnorm hohen Tonus müsste mit noch mehr Sorgfalt bei der Schaffung des Alignment in Hüft- und Kniegelenk die Aktivität erneut versucht werden. Bei M. treten keine assoziierten Reaktionen auf, weshalb die Aktivität, jeweils unterbrochen von korrektem Hinsetzen und selektiven Beckenbewegungen im Sitz zum „Ausruhen", mehrmals wiederholt werden kann.

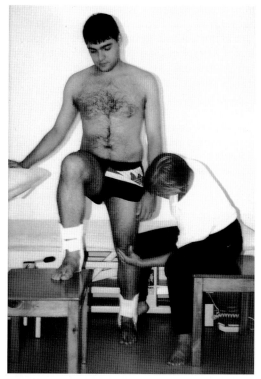

Abb. 2.81 In dieser Position können die Adduktoren die Aktivität der Extensoren nicht kompensieren.

Übergang vom Stand zum Gehen

Soll vom Stand ins Gehen übergegangen werden, muss die *Talo-Bandage* bzw. der sowohl in Eversion/Pronation als auch in Inversion/Supination stabilisierende Fußwickel mit einer elastischen Binde als Hilfe für die Zehenextension zuvor noch eine Erweiterung erfahren. Dazu wird eine 6 cm breite und ca. 50 cm lange, elastische Binde in ihrer Mitte unter die Zehen gelegt. Die Zehen werden hyperextendiert und die Binde kreuzweise und zwar von medial nach lateral um das Fußgelenk geschlungen und befestigt (**Abb. 2.82**). Damit ist gewährleistet, dass die Zehen während des Gehens kein Hindernis darstellen. Es ist bei M. nämlich noch nicht zu erwarten, dass sie in der Spielbeinphase aktiv extendiert werden können. Da sie auch nicht mit abnormem Tonus in die Flexion ziehen, reicht diese kleine Hilfe vollkommen aus.

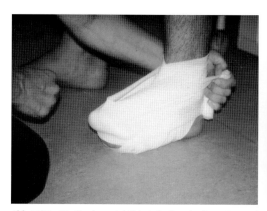

Abb. 2.82 Die Bandage stabilisiert die Eversion/Inversion und bringt die Zehen in Extension.

Nun steht M. mit meiner Hilfe auf. Anschließend stelle ich mich hinter ihn und umfasse mit beiden Händen den ZSP. Hierbei ist wichtig, dass sich vor M. ein ausreichend großer, freier Raum ohne jegliche Hindernisse und Ablenkungen befindet, um ein automatisches Vorwärtsgehen zu ermöglichen.

Neurophysiologische Aspekte

Zentraler Mustergenerator (ZMG) für das Gehen: Ein ZMG ist eine genetisch angelegte Neuronenverbindung, die sich – einmal stimuliert – selbst generiert, d.h. aktiv erhält. Ein ZMG kann vom Kortex kontrolliert werden. Diese Kontrolle bedeutet Ausschaltung und erfolgt, wenn z.B. die Augen dem Kortex ein Hindernis melden. Dann bedarf es eines kognitiven Lösungsprozesses zur Überwindung des Hindernisses, z.B. durch Übersteigen, seitliches Umgehen oder Überspringen.

Der Problemlösungsprozess benötigt Zeit, auch wenn es sich dabei nur um Millisekunden handelt. In dieser Zeit darf sich dem Hindernis nicht weiter genähert werden, d.h., der ZPG ist zu stoppen, und die weiteren Schritte werden kortikal gesteuert. (Deshalb ist ein ausreichend großer, freier Raum erforderlich.) (**Abb. 2.83**).

Der ZMG kann auch von der Peripherie kontrolliert werden, was gleichfalls Ausschaltung bedeutet. Dies tritt ein, wenn z.B. die Zehen eine Position als Feedforward oder Feedback melden, die ein Stolpern oder eine Verletzung bedeuten könnte. In diesem Fall wird wiederum der Kortex für eine Problemlösungsstrategie benötigt und solange das Problem nicht gelöst ist, kann nicht weitergegangen werden. (Deshalb ist die Vorbereitung des Fußes mit der Talo- und der Zehenbandage nötig, siehe S. 118).

> *Bei hypotonen Patienten besteht die Möglichkeit, das (automatische) Gehen zu benutzen, um den Tonus zu regulieren. Bei hypertonen Patienten muss man den Tonus regulieren, um mit ihnen gehen zu können.*

Das automatische Gehen kann auch gut mit Hilfe eines Laufbandes durchgeführt werden. In Tabelle **Tab. 2.2 – 2.3** werden die Vor- und Nachteile des Gehens im freien Raum und des Gehens auf dem Laufband gegenüber gestellt.

Tab. 2.2   Gezielter Einsatz von Laufband und Fazilitation

Laufband bevorzugt einzusetzen bei	Fazilitation durch Therapeuten bevorzugt einzusetzen bei
• Personen mit komplettem Querschnittssyndrom	• Personen mit inkomplettem Querschnittssyndrom
• Personen mit Multipler Sklerose in fortgeschrittenerem Behinderungsstadium	• Personen mit Hemiparese nach Hirninfarkt
• Personen in fortgeschrittenem Stadium der Rehabilitation (so genannte „bessere" Patienten)	• Personen mit Schädel-Hirn-Trauma im frühen Stadium • Personen mit noch recht starker Behinderung/Beeinträchtigung, die spezifischer Fazilitation bedürfen.

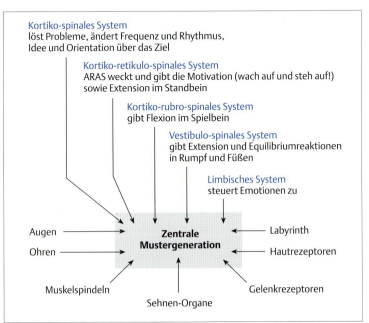

Abb. 2.83   Einflüsse auf die Zentralen Mustergeneratoren.

Tab. 2.3   Vor- und Nachteile des Laufbands

Vorteile des Laufbands	Fazilitation durch die Therapeutin (Nachteile)
Teilgewichte können exakt bestimmt und über längeren Zeit-raum abgenommen werden	Gewichtsabnahme ist subjektiv und sicherlich über längere Zeit-dauer nicht gleichmäßig machbar
Angelernte Helferinnen können Füße der Patientin vorstellen	Muss durch eine oder zwei speziell ausgebildete Physiothera-peuten durchgeführt werden.
Geschwindigkeit kann genau bestimmt werden	Geschwindigkeit kann nur subjektiv bestimmt werden, Zuhilfe-nahme eines Metronoms notwendig.
Es kann eine relativ hohe Geschwindigkeit erreicht werden, z.B. bis zu 6 km/h, was sich sehr günstig auswirken kann.	Die Therapeuten können nur eine relativ niedrige Geschwindig-keit fazilitieren.
Es kann eine große Strecke und relativ lange Zeit zurückgelegt werden, dadurch wird die Kondition der Patienten trainiert.	Die Therapeuten können nur eine relativ kurze Strecke und Zeit fazilitieren.
Nachteile des Laufbands	**Fazilitation durch Therapeutin (Vorteile)**
Teilgewichte werden am Becken abgenommen und vermin-dern die Druckinformation auf den Hüftgelenken.	Teilgewichte werden am Thorax (ZSP) abgenommen und geben das Gefühl von „leichten Beinen", ohne die Druckinformation auf die Hüftgelenke zu verringern.
Kann nicht übergangslos nach tonusvorbereitender Therapie auf impairment- oder activity-level angewandt werden, da Pa-tient erst auf das Laufband und in die Aufhängung gebracht werden muss.	Kann unmittelbar und übergangslos nach der vorbereitenden Therapie auf Störungs- und Bewegungsmusterebene durch-geführt werden.
Künstlich, es entsteht keine horizontale Beschleunigung, die von den Labyrinthen wahrgenommen werden könnte zum Einsetzen der ZMG's auf Hirnstammebene	Natürliche Gewichtsverlagerung und Bewegung im Raum, welche von Augen und Labyrinthen als solche wahrgenommen werden, welches zum Einsetzen der ZMG's auf Hirnstammebene führt.
Nicht im normalen Kontext, auf eine Stelle im Raum beschränkt	Kann überall natürlich durchgeführt werden, im Haus, auf Teer-weg außerhalb, auf Rasen außerhalb etc.
Abnormaler Bewegungsablauf, der Boden wird unter den Füßen weggezogen	Natürlicher Bewegungsablauf, Gewichte werden nach vorn ver-lagert, normale, spontane Gleichgewichtsreaktionen (Schutz-schritte) werden stimuliert.
Bei Tonuserhöhung während der Durchführung kann nicht ohne Umstand zurück auf dem activity- bzw. impairment-le-vel behandelt werden, um diese zu verringern, da sich der Patient in der Aufhängung befindet und eine Veränderung der Position aufwendig ist.	Bei Tonuserhöhung während der Durchführung kann jederzeit die Position verändert werde, z.B. zum Sitz auf einen herangezo-genen Stuhl, um auf Bewegungsmuster- oder Störungsebene zu behandeln und den Tonus zu vermindern.

Wurde beim Versuch der willkürlichen Knieexten-sion beobachtet, dass M. keinen Zugang zu diesem Engramm hat und dass trotz spezifischer pro-priozeptiver und taktiler Stimuli keine befrie-digende Knieextension erfolgte, lässt sich bei dem so fazilitierten Gehen eine sehr viel positivere Be-obachtung machen: M. schaut nach vorne und soll sich gar keine Gedanken machen, ob er gehen kann oder ob Probleme auftreten. Ich suggeriere ihm, dass es leicht sein wird und er einfach nur mit mir zu-sammen losgehen soll. Durch die Fazilitation des Gewichts nach links vorne gebe ich den notwendi-gen Stimulus für das vestibuläre System. Die Ant-wort erfolgt in Form eines Schutzschrittes mit dem rechten Bein nach vorne. Der ZSP wird nun kon-

tinuierlich nach vorne mit nur ganz leichter Ver-lagerung nach lateral bewegt, wodurch ein (Schutz-) Schritt nach dem anderen ausgelöst wird. Der durch Strumpf und Bandage geschützte linke Fuß wird in einem annähernd normalen Bewegungsmuster des linken Beines nach vorn gestellt.

In der Standbeinphase ist eine annähernd nor-male selektive Knieextension und eine gute Stabili-sierung des Hüftgelenks zu beobachten. Bei dem einen oder anderen Schritt schlägt das linke Knie in die Hyperextension durch, was ich jedoch ohne Kommentar zur Kenntnis nehme, da jede verbale Korrektur den Kortex zur Aktivität auffordern und den Zentralen Mustergenerator stoppen würde. Wie oben schon erwähnt, sind zu diesem Zeitpunkt der Behandlung bzw. des Rehabilitationsprozesses bei M. kortikal gesteuerte selektive Bewegungen noch nicht möglich.

> *Anmerkung: Insgesamt ist der Verlauf bei M. sehr viel schneller als bei Adela. Sein Vorteil: Der schneller aufgebaute Haltungstonus ermöglicht M. bereits, allein zu gehen und die Aktivitäten des täglichen Lebens allein durchführen. Adela ist im Alltag noch auf den Rollstuhl und viel Hilfe angewiesen. Es gibt aber auch einen Nachteil: M. zeigt im Arm relativ viele assoziierte Reaktionen, was die Fazilitation selektiver Bewegungen erschwert. Seine Muskulatur ist sehr dehnungsempfindlich geworden. Die Technik der spezifischen Mobilisation der Muskulatur muss äußerst vorsichtig angewandt werden, um nicht etwa eine Hypersensibilität hervorzurufen.*

2.3   Fallbeispiel: Antonio

| *Antonios Hauptproblem: Schmerzhafte Schulter*

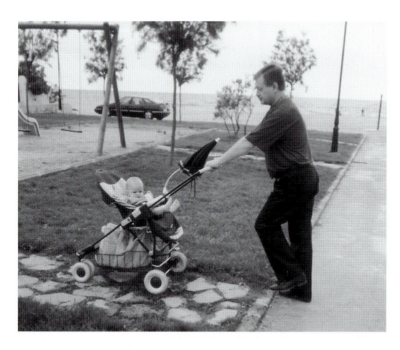

Abb. 2.84 Antonio schiebt mit beiden Armen den Kinderwagen mit seinem Enkel.

Antonio ist 46 Jahre alt. In seinem Restaurant führt er alle anfallenden Tätigkeiten aus, wie Personalanleitung, Public Relations, Abrechnung, Buchführung, Organisation von Banketten, Tische zuweisen etc. Vor seiner Erkrankung kochte und kellnerte er außerdem und möchte dies auch wieder können, um seine Gäste in Spitzenzeiten besser zu bedienen.

Im Herbst 1997 erlitt er eine Hirnblutung in der rechten Hemisphäre mit kompletter hypotoner He-miplegie links. Durch eine gute Spontanremission kehrten rasch selektive Rumpfbewegungen und Funktionen (Stellreaktionen) sowie selektive Bewegungen des Beckens, Beines und Fußes zurück.

Antonio kommt von zu Hause mit dem Auto zur ambulanten Behandlung (ca. 70 km), das er selbst steuert. Vom Auto geht er ohne irgendwelche Hilfsmittel in den Therapieraum. Nachdem er sich umgezogen hat (kurze Sporthose), wartet er stets auf der Bank sitzend auf den Beginn der Behandlung.

2.3.1 Antonios Befund

Allgemeiner Befund

Die Gleichgewichtsreaktionen im Sitzen, Stehen und Gehen zeigen nur kleine Abweichungen bei der Gewichtsübernahme links in den Bewegungsmustern beim Aufbau von Extension: Die Mm. glutaeus maximus et medius bauen keinen ausreichenden Tonus auf, um das Becken in anteriorer und lateraler Bewegung zu halten bzw. zu führen. Weiter fällt auf, dass der stets ein wenig nach links geneigte Kopf keine ausreichende Stellreaktion (Lateralflexion nach rechts) zeigt.

Beim *normalen* Gehen besteht zusätzlich eine Unbeweglichkeit und fehlende reaktive Mitbewegung der linken Schulter. Beim schnellen Gehen wird durch die entstehende Tonuserhöhung deutlicher, dass die gesamte linke Körperhälfte betroffen ist: die Selektivität verschwindet, in der Spielbeinphase wird ein Massenmuster an Flexion benutzt, um den linken Fuß vorzusetzen; die Rumpfseite verkürzt sich, das Bein wird zu hoch und mit Retraktion des Beckens angehoben. Es ist deutlich sichtbar, dass die Tonuserhöhung von der linken Schulter ausgeht, die sich weiter in Retraktion zurückzieht. Schnelles Gehen und gleichzeitiges Tragen von Tellern oder einem Tablett ist für Antonio bei der Ausübung seines Berufs jedoch unabdingbar.

Es stellt sich die Frage, warum der Schultergürtel von der Verbesserung der Symptome derart ausgenommen ist? Auch im Arm und in der Hand waren schon kontrollierte Bewegungen möglich, als folgendes Problem auftrat: Durch zu stark forcierte Bewegungen gegen Widerstand bzw. mit Gewichten in die Elevation bei noch bestehendem Malalignment im Glenohumeral-, Akromioklavikular- und Akromiohumeralgelenk sowie einem abnormalen humeroskapularen Rhythmus kam es zu artikulären Schmerzen. Diese wurden nicht beachtet. Um eine möglichst schnelle Besserung zu erreichen, ertrug Antonio die Schmerzen und übte weiter. Als die Schmerzen zu stark wurden, mussten Medikamente verabreicht werden. Antonio konnte nachts nicht mehr schlafen und war tagsüber müde und deprimiert. Infiltrationen kortisonhaltiger Präparate behandelten die Entzündungserscheinungen. Für die Dauer von ca. sechs Wochen trug Antonio eine Armschlinge, die den Arm in Adduktion, Innenrotation, Ellbogenflexion und Pronation hielt.

Befund der Schulter

Aufgrund subjektiver Angaben und in Antonios Gesicht erkennbar, ist klar, dass er Schmerzen in der Schulter hat. Um die Schmerzen „quantifizieren" zu können, soll er angeben, wo er sie auf der VAS-Skala von 1 (ganz leichter Schmerz) bis 10 (unerträglicher Schmerz) einordnet (S. 53, **Abb. 1.30**). Antonio beschreibt sie als dumpf in Ruhe (Stärke 4), die sich beim Anheben des Armes verstärken (6). In einer bestimmten Stellung kommt ein heller, stechender Schmerz (8) tief im Gelenk dazu.

Beobachtungen von Abweichungen im Sitz

a) von dorsal (**Abb. 2.85**):
Kopf: Er ist deutlich nach links geneigt und leicht nach links gedreht.
HWS: Es besteht eine Lateralflexion links.
Schultergürtel: Der linke steht höher als der rechte; der Abstand zwischen der Margo medialis zur

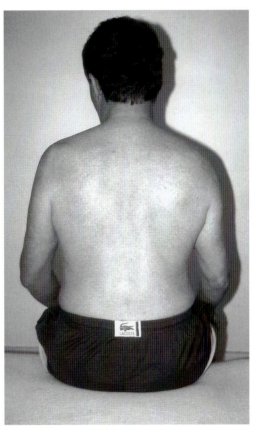

Abb. 2.85 Antonios Position für den Befund von dorsal.

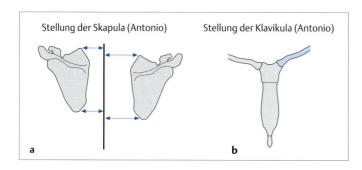

Stellung der Skapula (Antonio)   Stellung der Klavikula (Antonio)

Abb. 2.86 a, b   a Die linke Skapula steht höher, ihr Abstand zur Wirbelsäule ist kleiner als rechts, **b** die linke Klavikula steht höher und steiler.

WS ist links kleiner als rechts (**Abb. 2.86 a**). Der Angulus superior ist links etwas nach anterior geneigt. Der Angulus inferior sowie die Margo mediale sind links deutlicher zu sehen als rechts (minimale Scapula alata links).

BWS: Sie ist relativ steil aufgestellt und zwischen den beiden Skapulae flach.

Taillendreieck: Es ist links deutlich größer als rechts. Die laterale Rumpfmuskulatur links wirkt verstrichen und hypoton, rechts deutlich tonisiert.

Rückenmuskulatur: Sie tritt vom Okziput abwärts bis zum Os sacrum links deutlich stärker hervor als rechts.

Beckenkämme: Sie liegen links etwas tiefer als rechts.

Kreuzbein: Das Relief über dem Kreuzbein wirkt verstrichen und hypoton.

Sitzfläche: Der M. glutaeus maximus wirkt links etwas breiter und flacher als rechts.

b) von ventral:

Kopf/HWS: Beide sind nach links geneigt.

Klavikulä: Die linke steht insgesamt höher und ist steiler nach oben geneigt (**Abb. 2.86b**).

Oberarme: Der linke steht deutlich weiter in Innenrotation als rechts.

Unterarme: Der linke befindet sich weiter in Pronation als rechts.

Hände: Die Position der Hand und Finger gleicht der rechten. Die linke Hand ist etwas geschwollen und wirkt lebloser als die rechte.

Taillendreieck: Es ist links größer als rechts.

Bauchnabel: Er befindet sich in der Mitte.

Bauchfalten: Sie sind rechts deutlicher ausgeprägt, ab der Mitte unsymmetrisch, und es besteht eine Stufe. Auf der linken Seite setzen sie sich ca. 1 cm weiter kaudal fort. Beidseits treten muldenförmige Einziehungen auf, links profunder als rechts.

Beckenkämme: Der linke liegt tiefer als der rechte.

Oberschenkel: Der linke steht weiter in Abduktion, das Relief des linken ist flacher.

Knie: Das linke steht etwas weiter dorsal, was den linken Oberschenkel kürzer erscheinen lässt.

Unterschenkel und Füße: Sie sind unauffällig.

Palpation

HWS und Nackenmuskulatur: Sie sind links deutlich fester als rechts. Antonio gibt Schmerzen bei leichtem Druck und Bewegung des M. trapezius nach dorsal-kaudal an.

Die *paravertebrale Muskulatur* vom ZSP bis zum oberen Rand des Os sacrum ist links deutlich fester als rechts, auf dem Os sacrum beidseits hypoton.

Die *Bauchmuskulatur* ist beidseits höher als normal tonisiert.

Der *M. glutaeus maximus* links ist hypoton.

Die *laterale Rumpfmuskulatur* ist links fester als rechts. Antonio gibt bei Druck auf den M. latissimus kurz unterhalb der linken Skapula Schmerzen an.

Muskel im Bereich des Schultergelenks: Beim Griff in die Achsel kann ich fühlen, dass sowohl die vordere (M. pectoralis major) als auch die hintere Achselwand (M. latissimus dorsi, M. subscapularis, Mm. teres major et minor) stark im Tonus erhöht sind.

Ober- und Unterarmmuskulatur: Sie zeigt links einen deutlich erhöhten Tonus.

Die *linke Hand* ist wärmer als die rechte und fühlt sich teigig an.

Sensibilität

Bei Antonio bestehen keinerlei Einschränkungen in der Sensibilität.

Zeitliche Koordination der Hand-Arm-Bewegungen

Es ist wichtig, die normale zeitliche Koordination zu kennen, um besser zu verstehen, warum einige Patienten, die bereits die Kontrolle über ihre Schulter- und Ellbogenbewegungen besitzen, nicht aber über die Hand und die Finger, ihren Arm nicht in Funktionen wie Festhalten oder Tragen von Gegenständen, Binden von Schuhen u.a. mit einbeziehen.

Vergleich: Normale Bewegung

Normale zeitliche Koordination der Hand-Arm-Bewegungen: Das Motiv einer Armbewegung ist, dass die Hand ein Ziel erhält: Juckt es am Kopf, wird die Hand dorthin geführt, um zu kratzen. Besteht Durst, wird die Hand zum Glas auf dem Tisch bewegt, um es zum Trinken zum Mund zu führen und anschließend wieder zurück zum Tisch. Klingelt das Telefon, wird die Hand ausgestreckt, der Hörer ergriffen und zum Ohr geführt.

Ohne die Hand wird eine gezielte Armbewegung so gut wie nicht initiiert. (Pendelbewegungen während des Gehens z.B. sind keine aktiven, sondern reaktive Armbewegungen, die durch die Rumpfrotation zustande kommen.) Hat die Hand also ein Ziel, sorgt das ZNS zuerst für den stabilen Haltungshintergrund am Rumpf und besonders am Schultergürtel. Schließlich ist der Arm nicht direkt mit dem Rumpf, sondern nur über die aktive Stabilisation der Skapulamuskulatur mit diesem verbunden (**Tab. 2.4**). Die Skapula artikuliert mit dem Oberarm, der Klavikula und über die skapulathorakale Gleitebene mit dem Brustkorb (**Abb. 2.88**).

Tab. 2.4 Skapulamuskulatur

Synergistengruppe	Muskeln
Muskeln, die vom Kopf, Nacken, Hals oder Thorax zur Skapula ziehen	*Muskeln, die die Skapula mit dem Humerus verbinden*
• M. trapezius pars descendens	• M. deltoideus pars anterior
• M. levator scapulae	• M. deltoideus pars lateralis
• M. trapezius pars transversa	• M. deltoideus pars posterior
• M. rhomboideus major	• M. triceps brachii caput longum
• M. rhomboideus minor	• M. biceps brachii caput longum
• M. trapezius pars ascendens	• M. coracobrachialis
• M. serratus anterior	• M. teres major
• Mm. scaleni	• M. teres minor
• M. omohyoideus	• M. subscapularis
• M. pectoralis minor	• M. supraspinatus
	• M. infraspinatus

Die Muskulatur stabilisiert den medialen Skapularand und den unteren Angulus inferior zunächst etwas am Thorax und nach kaudal. Die Mm. trapezius descendens und levator scapulae müssen dies durch exzentrisches Verlängern zulassen. Die Folge ist eine Veränderung des Verhältnisses der Fossa glenoidea zum Humerus: es entsteht eine leichte Außenrotation.

Die Kontraktion des M. supraspinatus, der den Humeruskopf in die Fossa glenoidea zentriert, führt zu einer Veränderung des Druckes im Glenohumeralgelenk, die die Aktivität des M. deltoideus stimuliert.

Die erste sichtbare Bewegung des Armes findet in dem „Bewegungsinitiator" Ellbogen statt: Die Flexoren heben den Unterarm an und je nachdem, in welcher Position sich der Arm befindet, wird eine geringere oder größere Ellbogenflexion durchgeführt. Liegt der Unterarm z.B. auf den Oberschenkeln oder auf einem Tisch auf, ist die Bewegung nur so groß, dass die Auflage vermindert wird. Hängt der Arm gestreckt am Rumpf seitlich herunter, ist die Flexion größer. Der M. trizeps brachii initiiert dann die Extension und damit in Koordination mit dem M. deltoideus das Hochheben des Armschwerpunktes Ellbogen gegen die Schwerkraft (agonistisch konzentrische Aktivität im distalen Abschnitt bei antagonistisch exzentrischer Arbeit im proximalen Abschnitt, um die Anteversion zu ermöglichen).

Der Humerus dreht sich bei fortlaufender Anteversion/Elevation im Schultergelenk weiter in die Außenrotation. Dies ist notwendig, damit das Tuberculum majus außen am Akromion vorbeigleiten kann und nicht die zwischen Humeruskopf und Akromion liegenden Strukturen – Sehne des M. supraspinatus, Sehne des Caput breve des M. bizeps brachii und Bursa subdeltoidea – einklemmt. Die Außenrotation findet unabhängig davon statt, ob im Unterarm eine Supination, Mittelstellung oder Pronation erforderlich ist, um die Hand dem Ziel zu nähern.

Die muskuläre Aktivierung beim Heben des Armes ist in **Abb. 2.87** nach Kapandji dargestellt.

Normaler humeroskapularer Rhythmus: Das reine Bewegungsausmaß im Glenohumeralgelenk beträgt ca. 120°. Um den Arm in eine Elevation von 180° anzuheben, ist das Mitbewegen der Skapula und die Aufrichtung der BWS erforderlich. Dafür sind auch Bewegungspotentiale in den Kostovertebral- und Kostosternalgelenken Voraussetzung. Der Rhythmus bzw. die zeitliche Koordination der Bewegung zwischen Humerus und Skapula steht in

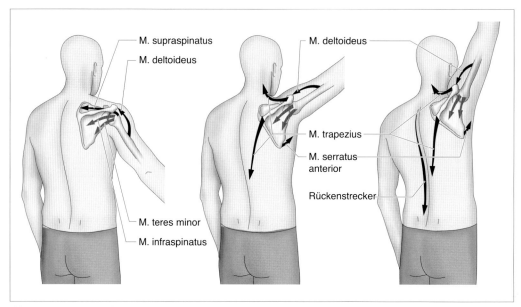

Abb. 2.87   Vier der Gelenke artikulieren mit der Skapula – ein Malalignment der Skapula bewirkt ein Malalignment in gleich vier Gelenken auf einmal. (ACG = Art. acromioclaviculare, SCG = Art. sternoclaviculare).

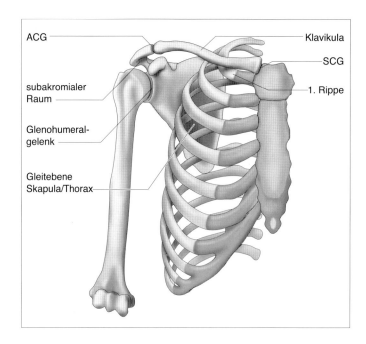

Abb. 2.88   Normale zeitliche Koordination der muskulären Aktivitäten beim Heben des Armes.

einem Verhältnis von Humerus : Skapula = 2 : 1 (**Abb. 2.89**). Der Humerus beginnt mit der Bewegung, führt zwei Schritte aus, und die Skapula folgt mit dem dritten Schritt. Somit finden bei einer Elevation des Armes von 90° im Glenohumeralgelenk

60° Bewegung statt und die Skapula hat sich um ca. 30° auf dem Thorax nach lateral ventral bewegt.

Die Augen haben schon bei der Entdeckung des Ziels die Entfernung zwischen Körper und Objekt erfasst. Das ZNS schätzt frühzeitig ab, ob ein Anheben und eine Extension des Armes ausreichen

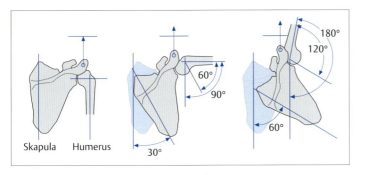

Skapula   Humerus

Abb. 2.89 Normaler humeroskapularer Rhythmus.

werden, um ans Ziel zu gelangen, oder ob eine Vorverlagerung des Rumpfes notwendig sein wird. Ist das Objekt weiter entfernt, wird zusammen mit der Anbeugung des Unterarms der Oberkörper vorgelagert werden, was mit einer Aktivitätserhöhung in der Rückenmuskulatur sowie der Extensoren der Hüft- und Kniegelenke mit Druckerhöhung auf die Füße einhergeht.

Erst kurz vor Erreichen des Zielortes mit der Hand wird diese geöffnet. Die Art des Griffs wird von der Form und dem abgeschätzten Gewicht bestimmt. Die Augen haben längst Informationen über die Eigenschaften des Objekts an das ZNS weitergegeben. Diese wurden im sekundären und tertiären kortikalen Sehfeld und im Gedächtnis verglichen, um die Formung der Hand und der Finger anzubahnen und den Haltungstonus entsprechend zu bestimmen. Bewegt sich die Hand beispielsweise auf eine volle 1,5-l-Flasche Wasser zu, muss sie sich stark öffnen (volle Extension der Finger), wobei das Handgelenk in Mittelstellung stabilisiert wird. Ist das Ziel der Hand nur ein halbvolles Glas, wird sie sich viel weniger öffnen müssen (Mittelstellung in den Fingergrundgelenken und leichte Flexionsstellung der Mittel- und Endgelenke), wobei das Handgelenk in leichter Dorsalextension stabilisiert wird. ■

Bewegungsverhalten des Armes bei Antonio

Schon beim Erahnen, dass der linke Arm bewegt werden soll, hebt Antonio zuerst den linken Schultergürtel an, wodurch das Glenohumeralgelenk sogleich in eine leichte Innenrotationsstellung gelangt. Der ZSP dreht nach rechts (was den linken Schultergürtel noch weiter nach kranial bewegt). Durch die Bewegung des ZSP wird etwas Gewicht auf die linke Beckenhälfte verlagert. Darauf antwortet diese nicht automatisch mit einer leichten Tonuserhöhung, sondern das Becken sinkt leicht nach posterior zurück. Diese Beckenbewegung be-

wirkt eine kleine Drehung des ZSP und des Schultergürtels nach ventral, womit der M. trapezius pars descendens noch mehr arbeitet. Nachdem diese Bewegungsabfolge initiiert wurde, hebt Antonio den Arm, der sich in Innenrotation befindet, unter sichtbarer Anstrengung und mit Anspannung der Bauchmuskeln nach vorne an.

Der bei Antonio beobachtete humeroskapulare Rhythmus ist in zweifacher Weise gestört:
1. Die Skapula beginnt mit einer Bewegung nach oben-vorne, anstatt sich nach unten zu bewegen und sich an den Thorax anzuschmiegen. In dieser oberen und nach ventral gekippten Position verbleibt sie auch. Der Humerus bewegt sich nach vorne und in dem Moment, in dem die Skapula eigentlich folgen sollte, bleibt sie in ihrer abnormalen Position.
2. Im Glenohumeralgelenk wird weiter bewegt. Allerdings wird das normale Ausmaß von ca. 120° nicht erreicht, da die den Humerus und Skapula verbindende Muskulatur dies aufgrund ihres hohen Tonus nicht erlaubt. Zu sehen und besonders gut zu fühlen sind der M. latissimus dorsi, das Caput longus des M. trizeps brachii, der M. teres major und der M. subscapularis. Außerdem wird die Außenrotation durch den hohen Tonus der Mm. pectoralis major et minor verhindert.

Durch die Anstrengung hat sich der Tonus der Ellbogen- und Handflexoren erhöht, es kommt zur Flexion mit Pronation und die Hand schließt sich. Antonio spürt die Ellbogenflexion, aufgrund der er das Ziel, die Hand nach vorne zu bewegen, nicht erreichen wird. Aus diesem Grund initiiert er (automatisch!) eine Extension. Der M. trizeps brachii muss nun gegen die Flexoren arbeiten und erhöht damit deutlich seinen Tonus. Mit einem höheren Tonus ist die notwendige intramuskuläre reziproke Innervation jedoch nicht mehr möglich. Je heftiger Antonio seinen Ellbogen strecken will, umso mehr zieht der proximale Anteil des M. trizeps brachii den Oberarm nach unten in die Retroversion. Die Anstrengung nimmt zu, der M. trapezius erhöht seinen Tonus und Schultergürtel, Arm und Hand werden immer fester, bis Antonio schließlich den Bewegungsversuch aufgibt.

Der Abbruch der Bewegung ist auch deshalb notwendig, weil der Schmerz zugenommen hat bzw. plötzlich ein heller, stechender artikulärer Schmerz aufgetreten ist. Dieser kommt durch die mangelnde Außenrotation im Glenohumeralgelenk zustande: Anstatt am Akromion vorbeizugleiten, klemmt das Tuberculum majus die Sehne des M. supraspinatus und des Caput breve des M. bizeps brachii sowie die Bursa subdeltoidea ein. Dies verursacht Entzündungserscheinungen in Form von Schwellung und Schmerz.

Durch die Schwellung verkleinert sich der Raum noch weiter, sodass die Wahrscheinlichkeit einer weiteren Einklemmung zunimmt. Der Schmerz verursacht eine Tonuserhöhung der Flexorenmuskulatur, wodurch eine Vergrößerung der Innenrotationshaltung im Glenohumeralgelenk entsteht und eine weitere Einklemmung fast unvermeidbar ist.

Antonio gibt zwei Schmerzpunkte an:
- Ventral genau auf der Sehne des M. supraspinatus im Gelenkspalt zwischen Akromion und Humeruskopf;
- dorsal exakt auf dem Tuberculum infraglenoidale scapulae und dem Ansatzpunkt des Caput longum des M. trizeps brachii.

Mögliche Ursachen der Abweichungen

Der erhöhte Tonus der gesamten Muskulatur um den Schultergürtel führt zu abnormaler reziproker Innervation und zeitlicher Koordination der Bewegung. Es besteht ein Ruheschmerz, der durch einen erhöhten Druck auf die Gelenkkapsel im Akromiohumeralgelenk verursacht wird. Bei Bewegung tritt ein Schmerz durch die Einklemmung der o.g. Strukturen zwischen Tuberculum major und Akromion auf.

Der insgesamt hohe Tonus im Schultergürtel unterhält über eine abnormale reziproke Hemmung zwischen Schulter- und Beckengürtel die bestehende Hypotonie um das linke Hüftgelenk.

2.3.2 Ziele, Strategie und Behandlung von Antonio

Ziele:
- Auf der Ebene der Partizipation: Wiederherstellen der Armfunktion auf einer möglichst hohen funktionellen Ebene, mindestens 4 (siehe S. 139).
- Auf der Ebene der Körperfunktion und -struktur:
  – Schmerzreduktion!
  – Senkung des Haltungstonus, besonders der Flexoren im Schultergürtel und Arm,
  – Normalisierung des Haltungstonus im Rumpf,
  – Erhöhung des Tonus im Beckengürtel, besonders im linken Hüftgelenk,
  – Fazilitation zeitlich normal koordinierter selektiver Bewegungen in einer Funktion des linken Armes bzw. beider Arme und Hände.

Im Folgenden werden Therapiebeispiele dargestellt, die bei Antonio zu einer Verminderung der Schmerzen und Verbesserung der Bewegungsfunktion geführt haben. Die Beispiele lassen sich ohne Weiteres auf andere Patienten übertragen, wobei wie auch bei Antonio niemals die gleiche Reihenfolge der Aktivitäten eingehalten, sondern individuell auf die Tagessituation abgestimmt werden muss. Zu Beginn werden mehr Aktivitäten zur Hemmung des abnormal hohen Tonus durchgeführt, die der Vorbereitung zur Fazilitation normaler, selektiver, zeitlich normal koordinierter Bewegungsmuster dienen, mit denen einfache Handfunktionen ausgeführt werden können.

2.3.3 Therapie

Mobilisation des Rumpfes

Eine kurze Mobilisation des Rumpfes im Sitzen (siehe S. 130) führt auch hier zu einer Normalisierung des leicht erhöhten Tonus. Durch die Bewegungen von „6" über „5" und von „4" zu „3" und zurück verlängert der Patient den unteren Quadranten der rechten, kompensierenden Seite und verkürzt den der linken, leicht verlängerten Seite. Die Bewegungen von „6" über „7" und von „8" zu „9" und zurück stimulieren den Aufbau von Extension in der unteren Rückenstrecker- und Glutäalmuskulatur.

Nachdem die elektrisch verstellbare Behandlungsbank etwas erhöht wurde, benutzt Antonio die über den ZSP fazilitierten selektiven Rumpfbewegungen im „Schinkengang", um sich weiter nach vorne an die Bankkante zu setzen. Ich gebe bei diesen lateralen Bewegungen eine kleine Hilfe am Becken. Durch die Verkleinerung der USF bleibt der im Becken aufgebaute Extensionstonus besser erhalten, während ich Tonus regulierende Mobilisationsbewegungen im Schultergürtel und im Arm durchführe.

Mobilisation des Schultergürtels und des Armes

Ich stehe vor Antonios linker Seite und stelle meinen linken Fuß auf die Behandlungsbank, um seinem linken Ellbogen eine USF anzubieten. Antonios linken Unterarm habe ich zwischen meinen Ellbogen und meine Taille geklemmt. Mit der linken Hand greife ich proximal den Humerus und bewege ihn in die Außenrotation. Meine rechte Hand bewegt den Margo mediale und den Angulus inferior nach lateral und ventral und mobilisiert die in die Retraktion ziehende Muskulatur (M. trapezius pars inferior, Mm. rhomboidei; **Abb. 2.90**).

Die Bewegung in die Außenrotation ist am stärksten eingeschränkt. Der M. latissimus dorsi wird als sehr hyperton palpiert. Daher bewege ich mit Antonios Hilfe den Arm nach ventral und in die Außenrotation, indem ich die inhibitorische Mobilisation der Muskulatur anwende. Das bedeutet, im Moment der Vorwärtsbewegung des Armes bewege ich die Muskelfasern des M. latissimus dorsi mit der Armbewegung nach ventral-kranial.

Bewegungen von proximalen gegen distale Körperabschnitte haben sich bei diesem Patienten als Tonus normalisierend und schmerzlos erwiesen. Daher stelle ich eine Behandlungsbank vor Antonio, auf der er beide Arme ablegt. Ich knie links seitlich, um vom ZSP aus die lateralen Stellreaktionen des Rumpfes zu fazilitieren. Sie bringen das Glenohumeralgelenk in eine Adduktion und Innenrotation und verlängern so die Muskulatur, die in die Retroversion zieht. Ich fazilitiere die Bewegung mit beiden Händen proximal am Humerus (**Abb. 2.91**).

Durch die Bewegung des ZSP nach dorsal fazilitiere ich in die Elevation (**Abb. 2.92**). Befinden sich die Ellbogen auf gleicher Höhe, ist zu erkennen, wie unterschiedlich die beiden Schulterblätter die Bewegung der Arme begleitet haben.

Danach fazilitiere ich Bewegungen von „1/2 M" zu „8" und zurück. Dafür knie ich hinter Antonio auf der Bank und meine Hände bewegen von seitlich den ZSP, was zu einer Verlängerung der linken Seite führt (**Abb. 2.93**). Ich bewege ihn dabei von der Skapula aus und anschließend stehe ich hinter Antonio und fazilitiere mit meinen Knien den ZSP, gleichzeitig mit meiner rechten Hand die Lateralflexion des Kopfes nach rechts und meine andere

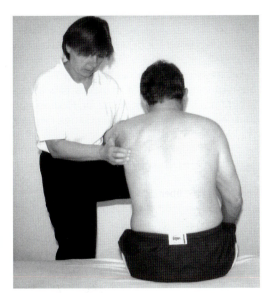

Abb. 2.90 Mobilisation der retrahierenden Muskulatur.

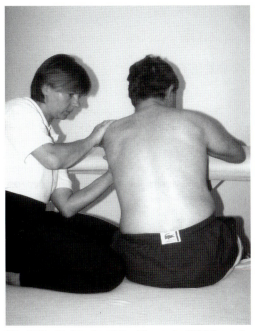

Abb. 2.91 Die lateralen Stellreaktionen des ZSP bringen das Schultergelenk in Adduktion, Innenrotation.

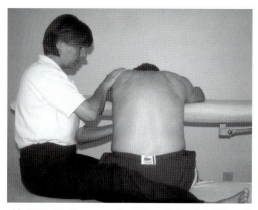

Abb. 2.92 Die Bewegung des ZSP nach dorsal fazilitiert die Elevation.

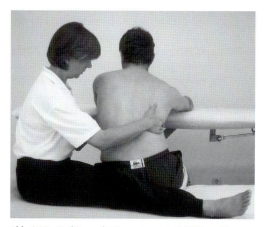

Abb. 2.93 Fazilitieren der Bewegung von „1/2 M" zu „8".

Hand mobilisiert den M. trapezius pars descendens links.

Nachdem der Schultergürtel auf diese Weise mobiler wurde, können die folgenden Aktivitäten, durchgeführt werden. Antonios Unterarme liegen in Pronation auf der Behandlungsbank, seine Handgelenke sind in Nullstellung und die Finger locker flektiert. Mit der linken Hand hält er einen mittelgroßen, runden Gegenstand (z.B. eine Kartonrolle oder eine kleine Wasserflasche). Er soll den Gegenstand vertikal stabilisieren bzw. zu beiden Seiten bewegen.

Er soll die Kartonrolle wie ein Fernrohr vor das rechte bzw. das linke Auge halten.

Er soll die Kartonrolle wie ein Hörrohr an das linke Ohr halten, wozu er Außenrotation benötigt.

! Viele Patienten drücken dabei oftmals mit dem rechten Arm auf die Bank, anstatt ihn dort abzulegen.

Um das Glenohumeralgelenk bei Extension des Ellbogens noch weiter in die Abduktion und Außenrotation zu mobilisieren, führen Antonio und ich die folgende Bewegung aus. Ich greife mit der linken Hand Antonios linke Hand, während meine rechte das Glenohumeralgelenk umfasst. Der Daumen liegt längs dorsal im Gelenkspalt, der Zeigefinger ventral. Antonio soll den Kopf und den Rumpf zur rechten Seite drehen. Ich begleite diese Bewegung mit einer Supination meines rechten Unterarms (mein Daumen drückt leicht von dorsal den Gelenkspalt nach vorne).

Nun dreht sich Antonio nach links herum in die Adduktion, um sich anschließend weiter nach rechts zu drehen (**Abb. 2.94**). Mit meiner Hilfe soll Antonio seine linke Hand an den linken Rand der Bank bewegen, was eine weite Abduktion im Glenohumeralgelenk bedeutet. Die Drehbewegungen des Kopfes und Rumpfes nach rechts und links können nun wiederholt werden. Dazu lasse ich ihn verschiedene Gegenstände, die sich weit rechts bzw. links im Raum befinden, anschauen.

Um mehr Aktivität des Armes zu stimulieren, wird die „Erdnuss", ein ovaler Ball, auf einen Hocker vor Antonio gelegt. Mit meiner Hilfe legt Antonio beide Hände auf diese mobile Unterstützungsfläche. Ich sitze auf einem zweiten Hocker an Antonios linker Seite und stimuliere mit meiner linken Hand die Ellbogenextension und mit der rechten die Elevation im Glenohumeralgelenk (**Abb. 2.95**). Die Muskulatur der hinteren Achselwand erschwert eine weitere Elevation, daher wird dort spezifisch mobilisiert.

Weitere Möglichkeiten, den Tonus der Flexorenmuskulatur des Armes (M. trapezius pars ascendens, Mm. pectorales major et minor, Flexoren und Pronatoren des Ellbogens bzw. Unterarms, Flexoren

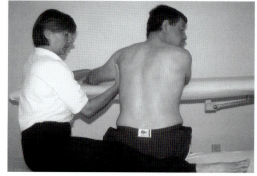

Abb. 2.94 Die Drehung vom Kopf und Rumpf bringt das Schultergelenk in Abduktion, Außenrotation.

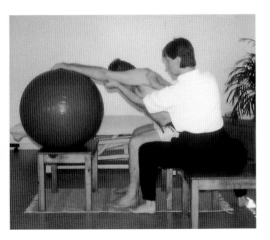

Abb. 2.95 Aus dieser Ausgangstellung heraus können die Extension im Ellbogen und die Elevation im Schultergelenk stimuliert werden.

des Handgelenks und der Finger) zu hemmen, ergeben sich in der Rückenlage und der Seitlage auf der weniger betroffenen Seite. Der Übergang in die Rückenlage sowie die Lagerung werden, wie im Kapitel „Raquel" beschrieben (siehe S. 72, 73), durchgeführt.

Mobilisation des Schultergürtels und des Armes in Rückenlage

! Bei den nachfolgend beschriebenen Aktivitäten muss
• die Höhe der Behandlungsbank jeweils meiner Größe bzw. Arbeitshöhe im Raum angepasst werden: Sie muss höher gestellt werden, wenn ich stehe, und niedriger, wenn mein Oberschenkel Antonios Arm eine Unterstützungsfläche anbietet.

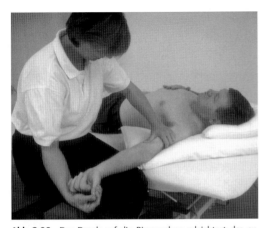

Abb. 2.96 Der Druck auf die Bizepssehne erleichtert das exzentrische Loslassen.

Ich greife mit der linken Hand an Antonios linken Oberarm und bewege ihn in Außenrotation. Meine rechte Hand liegt unterhalb der Skapula. Nun kann ich mit beiden Händen – die rechte Hand ist die aktivere – den gesamten Schultergürtel nach kranial und kaudal bewegen. Spüre ich eine Senkung des Haltungstonus, bewege ich Antonios Arm weiter in Elevation, unter Beachtung der Außenrotation. Bin ich bei ca. 90° angelangt, öffne ich seine Hand, während ich eine leichte Traktion beibehalte.

Nun lege ich meine linke Hand dorsal unter das Glenohumeralgelenk und hebe es etwas nach ventral an.

Ich setze mich an die Bankkante und bewege den Arm, von proximal als auch distal führend, in die Abduktion. Dabei soll Antonio das Gewicht seines Armes fühlen und seinen Ellbogen langsam nach unten auf die Bank ablegen. Ist er dort angekommen, soll er unter meiner Mithilfe den Unterarm in die Extension loslassen. Ein leichter Druck auf die Sehne des M. biceps brachii erleichtert das exzentrische Loslassen und damit die Tonussenkung der Ellbogenflexoren (**Abb. 2.96**). In dieser

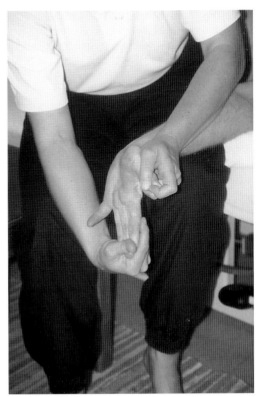

Abb. 2.97 Öffnen der Hand. Mein Oberschenkel gibt Unterstützungsfläche.

Position kann Antonios Hand vollkommen geöffnet werden. Nach kurzem Innehalten ist ein Absinken des Tonus zu spüren (**Abb. 2.97**).

Nun kann ich die Technik der „Spezifischen Mobilisation der Muskulatur" an der gesamten Flexorenkette anwenden. Dabei achte ich darauf, dass ich mit meiner linken Hand jeweils einen stabilen Referenzpunkt schaffe, von dem aus meine rechte Hand die Muskulatur entlang ihrem Verlauf nach distal mobilisiert. Um auch eine Tonussenkung der Muskulatur der vorderen Achselwand, des M. pectoralis major und der gesamten Flexorenkette des Armes zu erreichen, bewege ich sie mobilisierend. Meine linke Hand stabilisiert dabei das Sterno-klavikulargelenk, d.h. den proximalen Ansatz des M. pectoralis minor, damit dieser sich auch tatsächlich verlängert und nicht etwa lediglich seinen proximalen Ansatzpunkt nach distal zieht, was zu einer Subluxation dieses Gelenks führen kann.

Ich möchte, dass der ganze Arm weiter seitlich herausgeschoben wird. Wie immer ist die Mitarbeit des Patienten erwünscht. Antonio gibt dabei ein „helles Ziehen" im gesamten Arm bis in die Fingerspitzen an, das sich beim Versuch der Extension der Finger derart verstärkt, dass die Flexionshaltung beibehalten werden muss. Das Ziehen scheint qualitativ ein anderer Schmerz zu sein als der, der beim Dehnen der Muskulatur auftritt, und kann auf die Dehnung peripherer Nerven zurückgeführt werden.

> **!** Bei der Dehnung des Plexus brachialis kann es zu unangenehmen und angstauslösenden vegetativen Reaktionen, wie kaltes Schwitzen und Übelkeitsgefühl im Magen, im Einzelfall auch zu Beklemmungsgefühl in der Brust (ähnlich Angina pectoris) kommen. Ich habe gute Erfahrungen damit gemacht, die Patienten darauf hinzuweisen, mir sofort Bescheid zu geben, wenn derartige Gefühle auftreten sollten, um die Dehnstellung rechtzeitig zu verringern bzw. aufzuheben. Kommt es zur heftigen Ausprägung dieser vegetativen Reaktionen, helfen ein kaltes Tuch (evtl. sogar Eis) auf dem Sternum bzw. Hinlegen mit Hochlagerung der Beine, frische Luft und ein Glas kühles Wasser.

Ich fordere Antonio nun auf, im Ellbogengelenk zu bewegen: leicht anzubeugen, loszulassen, über 90° anzubeugen, zu extendieren und wieder loszulassen, während ich seine Hand mit meiner rechten halte und mit meiner linken das Glenohumeralgelenk kontrolliere. Das funktioniert besser, wenn er einen Gegenstand in der Hand hält und mit diesem eine funktionelle Handlung aus-

führen soll. Ich wähle eine 0,33-l-Flasche aus, die halb mit Wasser gefüllt ist und dadurch ein leichtes, aber deutlich fühlbares Gewicht darstellt. Um diese Flasche selektiv greifen zu können, müssen die Handgelenksflexoren zuerst mobilisiert werden. Meine linke Hand gibt den stabilen Referenzpunkt am Ellbogen, meine rechte Hand mobilisiert nacheinander die beiden Logen (zwischen den Unterarmfaszien) der ulnaren bzw. radialen Flexoren. Anschließend kann ich Antonios Hand und Finger komplett öffnen (siehe **Abb. 2.97**). Danach ist er in der Lage, mit seiner Hand die Flasche zu umschließen. Nun soll er sie leicht anheben, wieder sinken lassen, anheben bis ca. 80°, etwas zu seinem Kopf sinken lassen (in Außenrotation), zurück zur Mitte führen, zu mir sinken lassen (in Innenrotation), zurück zur Mitte führen und zur Seite zurücksinken lassen (in Extension des Ellbogens). Ich begleite die Flasche mit meiner Hand, ohne sie anzufassen, aber aufmerksam, damit ich sie halten kann, falls Antonio die Kontrolle über Unterarm und Hand verlieren sollte.

Um den Arm dann hochzuheben, sollte der folgende Weg gewählt werden: Ist der Ellbogen leicht flektiert, soll Antonio den Arm lang zu machen, d.h. den Ellbogen mit einer agonistisch konzentrischen Aktivität des M. trizeps brachii nach ventral in die Luft zu heben bzw. langsam zurück auf die USF abzulegen.

Auch die folgende Bewegungssequenz ist günstig: Der Ellbogen wird ca. 80° angebeugt. Der Arm soll nach ventral hochgehoben werden, und anschließend der Ellbogen wieder zur Seite heruntersinken, bis er eine bestimmte Flexion erreicht, die wieder losgelassen werden soll. Befindet sich der Arm in ca. 100°-Elevation, kann ich aufstehen, den Arm haltend ans Kopfende gehen und mit der rechten Hand den Humerus von medial (in Richtung Außenrotation) fassen. Antonios Unterarm liegt dabei in meiner Taille und wird von meinem rechten Unterarm geschient. Mit meiner freien linken Hand mobilisiere ich die dorsale Muskulatur zwischen Skapula und Humerus (M. latissimus dorsi, M. trizeps brachii caput longum, M. subscapularis). Die für diese spezifische Mobilisation notwendige Bewegung ist eine von meinem Körper geführte leichte Flexion und Extension des Ellbogens.

Um die Extension des Ellbogens aktiver zu gestalten, kann ich Antonios Handwurzel mit dem linken Beckenkamm bzw. der Spina iliaca anterior superior einen festen Referenzpunkt geben. Meine linke Hand stimuliert den M. trizeps brachii am Ell-

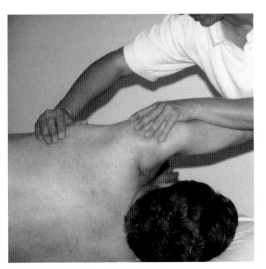

Abb. 2.98 Antonio schiebt den Arm aktiv gegen die Therapeutin, die indessen die Muskulatur zwischen Skapula und Oberarm spezifisch mobilisiert.

bogen zu einer konzentrischen Kontraktion. Meine rechte Hand kontrolliert Antonios linkes Handgelenk. Nun soll er mich vorsichtig wegschieben, ohne die Finger zu beugen und zu kneifen! Diese Aktivität kann in Rücken- und Seitlage ausgeführt werden (**Abb. 2.98**).

Mobilisation des Schultergürtels und des Armes in Seitlage

Die rechte Seitlage dient der besseren Stimulation der Aktivität des M. deltoideus. Beim Wechsel aus der Rücken- in die Seitlage halte ich Antonios linke Hand mit meiner rechten und führe sie in die Adduktion. Dabei fordere ich ihn zum Mitkommen auf. Er soll sein linkes Bein anbeugen und sich so auf die rechte Seite rollen. Zur Unterstützung lege ich ein Kissen unter sein angebeugtes linkes Bein und ein zweites parallel zur Bankkante zur Unterstützung des Kopfes.

! Diese Lagerung eignet sich für Antonio auch als Schlaflage; hierzu wird ein zusätzliches Kissen unter den linken Arm gelegt.

In der Seitlage rechts legt Antonio den linken Arm auf seine linke Körperhälfte auf. Sein Kopf ruht auf einem Kissen. Er soll nun seine Hand an seinem linken Oberschenkel entlang weiter nach kaudal in Richtung Knie führen. Ich bewege den linken Schultergürtel nach kaudal und mobilisiere die Mm. trapezius und levator scapulae.

Antonio kann nun mit nur wenig Hilfe große Schulterbewegungen durchführen, indem er seine Hand auf den Oberschenkel, auf die Bank neben den Kopf oder zu anderen angegebenen Zielen führt. Da die betroffene Seite oben liegt, behalte ich eine gute Übersicht und einen leichten Zugang zur hypertonen Muskulatur. Ich mobilisiere die Skapulamuskulatur ebenso wie die zwischen Skapula und Humerus.

Um die vorher im Tonus gesenkte Flexorenmuskulatur des Armes weiter zu hemmen, kann ich extensorische Aktivitäten in ca. 90° Abduktion und in Außenrotation durchführen.

Ich helfe Antonio, seinen Arm in Richtung Decke zu strecken. Dabei stabilisiere ich mit meinen Beinen seinen Thorax und unterstütze den ZSP dabei, einen stabilen Referenzpunkt für den sich bewegenden Schultergürtel zu bilden. Das Ziel der Aktivität ist, den Arm in dieser Position zu halten bzw. kleine Bewegungen in weiterer Elevation, Anteversion und Abduktion auszuführen (**Abb. 2.99**).

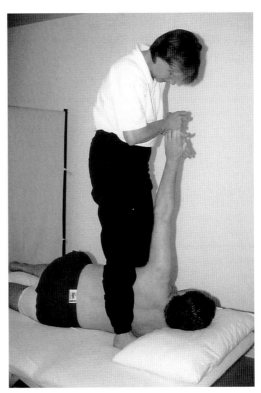

Abb. 2.99 Antonio stabilisiert den Schultergürtel und führt dabei kleine Bewegungen im Ellbogengelenk aus.

Vergleich: Normale Bewegung/ Neurophysiologische Aspekte

> In dieser Position drückt die Schwerkraft den Humeruskopf in die Fossa glenoidea hinein und stimuliert so die Druckrezeptoren des Gelenks, wodurch wiederum der extensorisch arbeitende M. deltoideus stimuliert wird.

Mobilisation des Schultergürtels und des Armes im Sitz

Die in der Seitlage erarbeitete Mobilisation soll nun im Sitz umgesetzt werden. Ich knie hinter Antonio. Neben ihm liegt ein Pezziball, auf den er mit meiner Hilfe seine Hand legt. Er soll nun die Bewegungen des Balles kontrollieren bzw. ihn in alle möglichen Richtungen führen. Dabei achte ich darauf, ob die Hand locker bleibt oder ob sich die Finger unkontrolliert flektieren. Je nach Lage des Balles wird Antonio dessen Stabilisierung erleichtert oder erschwert. Ich unterstütze mit Fazilitation am Glenohumeralgelenk in die Außenrotation und leicht distal an der Hand (**Abb. 2.100**). Dann soll Antonio die Hand auf dem Ball belassen und den Rumpf nach rechts wegbewegen und aus dieser Position wieder stabilisieren.

Mobilisation des Schultergürtels und des Armes im Stand

In dieser Position, einem Postural Set der Extension, kann der Tonus der Glutäalmuskulatur stimuliert werden. Außerdem fallen die extensorisch wirkenden Bewegungen des Schultergürtels und Armes leichter. Im Folgenden wird vor allem die reziproke Innervation zwischen beiden Armen bzw. Beinen und Armen erarbeitet.

Auf zwei lange Stäbe wird zur Erleichterung des Greifens ein kurzes Stück Moosgummi gesteckt. Ich helfe Antonio, den einen in einer Bewegungssequenz im normalem Timing mit seiner linken Hand zu ergreifen. Dabei achte ich darauf, dass das Handgelenk in Nullstellung oder leichter Dorsalextension steht, was das normale Alignment für das Greifen des Gegenstandes ist.

Seine linke Hand hält den Stab senkrecht, während die rechte den zweiten Stab in alle möglichen Richtungen führt: aktiv willkürlich und reaktiv meinen Bewegungen folgend.

Antonio hebt beide Stäbe folgendermaßen leicht vom Boden ab und setzt sie wieder auf: Den linken Stab hält er stabil, während er nur den rechten anhebt und anschließend wieder absetzt. Danach hebt er alternierend beide Stäbe ab und setzt sie wieder

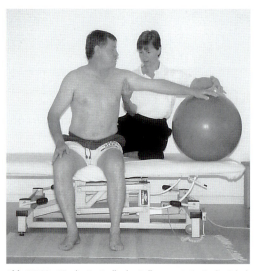

Abb. 2.100 Für die Kontrolle des Balls muss Antonio die Schulter stabilisieren.

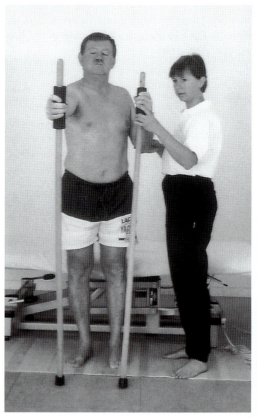

Abb. 2.101 Antonio führt aktive willkürliche und reaktive Bewegungen mit den Stäben durch.

auf. Er hebt einen Stab an und setzt ihn weiter seitlich wieder ab, während er den anderen an seinen
Ausgangspunkt zurückstellt. Nun soll er einen Stab
nach vorne schieben und den anderen an den Körper heranführen (**Abb. 2.101**). Er soll beide Stäbe
weit nach lateral führen, umso die Flexorenketten
beider Arme gleichzeitig exzentrisch loszulassen.
Die Kopfbewegung nach rechts soll auch den linken
M. trapezius in diese Verlängerung miteinbeziehen
(**Abb. 2.102**).

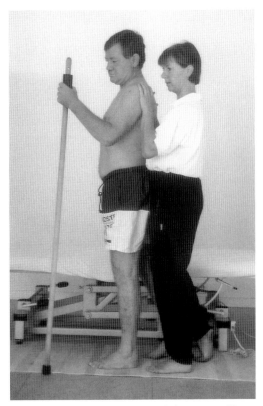

Abb. 2.103 Aufbau von Extension im linken Bein, Nachlassen
von Extension im linken Arm.

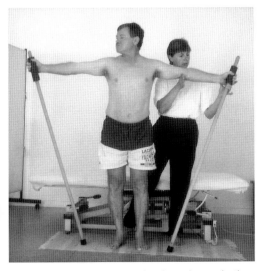

Abb. 2.102 Die Kopfdrehung nach rechts verlängert die Flexorenkette des linken Armes vollständig.

Um die reziproke Innervation zwischen oberer und
unterer Extremität zu verbessern, steht Antonio
nun im Schrittstand mit dem linken Bein vorn. Er
belastet das rechte, hintere Bein. Der Stab, den er
mit der linken Hand hält, steht eine Armlänge von
ihm entfernt vor ihm. Wenn er sich nun auf sein
vorderes, linkes Bein stellt, soll er den Stab weiterhin senkrecht halten. Um diese Aufgabe zu erfüllen, muss er im linken Ellbogen die Extension
nachlassen. Dafür benötigt er den Aufbau von Extensionstonus im Bein und das Nachlassen von
Extensionstonus im Arm (**Abb. 2.103**). Verlagert er
das Gewicht zurück auf das hintere, rechte Bein,
muss er den Ellbogen erneut extendieren, um
die Aufgabe „Stab bleibt senkrecht!" zu erfüllen
(Nachlassen von Extensionstonus im Bein, Aufbau
von Extensionstonus im Arm).

Eine weitere Möglichkeit ist, dass der Patient im
Schrittstand (linkes Bein vorn) seitlich zur Bank
steht und das hintere, rechte Bein belastet. Die
linke Hand liegt auf dem Pezziball, der Arm befindet sich in ca. 20° Abduktion. Verlagert er sein Gewicht nun auf das vordere, linke Bein, muss sein
Arm ihm mit einer Vergrößerung der Abduktion
„Platz machen".

Die Außenrotation der Schulter und das schnelle
Heben des Armes kann ich nach der oben beschriebenen Vorbereitung des Haltungstonus mit
einem Ball erarbeiten. Ich halte einen Ball in der
rechten Hand. Antonio soll seine linke gegen den
Ball drücken. Es gilt nun den Ball während der Bewegungen nach unten und oben zu stabilisieren
(**Abb. 2.104**).

Nun helfe ich Antonio, den Ball beidhändig zu
greifen. Zu Beginn drückt der rechte Arm zu stark,
der linke kann nicht dagegen halten. Dies gleicht er
nach einigen Versuchen aus, indem er die Hyperaktivität der rechten Seite verringert und der linken
anpasst. Ich helfe ihm, den Ball hoch über den Kopf
zu heben und nach vorne in Richtung einer Hilfsperson zu werfen. Ich werfe ihm den Ball zurück.
Das Fangen stimuliert die schnelle, gleichzeitige

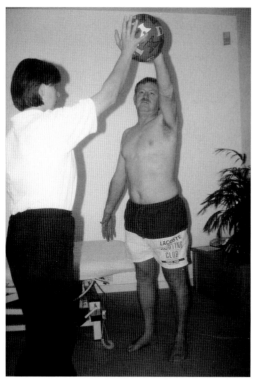

Abb. 2.104 Für die Stabilisierung des Balls müssen sehr fein graduierte Aktivitäten durchgeführt werden.

Armbewegung. Noch muss ich sehr vorsichtig und gezielt werfen, um Antonio die Möglichkeit zum Fangen zu geben (**Abb. 2.105**).

Antonio soll den Ball mit einer dem Kugelstoßen ähnlichen Bewegung wegwerfen. Ich helfe ihm, den linken Arm anzubeugen und die Hand in Dorsalextension zu bringen, um den Ball darauf ruhen zu lassen. Seine rechte Hand hilft leicht beim Festhalten. Bei der schnellen Bewegung des Werfens benötigt er noch Hilfe. Zuerst fliegt der Ball unkontrolliert nach rechts, weil er in zu viel Innenrotation bei der schnellen Streckung des Ellbogens gerät. Nach einigen Versuchen gelingt das Werfen in die gewünschte Richtung immer besser (**Abb. 2.106**).

Da Antonio seinen Arm bei seiner Arbeit zunehmend einsetzen möchte, sucht er eine Aktivität, bei der keine Schmerzen auftreten und die er relativ sicher und ohne abnorme Bewegungen durchführen kann. Er soll ein Tablett mit einigen Kirschen darauf tragen. Um den Zugriff zu erleichtern, reiche ich es ihm an. Alternativ könnte das Tablett auch von einem Tisch aufgenommen werden. Dabei ist es für den Zugriff mit der betroffenen Hand hilfreich, wenn die linke Seite des Tabletts etwas übersteht.

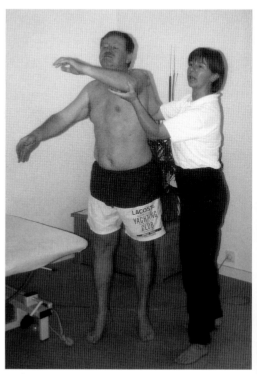

Abb. 2.105 Das Fangen des Balls stimuliert das beidseitige Heben der Arme.

Abb. 2.106 Antonio lernt, den Ball ohne Innenrotation des Armes wegzustoßen.

Antonios Finger befinden sich unter dem Tablett, während der linke Daumen oben aufliegt (lumbrikaler Griff). So kann er das Tablett anheben. Zu Beginn führt er die Hebebewegung mit dem Hochziehen der Schulter aus, sodass ich ihn korrigieren muss. Während der folgenden Versuche lege ich meine rechte Hand auf das Akromion und fazilitiere mit der linken auf der Hand des Patienten die Initiierung vom Ellbogen aus (Flexion). Auf diese Weise kann Antonio mit nur minimaler Kompensation in der Schulter das Tablett anheben. Zunächst bewegt er sich noch langsam und verhalten und benötigt einige Schritte, um das Gehen mit der Kontrolle der Hand-Arm-Bewegung zu koordinieren. Nun soll er mir die Kirschen anbieten, wobei ich einmal weiter links und einmal weiter rechts stehe.

2.4 Fallbeispiele Marita und Nuria

Hauptgesichtspunkt der Therapie: Fördern der wiederkehrenden Finger-, Hand- und Armbewegungen

Die Hand ist sicherlich neben der Sprache und den neuropsychologischen Funktionen als die Krönung der Schöpfung anzusehen. Was können wir Menschen mit diesem Werkzeug nicht alles anstellen! Wie viele Worte und Aussagen in unserer Sprache beziehen sich auf diese Körperteile. In diesem ganzen Buch z.B. ist die Rede von Be-Hand-eln, vom Hand-haben, und damit soll mitgeholfen werden, dass Behinderte ihr Leben wieder selbst in die Hand nehmen können …

Zu Beginn dieses Kapitels möchte ich auf die unterschiedlichen Aufgaben bzw. Funktionen des Armes eingehen:
- Manipulation,
- Non-verbale Kommunikation, Gestik,
- Schutzreaktionen,
- Stell- und Stützreaktionen.

Ich möchte auf diese unterschiedlichen Funktionen nun differenzierter eingehen und zwar in umgekehrter Reihenfolge, weil über die Hauptfunktion, die Manipulation, natürlich am meisten zu sagen ist.

Betrachten wir zuerst einmal die automatischen Bewegungen des Armes:

Mithilfe bei der Erhaltung des Gleichgewichts:
- Stellreaktionen – beim Gehen auf sehr schmaler oder wackliger USF (welches im Alltag eher nicht vorkommt) werden die Arme als ausgleichende Gewichte eingesetzt, z.B. von Stein zu Stein über einen Bach balancieren;
- Stützreaktionen – bei plötzlicher, schneller, großer Gewichtsverlagerung und Fall (was im Alltag zum Glück eher selten vorkommen) strecken sich die Arme in die Fallrichtung aus zum Abfangen, Abstützen des Körpers. Dies gilt nur mit der Einschränkung, dass sie nicht hand- oder armtypisch beschäftigt sind, z.B. etwas tragen. Dann kann es sein, dass wir etwas mit den Händen hochhalten, es vor dem Herunterfallen schützen und uns die Knie verletzen, obwohl der Gegenstand vielleicht unwichtig ist;

andere automatische Reaktionen:
- Schutzreaktionen – wenn ein Gegenstand auf das Gesicht zufliegt, heben sich automatisch die Arme zur Abwehr, zum Schutz (auch dies im Alltag eher selten);

- reaktiver Armpendel beim Gehen – sofern wir nicht etwas beidhändig tragen, die Hände nicht vor Kälte schützend in die Taschen stecken o.ä., pendeln die Arme kreuzweise im Gangrhythmus mit. Dieser Armpendel ist u.a. abhängig vom Tonus in Rumpf und Schultergürteln, von der Geschwindigkeit des Gehens und von der Schrittlänge;

Mithilfe bei der Kommunikation:
- Körpersprache – hängende Schultergürtel können Trauer, Depression anzeigen; hochgezogene Schultern können Angst anzeigen; mit einem kurzen Hochziehen der Schultergürtel deuten wir an „ich weiß nicht";
- Gestik – die Arme und Hände unterstreichen mehr oder weniger lebhaft das gesprochen Wort (kulturabhängig, temperamentabhängig);
- willkürliche Bewegungen führen Finger, Hand und Arm durch:
  - bei jeglicher Art der Manipulation,
  - beim Objekte Berühren, Umfassen, Bewegen, Loslassen – die Umwelt Erkunden, Verändern;
  - beim Essen – mit den Fingern, mit Besteck oder Stäbchen;
  - bei Haushaltaktivitäten – abwaschen, abtrocknen, Wäsche aufhängen, bügeln, schälen, schneiden u.v.m.;
  - bei beruflichen Aktivitäten – mit der Hand oder Schreibmaschine schreiben, Maschinen bedienen, Bewegungen fazilitieren;
  - bei handwerklichen Tätigkeiten – tischlern, stricken, häkeln, töpfern u.v.m.;
  - bei künstlerischen Tätigkeiten – musizieren, zeichnen, malen, bildhauern;
  - bei sportlichen Aktivitäten – Tennis, Tischtennis, Federball, klettern, turnen u.v.m.

Nach entsprechend häufigen Wiederholungen sind diese Bewegungen dann automatisiert.

Hände und Arme arbeiten oft gemeinsam, selten symmetrisch wie beim Tragen eines Tabletts, meist in reziproker Innervation. Eine Hand hält ein Objekt fest, die andere manipuliert es. Hände und Arme arbeiten überwiegend in der neurophysiologisch schwierigeren Funktion der sog. „offenen Kette", d.h. mit einem proximalen stabilen Referenzpunkt und distaler Bewegung. Die Beine hingegen arbeiten häufiger in der sog. „geschlossenen

Kette", d.h. die Füße sind distaler stabiler Referenzpunkt und die proximalen Körperabschnitte Knie, Becken, Oberkörper bewegen sich dagegen. Diese Funktion scheint neurophysiologisch und biomechanisch einfacher zu bewerkstelligen.

Während sich die Rumpf-, Becken- und Beinaktivitäten sehr rasch zurückbilden, hinken die wiederkehrenden Arm-, Hand- und Fingerbewegungen in vielen Fällen deutlich hinterher. Das ist ein häufig zu beobachtender Verlauf. Warum ist das so? Hat das mit dem Ort der Schädigung zu tun? Sicherlich kann das ein Grund sein. Ein anderer wird jedoch in der Nachfrage liegen!

Fast alle Patienten in der ersten Phase nach einem Hirninfarkt mit der Folge einer Hemiparese fragen wortwörtlich: „Werde ich wieder auf die Beine kommen? Wann werde ich wieder gehen können?" Das wichtigste Ziel für sie ist die Wiederherstellung ihrer Selbstständigkeit. Das Essen ohne Hilfe wird angestrebt – was bei Verbesserung der Rumpfstabilität und Erlangen eines freien, dynamischen Sitzes oft recht bald erreicht wird, da dafür der nicht betroffene Arm zur Verfügung steht („learned non-use" für den betroffenen Arm). Bleibt der große Wunsch, gehen zu können, u.a., um allein zur Toilette zu gelangen. Becken und Hüftgelenk erhalten schon im Liegen deutlich mehr und stärkere Druckstimuli als Schultergürtel, Arm und Hand. Bei den Transfers an die Bettkante, heraus aus dem Bett in einen (Roll-)Stuhl wird das Bein im Sinne eines „forced use" unweigerlich mit einbezogen. Die Schwerkraft wirkt auf Fuß-, Knie- und Hüftgelenk mit Druckstimuli ein, während „das unbenutzte Anhängsel" Arm mit der Schwerkraft nach unten hängt und eher Zugreize (⇒ Flexionsstimulus) erfährt. Im Sitzen ist die Hüfte mit dem Gewicht des gesamten Oberkörpers belastet (⇒ Extensionsstimulus), der Arm ist bestenfalls abgelagert und erhält mit seinem Eigengewicht nur wenig Druck und den meist nicht in ein im Alignment befindliches Handgelenk, sondern irgendwo an der Ulnarseite des Unterarms.

Auch die Tatsache, dass Hand und Arm eine schwierigere Funktion, die in der sog. „offenen Kette", zurückerlangen müssen im Gegensatz zum Bein, welches hauptsächlich in der leichteren „geschlossenen Kette" arbeitet, lässt die Wiederherstellung des Beines schneller und besser erscheinen. In manchen Patienten- wie auch Therapeutenköpfen führt all dies zu der Überzeugung: besser ich arbeite an der Wiederherstellung des Beines, das ist vielversprechender. So schließt sich ein negativer Kreislauf: Die Erwartungshaltung „Der Arm erholt sich viel langsamer und viel weniger oder überhaupt nicht" führt zu weniger Arbeit mit dem Arm, welcher so weniger Stimuli erhält, was zur langsameren Wiederherstellung führt und die negative Erwartungshaltung ist bestätigt. „Self-fullfilling prophecy – selbsterfüllende Prophezeiung" ist durchaus eine ernstzunehmende Begründung für die langsamere Rehabilitation der Hantierfunktion.

Schlussfolgerung: Finger, Hand, Arm und Schultergürtel müssen von Tag 1 an genauso stark stimuliert werden wie Rumpf, Becken, Bein und Fuß! Bei der Arbeit mit der unteren Extremität muss der Arm auf einer Unterlage gelagert werden, damit er Druck- statt Zugstimuli erhält. Die **Abb. 2.107 a–d** geben einige Tipps, wie das praktisch durchgeführt werden kann.

Das große Ziel in der Physio- und Ergotherapie ist natürlich die vollkommene Wiederherstellung aller geschickten Finger- und Handaktivitäten. Ich möchte hier einige Zwischenziele auflisten, die nach und nach angestrebt werden sollten, damit sich für den Arm nicht ein „alles oder nichts" ergibt.

- Für den Fall, dass die Schädigung kein Potenzial für wiederkehrende Aktivitäten erlaubt, sollte der Arm dann zumindest gefühlt werden, keine assoziierten Reaktionen zeigen (oder so wenige wie möglich) und somit die Gleichgewichtsreaktionen von Kopf und Rumpf im dynamischen Sitz und insbesondere beim Gehen nicht stören.
- Im Falle nicht wiederkehrender Aktivitäten sollte der Arm zumindest bleiben können, während sich Kopf, Rumpf und anderer Arm bewegen. Beispiel: Ablegen des Armes auf dem Tisch beim Essen. Der andere Arm und der Rumpf sollten die notwendigen Bewegungen gegen den liegenbleibenden mehr betroffenen Arm durchführen können, ohne dass dieser assoziierte Reaktionen zeigt, dem Rumpf oder weniger betroffenen Arm folgt und eventuell den Essteller vom Tisch fegt (Beispiele zur Erarbeitung dieser Funktionen siehe S. 148 ff.).
- Grobe Bewegungskontrolle in der Schulter kann bei Alltagsaktivitäten hilfreich sein. Beispiel: Der Arm hält ein Blatt Papier fest, indem er darauf liegen bleibt, während die andere Hand schreibt; der Unterarm klemmt die Hose fest, damit sie nicht herunterrutscht, während die andere Hand den Reißverschluss schließt; die betroffene Hand hält einen BH-Träger fest, während die andere Hand den BH um den Oberkörper führt und einhakt.

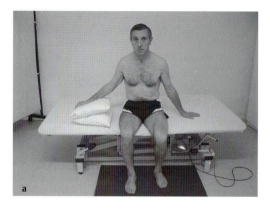
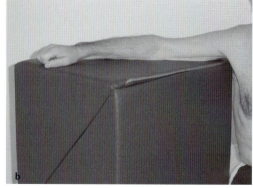
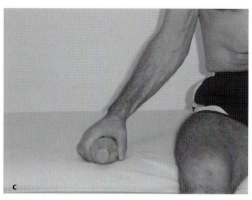
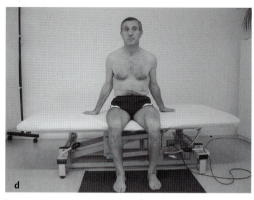

Abb. 2.107 a–d Beispiele für Lagerungsmöglichkeiten des betroffenen Armes und der Hand, während mit anderen Körperabschnitten gearbeitet wird.

- Hantierfähigkeiten gröberer Art, wie festhalten von Gegenständen in der Hand können den Alltag ungemein erleichtern, z.B. den Joghurtbecher halten beim Essen, die Flasche halten, zum Öffnen des Verschlusses.
- Das große Ziel ist die kontrollierte Bewegungsfähigkeit der Finger, d.h. die Manipulation.

2.4.1 Marita

Marita gehört zu den Patientinnen, die ich am längsten behandele. Sie kam im Alter von 29 Jahren ca. zehn Wochen nach einem Verschluss der Art. cerebri media zu mir. Für die Behandlung „frisch betroffener" Patienten ist es sehr hilfreich, dass Therapeuten bereits Langzeiterfahrungen mit anderen Patienten gesammelt haben.

In Maritas Blut findet sich eine abnorm hohe Konzentration an freien Radikalen, die zu einer schnelleren Thrombosierung des Blutes führen. Dies wird als Ursache für den Verschluss der Art. cerebri media angenommen. Als Folge des Verschlusses trat eine Hemiparese rechts mit einer mittelgradigen Wernicke-Aphasie auf. Aufgrund der Aphasie war sie gezwungen, ihren Beruf als Lehrerin aufzugeben. Mittlerweile ist sie berentet.

Marita ist eine ruhige Frau, die in der Therapie von Anfang an sehr konzentriert und motiviert arbeitete, ohne sich jedoch innerlich unter den Druck zu setzen „Ich muss besser werden!" Ich bin überzeugt, ihre innere Ruhe hat sehr dazu beigetragen, dass ihr Hypertonus als nur leicht bezeichnet werden kann und assoziierte Reaktionen ausschließlich unter Stress auftreten.

In den ersten zwei Jahren behandelte ich sie täglich, im dritten Jahr drei- bis viermal in der Woche, während ihrer Schwangerschaft im Jahr 1995 ca. ein halbes Jahr lang zwei- bis dreimal und seitdem zweimal wöchentlich. Die Spontanremission ihrer kompletten Parese verlief bezüglich des Rumpfes und Beines relativ rasch. Nach vier Wochen konnte sie ohne Hilfsmittel gehen, allerdings in einem typischen *Wernicke-Mann-Gang* mit hängendem Fuß und ohne selektive Bewegungen. Das Gleichgewicht

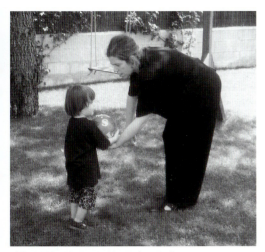

Abb. 2.108 Marita mit ihrer Tochter Paula.

war noch nicht zuverlässig genug, um alleine auszugehen, weshalb sie immer in Begleitung ihres Mannes kam (**Abb. 2.108**).

Maritas Befund

Der Arm war mittelmäßig hypoton, erste assoziierte Reaktionen traten bei Gleichgewichtsproblemen, Gähnen und Husten auf. Das Glenohumeralgelenk zeigte eine Subluxationsstellung von ca. ein bis zwei Querfingern.

Vergleich: Normale Bewegung
Normaler Einrastmechanismus der Schulter: Bei normalem Haltungstonus und damit normaler Stellung der Skapula ist kein aktives Halten des Humeruskopfes in der Fossa glenoidea notwendig. Es kommt der passive Einrastmechanismus zur Wirkung. Die Position der Skapula erlaubt dem Humeruskopf, sich auf dem Labrum glenoideale der Fossa glenoidea abzustützen. Außerdem befindet sich das Lig. coracohumerale in diesem normalen Alignment in seiner normalen Spannung und Länge und hält den Humeruskopf am Ort. Der normale Ruhetonus des M. supraspinatus trägt zusätzlich dazu bei, dass der Humerus nicht nach kaudal absinkt. ■

Da Marita keine selektiven Becken- und Rumpfbewegungen ausführen konnte, extendierte sie in einem Massenmuster des M. erector spinae den gesamten Rücken, um sich aufrecht hinzusetzen. Dies führte zu einer Retraktion der rechten Skapula, weshalb diese ihr normales Alignment verließ und der oben beschriebene normale Einrastmecha-

nismus nicht funktionieren konnte. Zwischen Akromion und Humeruskopf war ein Spalt von fast zwei Querfingern zu sehen und zu fühlen.

Besteht eine solche Subluxation nach kaudal, kann die normale zeitliche Abfolge von Stimuli (Feedforward) und neuromuskulärer Aktivität nicht ablaufen (S. 124 ff., Antonio). Beim Initiieren einer Bewegung wird die Schulter hochgezogen und der Ellbogen flektiert (Aktivität u. a. des Caput breve des M. biceps brachii, der am Proc. coracoideus ansetzt). Das Gewicht des Unterarms kann proximal nicht stabilisiert werden. So bildet der Unterarm durch sein Gewicht ein Punctum stabile und zieht den Humerus nach kaudal und anterior und noch weiter aus der Fossa glenoidea heraus.

Es fehlt die Kompression im Gelenk, die Druckrezeptoren erfahren keine Stimulation, die muskuläre Aktivität der Mm. supraspinatus et deltoideus und der gesamten Rotatorenmanschette werden nicht getriggert. Besteht dennoch die Idee, Arm und Hand nach oben zu führen, wird der gesamte Schultergürtel angehoben (Innenrotation entsteht) und zusätzlich die BWS aufgerichtet (Verstärkung des Massenmusters in die Extension des Rumpfes), womit der Arm tatsächlich etwas höher kommt. Allerdings ist diese Kompensation sehr anstrengend, assoziierte Reaktionen machen den gesamten Arm in einem Massenmuster der Flexion (Ellbogen, Hand und Finger) vollkommen fest. Durch das Anheben in Innenrotation besteht außerdem die Einklemmungsgefahr subakromial, womit der erste Schritt zu einer schmerzhaften Schulter erreicht ist (S. 122, Antonio).

Ziele, Strategie und Behandlung von Marita

Meine **Behandlungsziele** auf Strukturebene sind:
- Normalisierung des Haltungstonus im Rumpf;
- Fazilitation selektiver Beckenbewegungen;
- Verbesserung des Gleichgewichts im Stand und Einbeinstand;
- Aufbau von Tonus im Arm und Fazilitation selektiver Hand-, Ellbogen- und Schulterbewegungen.

Zum Erreichen der ersten beiden Behandlungsziele wurden vom ZSP aus die Bewegungen des ZSP und Beckens fazilitiert, wie im Fallbeispiel Raquel beschrieben (siehe Kap. 2.1).

Bevor ich differenzierter an Maritas Schultergürtel arbeite, versichere ich mich, dass sich alle anderen Schlüsselpunkte, die Referenzpunkte für diesen darstellen, im bestmöglichen Alignment (Stellung der Gelenke aber auch Tonuslage) befinden (**Abb. 2.109**). Insbesondere der ZSP ist als stabiler Referenzpunkt unverzichtbar, wenn Schultergürtel und Arm selektiv arbeiten sollen. Auch die folgenden Aktivitäten, die vordringlich andere therapeutische Teilziele zu erreichen suchen, bereiten den ZSP auf diese Rolle als stabiler Referenzpunkt vor.

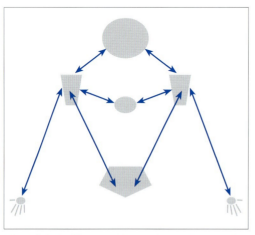

Abb. 2.109   Die Pfeile symbolisieren die multiplen Verbindungen des Schultergürtels zu den anderen Schlüsselpunkten.

Um noch weiter auf die selektiven Bewegungen des Beckens einzugehen, wurde das Postural Set der Rückenlage gewählt. Die Fazilitation des Bewegungsablaufs und die Lagerung wurden ebenfalls bereits im Fallbeispiel Raquel beschrieben (siehe S. 79).

Mobilisation des Beckens in Rückenlage

Marita stellt beide Beine an, und zwar zuerst das rechte, das aktiv stabilisiert werden soll. Nun soll sie das Becken mit einer posterioren Bewegung anheben, was ihr nicht schwer fällt. Dabei achte ich darauf, dass das Anheben des Beckens keinesfalls ein Anheben des gesamten Rückens ist. Nicht die Schultergürtel sondern der ZSP ist es, der diese Bewegung begrenzt, indem er den stabilen Referenzpunkt für das sich bewegende Becken bildet. Marita kann auch beide Beine gut abduktorisch und adduktorisch stabilisieren. Sie soll einmal die rechte, dann die linke Beckenhälfte etwas höher heben und

die Gegenseite jeweils leicht absinken lassen. Dabei tritt im Hüftgelenk der anhebenden Seite mehr Abduktion/Außenrotation auf, in der sinkenden Seite mehr Adduktion/Innenrotation. Um diese Bewegung nicht umständlich verbal zu erklären, wird entweder ohne Worte am Becken fazilitiert oder aber eine Vorstellung von der Bewegung gegeben, wie z. B. „Twist tanzen". Auch das Ablegen des Beckens weit nach links bzw. rechts und das Wiederanheben stimuliert mehr Abduktion/Außenrotation bzw. Adduktion/Innenrotation.

Marita hat mit allen selektiven Bewegungen in der Rückenlage kaum Schwierigkeiten. Die erste Ausführung einer jeweils neuen Bewegung klappt nicht ganz so gut, und eventuell tritt eine leichte assoziierte Reaktion auf, die gleich beobachtet wird, da der Arm locker neben dem Rumpf auf der Bank liegt. Dadurch weiß ich sofort, dass die hemmende Kontrolle überschritten wurde. Aus diesem Grund lockere ich den Arm durch Bewegen und helfe etwas mehr mit. Schon die zweite oder dritte Wiederholung der Aktivität zeigt, dass Marita sie nun viel besser kontrolliert, sodass keine assoziierten Reaktionen mehr auftreten. Meine Hilfe kann ich wieder verringern.

Die Bewegungen sind so gut kontrolliert, dass ich den Eindruck gewinne, das „ZNS der Patientin langweilt sich" und überlege, wie ich die Aufgabe anspruchsvoller gestalten kann, z. B. durch Verkleinerung der Unterstützungsfläche und weniger Referenzpunkte.

Ich helfe Marita aufzustehen. (Zur Fazilitation des Bewegungsweges, Vorbereitung des Fußes und des Übergangs zum Stand siehe S. 80 ff., Raquel.)

Fazilitieren des Aufstehens

Beim Übergang vom Sitz in den Stand soll Marita nach ca. 2/3 des Bewegungsweges stoppen, um in dieser Position die anterioren und posterioren Bewegungen des Beckens durchzuführen, die von mir am Becken fazilitiert werden (siehe S. 78). Zur Durchführung der lateralen Bewegungen fordere ich Marita auf: „Setz dich weiter nach links bzw. rechts auf dem Hocker ab!" Die Kombination aller dieser selektiven Bewegungen können hier in einer Art Bauchtanz oder „Hula-Hula"-Bewegung durchgeführt werden, bevor sich Marita vollständig aufrichtet.

Fazilitieren der Funktionen des Schultergürtels, der Arme und der Hand

Nachdem Rumpf, Beckengürtel, Bein und Fuß fast normale selektive Bewegungen entwickelt haben, liegt der Schwerpunkt in Maritas Behandlung auf der Erarbeitung der Bewegungen und Funktionen von Schultergürtel, Arm und Hand. Zuvor müssen diese jedoch vorbereitet, d.h., der Haltungstonus und das Alignment müssen normalisiert werden. Durch die oben beschriebenen selektiven Bewegungen des Rumpfes, Beckens und der Beine kann Marita sowohl die Position aufrechter Sitz als auch Stand einige Zeit ohne Probleme beibehalten. Das bedeutet, ich kann mich nun dem Schlüsselpunkt Schultergürtel widmen.

Mobilisation des Schultergürtels im Sitz

Zuerst beobachte ich, ob beide Schulterblätter die gleiche Höhe und die Anguli die gleichen Abstände zur Wirbelsäule haben (**Abb. 2.110**). Ich stelle fest, dass sich die rechte Skapula tiefer befindet und sowohl der Angulus superior als auch der Angulus in-

ferior dichter an die Wirbelsäule herangezogen sind.

Ich stelle mich etwas nach rechts versetzt vor Marita und bewege ihre beiden Schultergürtel nach ventral. Der rechte Schultergürtel benötigt die Hilfe meiner gesamten flach anliegenden Hand, um nach vorne zu kommen. Nun bewege ich mit beiden Händen, und zwar greift meine rechte den Oberarm proximal in Außenrotationsstellung, wobei ich Maritas Unterarm zwischen Ellbogen und Taille einklemme, und meine linke Hand fasst den oberen Winkel. So kann ich die Skapula nach lateral und ventral bewegen und die festhaltende Muskulatur mobilisieren. Dabei bewege ich mich von meinem linken Bein auf das rechte, die rechte Hüfte bewege ich gleichzeitig leicht nach oben, um die Außenrotation von Maritas Arm zu bewirken.

Bei Marita ist durch die zu geringe Bewegung im Schultergelenk der humeroskapulare Rhythmus gestört. Daher bewege ich mit der gleichen Bewegung den Humerus und stabilisiere die Skapula. Dies führt zum exzentrischen Verlängern der innenrotierenden und retrovertierenden Muskulatur, die Skapula und Humerus verbindet (M. subscapularis, M. latissimus dorsi, M. triceps brachii caput longum, M. teres major).

Während der Arm 90° angehoben bleibt, führe ich ihn mit Außenrotation in die Abduktion (**Abb. 2.111**). Ich mobilisiere die gesamte Flexorenmuskulatur rotatorisch nach distal über den Ellbogen hinweg in Richtung Handgelenk. Schließlich fasse

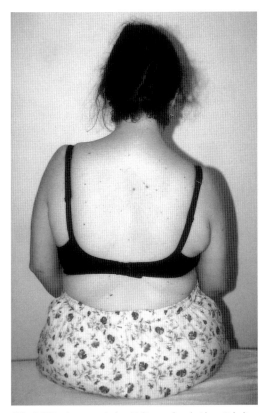

Abb. 2.110 Asymmetrische Haltung der beiden Schulterblätter.

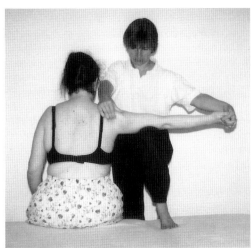

Abb. 2.111 Der Arm wird in ca. 90°-Abduktion eingestellt. Aus dieser Position wird die Muskulatur mobilisiert und die Hand in Dorsalextension eingestellt.

ich in die Hand, um sie in Dorsalextension zu bewegen.

Während dieser Mobilisation gibt Marita ein Ziehen in Ellbogen und Fingern an, das in der Schmerzskala bei ca. 4–5 einzuordnen ist. Sie kann dies aber gut ertragen, zumal es sich mit zunehmender Mobilisation verringert und schließlich durch die Senkung des Flexorentonus ganz verschwindet.

Mobilisation des Arms im Stand

Der Stand wechselt sich als Postural Set für die Durchführung von Armaktivitäten mit dem aufrechten Sitz auf der Behandlungsbank oder auf dem Hocker ab. Bei beiden handelt es sich um *kombinierte* Postural Sets, bei denen im unteren Rumpf, im Becken und in den Beinen ein Extensionstonus vorherrscht, während im oberen Rumpf und in den Armen die Flexion leicht dominiert. Im Stand ist dieser Extensionstonus aufgrund der kleineren Unterstützungsfläche selbstverständlich höher als im aufrechten Sitz. Das bedeutet für das ZNS eine reziproke Innervation zwischen kaudalen und kranialen Körperabschnitten mit hoher hemmender Kontrolle, um den relativ hohen Grundtonus zu kontrollieren.

Marita hält einen langen, oben durch ein Stück Moosgummi verdickten Stab. Zu Beginn helfe ich ihr beim Greifen. Bei der Bewegung vom Sitz in den Stand soll Marita die Position des Stabes beibehalten (**Abb. 2.112**).

Im Stand kann ich die neuromuskuläre Aktivität durch die Stellung des Stabes recht genau steuern. Der Winkel, in dem der Stab vor dem Patienten steht, entscheidet darüber, welche Muskeln aktiv sind. Ein Beispiel zeigt die **Abb. 2.113 a, b**.

Durch die Einstellung des Stabes kann auch bestimmt werden, ob die Adduktoren/Innenrotatoren (Pars anterior des M. deltoideus, M. pectorales major) oder eher die Abduktoren/Außenrotatoren

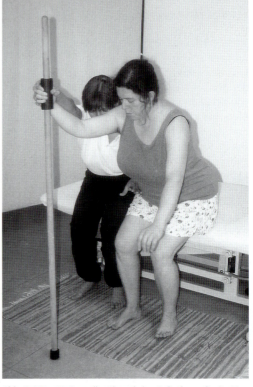

Abb. 2.112 Marita soll während des Aufstehens die Position des Stabes beibehalten.

(Pars posterior des M. deltoideus u. a.) des Schultergelenks agonistisch aktiv sind (**Abb. 2.114**).

Ich stehe seitlich neben Marita und kann mit meiner Hand auf ihrer Hand die Aktivität und ihre Kontrolle des Stabes fühlen und evtl. fazilitieren. Meine linke Hand liegt entweder mit den Fingern auf dem Akromion, um der Schulter die Information „nicht hochheben" zu geben, und der Daumen liegt dorsal am Humerus, um etwas die Elevation zu unterstützen. Wenn es nötig ist, kann ich auch mit

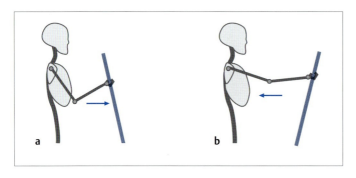

Abb. 2.113 a Der Stab ist zur Patientin geneigt, er kann durch eine agonistisch konzentrische Aktivität des M. triceps brachii zur Vertikalen bewegt werden.
b Der Stab kann durch eine agonistisch konzentrische Aktivität des M. biceps brachii zur Vertikalen bewegt werden.

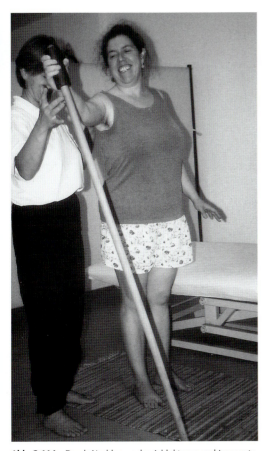

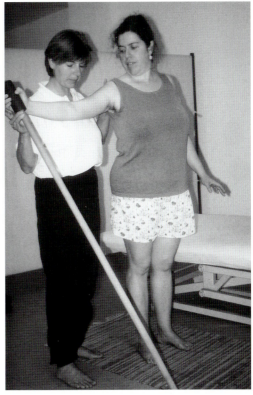

Abb. 2.115 Die Abduktion ist durch die mangelnde Fähigkeit der Flexorenkette exzentrisch loszulassen schwierig, Maritas anderer Arm zeigt assoziierte Bewegungen.

Abb. 2.114 Durch Nachlassen der Adduktoren und Innenrotatoren des Schultergelenks wird der Stab geneigt.

Fingern und Daumen meiner rechten Hand dorsal am Ellbogen proximal bzw. distal des Gelenks die konzentrische Aktivität des M. triceps brachii stimulieren.

Der Weg des Stabes und damit des Arms in die Abduktion ist für Marita schwierig, da die Flexorenkette nicht so leicht exzentrisch nachlässt, wie sie sollte. Die assoziierten Bewegungen ihrer linken Hand zeigen, dass die Aufgabe für Marita anspruchsvoll ist (**Abb. 2.115**). Die Bewegungen sind jedoch normal und verschwinden beim verbesserten Dominieren der Bewegung von selbst. Andernfalls frage ich sie: „Merkst du, dass die linke Hand mitarbeitet?" und fordere zum Loslassen auf. Nach einigen Wiederholungen wird die Bewegung leichter und flüssiger. Um eine vollständige Verlängerung aller Flexoren einschließlich der Nacken-Seitflexoren (M. trapezius) zu erreichen, soll Marita den Kopf zur linken Seite drehen und dabei die Abduktion des rechten Armes beibehalten.

Vergleich: Normale Bewegung
Vorteile des Stabgreifens: Die Hand kann ihre hauptsächliche Funktion, das Greifen, ausüben. Das Greifen stimuliert die stabilisierende Aktivität der Skapula und des Glenohumeralgelenks. Greifen bedeutet fast ausgeglichene reziproke Innervation zwischen Hand- und Fingerflexoren und -extensoren mit nur leichter Dominanz der Flexoren. Der Ellbogen soll extendiert werden, wobei auch im Glenohumeralgelenk eine Aktivität der Mm. deltoideus, pectoralis et latissimus dorsi und zwischen distalen und proximalen Körperabschnitten stattfindet: reziproke Innervation.

Nachteile des Stabgreifens: Zu festes Greifen kann ein Massenmuster der Flexion im gesamten Arm initiieren. Der Patient kann durch Druck nach unten auf den Boden (nicht erwünschte Aktivität der Mm. pectorales und latissimus dorsi) Kontrolle ausüben. ∎

Maritas damals elf Monate alte Tochter erweist sich als Assistentin, da sie im Behandlungsraum umherkrabbelt und ihre Mutter natürlich aufpassen muss, dass sie keine Dummheiten macht. Mir ist die Ablenkung in diesem Moment sehr recht, denn dadurch führt Marita die Aufgaben mit dem Stab automatisch und nicht so konzentriert und willkürlich durch. Auch im Alltag werden Gegenstände eher automatisch stabilisiert, während die andere Hand etwas mit dem Gegenstand ausführt, z.B. das Öffnen einer Wasserflasche oder das Halten eines Topfes, in dem gerührt wird.

Wenn Paula angekrabbelt kommt, den Stab am unteren Ende greift und sich daran hochzieht, hat Marita ordentlich zu tun, um den Stab gegen die Bewegungen von unten senkrecht zu halten. Schließlich steht Paula breitbeinig und noch etwas unsicher. Trotzdem ruckelt sie am Stab, den ihre Mutter mit der betroffenen Hand ruhig zu halten versucht. Durch die Anstrengung wollen assoziierte Reaktionen in Richtung Flexion des Handgelenks und des Ellbogens auftauchen, die ich jedoch hemmen kann. Ich unterstütze am Handgelenk, halte meinen Daumen auf dem Drehpunkt für die Dorsalextension, dem Gelenk zwischen Radius und Os scaphoideum, und bewege in Richtung Pronation und Verlängerung des Armes (Ellbogenextension). Jetzt hat Paula den großen Pezziball entdeckt und findet ihn interessant. Ich nutze dies für die folgende Aktivität: Während Marita den Stab durch das Anfassen weiter unten senkrecht kontrollieren soll, rollt sie den Pezziball mehrmals auf ihre Tochter zu, die ihn jedes Mal begeistert zurückschubst. Um den Ball mit ihrer linken Hand rollen zu können, muss sich Marita etwas bücken. Ich freue mich über die vielen Bewegungskomponenten, die Marita dadurch kontrollieren muss (**Abb. 2.116**). Beispiele dafür sind:

- Vergrößerung und Verringerung der Dorsalextension des Fußgelenks;
- Nachlassen und Aufbau von Extension im Kniegelenk;
- Nachlassen und Aufbau von Extension im Hüftgelenk bei abduktorischer/adduktorischer sowie rotatorischer Kontrolle;
- Vorbeugen des Rumpfes;
- Vergrößerung der Elevation im Schultergelenk unter abduktorischer/adduktorischer sowie rotatorischer Kontrolle.

Mobilisation der Hand
Nun wird der Stab auf den Boden gelegt. Ich muss Marita beim Loslassen helfen, indem ich langsam

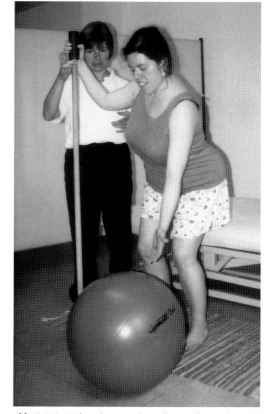

Abb. 2.116 Während Marita den Ball wegrollt, ergeben sich viele Bewegungen, die das Stabilisieren des Stabes in seiner Position erschweren.

und am Kleinfinger beginnend, Maritas Finger löse. Der Zeigefinger und der Daumen sind am schwierigsten zu lösen. Treten zu viele assoziierte Reaktionen auf, wird eine Pause im aufrechten Sitz auf der Bank eingelegt.

Ich stelle meinen linken Fuß neben Maritas Becken, mein Oberschenkel dient dem Ellbogen des rechten Armes als Unterstützungsfläche. Auf diese Weise habe ich beide Hände frei, um mit der linken den Daumen, mit der rechten die Finger und mit beiden gemeinsam das Handgelenk und den Ellbogen zu bewegen. Ich führe Maritas Daumen in Opposition und Extension und ihre Finger in Extension der End- und Mittelgelenke. Die Grundgelenke sind in ca. 90° Flexion. So fazilitiere ich den lumbrikalen Griff, eine funktionelle Basis für andere Griffvariationen (**Abb. 2.117**).

Mit der rechten Hand übe ich danach etwas Druck auf Maritas gestreckte Finger in den Grundgelenken aus und bewege das Handgelenk in Dorsalextension. Maritas Fingergelenke neigen zur

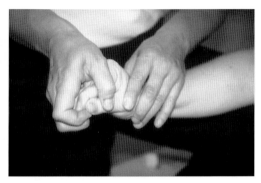

Abb. 2.117 Fazilitieren des lumbrikalen Griffs.

Hyperextension in den Mittelgelenken, d.h., ich muss die Hemmung des leicht erhöhten Flexionstonus in den Fingern sehr vorsichtig durchführen, um die Hyperextension nicht weiter zu fördern. Ich fordere Marita nun auf, die Hand zu öffnen und die Finger lang nach vorne zu strecken. Als ich ihre Initiierung der Bewegung spüre, helfe ich ihr, die Hand lang und flach zu bewegen. Dabei lässt das Handgelenk die Dorsalextension nach und endet in Mittelstellung, der Daumen bewegt sich in Reposition und Abduktion.

Die Hand soll jetzt offen und flach auf das Gesicht zu bewegt werden. Ich leite eine Supination des Ellbogens ein. Das Handgelenk soll die Bewegung in Richtung Dorsalextension und Flexion des Ellbogens anführen. Das Gesicht bewegt sich auf die Hand zu, die Wange legt sich in die Hand und stützt den Kopf ein wenig darauf. Ich lasse Maritas Daumen und die Finger los, damit sie die Berührung mit dem Kopf nicht stören. Ich nehme Daumen und Finger wieder auf und bitte Marita, die Hand wieder nach unten zu führen. Sie leitet die Drehung in die Pronation und die Extension des Ellbogens ein, und ich folge leicht korrigierend.

Ab ca. 90°, wenn von einer agonistisch, konzentrischen Aktivität des M. triceps brachii auf eine agonistisch, exzentrische Aktivität der Ellbogenflexoren umgeschaltet werden muss, lasse ich die Patientin „alleine", ohne jedoch die Finger wegzunehmen. Wenn ich spüre, dass der Wechsel der Aktivität durchgeführt wird, folge ich Maritas Bewegung in die Ellbogenextension.

! Erfolgt dieser Aktivitätswechsel nicht, muss die Patientin unbedingt darauf hingewiesen werden. Eine mögliche, adäquate Aufforderung, nicht gegen einen hohen Flexorentonus anzustrecken, sondern ihn zu hemmen ist beispielsweise: „Achtung! Nicht drücken, sondern loooslassen!" Wird dies nicht korrigiert, baut sich zunehmend eine abnormale Kokontraktion auf hohem Tonusniveau auf, die schließlich jegliche Bewegung verhindert.

Marita soll nun ihren linken Arm eincremen. Ich helfe ihr dabei, eine Tube zu öffnen, etwas Creme auf den linken Oberarm zu drücken, die Tube wieder zu verschließen und wegzulegen. Marita verteilt mit der offenen rechten Hand die Creme auf dem linken Arm vom Ellbogen bis zur Schulter hin. Ich halte dabei den Daumen und die Finger ihrer rechten Hand und kontrolliere dadurch auch die Handgelenk- und Ellbogenbewegung. Trotz meiner Kontrolle der Finger und des Daumens muß gewährleistet sein, dass Marita den Kontakt zwischen ihren Fingern und ihrem Arm herstellen kann. Meine Finger dürfen nicht dazwischen sein (**Abb. 2.118 a, b**).

Weitere funktionelle Behandlungsvorschläge

Alle folgenden Beispiele haben das Ziel, den rechten Arm in die Alltagsbewegungen einzubeziehen.

Marita steht vor einem Tisch, auf dem sich Gegenstände aus dem Alltag befinden: eine nicht ganz gefüllte 0,5-l-Wasserflasche aus Plastik, zwei ineinandergestellte Plastikbecher (einer ist zu weich und zu instabil), die 0,2 l Inhalt fassen, und ein Handtuch.

Marita soll aus der Flasche Wasser in den Becher schütten. Dazu werden die oben beschriebenen Bewegungen der Finger und der Hand durchgeführt und die Flasche am oberen Ende angefasst. Nun soll Marita das Wasser in den Becher gießen. Ich helfe mit meiner rechten Hand, meine linke befindet sich hin und wieder am Akromion, um ein Hochheben der Schulter zu vermeiden und so die Flexion des Ellbogens selektiv durchzuführen. Oder ich helfe am Ellbogen, wenn eine selektive Extension durchgeführt werden soll (**Abb. 2.119**).

Marita gießt den Becher voll und stellt die Flasche ab. Sie stabilisiert die Flasche mit der rechten Hand, während die linke den Drehverschluss zudreht. Um aus dem Becher zu trinken, löst sie den Griff um die Flasche (der relativ fest sein musste) und ergreift die Becher, die weiter weg, rechts seitlich auf dem Tisch stehen, mit deutlich weniger Kraft, da diese sich sonst verbiegen würden. Ich helfe beim Flektieren des Ellbogens und bei den kleinen Bewegungen, die zum Kippen des Bechers erforderlich sind (**Abb. 2.120**).

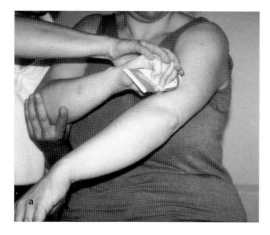

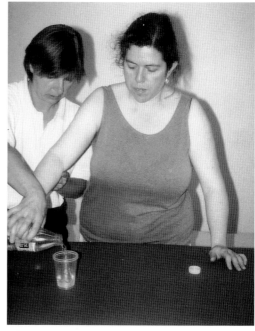

Abb. 2.119 Marita benötigt eine kleine Hilfe für die selektive Extension des Ellbogengelenks beim Eingießen.

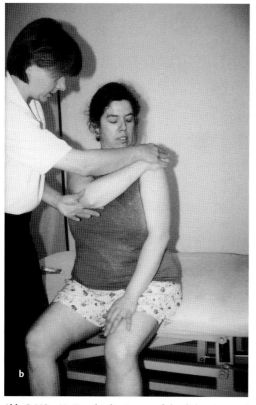

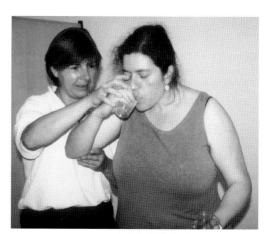

Abb. 2.120 Marita benötigt eine kleine Hilfe für das Kippen des Bechers.

Abb. 2.118 a Marita gibt die Creme auf den linken Arm und **b** verteilt sie.

Die linke Hand gießt Wasser in den Becher nach, den sie mit ihrer rechten Hand in der Luft hält. Der Becher wird mit zunehmender Füllung immer schwerer und erfordert damit eine Anpassung des Haltungstonus und des Griffs. Anschließend wird der Becher wieder abgestellt.

Gießt Marita bei den Aktivitäten etwas Wasser daneben, ist mir das nur recht, da sie es aufwischen muss. Dazu dient das bereitliegende Handtuch, das Marita mit der rechten Hand ergreifen soll. Während sie die Plastikbecher mit einem vorsichtigeren, lumbrikalen Griffe fassen musste, benötigt sie zum

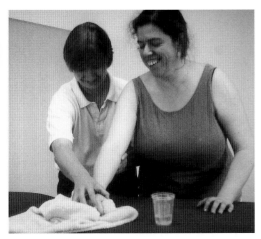

Abb. 2.121 Für das Greifen des Handtuchs ist die komplette Fingerflexion nötig.

Ergreifen des zusammengeknüllten, relativ großen Handtuchs einen Griff mit kompletter Fingerflexion. Die Flexion soll jedoch selektiv bleiben und nicht zu einer Flexion des Ellbogens oder einem Anheben der Schulter führen (**Abb. 2.121**).

Nach diesen Bewegungen, die eine gewisse Anstrengung für Marita bedeuten, normalisiere ich den Tonus der Flexoren des Unterarms und der Hand durch anguläre Bewegungen kombiniert mit der spezifischen inhibitorischen Mobilisation wieder.

Bewegungen zur Durchführung von Handlungsabläufen

Es werden die folgenden, sowohl sinnvollen als auch unsinnigen, ungewöhnlichen Bewegungen und Handlungen mit Gegenständen durchgeführt:
- Das Handtuch wird über den leeren Becher gelegt.
- Die Flasche wird umgestoßen.
- Der Becher wird über die Flasche gestülpt.
- Die Flasche wird auf das Handtuch gelegt.

Sinnvolle bzw. „unsinnige" Bewegungen durchzuführen hat Vor- und Nachteile.

Vorteile sinnvoller Bewegungen:
- Die Patientin weiß oder ahnt zumindest, was sie tun soll, und initiiert daher den Handlungsplan und die -ausführung selbst.
- Es bedarf keines verbalen Kommandos, wodurch die Bewegungen nicht völlig willkürlich, sondern halbautomatisch erscheinen. Dies wirkt sich meist günstiger auf den Haltungstonus aus als

willkürliche Bewegungen, die durch eine verbale Aufforderung initiiert werden.

Nachteile sinnvoller Bewegungen:
- Die Patientin weiß oder ahnt zumindest, was sie tun soll und initiiert daher den Handlungsplan und die -ausführung selbst in ihrem abnormalen Bewegungsmuster.
- Die Handlung wird schnell und mit den abnormen und kompensatorischen Bewegungsmustern durchgeführt, weil es der betroffenen Person nur um das Erreichen des Ziels, nicht aber um die Qualität der Bewegung geht.

In Maritas Fall überwiegen die Vorteile, da sie weiß, worum es geht. Sie initiiert zwar die Bewegungen, wartet aber auf meine Hilfestellungen. Ihr ist klar, dass es nicht darum geht, Wasser aus der Flasche in den Becher zu füllen, sondern die Bewegungsabläufe qualitativ so gut wie möglich durchzuführen, auch wenn dies länger dauert und nicht hundertprozentig von ihr alleine durchgeführt werden kann.

Marita muss das normale Gehen im Alltag auch in Stresssituationen (Überqueren einer sechsspurigen Straße, Schlussverkaufsbetrieb im großen Kaufhaus etc.), die Führung des Haushalts, einschließlich der teilweisen Versorgung ihrer kleinen Tochter sowie ihre Hobbys (Töpfern, Makramee) mit einer Hand durchführen. Das bedeutet viele Situationen, in denen assoziierte Reaktionen ausgelöst werden können. Ein wichtiges Ziel der Behandlung ist daher, dass der rechte Arm gehemmt bleibt, während der linke aktiviert wird.

Hemmung des rechten und Aktivierung des linken Armes

Marita sitzt im aufrechten Sitz, ihre rechte Hand liegt auf einem birnenförmigen Luftballon. Je nachdem, an welcher Seite sich die schmalere Stelle des Luftballons befindet, bedarf es unterschiedlicher neuromuskulärer Aktivität. Dies wird zu Beginn so variiert, wie es der Patientin leichter fällt: die schmale Stelle zeigt nach dorsal, der Ballon kippt in diese Richtung, adduktorische/innenrotatorische Aktivität kontrolliert die Bewegung. Danach wird es schwieriger: Die schmale Stelle zeigt nach ventral, der Ballon kippt dorthin, abduktorische/außenrotatorische Aktivität ist erforderlich, um ihn zu kontrollieren. Währenddessen soll Marita sich unterhalten, im Raum herumschauen und mit der linken Hand einen Pezziball zurückrollen (**Abb. 2.122**).

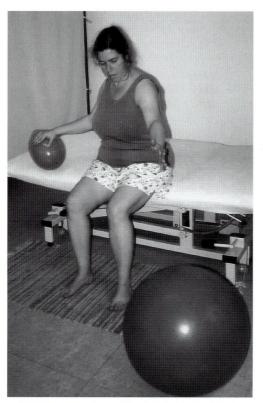

Abb. 2.122 Während der rechte Arm den Ballon kontrolliert, erwartet der linke den Ball.

Weitere Beispiele für das Erarbeiten des Bleibens des betroffenen Armes ohne assoziierte Reaktionen: Schultergürtel, Glenohumeralgelenk und Ellbogen werden in Extension, Abduktion und Außenrotation positioniert, die Hand liegt in Dorsalflexion mit gestreckten Fingern auf der Bank. Marita soll nun den Kopf in die verschiedenen Richtungen drehen (wir spielen: „ich sehe was, was du nicht siehst"); sie soll mit der anderen Hand große Zahlen in die Luft schreiben oder auch Begriffe, die ich lesen muss; sie soll mit mir einen Luftballon hin und her durch die Luft schubsen. All diese Aktivitäten mit dem nicht betroffenen Arm können auch im Stehen vor der hochgefahrenen Bank durchgeführt werden. Hand und Arm bleiben in der oben beschriebenen Position. Zuerst müssen all diese Aktivitäten langsam ausgeführt werden, dann zunehmend zügiger. Wenn assoziierte Reaktionen auftreten, sollte die Patientin gefragt werden, ob sie diese spürt. Wenn nicht, soll sie bei einer nächsten Aktivität bewusst auf den mehr betroffenen Arm achten. Wenn sie spürt, dass der Arm sich selbstständig macht, soll sie versuchen, dies zu

verhindern: aktive Hemmung einer Irradiation, eines Overflow. Die Therapeutin muss immer wieder beobachten und entscheiden, ob sie den Tonus in Finger, Hand und Arm zwischenzeitlich über Bewegung normalisieren, ob sie die Positionierung verändern muss, bevor die Aktivitäten weitergehen.

Abschließend wird eine große Bewegung des Armes durchgeführt, was Marita nach den vorhergegangenen feinmotorischen Aktivitäten als sehr entspannend empfindet. Ich helfe ihr im Stand, die Arme an beiden Ellbogen in die Außenrotation und Abduktion bis ganz nach oben zu führen, d.h. so weit wie mit ihrer Hilfe und ohne Widerstand möglich. Marita schließt dabei die Augen, um zu spüren, ob sich beide Arme gleich bewegen: gleich leicht (leider nicht) und gleich weit (leider auch nicht). Dennoch fühlt sie ihren Arm deutlich besser als Arm und nicht als störendes Anhängsel.

Parallele Beobachtungen der Entwicklung der normalen reziproken Innervation und Verbesserung der Koordination der Bewegungen bei Marita und ihrer Tochter Paula

Das Bobath-Konzept wird auch als *Neuro Developmental Treatment* (NDT), also als Behandlung auf entwicklungsneurologischer Grundlage bezeichnet. Die Grundidee ist, dass ein Erwachsener mit einer Hirnläsion die motorischen Entwicklungsstufen eines sich entwickelnden Kindes durchlaufen muss, um zu seinen alten Fähigkeiten zurückzukehren. Dies wurde früher so interpretiert, dass die erwachsene Person auf einer Matte auf dem Fußboden zuerst das Rollen über die Seitenlage in die Bauchlage, das Aufstützen auf beide Unterarme und zuletzt auf die Hände üben musste. Danach wurde in den Vierfüßlerstand übergegangen und vorwärts gekrabbelt, um den Patienten schließlich im Seitsitz oder Kniestand aufzurichten. Danach folgten der Halbkniestand und der Stand. Die Idee ist richtig, über die Interpretation lässt sich jedoch streiten!

Eine andere, auf dem neurophysiologischen Hintergrund der Entwicklungsschritte beruhende Interpretation ist die folgende: Ein neugeborenes Kind hat einen normalen Haltungstonus, wobei in Bauchlage die Flexion und in Rückenlage die Extension dominiert. Die Fähigkeit der reziproken Innervation hingegen ist noch stark entwicklungsbedürftig: Es herrschen Massenmuster der Flexion und Extension vor.

Mit Zunahme der Hirnreife bzw. der synaptischen Verbindungen zwischen exitatorischen und besonders zwischen inhibitorischen Neuronen können nach und nach einzelne Körperabschnitte reziprok innerviert und kontrolliert werden. Die Dissoziation von Körperabschnitten wird – motorisch sichtbar – in der Stabilität im Rumpf und Bewegungen der Extremitäten möglich. Zu Beginn geschieht das noch in allen Extremitäten gleichzeitig, etwas später kann dissoziiert werden: Die Beine bleiben still, und die Arme bewegen sich oder umgekehrt. Noch etwas später kann jeweils ein Arm oder ein Bein stillbleiben, während sich der oder das andere bewegt. Im Alter von 3–4 Monaten können die einzelnen Gelenke der Arme selektiv bewegt werden: proximal wird stabilisiert und distal bewegt. Diese Entwicklung läuft von kranial nach kaudal, wobei die oberen Extremitäten sich deutlich weiter vorne als die unteren befinden. Im Alter von 6–7 Monaten können Flexion und Extension zunehmend miteinander kombiniert werden, und die Rotation wird beim Rollen auf die Seite, auf den Bauch und zurück motorisch sichtbar.

Diese neurophysiologischen Schritte sollten bei einer erwachsenen Person jedoch nicht in Form von ihr fremd und für ihren Körper schwierig gewordenen Positionen auf dem Fußboden, sondern in für sie adäquaten Bewegungsabläufen in angemessenen Ausgangsstellungen erarbeitet werden.

Bei Marita und ihrer Tochter Paula ergab sich für mich die Gelegenheit, die Entwicklung der reziproken Innervation parallel zu beobachten. Allerdings legte die gesunde Paula bei der Entwicklung der oberen Extremität ein Tempo vor, das ihre Mutter nicht mithalten konnte, sodass sie ihr weit voraus war. Derzeit ist Marita in der Entwicklung der unteren Extremität noch im Vorteil. Ihre Stehbalance, besonders der Einbeinstand und damit eine ökonomisch schmale Spurbreite beim Gehen hat Paula noch nicht erreicht.

In der Therapie beachte ich diesen entwicklungsneurologischen Ablauf nach wie vor. Allerdings orientiere ich mich in der Auswahl der Aktivitäten am Alltag der entsprechenden Person. Das bedeutet, dass ich mit Marita eventuell auch einmal im Seit- oder Langsitz auf der Matte arbeiten würde (Spielen mit Paula) und das Wieder-Aufstehen über den Halbkniestand und Kniestand mit ihr durchführen würde. Für Patienten wie Adela (siehe S. 100) und Salvador (siehe S. 156) jedoch suche ich in der Behandlung andere Ausgangsstellungen und Postural Sets, um die verschiedenen Aspekte der reziproken Innervation zu erarbeiten. In deren Tagesablauf kommt ein Heruntergehen auf den Boden nicht vor. Da muss ich Ideen für den aufrechten Sitz und Stand entwickeln.

2.4.2 Fallbeispiel Nuria

Nuria ist eine 76-jährige, sehr aktive Bildhauerin. Kurz vor Weihnachten 2001 wurde sie wegen eines Aortenaneurysmas operiert. Während der Operation erlitt sie eine Embolie in der linksseitigen A. cerebri media, welche eine Hemiparese rechts verursachte. Der Haltungstonus in Rumpf und unterer Extemität hat sich so gut wieder normalisiert, dass nur noch eine ganz leichte Asymmetrie besteht zwischen den beiden Körperhälften. Das Gehen ist so gut wie unauffällig und Nuria kommt im Alltag sehr gut zurecht. Sie fährt wieder Auto (Schaltwagen), war sogar schon wieder mit ihrem kleinen Motorboot unterwegs. Zwischen der Wiederherstellung des Gleichgewichts und des Gehens und der Wiederherstellung ihres rechten Armes und der Hand besteht ein sehr krasser Unterschied! Finger, Hand und Arm sind hypoton, nur im Schultergürtel besteht ein leichter Hypertonus in den Adduktoren und Innenrotatoren. Die Stabilisation der Skapula ist dadurch und durch einen Hypotonus des M. serratus anterior nicht ausreichend gegeben.

Besondere Sorge bereitet mir die hypotone, absolut inaktive Hand, in der sich nicht einmal assoziierte Reaktionen zeigen, wenn Nuria den Einbeinstand längere Zeit halten soll, d.h. also, eine relativ anstrengende Leistung für das ZNS erbringt. Die Oberflächensensibilität ist deutlich vermindert, die Tiefensensibilität nicht vorhanden. Eine solche Hand gibt natürlich ein feedforward an das Gehirn „ich kann absolut nichts tun, ich bin vollkommen unnütz". Somit besteht auch absolut kein Grund für das ZNS, den Schultergürtel zu stabilisieren. Wozu auch? Eine solche Hand hat kein Ziel und somit braucht es auch keinen Arm, der sie irgendwohin führt.

Neurophysiologische Aspekte

Je länger dieser Zustand besteht, umso länger hat das ZNS Zeit, diesen Nichtgebrauch zu lernen und passt sich plastisch an, mit einem Arm zu leben. Auch wenn die Neurone, die für die Sensibilität und Bewegung in Hand und Arm zuständig sind, nicht direkt von der Schädigung betroffen sind, so atrophieren sie wegen des Nichtgebrauchs. „If you don't use it – you loose it!" Ein genaues Studium des tractus corticospinalis lateralis zeigt, dass dieser in der Area 2, dem somatosensorischen Areal startet. Erst wenn dort die Zellen durch die Reizschwelle übersteigende Stimuli im Hand- und Fingerareal der Peripherie erregt worden sind, leiten diese die Erregung weiter an den motorischen Kortex, welcher dann eine Bewegung von Hand und Fingern initiiert (**Abb. 2.123**).

Noch deutlich mehr als für den Rest des Körpers gilt für die Hand: Wir bewegen, was wir spüren und wir spüren, was wir bewegen!

Um eine hypotone und hyposensible Hand und damit einen Arm in das Körperschema zu integrieren, bedarf es intensiver Stimulation der einzelnen Areale der Hand. Eine von vielen Möglichkeiten soll hier beschrieben werden: Wie immer wird zuerst die Stabilität gesucht.

1. Dazu wird der Abduktor digiti minimi stimuliert, d.h. mit einem Kugelschreiber (ohne Mine) oder einem Essstäbchen wird er hinauf und hinunter streichend relativ fest „ausgemalt". Anschließend kann die Hand, von der Therapeutin fazilitiert, mit der ulnaren Kante auf einer rauhen Unterfläche vor und zurück bewegt werden (als ob die Fläche zersägt werden solle). Wieder gelagert, wird die Haut über der Sehne des Daumenabduktors stimuliert, der die Gegenkraft zum Abduktor V bildet. Anschließend sollte die Therapeutin die Mm. Interossei der Mittelhand ausstreichen von proximal nach distal. Dabei wird besonders auf eventuell erhöhte Spannung am Ende, bei den „Schwimmhäuten" geachtet. Dort wird dann mit sanftem Druck in kreisenden kleinen Bewegungen diese Spannung vermindert. Diese Maßnahmen helfen beim Öffnen der Hand, da der M. abductor digiti minimi den Referenzpunkt für die Abduktion aller Finger, insbesondere des Daumens, bilden kann. Als Nächstes kann dann der lumbrikale Griff der Hand stimuliert werden. Dazu wird der Thenar in gleicher Weise wie der Hypothenar behandelt, um den jeweiligen M. opponens zu aktivieren.

2. Das Markieren der Linie, welche die Fingergrundgelenke bilden, vermittelt ein sehr gutes Gefühl für die Flexion dieser Gelenke. Beim Greifen berühren die Fingerkuppen die Gegenstände häufig. Diese sollten auf eine Berührung vorbereitet sein. Dazu werden sie mit dem Kuli oder Stäbchen berührt. Ich empfehle dabei eine bestimmte Reihenfolge in Betracht zu ziehen: Die Fingerkuppe des Zeigefingers hat die meisten Oberflächenrezeptoren, ist daher die empfindlichste. Besteht das Problem der An- oder Hypästhesie, so sollte dort

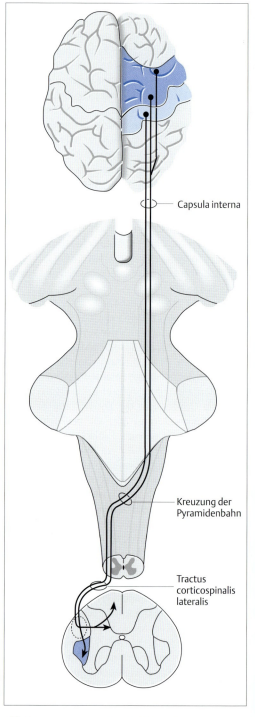

Abb. 2.123 Die motorische Aktivität wird vom Gyrus postcentralis aus initiiert, d.h. die sensiblen Neuronen feuern die motorischen des Gyrus praecentralis.

Capsula interna

Kreuzung der Pyramidenbahn

Tractus corticospinalis lateralis

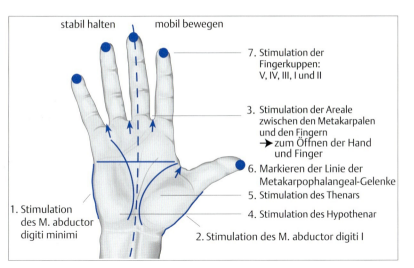

stabil halten   mobil bewegen

7. Stimulation der Fingerkuppen: V, IV, III, I und II

3. Stimulation der Areale zwischen den Metakarpalen und den Fingern
→ zum Öffnen der Hand und Finger

6. Markieren der Linie der Metakarpophalangeal-Gelenke

5. Stimulation des Thenars

4. Stimulation des Hypothenar

1. Stimulation des M. abductor digiti minimi

2. Stimulation des M. abductor digiti I

Abb. 2.124 Stimulationsareale in der Handfläche und an den Fingern.

begonnen werden, da die Wahrscheinlichkeit dort am höchsten ist, dass der Patient die Berührung irgendwann fühlt und wahrnimmt. In weiterer Reihenfolge stimuliere ich dann den Daumen, Mittelfinger, Kleinfinger und Ringfinger. Besteht das Problem der Hypersensibilität, so wird die Reihenfolge umgekehrt. Der Ringfinger als der „unempfindlichste" wird viel eher eine Berührung „ertragen" als der Zeigefinger. Wie immer gilt auch hierbei: dies sind Empfehlungen, die aus der Erfahrung heraus weiter gegeben werden, keine festen Regeln! (**Abb. 2.124**)

Vergleich: Normale Bewegung

Um eine völlig inaktive Hand zum Handeln zu bewegen bedarf es außer der intensiven Stimulation auch eines exakten Alignments der anderen Komponenten des Bewegungsmusters. Beispiel: Vor uns auf dem Tisch steht eine 0,5-l-Flasche Wasser, aus der getrunken werden soll. Auf diesen vertikalen Gegenstand führen wir unseren Unteram in Mittelstellung zwischen Supination und Pronation zu. Der Daumen, welcher die Ellbogenflexion einleitet, wird dabei eine leichte Tonuserhöhung in die Abduktion zeigen. Der Ellbogen verändert dann das Bewegungsmuster in zunehmende Extension, wobei das Olekranon im Raum nach unten zeigt, d.h. das Glenohumeralgelenk bewegt sich in Außenrotation in die ca. 80°-Elevation. Der Schultergürtel wird dabei nach unten auf dem Thorax stabilisiert, damit das Armgewicht gegen die Schwerkraft nach vorne oben bewegt werden kann. Hat der Arm die Hand in die Nähe der Flasche gebracht, so öffnet diese sich ein

wenig weiter als der Gegenstand dick ist, um nicht anzustoßen. Die Finger werden in relativer Extension in den Mittel- und Endgelenken und mit ca. 90° Flexion in den Grundgelenken bei ca. 10–15°Dorsalextension an die Flasche angelegt. Dabei wird sich der Tonus in den Flexoren und in den den Griff kontrollierenden Extensoren so viel erhöhen, wie notwendig ist, um die Flasche zu fassen, anzuheben und nicht zu zerdrücken. Soll die Flasche nun zum Mund geführt werden, so sinkt der Humerus ein wenig und die Elevation beträgt nur noch ca. 60°, der Tonus der Außenrotatoren muss deutlich ansteigen, um die Außenrotation des Humerus im Glenohumeralgelenk agonistisch exzentrisch zu verringern. Der Ellbogen wird sich wieder flektieren, etwas weiter pronieren und wenn die Flaschenöffnung den Mund erreicht, muss das Handgelenk leicht nach radial abduziert werden, um die Flasche zu kippen, damit das Wasser heraufließen kann. Die Pronation des Unterarms begleitet der Daumen mit einer Verstärkung der Opposition. ■

Neurophysiologische Aspekte

Die Augen haben zuvor dem Kortex gemeldet, ob es sich um eine Flasche aus Glas oder Plastik handelt, ob sie voll oder halbvoll oder leer ist. Daraufhin haben Kortex und Kleinhirn im Gedächtnis nach Erfahrung gesucht. „Habe ich solch eine Flasche schon einmal angehoben? Wenn ja, wie viel Tonus war notwendig?" (siehe **Abb. 2.119**). Diese Schätzung ist die notwendige Vorinformation, um die Flasche zu fassen, sie nicht zu zerdrücken, aber auch nicht gleich wieder fallen zu lassen. Die Propriozeptoren melden beim Zufassen und

Anheben der Flasche das tatsächliche Gewicht und die reale Konsistenz (Feedback). Diese Informationen lassen das Kleinhirn dann sofort Meldung machen, den Tonus zu senken oder zu erhöhen. Während des Ausgießens wird die Flasche leichter. Die Propriozeptoren melden dies an das Spinozerebellum, welches die über die kortikospinalen Bahnen absteigenden Impulse korrigiert und somit den Tonus anpasst.

Ist der Schultergürtel angehoben und leicht nach ventral bewegt, so ist das die proximale Komponente für eine Innenrotation im Glenohumeralgelenk, eine Flexion und Pronation in Ellbogen und Unterarm, welche sich im Handgelenk in Volarflexion und in den Fingern in die Bereitschaft für Flexion fortsetzen wird.

Schlussfolgerung: Bewegungen, die im Gesichtsfeld in einem Radius von 90° zu beiden Seiten der Mittellinie und bis zu ca. 100° Elevation durchgeführt werden, bedürfen alle der proximalen Komponente Schultergürtel unten und an den Thorax stabilisiert, um die notwendige Außenrotation zu gewährleisten. Bewegungen hinter dem Rücken, welche üblicherweise mit Körperkontakt erfolgen, bedürfen eines angehobenen Schultergürtels und die Skapula klappt nach dorsal vom Thorax weg, um die notwendige Innenrotation im Glenohumeralgelenk zu unterstützen.

Bevor Nuria die verschiedenen Objekte greifen und sie bewegen soll, wird ihre hyposensible und hypotone Hand erneut wie oben beschrieben stimuliert. Nach der Stimulation muss eine aktive Bewegung folgen: das Greifen und aktive Bewegen von Alltagsgegenständen verschiedener Form, Größe, Gewicht und Konsistenz.

Das Ziel von Nurias Behandlung ist natürlich, dass sie baldmöglichst die rechte Hand wieder bei ihrer Arbeit einsetzen kann. Dabei braucht sie neben Geschicklichkeit auch Kraft. Sie bearbeitet große Betonblöcke, aus denen sie mit Hammer und Meißel die gewünschte Form heraushaut. Da sie Linkshänderin ist, greift sie den Hammer mit der Linken, den Meißel muss sie mit der rechten Hand festhalten.

Vergleich: Normale Bewegung ▬▬▬▬▬▬

Soll ein schwerer Gegenstand angehoben werden, so bereitet der prämotorische Kortex in Zusammenarbeit den Basalkernen einen höheren Haltungstonus sowohl im Rumpf wie auch im Schultergürtel vor. Die Hand wird sich dem Objekt mit der Ulnarseite nähern, die Finger V und IV unterstützt von III greifen zuerst zu und tragen die Hauptlast. Die Ulnarseite ist die höher tonisierte, prädestiniert für festeres Zugreifen. Das Bewegungsmuster setzt sich fort in einer Volarflexion mit ulnarer Abduktion im Handgelenk. Vergleichen wir Anzahl und Durchmesser als Indikatoren für die Kraft, so finden wir mehr und dickere ulnare Handgelenksflexoren als radiale. Die Flexion und Ulnarduktion des Handgelenks setzt sich am Unterarm in Supination fort und am Ellbogen in Flexion. Der M. biceps brachii kommt in seiner Hauptfunktion zum Einsatz. Weiter proximal ist eine hohe Stabilisierungsaktivität der Skapula erforderlich. Der Tonus ist hoch genug, um das gesamte Gewicht gegen die Schwerkraft anzuheben, allerdings nicht niedrig genug für gleichzeitige selektive Bewegungen. Beispiel: der Koffer, der auf das Band des Eincheckschalters im Flughafen gehoben wird.

Soll ein zierlicher, kleiner Gegenstand aufgenommen werden, so bedarf es keiner speziellen Tonuspräparation im Sinne von einer Erhöhung. Die Hand wird sich mit den Fingern I und II, vielleicht unterstützt von III dem Objekt nähern, das Handgelenk ist in leichter Dorsalextension, der Unterarm in Pronation. Flexions- und Extensionskomponenten werden kombiniert, der Tonus ist niedrig genug für selektive Manipulation und gleichzeitig hoch genug, um das Eigengewicht plus den leichten Gegenstand gegen die Schwerkraft anzuheben. Beispiel: der Stift der aufgenommen wird, um eine Unterschrift zu leisten. ▪

Um Nuria den Einsatz der nicht dominanten betroffenen Hand in den Alltag zu erleichtern, werden mit ihr die Regeln der „constraint induced therapy", des verstärkten Gebrauchs der Hand besprochen. Sie erhält eine von mir entwickelte Tabelle (**Tab. 2.6**), die sie täglich ausfüllen soll. Diese dient zur Erinnerung, dass und wie sie diesen verstärkten Gebrauch durchführen soll und gleichzeitig zu ihrer und meiner Kontrolle, ob und wie sie diese Aufgaben umsetzt.

Mit diesem Raster kann die Patientin zu Hause selbst eintragen, wie sie das forcierte Üben mit ihrer Hand bewertet.

Tab. 2.6 Tabelle zur Erinnerung und zur Eigen- und Fremdkontrolle (Beispiel)

Tageszeit und Beurteilung	Montag	Dienstag	Mittwoch	Donnerstag	Freitag	Samstag	Sonntag
Morgens:							
• gut							
• mittel		x	x	x	x		
• schlecht	x						
Mittags/ Nachmittags:							
• gut			x	x	x		
• mittel	x	x					
• schlecht							
Abends:					etc.		
• gut				x			
• mittel	x	x	x				
• schlecht							

2.5 Fallbeispiele Salvador und Carmen C.

2.5.1 Salvador

Salvadors Hauptprobleme: Hypersensibilität der unteren Bauchmuskeln und der Hüftflexoren, insbesondere des M. rectus femoris

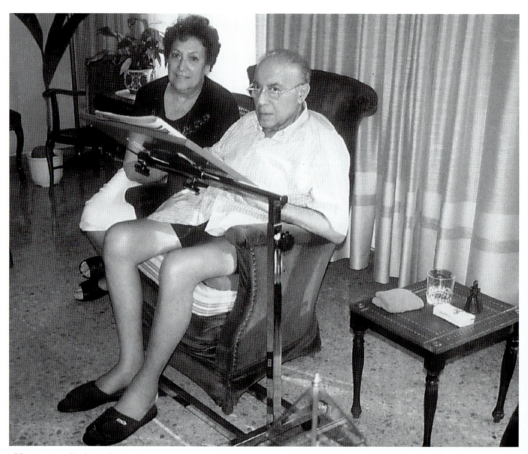

Abb. 2.125 Salvador und seine Frau.

Salvador ist ein Herr von 69 Jahren, der einen linkshemisphärischen Insult der A. cerebri media erlitt. Die Folge ist eine Hemiparese und eine leichte, gemischt aphasische Störung.

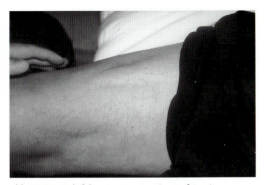

Abb. 2.126   Relief des angespannten Rectus femoris.

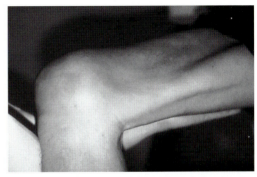

Abb. 2.127   Relief der Adduktoren und der ischiokruralen Muskulatur.

Salvadors sensomotorischer Befund

Die bei ihm auftretende Hypersensibilität der unteren Bauchmuskeln und der Hüftflexoren wird unter dem Begriff *flexor withdrawl* (= Flexorenrückzug oder Flexorenzug) zusammengefasst. Sie kann auch andere Flexoren, die Adduktoren, die ischiokrurale Muskulatur, den M. tibialis anterior und den M. extensor hallucis longus betreffen.

Neuropathophysiologischer Aspekt

Im Zusammenhang mit der Dorsalextension des Fußgelenks, die im flexorischen Massenmuster auftritt, ist der M. extensor hallucis longus durchaus als Flexor zu betrachten.

Bei Salvador ist gut zu erkennen, dass der zweigelenkige, rechte M. rectus femoris kaum zu einer konzentrischen Aktivität in die Knieextension anspannt, sondern seine eigentliche Nebenfunktion – die Flexion des Hüftgelenks – zur Hauptfunktion gemacht hat. Die **Abb. 2.126** und **Abb. 2.127** zeigen den stark angespannten M. rectus femoris und die ebenso stark gespannten Mm. adductores und die Ischiokruralen der rechten Seite.

Die auf der gesamten rechten Körperseite vorherrschende Flexion lässt Salvador auch beim Transfer vom Rollstuhl auf die Behandlungsbank versuchen, die notwendige Extension ausschließlich mit der linken Seite zu erbringen. Dies führt zu einer Hyperkompensation, die wiederum die Flexion auf der rechten Seite verstärkt. Ein Transfer mit wenig Hilfe sieht demnach wie in **Abb. 2.128** dargestellt aus.

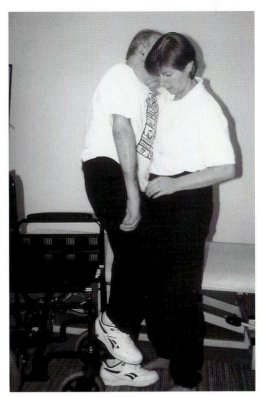

Abb. 2.128   Während des Transfers mit wenig Hilfe zeigt sich das Flexionsmuster.

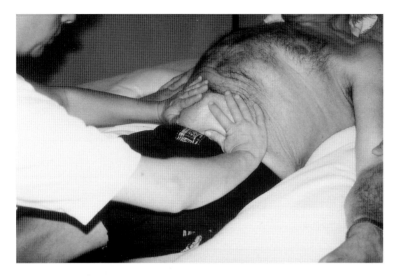

Abb. 2.129 Während der kleinen lateralen Beckenbewegungen muss die Bauchmuskulatur auch exzentrisch kontrahieren.

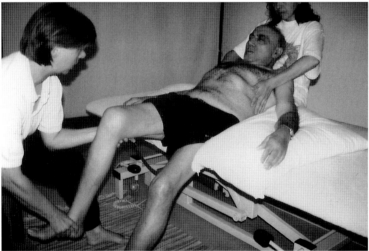

Abb. 2.130 Fazilitieren der selektiven Flexion im Hüftgelenk.

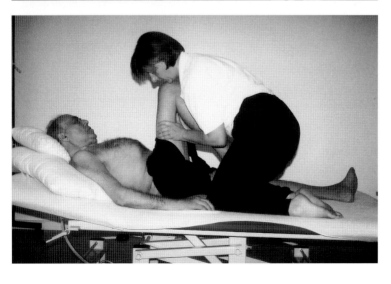

Abb. 2.131 Gleitbewegungen unter leichter Traktion wirken Tonus regulierend.

Salvadors Behandlung

Hemmung der Hypersensibilität und des Hypertonus der unteren Bauchmuskulatur und der Hüftflexoren

Um die Hemmung von Salvadors Hypersensibilität und Hypertonus der unteren Bauchmuskulatur zu erreichen, fazilitiert ihn eine zweite Therapeutin vom aufrechten Sitz in die Rückenlage (von „M" nach „6"). Ein Kissen unter jedem Arm soll ihm mit einer großen und bequemen Unterstützungsfläche das Loslassen erleichtern. Ich sitze vor Salvador auf einem Hocker und mobilisiere kleine laterale Beckenbewegungen und damit die exzentrische Kontraktion der unteren Bauchmuskeln (**Abb. 2.129**).

Während die zweite Therapeutin beidseits lateral an Salvadors ZSP einen Druck ausübt, damit er dort einen stabilen Referenzpunkt fühlt, fazilitiere ich vom Fuß und Kniegelenk aus eine selektive Flexion des Hüftgelenks in Richtung Adduktion und Innenrotation (**Abb. 2.130**).

! Das abnormale Flexionsmuster von Patienten mit Flexorenzug geht in die Flexion und Retraktion des Beckens. Dadurch wird das Knie nach oben und außen geführt, was oft irrtümlich als Abduktion und Außenrotation bezeichnet wird. Es kann jedoch keinerlei neuromuskuläre Aktivität in diesem Sinne festgestellt werden.

Salvador soll aktiv mitmachen, während ich die Bewegung lenke. Besonders wichtig ist der Rückweg, wobei er den Fuß langsam zurück auf den Boden abstellen soll. Nur Muskulatur, die sich aktiv verkürzen kann, kann sich auch aktiv verlängern. Um eine exzentrische Kontraktion durchführen zu können, muss vorher konzentrisch verkürzt worden sein. Daher sind Hin- und Rückweg nötig.

In Rückenlage wird das Kopfteil etwas erhöht, um den ZSP leicht nach anterior und kaudal zu lagern. Dies soll eine Entspannung der Rückenstrecker bewirken und ein normaleres Alignment zwischen ZSP und Becken schaffen. Beide Arme Salvadors werden seitlich neben den Körper gelagert. Ich beuge nun das rechte Bein im Hüftgelenk an, so weit dies ohne Schmerz möglich ist.

! Bei einem derart hohen Tonus in M. rectus femoris und Mm. adductores muss bei starker Flexion und Adduktion mit artikulärem Schmerz gerechnet werden! Ursache ist vermutlich ein Einklemmen der Sehnen. Es entsteht durch den hohen intraartikulären Druck und die durch den hohen Tonus fehlenden Gleitbewegungen nach dorsal und lateral. Das bedeutet, ich muss das Bein sehr langsam und vorsichtig in diese Richtung bewegen und dabei sehr aufmerksam das Gesicht des Patienten beobachten, auf dem sich üblicherweise die ersten Anzeichen von Schmerzempfinden zeigen.

In der Flexionsstellung versuche ich, mit Hilfe der inhibitorischen Mobilisation den Tonus der Adduktoren und der ischiokruralen Muskulatur herabzusetzen. Außerdem kann ich so unter leichter Traktion die normalen Gleitbewegungen des Femurkopfes nach dorsal und kaudal durchführen, was ebenso Tonus regulierend wirkt (**Abb. 2.131**).

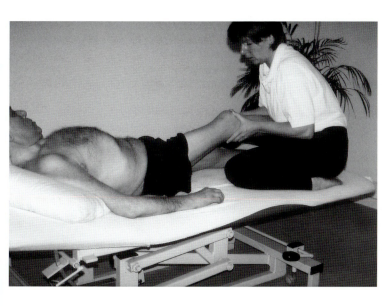

Abb. 2.132 Der leichte Druck auf die Patella stimuliert den Quadrizeps.

Anschließend soll Salvador versuchen, sein Bein lang nach unten zur Wand hin zu strecken, wobei ich mit meinem Daumen einen leichten Druck auf die Patella gebe und sie etwas nach kranial schiebe. Dies ist ein Stimulus für den M. quadriceps (**Abb. 2.132**).

Danach soll Salvador mit angestellten Beinen sein Becken nach posterior bewegen und leicht abheben; die agonistisch konzentrische Aktivität des M. glutaeus maximus beidseits soll über die reziproke Innervation eine Tonussenkung in den Flexorenmuskeln bewirken.

Vorbereitung der Gewichtsübernahme im Sitz

Abgestützt durch die zweite Therapeutin können im Sitz die Füße für die Gewichtsübernahme vorbereitet werden. Zudem ist eine Tonussenkung und Desensibilisierung der Mm. tibialis anterior, extensor hallucis und interossei notwendig, da diese zusammen mit den Hüft- und Knieflexoren im Massenmuster der Flexion des Beines hyperaktiv sind (**Abb. 2.133**).

Vorbereitung des Aufstehens und Aufstehen

Zur Durchführung dieser Bewegungen sind ebenfalls zwei Therapeutinnen günstig. Ich sitze vorne auf einem Hocker, helfe Salvador, seine beiden Arme auf meine Schultern zu legen und stabilisiere seinen rechten Arm von der Skapula aus. Meine rechte Hand gibt im Verlauf der rechten Leiste des Patienten einen leichten Druck, damit sich das Hüftgelenk durch eine anteriore Bewegung des Beckens beugen kann. Die zweite Therapeutin gibt dorsal am Os sacrum einen Druckstimulus für die Kontraktion der sakralen Rückenstrecker und hilft Salvador, das Becken nach anterior zu bewegen (**Abb. 2.134**).

Obwohl ich zum Aufstehen bei der Extension des rechten Kniegelenks mithelfe, drückt Salvador noch immer etwas nach dorsal. Um ihm das Gefühl von kompletter Hüftextension zu geben, wird die hinter ihm stehende Behandlungsbank so hoch gestellt, dass ihm die Kante am unteren Teil des Os sacrum einen Stimulus nach anterior gibt. Ich fazilitiere mit

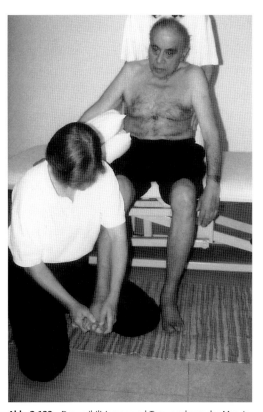

Abb. 2.133   Desensibilisierung und Tonussenkung der Mm. interossei.

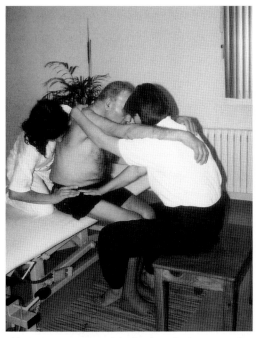

Abb. 2.134   Zu zweit wird die für das Aufstehen notwendige anteriore Bewegung des Beckens vorbereitet.

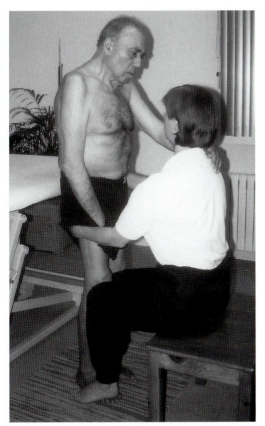

Abb. 2.135 Die hohe Bank stimuliert am Kreuzbein nach anterior, die Therapeutin fazilitiert dorsal am Glutaeus maximus.

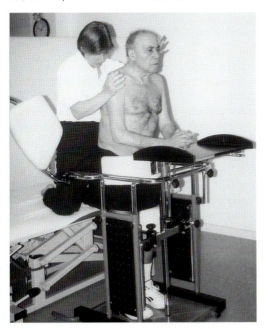

Abb. 2.136 Das Stehgerät ist eine technische Hilfe.

der linken Hand den M. glutaeus maximus zur Extension und Außenrotation, meine rechte Hand hilft
bei der Extension des Kniegelenks und meine beiden Füße stabilisieren Salvadors Fußgelenk. Seine
rechte Hand ist in die Hosentasche gesteckt, damit
der Arm nicht mit vollem Gewicht herunterhängt,
und seine linke Hand liegt auf meiner rechten
Schulter. So spüre ich, ob er sich damit nach vorne
zieht. Die Anstrengung des Ankämpfens gegen die
Schwerkraft sowie des Flexionstonus im Stehen ist
an den angespannten Halsmuskeln zu erkennen.
Nach einigen Minuten normalisiert sich der Tonus
etwas und die Anstrengung wird für uns beide weniger (**Abb. 2.135**).

Stehen im Stehgerät

Bei Patienten wie Salvador kann ein Stehgerät eine
technische Hilfe darstellen. Gegen Ende der Therapie helfe ich ihm, sich in das Stehgerät hinein-
zustellen (**Abb. 2.136**). Im Stehen kann die weitere
Erarbeitung folgender Behandlungsziele durchgeführt werden:

- Tonussenkung der ischiokruralen Muskulatur
  durch spezifische Mobilisation;
- Erarbeitung der Mittellinie;
- Stimulation der Mimik;
- Verbesserung der Atmung;
- Mobilisation des Schultergürtels und des Armes/
  Stimulation der Hand.

Das Stehgerät dient hierbei dazu, sowohl Salvadors
als auch meine Anstrengung zu verringern. Außerdem habe ich dann beide Hände für die Fazilitation
der Knie- und Hüftextension, der Nackenmuskulatur, der mimischen Muskulatur, für Atemübungen,
Bewegungen der Hand und des gesamten Armes
frei.

! Ich möchte mich jedoch ausdrücklich gegen das Stehgerät als Behandlungsersatz aussprechen. Keinesfalls
darf ein Patient unvorbereitet von einer Hilfsperson
hineingeklemmt werden und ohne weitere therapeutische Maßnahme oder Beschäftigung darin verbleiben. Ohne Stimulation hängen die Patienten in der
Mechanik des Gerätes und statt Extension baut sich
ein unerwünschter Flexionstonus auf.

2.5.2 Carmen C.: Eine weitere Person mit dem Symptom Flexorenrückzug

Carmen erlitt mit 36 Jahren aufgrund eines arteriovenösen Shunts eine Hirnblutung in der rechten Hemisphäre. Sie ist Linkshänderin. Die zunächst vollkommene Hemiplegie betraf die linke Körperhälfte und damit ihre dominante Hand. Während der Spontanremission kehrten Aktivitäten in den Rumpf, Schultergürtel und Arm zurück. Die Gleichgewichtsreaktionen des Rumpfes sind nahezu normal. Auch im Bein stellte sich eine gewisse Kontrolle wieder ein. In der Therapie wurden Kräftigungsübungen in kompletten Mustern für das Bein durchgeführt, Widerstände gegen Flexoren und Extensoren gegeben, die inhibitorische Kontrolle wurde nicht erarbeitet. Auch dies trug vielleicht dazu bei, dass sich ein starker Flexoren-Rückzug ausbildete.

Als sie zu mir in die Therapie kam, ging sie wie eine Person mit Paraparese: Sie zeigte einen positiven Trendelenburg beidseits, rekurvierte beide Kniegelenke in der Standbeinphase, flektierte die Beine mit Anstrengung für einen Schritt nach vorn. Sie musste sich ganz und gar auf jeden Schritt konzentrieren. Als Gleichgewichtshilfen dienten ihr ihr Mann, der sie oft begleitete, oder Wände, Möbel etc. Sie ging nicht alleine aus dem Haus, ihre Arbeit als Kinderärztin konnte sie zwar ausüben, jedoch nur mit größten Mühen und mit viel Kompensation. Ihr Rumpf war wenig beweglich, obwohl sie vor ihrer Erkrankung regelmäßig an Aerobic-Gymnastik teilnahm. Das Becken bewegte sich nur minimal nach dorsal in die Aufrichtung.

Die Oberflächensensibilität war deutlich herabgesetzt, und es war keine Tiefensensibilität vorhanden. Die Zeichnungen in **Abb. 2.137** erstellte Carmen selbst. Sie erläutern, wie sie ihren linken Fuß empfand und zeigen die Veränderungen, die sich in der Therapie einstellten. Es sei erwähnt, dass ich 28 Monate nach dem Ereignis mit der Bobath-Therapie bei Carmen begann. Die Verbesserungen, die wir erzielten, können also keinesfalls Spontanremissionen sein.

Ziele, Behandlungsziele und Maßnahmen

Die **Ziele** auf der Ebene der Aktivität und Partizipation waren sehr schnell aufgelistet. Carmen weiß sehr gut, was sie gerne erreichen möchte:

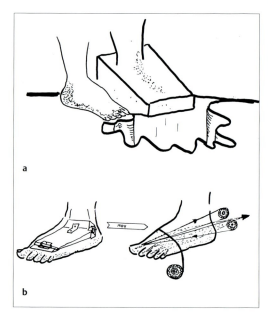

Abb. 2.137 a Die Zeichnung zeigt, dass Carmen ihren linken Fuß als Block empfindet, der in der Standbeinphase in ein Loch tritt. Nur ihr gesunder Menschenverstand sagt ihr, dass sie ein linkes Bein besitzt, welches sie belasten kann, und lässt sie einen Schritt mit dem rechten Bein wagen. Die Punkte an der Fußsohle des rechten und auf der Dorsalseite des linken Fußes zeigen, welche Teile der Füße sie fühlt. **b** Nach vier Wochen, in denen Carmen zur Physiotherapie gekommen ist, nimmt sie ihren Fuß wieder zunehmend als Fuß wahr. Das obere Sprunggelenk und die Zehengrundgelenke empfindet sie als Scharniere. Bei Bewegungen hat sie den Eindruck, dass nicht sie ihren Fuß kontrolliert bewegt, sondern dass er durch einen Motor, auf den sie keinen Einfluss hat, bewegt wird. Die Punkte (Sensibilität) reichen etwas nach kaudal und erreichen bereits die Fußsohle und die Ferse.

- leichter und sicherer gehen, damit sie nach ihrer Arbeit auch noch Energien für die Freizeit übrig hat;
- selbstständig gehen, damit sie von Hilfspersonen unabhängig wird, allein zum Einkaufen gehen kann z.B.;
- auf unwegsamem Gelände gehen, wenn auch mit Hilfe, um ihren Mann zu Motorradrennen begleiten zu können;
- wieder auf dem Rücksitz des Motorrad mitfahren können (bei jeder kleinen Unebenheit in der Fahrbahn zeigt der Fuß, der auf der Fußraste steht, einen Klonus!).

Aus diesen Zielen ergaben sich die **Behandlungsziele** und **Maßnahmen** auf der Ebene der Körperfunktion und struktur:
- Hemmung der hyperaktiven dorsalextendierenden Muskulatur des Fußes (M. tibialis anterior

und M. extensor hallucis longus) und auch der plantarflektierenden Muskulatur (M. triceps surae, lange und kurze Zehenflexoren, intrinsische Fußmuskulatur);

- Aktivierung von kontrollierten selektiven Fußbewegungen in die Extension und vor allem Pronation;
- Verminderung des Klonus;
- Verminderung des Tonus im M. latissimus dorsi, der gemeinsam mit den Hüftflexoren die Retroversion des Beckens verhindert;
- Hemmung der Mm. ischiocrurales, der Mm. adductores, der Hüftflexoren, insbesondere des Rectus femoris, des M. tensor fasciae latae;
- Fazilitation der selektiven Beckenbewegungen, der selektiven Hüft- und Knieextension und der selektiven Plantarflexion.

Wir arbeiten sehr viel in Posturalen Sets der Extension. Es zeigt sich, dass insbesondere die Druckstimulationen in das Hüftgelenk, die in Rückenlage gegeben werden, zur Senkung des Flexorentonus dort erheblich beitragen (**Abb. 2.138**). Das Eigengewicht sorgt in den Positionen Stand, Einbein- und Schrittstand gleichfalls für deutlichen Druck im Hüftgelenk. Meine Hände, die sich um das Gelenk herumschließen, erzeugen eine Kompression auf das gesamte Gewebe und die Muskeln.

Druckrezeptoren scheinen eine Tonussenkung der Flexoren auszulösen und die Spannungsbereitschaft der Extensoren zu erhöhen. Dies wir in der nächsten Aktivität genutzt. Beide Beine sind extendiert, die Füße in Dorsalflexion an meinen Oberschenkeln angelehnt. Ich lehne mich etwas nach vorne, um den Fußsohlen etwas Druck zu geben und fordere Carmen auf, ihre rechte Ferse gegen mich zu drücken. Sie tut das und ich kann eine Anspannung des rechten M. Quadrizps beobachten sowie eine „Verlängerung" des Beines, welche durch eine Abduktion des Hüftgelenks durch die Beckenbewegung nach kaudal zustande kommt. Danach stimuliere ich das Areal des linken M. Vastus mediales und bitte Carmen, nun ihre linke Ferse gegen mich zu drücken. Dank Druckstimulation durch meinen Oberschenkel, Hin- und Herreiben auf dem Hautareal über dem Vastus medialis und stimmlicher Motivierung kann Carmen auch das linke Bein nach unten schieben, und es sind die gleichen Aktivitäten zu beobachten, wie zuvor beim rechten Bein. Manchmal schiebt sie das Bein mit Plantarflexion nach unten und ich spüre die Fußspitze anstatt der Ferse. Dann extendiere ich Carmens Zehen deutlich, gebe noch mehr

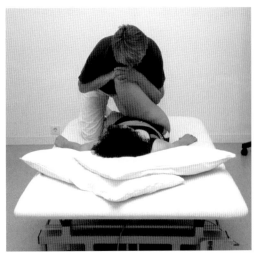

Abb. 2.138 Druckstimulationen in das Hüftgelenk in Rückenlage zur Senkung des Flexorentonus.

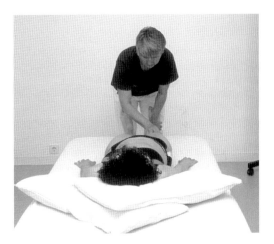

Abb. 2.139 Druck über die Ferse und das Knie in das Hüftgelenk.

Druck auf die Ferse und bitte sie immer wieder „die Ferse! die Ferse! – **nicht** die Fußspitze!" gegen mich zu drücken (**Abb. 2.139**).

Zur Vorbereitung auf die aktiven, selektiven Bewegungen des Fußes werden die spezifischen Mobilisationen des Fußes, wie sie auf den Seiten 81 ff. beschrieben wurden, durchgeführt. Im Sitzen mit beiden Fersen in gutem Bodenkontakt stimuliere ich die Pronatoren. Dabei nehme ich mir insbesondere die Haarbürste mit den Wildschweinhaaren zu Hilfe. Dieser Stimulus ist hoch genug, um die Reizschwelle zu überschreiten und eine Reaktion der Pronatoren hervorzurufen, die Carmen dann willkürlich unterstützen soll. Als weiteres

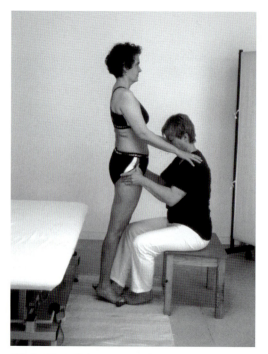

Abb. 2.140 Fußbelastung im Stand.

Hilfsmittel haben wir ein kleines Myofeedback-Gerät angeschlossen. Die Oberflächenelektroden liegen auf den Muskelbäuchen der Mm. peronaei. Beim willkürlichen Versuch zu pronieren, können wir einen kleinen Ausschlag auf dem Gerät verzeichnen. Dies deckt sich mit der Palpation der Therapeutin, die bei Kontraktion und vor allem beim Loslassen eine Spannungsveränderung an der Sehne fühlen kann.

Carmen, selbst Medizinerin, berichtet von einem Artikel über die Spiegeltherapie. Sie möchte das gern probieren. Also stelle ich einen flachen Spiegel (ca. 60 × 80 cm) zwischen die beiden Füße. Carmen schaut in den Spiegel und sieht so ihren nicht betroffenen rechten Fuß und dessen Spiegelbild. Nun stimuliere ich, sie versucht willkürlich beide Füße anzuheben und sieht einen linken Fuß, der sich genauso leicht und weit in die Dorsalextension bewegt wie der andere. Da ihre Tiefensensibilität immer noch nicht normal ist, ist sie auf mein Feedback angewiesen, ob sich ihr realer linker Fuß bewegt oder nicht. Tatsächlich tut er das! Und es scheint sogar so, als täte er dies besser als vorher ohne Spiegel. Wir probieren das Ganze viele Male, nehmen dann den Spiegel weg und nun erhalten wir vom linken Fuß die gleiche Antwort wie mit dem Spiegel. Für Carmen scheint dies also eine Initiationshilfe zu sein.

Wie gut, dass mir das Bobath-Konzept so viel Freiheit lässt, alle möglichen Techniken auszuprobieren!

▌ *„… und wir sind offen."* Berta Bobath

Natürlich hat Carmen auch über das Botulinum Toxin gelesen und fragt mich, ob es in ihrem Falle wohl sinnvoll sei. Ich gehe mit ihr gemeinsam meine Liste der sinnvollen und nicht sinnvollen Fälle durch und wir kommen zu dem Schluss, dass ein Versuch mit Botox in Carmens Fall sehr wohl gerechtfertigt ist: Sie hat die Aktivität der Muskulatur, kann sie aber durch Hyperaktivität einiger Synergisten, insbesondere aber der Antagonisten, nicht im Bewegungsmuster nutzen. Wir stellen eine Liste der Muskeln auf (siehe oben „Maßnahmen auf der Strukturebene"), die wir für eine Weile schwächen wollen, um uns in dieser Zeit besonders intensiv auf die Aktivierung der hypotonen zu konzentrieren. Ihr Neurologe nimmt unseren Vorschlag im Großen und Ganzen an, modifiziert ihn nur wenig, injiziert und wenige Tage nach der Injektion fühlt Carmen bereits eine Veränderung in ihrem Fuß. Er ist mobiler, weicher, zeigt weniger Kloni, ist weniger hyperreaktiv. Die Therapeutin kann das Gleiche bestätigen, die Therapiefortschritte gehen weiter.

Um den Flexionstonus, der im gesamten Bein vorherrscht, über die reziproke Innervation zu hemmen, helfe ich Carmen, in den Zehenstand zu gehen.

Vergleich: Normale Bewegung
Zehenstand kommt im Alltag dann vor, wenn wir einen hoch gelegenen Gegenstand erreichen wollen, wie in **Abb. 1.8** zu sehen ist. Liegt der Gegenstand noch höher, wird sich auch das belastete Bein auf die Zehen stellen und so ein Bewegungsmuster der Extension aufbauen. Dabei müssen die langen Zehenflexoren eine intramuskuläre reziproke Innervation erhalten. Sie helfen mit ihrem proximalen Anteil mit bei der Plantarflexion des Fußgelenks, müssen aber im distalen Anteil entspannt bleiben, damit sich die Zehen nicht flektieren. Der Belastungspunkt reduziert sich im Einbein-Zehenstand auf das 1. Metatarsalköpfchen. Der Großzeh ist es, der mit kurzen, leichten Anspannungen in die Flexion die Schwankungen nach vorne widerlagert. Steht man im Zehenstand ohne Gleichgewichtsprobleme, z.B. mit den Armen leicht an einer Wand abgestützt, können alle Zehen komplett locker bleiben.

Die Bewegung in den Zehenstand ist eine besondere Herausforderung an die laterale Stabilisation des oberen Sprunggelenks. Dabei werden die Mm. peronei, deren Hauptaufgabe eben nicht die dynamische Bewegung in die Pronation ist, sondern die Stabilisation des Fußgelenks gemeinsam mit dem M. tibialis posterior, im hohen Maße aktiviert. ■

Carmen steht vor einer hohen Bank. Ihre Hände liegen locker auf den Schultern einer Hilfsperson. Sie kann sich dort leicht abstützen, um keine Probleme mit dem Gleichgewicht zu bekommen. Ich sitze auf dem Boden neben Carmens linkem Fuß, meine linke Hand liegt im Fußgelenk, meine rechte Hand umfasst den Kalkaneus, meine beiden Daumen liegen unterhalb des lateralan Malleolus. Dann bitte ich Carmen, sich auf die Zehen anzuheben. Dabei muss ich zu Beginn das Fußgelenk in die Plantarflexion und vor allem in die Eversion/Pronation führen und stabilisieren. Die Mm. tibialis anterior und posterior lassen nicht einfach exzentrisch nach, die Pronatoren sind hypoton geschaltet, aktivieren sich aber nach einigen Versuchen. Die langen Zehenflexoren sind offensichtlich nicht reziprok innerviert, sondern flektieren die Zehen kräftig. Wir wiederholen diese Bewegung viele Male. Auch beim Herunterlassen der Fersen auf den Boden korrigiere ich den betroffenen Fuß, der heftig in die Supination zieht, in Richtung Eversion und Pronation. Nach vielen Wiederholungen in mehreren Behandlungen hat sich schließlich das richtige Bewegungsmuster so weit gefestigt, dass ich mich auf einen Hocker vor Carmen setzen kann, ihrem Gleichgewicht mit beiden Händen an ihren Hüften helfen und den Fuß mit meinen beiden Füssen korrigieren kann (**Abb. 2.141**).

Damit Carmen den Fuß mit seinen Belastungszonen deutlicher spürt und dann besser belasten kann, stimuliere ich diese mit einem spitzen Gegenstand, z.B. ein chinesisches Essstäbchen (**Abb. 2.142**).

Um der Flexion der Zehen entgegenzuwirken, lege ich eine nicht zu dicke elastische Binde unter diese, sodass die Grundgelenke in Hyperextension kommen, wenn Carmen auf den Zehen steht. Diese so erlangte deutliche Verlängerung der Zehenflexoren führt dazu, dass sie so weit lockerer werden, dass ich dann die dickere Binde durch einen zusammengerollten Strumpf (vgl. Abb. 11.1) ersetzen kann und schließlich es wagen kann, meine eigenen Zehen unter die Carmens zu platzieren.

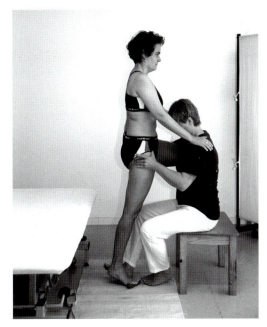

Abb. 2.141 Herunterlassen des Gewichts auf die Fersen.

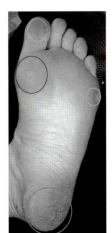

Belastungszonen des Fusses:

Ferse

Grosszehengrundgelenk

Kleinzehengrundgelenk

Grosszehenendglied

Stimulation dieser Zonen mit:

festem Druck, relativ spitzem Gegenstand

Abb. 2.142 Belastungszonen des Fußes: Ferse, Großzehengrundgelenk, Kleinzehengrundgelenk, Großzehenendglied. Stimulation dieser Zonen mit festem Druck, relativ spitzem Gegenstand.

Die Arbeit im Zehenstand hat dazu geführt, dass die letzte Standbein- und erste Spielbeinphase, d.h. das Abrollen über die Zehen und Ablösen derselben nun leichter und schneller geht. Dadurch kann nun der gesamte Fuß über das Großzehengrundgelenk in einer Eversion/Pronation abrollen, der Femur fällt in Richtung Abduktion, das gesamte Bein hat das richtige Alignment für die Spielbeinphase.

Um die Bewegung der Spielbeinphase vorzubereiten, steht Carmen seitlich in Schrittstellung an einer hohen Bank, ihr linker Fuß ist hinten in der letzten Standbein-/ersten Spielbeinphase auf einem Blatt Papier. Auf dem Papier ist ein großer Pfeil gezeichnet. Sie soll das Papier mit dem 1. Metatarsalköpfchen führen, das die Therapeutin zuvor noch einmal deutlich stimuliert hat, damit sie es gut fühlt.

Mittlerweile sind die Ziele auf der Partizipationsebene erreicht. Carmen kann schneller und weiter gehen, mit weniger Ermüdung. Sie traut sich allein in die Stadt, kann gehen und gleichzeitig die Umwelt (Schaufenster) anschauen. Sie benutzt öffentliche Verkehrsmittel, fährt auf dem Motorrad mit, geht auch auf unwegsamem Gelände mit Hilfe ihres Mannes oder von Freunden. Dabei erhöht sich der Haltungstonus natürlich. Mit einigen Übungen versucht sie, diese Tonuserhöhung wieder zu senken, so gut es geht. Sie geht immer noch ein Mal pro Woche für zwei Stunden zur Physiotherapie und dass diese Dosis notwendig ist, zeigte der letzte Sommer: Wegen Kurs und Urlaub von Therapeutin und Patientin fiel die Therapie für zwei Monate aus. Die Folgen waren deutlich spürbar für Carmen und sichtbar für alle. Das Gehen hatte sich verschlechtert, auch Rumpf und Arm waren steifer und ungeschickter geworden (zur Erinnerung: Carmen schreibt mit der betroffenen Hand). Nach ca. sechs intensiven Therapiestunden war der gewohnte Zustand wieder hergestellt. Ab diesem Jahr wird die Urlaubsplanung verbessert.

2.6 Fallbeispiele L. und Carmen L.

2.6.1 L.

▌ *L.s Hauptproblem: Hyperkompensation aufgrund neuropsychologischer Störungen*

L. ist ein Herr von 64 Jahren und von Beruf Weinbauer, d.h., er hat zeit seines Lebens schwere körperliche Arbeit geleistet. Sein Weingut gehört zu einem Verband, dem er die Trauben abliefert. Gemeinsam mit anderen Weinbauern wird dann der Wein hergestellt, in Flaschen abgefüllt, verpackt und versandt. Das bedeutet, L. hat mit zeit- und raumplanerischen Tätigkeiten Erfahrung.

Im Mai des Jahres 1996 hatte er eine erste transitorische ischämische Attacke (TIA), die er jedoch nicht ernst nahm. Im November desselben Jahres wiederholte sich der Insult im Parietallappen der rechten Hemisphäre und hinterließ diesmal eine Hemiparese auf der linken Seite.

„Pusher"-Syndrom

Bevor ich zu L.s Befund komme, möchte ich das Pusher-Syndrom erklären.

Unter den vielen verschiedenen Symptomen, die bei Hemiparese auftreten können, findet sich das *Pusher-Syndrom* (engl.: to push = stoßen), das nach dem Kardinalsymptom, dem Wegstoßen von der weniger betroffenen auf die betroffene Seite, benannt ist. Es wurde zuerst von Pat Davies in ihrem Buch *Steps to follow* (1984) beschrieben. Die Kenntnis der einzelnen Symptome, die dieses Syndrom vereint, und das Befolgen der von Davies beschriebenen Behandlungsstrategie brachten enorme Fortschritte, während zuvor nur Konfusion auf allen Seiten (Therapeuten, Pflegepersonal, Ärzte, Angehörige und Betroffene) geherrscht hatte, da Behandlungsfortschritte ausblieben und viele Patienten mit dieser Symptomatik im Rollstuhl blieben und als schwer pflegefähig galten. Mittlerweile sind die meisten Therapeuten, die in der neurologischen Rehabilitation arbeiten, für dieses Thema sensibilisiert. Eine Folge jedoch ist, dass nun ein viel zu großer Prozentsatz der Betroffenen als *Pusher* eingestuft werden, wobei es jedoch viele Unterschiede gibt. Ich möchte folgende Unterscheidung treffen und zwei Gruppen in der Tab. 2.7 beschreiben:

Ohne einen auf der weniger betroffenen Seite feststehenden, am Schlüsselpunkt Hüftgelenk fühlbaren räumlichen Orientierungspunkt (z.B. Behandlungsbank, oberer Rand eines fest stehenden Stuhls mit hoher Rückenlehne, Holm eines Gehbarrens) ist ein Stehen nicht möglich!

Wird es trotzdem versucht, und soll Gewicht auf die weniger betroffene Seite verlagert werden, zeigen sich sehr verfrüht Stellreaktionen des weniger betroffenen Fußes in die Inversion und Supination. Verfrüht bedeutet, schon bei der Stellung des ZSP und Schwerpunkts (S2) über dem medialen Fußrand.

❗ Diese Reaktion tritt normalerweise auf, wenn ZSP und S2 über die Mitte des Fußes hinaus zum lateralen Fußrand hin bewegt werden.

Verlagert man das Gewicht weiter auf die weniger betroffene Seite, fürht dies zu kleinen Seitschrittchen oder sogar Hüpfern zu dieser Seite. Es kommt dann auch vor, dass der Patient ruft: „Stoßen Sie mich nicht um"! oder sogar: „Hilfe, die Therapeutin will mich umstoßen!"

In den ersten Momenten steht *kein Bein zum Stehen (Übernahme des Gewichts) zur Verfügung*. Das weniger betroffene Bein stößt das Gewicht mehr oder weniger kräftig nach hinten und zur betroffenen Seite, das betroffene Bein ist entweder so hypoton, dass es keinerlei Gewicht übernehmen kann, oder es zeigt bereits eine assoziierte Reaktion in Form eines Massenmusters in Retraktion des Beckens, Flexion mit Adduktion in der Hüfte, Flexion im Knie, Inversion, Supination des Fußes und Flexion der Zehen. Die Betroffenen brauchen zu Beginn fast immer vorne in Höhe der Leiste eine zusätzliche räumliche Orientierung.

Beide Gruppen brauchen eine spezifischen Therapie, die auf ihre besonderen Probleme eingeht. Sie ist bei beiden Typen sehr ähnlich. Der Unterschied besteht darin, dass die physiotherapeutische Behandlung bei den Personen, die zusätzlich in allen Aktivitäten des täglichen Lebens auftretende neuropsychologische Probleme haben (z.B. beim Waschen, Abtrocknen, besonders beim An-/Ausziehen, Essen Wege finden, Probleme lösen) Teile aus der neuropsychologischen Therapie beinhalten muss.

Tab. 2.7   Gegenüberstellung sensomotorischer Probleme

Symptome der Personengruppe 1 mit Raumorientierungsstörungen, z.B. L.	Symptome der Personengruppe 2 ohne Raumorientierungsstörungen, z.B. M. S. 116
Vorkommen häufiger bei Hemiparese links als rechts	Vorkommen gleich häufig bei Hemiparese links wie rechts
Beobachtungen in Rückenlage	
Kopf zur weniger betroffenen Seite gedreht und geneigt	
weniger betroffene Rumpfseite tonisiert, evt. leicht verkürzt	weniger betroffene Rumpfseite hyperton verkürzt
weniger betroffener Arm gestreckt, drückt auf Unterlage	betroffene Rumpfseite hypoton, evt. verlängert
weniger betroffenes Bein gestreckt, drückt auf Unterlage	
Beckenhälfte der betroffenen Seite retrahiert	Beckenhälfte der betroffenen Seite liegt tiefer
betroffenes Bein in „Abduktion", Außenrotation	betroffenes Bein fällt hypoton in Außenrotation
Wird die Person gefragt, ob sie in Gefahr ist, zu einer Seite aus dem Bett zu fallen, so gibt sie an: „Ja, zu der weniger betroffenen Seite!"	siehe links: „Ja, zur betroffenen Seite!"
Beobachtungen im Sitz	
Kopf zur weniger betroffenen Seite gedreht, Blick nicht fokussiert in die Ferne gerichtet	
weniger betroffene Rumpfseite hyperton verkürzt	weniger betroffene Rumpfseite tonisiert verkürzt
Betroffene Rumpfseite hypoton verlängert	betroffene Rumpfseite hypoton verlängert
weniger betroffener Arm stößt von der Unterlage weg nach hinten und zur betroffenen Seite	weniger betroffener Arm stützt fest auf die Unterlage, lässt keine weitere Gewichtsverlagerung zu dieser Seite zu
weniger betroffenes Bein stößt mit dem Oberschenkel und bei aufgestellten Füßen auch mit dem weniger betroffenen Fuß stark nach hinten und zur betroffenen Seite,	weniger betroffenes Bein bzw. der Fuß drückt fest auf die Unterlage, lässt keine weitere Gewichtsverlagerung zu dieser Seite zu
Wird die Person gefragt, ob sie in Gefahr ist, zu einer Seite zu fallen, gibt sie an: „Ja, zur weniger betroffenen Seite!"	Die Person gibt bei dieser Frage evtl. an: „Ja, zur betroffenen Seite!"
Beobachtungen beim Aufstehen	
Die Person initiiert die Aufstehbewegung mit einem Extensorenstoß (Massenmuster in die Extension, beginnend mit dem Kopf) nach hinten und zur betroffenen Seite	Die Person beginnt mit Vorbeugen des Oberkörpers, führt jedoch dies unzureichend aus und gelangt nicht mit dem ZSP in die Mitte der neuen Unterstützungsfläche
weniger betroffene Rumpfseite deutlich hyperton verkürzt	weniger betroffene Rumpfseite deutlich hyperton verkürzt
weniger betroffenes Bein stößt mit gestrecktem Knie stark nach hinten und zur betroffenen Seite	weniger betroffenes Bein drückt mit gestrecktem Knie nach hinten und zur betroffenen Seite.
Beobachtungen beim Aufstehen	
Die Person zeigt keine Angst in dieser unsicheren Situation, spricht evtl. sogar mit Personen, die sich auf der weniger betroffenen Seite befinden	Gesichtsausdruck der Person durchaus ängstlich, sie ist sich der unsicheren Situation bewusst, kann sie aber nicht ändern

L.s Befund

Sensomotorische Probleme

Die Sensibilität auf der linken Körperseite ist erhalten. Der Haltungstonus in den Mm. glutaeus maximus und medius, M. vasti intermedius, Mm. medialis und lateralis, M. deltoideus, M. triceps brachii und den Handextensoren nur leicht vermindert. Schon eine leichte Stimulation, z.B. bei der Aufgabe, das ausgezogene T-Shirt mit der betroffenen Hand auf einen Stuhl zu legen, bewirkt, dass er mit nur geringer Hilfe das Hemd ergreifen und in die gewünschte Richtung bewegen kann. Er initiiert sogar eine Wurfbewegung.

Auch die leichten assoziierten Reaktionen, die in folgenden Formen auftreten, stellen nicht das Hauptproblem dar. Zu ihnen gehören die Zehenflexion, Supination und Inversion des Fußes, Knieflexion, Hüftflexion und Adduktion, Retraktion des Beckens, Retraktion des Schultergürtels, Adduktion und Innenrotation des Schultergelenks, Flexion und Pronation des Ellbogens und Unterarms, Flexion und ulnare Abduktion des Handgelenks, leichte Flexion und Adduktion der Finger.

Neuropsychologische Probleme

L. hat kein sicheres Gefühl für seine Körpermitte und die Vertikale. Bitte ich ihn, sich in seine Mitte zu setzen oder zu stellen (mit Hilfe), gerät er in eine Schräglage, die ca. 10° von der objektiven Vertikalen und Mitte abweicht. Beim Versuch, ihn in die objektive vertikale Mitte zu bewegen, hat er das Gefühl, ich wolle ihn umwerfen, und arbeitet dagegen.

Er vernachlässigt die gesamte linke Raumseite. Dies äußert sich z.B. dadurch, dass er den Kopf nicht der Gesprächspartnerin zuwendet, wenn sie auf seiner linken Seite steht, er die linke Tischhälfte nicht nach Gegenständen absucht, wenn sie ihm fehlen und beim Ausziehen seines T-Shirts den linken Arm im Ärmel belässt.

Die Wahrnehmung von Figur und Hintergrund ist gestört. Er kann nur schwer entscheiden, ob das Glas vor der Flasche oder die Flasche vor dem Glas auf dem Tisch steht. Beim Versuch, das Glas mit der weniger betroffenen Hand zu ergreifen, fällt die davor stehende Flasche um. Liegen mehrere Gegenstände durcheinander in einer Kiste, hat er Probleme, die oben liegenden von den darunter liegenden zu unterscheiden. Diese Unterscheidung ist jedoch für das gezielte Herausholen eines Gegenstandes wichtig.

Er hat Raumorientierungsstörungen. Soll er die Gegenstände in eine bestimmte räumliche Beziehung zueinander ordnen, braucht er sehr lange, um zu entscheiden, wo davor, dahinter, rechts daneben, links daneben, darüber oder darunter ist.

Sein Kurzzeitgedächtnis ist deutlich vermindert. Es fällt ihm schwer, sich daran zu erinnern, was er am Vorabend im Fernsehen gesehen, zum Frühstück gegessen und in der Zeit zwischen Frühstück und Therapiestunde getan hat. Die Konzentration, die auch beeinträchtigt sein kann, ist bei L. gut erhalten.

Er hat keine Probleme, sich trotz ablenkender Stimuli (Stimmen anderer Personen im Raum) auf seine Aufgaben zu konzentrieren. Auch seine Ausdauer, Probleme zu lösen, ist gut – vorausgesetzt, er hat etwas als ein Problem erkannt (z.B. das Ausziehen des Ärmels der betroffenen Seite).

Probleme beim Aus- und Anziehens eines T-Shirts

Um das T-Shirt mit einer Hand auszuziehen, muss er den weniger betroffenen Arm anheben, mit der weniger betroffenen Hand hinter dem Kopf den Stoff fassen und von unten nach oben und vorne über den Kopf ziehen. Dann muss er den weniger betroffenen Arm nach oben und hinten aus dem Ärmel des T-Shirts herausführen und zuletzt mit der weniger betroffenen Hand den Ärmel der betroffenen Seite nach unten in Richtung betroffene Hand ziehen, um das T-Shirt schließlich ganz auszuziehen.

Da diese Art des einhändigen Ausziehens für L. neu ist, benötigt er Anweisungen zum Ablauf. Ich gebe sie ihm in kurzen, knappen Worten, während ich gleichzeitig die weniger betroffene Hand fazilitiere. Wenn ihm das T-Shirt aus der Hand gleitet, ist zu beobachten, dass er die eben ausgeführten Bewegungen nicht wiederholt, sondern den Eindruck erweckt, als sei nichts geschehen und es gebe kein Problem, sodass mit der Therapie fortgefahren werden könne. Ich führe seine Hand erneut zum T-Shirt und fordere ihn verbal auf, das Ausziehen zu beenden. Vor allem im letzten Abschnitt des Ausziehens des Ärmels der betroffenen Seite gibt es Schwierigkeiten: Statt nach unten in Richtung Hand zieht er den Ärmel nach oben zur Schulter. Ich führe seine Hand, die den Stoff hält, nach distal. L. macht die Bewegung mit. Als ich ihn alleine lasse, macht er die Bewegung noch ein- bis zweimal und führt dann den Ärmel erneut nach proximal in Richtung Schulter.

Es wird deutlich, wie viele unterschiedliche Raumrichtungen bei der Ausführung der Bewegungen einzuschlagen sind. Sicher kann dieser Ablauf variieren und muss nicht ganz genau so ausgeführt werden. Keine der möglichen Varianten ändert jedoch etwas daran, dass sich der Patient über die Reihenfolge und vor allem über die Richtungen im Klaren sein muss.

Noch schwieriger als das Ausziehen ist das Anziehen. Auch dabei sind mehrere Varianten möglich, die sich jedoch nur unwesentlich unterscheiden. Zunächst einmal muss L. die verschiedenen Kleidungsstücke erkennen. Zu Beginn liegen T-

Shirt und Hose zusammengefaltet auf dem Stuhl. Die Kleidungsstücke erkennt L. so nicht. Nach längerem Nachdenken erinnert er sich, dass er ein rotes T-Shirt und eine graue Hose trug. Über diesen Weg ordnet er die beiden Teile zu. Nun soll er sich das T-Shirt auf der Behandlungsbank zurecht legen. Das Stück Stoff mit der großen und mittelgroßen Öffnung sowie den beiden kurzen Röhren mit jeweils einer kleinen Öffnung am Ende ist das T-Shirt. Seine Vorder- und Hinterseite kann er evtl. am Motiv, am Ausschnitt oder am Etikett erkennen, wobei er aber jeweils wissen muss, was wohin gehört: Motiv sowie größerer Ausschnitt nach vorne, Etikett nach hinten, da es jedoch meist innen eingenäht ist, muss es trotzdem nach vorne zeigen. Beim Zurechtlegen auf der Bank ist vorne jedoch unten und hinten ist oben. Schon diese Vorbereitungen sind enorm schwierig.

Zum Anziehen muss er den betroffenen Arm zuerst von unten in die große Öffnung stecken und seitlich nach oben in die kurze Röhre führen, um aus der kleinen Öffnung an ihrem Ende wieder herauszukommen. Das gleiche gilt für den weniger betroffenen Arm.

Er muss den weniger betroffenen Arm anheben, um den Kopf zuerst von unten in die große Öffnung zu stecken und oben durch die mittelgroße Öffnung wieder herauszukommen. Zuletzt muss das T-Shirt zurechtgezupft werden, damit es bequem sitzt.

Probleme beim Anziehen einer langen Hose

Die Hosen kann L. an zwei langen Röhren mit jeweils kleineren Öffnungen am Ende und einer sehr großen Öffnung mit einem Ausschnitt am anderen Ende erkennen. Der Ausschnitt mit Knöpfen oder einem Reißverschluss weist darauf hin, wo an diesem Kleidungsstück vorne ist. Im Sitzen muss er nun zuerst das betroffene Bein in die große Öffnung stecken und seitlich in die Röhre hinein- und nach unten schieben, um am unteren Ende durch die kleine Öffnung herauszukommen. Während er beim Anziehen des T-Shirts noch in der sicheren Mitte sitzen bleiben konnte, muss er nun das Gewicht von einer Seite auf die andere verlagern. Das allein kostet schon große Aufmerksamkeit.

Einen weiteren Schwierigkeitsgrad stellen die beim Anziehen des Hosenbeins erforderlichen Gewichtsverlagerungen dar, bei denen er sehr leicht umfallen kann. Verlagert er nicht seitlich, muss er nach hinten verlagern, und es kostet ihn enorme Anstrengung, das zweite Bein in die andere Röhre hineinzuführen. Er verkrampft die Hand und den Arm, der sich im Ellbogen anbeugt, und die Schulter zieht nach hinten. Dabei muss er sich doch jetzt nach vorne verlagern, um sich auf einen Fuß zu stellen. Der andere Fuß befindet sich am Ende seines lang gestreckten Beines, das sich beim Zurückverlagern des Gewichts durch die Anstrengung gleichfalls verkrampft hat. Nun muss er sich nach vorne und zur Seite verlagern, auf einem Bein aufstehen – wobei das Gleichgewichthalten ein großes Problem darstellt – so schnell wie möglich die Hose über das Gesäß ziehen und sich wieder zurücksetzen. Abschließend kann er Knöpfe bzw. Reißverschluss schließen, was im Sitzen allerdings nicht so einfach ist. Er kann die Hose nicht richtig zurechtziehen, das T-Shirt, das er in die Hose stecken soll, trägt auf und der Bauch ist im Weg.

Probleme beim Anziehen der Socken

In gewisser Hinsicht sind die Socken am einfachsten anzuziehen, da es nur eine Öffnung gibt und egal ist, ob sie rechts oder links angezogen werden. Für L. stellt diese Öffnung allerdings eine Schwierigkeit dar, da sie geweitet werden muss, damit der Fuß hineinpasst. Er muss sich weit nach vorne und unten beugen, wobei die Arme viel zu kurz erscheinen und sich das betroffene Bein unter den Stuhl zieht. Auch das andere Bein unterstützt nicht so, wie L. dies will. Es drückt nach hinten und lässt ihn nicht ausreichend weit nach vorne kommen, um den Socken über den Fuß zu streifen.

Probleme beim Anziehen der Schuhe

Er will einfach einen Schuh irgendwie anziehen, sodass ich frage: „Welcher gehört an welchen Fuß?" Für ihn sehen beide fast gleich aus, oder gibt es einen Hinweis, welcher an welchen Fuß passt?

Um das weniger betroffene Bein anzuheben, muss er das Gewicht zuvor auf die betroffene Seite verlagern, was nicht ungefährlich ist. Daher stützt er die nicht betroffene Hand auf dem Hocker ab. Über den Arm hat er jedoch keine ausreichende Kontrolle, weshalb er, anstatt nur abzustützen ihn nach hinten und zur betroffenen Seite stößt. Wenigstens kann er so das Bein anheben, um den Fuß in den Schuh zu stecken. Dabei kippt er jedoch um, und ich muss ihn auffangen. Nun soll er den betroffenen Fuß in den Schuh stecken. Er kann ihn aber nicht führen, und das ganze Bein zieht sich in die Beugung und nach außen. Außerdem kann er das Knie nicht strecken. Er benötigt schließlich meine Hilfe, um den linken Schuh anzuziehen. Das

Schuhebinden gelingt ihm nicht. Die Finger der linken Hand besitzen noch nicht wieder die notwendige Geschicklichkeit. Das Erlernen der Einhänderschleife setzt einfache Raumoperationsfähigkeiten voraus, welche L. nicht besitzt. Seine Schnürschuhe müssen also mit Klettverschluss versehen werden, damit er sich bis zum Ende am Vorgang des Anziehens der Schuhe beteiligen kann.

L.s Behandlung

Die **Ziele** der Behandlung von L. sind:
Verminderung der neuropsychologischen Störungen *durch* Verminderung der sensomotorischen Störungen und umgekehrt.
Verbesserung der neuropsychologischen Störungen:
- Figur-Hintergrund-Wahrnehmung,
- Zeit-Raum-Orientierung,
- Raumoperation,
- Konstruktionspraxie,
- Gnosie und Gedächtnis,

Verbesserung der sensomotischen Störungen:
- Hemmung des Hypertonus der Kompensation in Massenextension auf der rechten Seite,
- Hemmung des Hypertonus in Massenflexion auf der linken Seite,
- Fazilitation von normalen Stell- und Equilibriumreaktionen,
- Fazilitation von normaler Stehbalance,
- Fazilitation von bimanuellen Tätigkeiten.

Im **Therapieablauf** steht mal mehr der eine, mal mehr der andere Aspekt im Vordergrund. Wichtig ist, zu beachten, dass L. nicht auf beiden Ebenen gleichzeitig hohen Anforderungen unterliegt. Das bedeutet, dass ich ihm bei Problemlösungen bezüglich seiner neuropsychologischen Störungen mehr helfen muss, wenn er gleichzeitig eine für ihn schwierige sensomotorische Aufgabe durchführt und umgekehrt. Die Patienten tragen üblicherweise kurze Hosen, wenn wir mit ihnen arbeiten. Das Aus- und Anziehen ist in L.s Fall unbedingt als Teil der Therapie anzusehen. Er kommt mit einem T-Shirt und einer langen Jogginghose bekleidet, unter der er eine kurze Turnhose trägt.

Neuropsychologische Aspekte

Neuropsychologische Funktionen – auch höhere kortikale Funktionen, kognitive Leistungen oder Wahrnehmungsleistungen genannt – sind die besonderen und auf ihrem Niveau typisch menschlichen Funktionen des jüngsten unserer Gehirnabschnitte, des Kortex. Über diese Funktionen ist noch nicht sehr viel bekannt. Daher ist der Satz: „Wenn das Gehirn so einfach wäre, dass wir es verstehen könnten, wären wir so einfach, dass wir es wiederum nicht könnten" nur allzu wahr.
Wir wissen jedoch, dass sich der Kortex, die anatomische Trägerstruktur dieser funktionellen Vorgänge, im Verlaufe der Evolution auf der Basis und mit der Erfahrung der älteren Anteile des Gehirns gebildet hat. Das bedeutet auch für die Funktionen, dass sie sich auf der Basis und mit der Erfahrung der älteren Funktionen entwickelt haben. Diese Erkenntnisse sind bei der Rehabilitation von Raumorientierungs- bzw. Vernachlässigungsstörungen (Neglekt) zu beachten.
Wie lernt ein Kind, sich im Raum zu orientieren? Wie lernt es die Ganzheit des Raumes kennen? Es wird auf dem Arm der Mutter oder des Vaters und beim Wickeln, Baden, Füttern, Spielen in alle Raumrichtungen bewegt, und es bewegt sich beim Umdrehen, Robben, Aufsetzen, Spielen, Hinfallen, Krabbeln, Hinstellen selbst in alle Raumrichtungen.
Auch hier beeinflusst die anatomische *Form* die *Funktion* durch die körperliche Bewegungserfahrung: Wo ist oben/unten, vorne/hinten, rechts/links, innen/außen? Die Erfahrungen werden nach und nach durch die Reifung des Gehirns ermöglicht, und es können sich auch die neuropsychologischen Leistungen, die Abstraktion dieser Raumrichtungen, z.B. beim Malen und Nachbauen mit Bauklötzen ausbilden.
Körperbild- und Körperschemastörungen:
Ein Kind lernt seinen Körper kennen, indem es sich selbst betastet, befühlt, befingert und so die einzelnen Körperteile begreift, indem es Mutter oder Vater betastet und befühlt, die mit dem Kind zusammen die Körperteile benennen. Beim Waschen oder An- und Ausziehen des Teddybärs oder der Puppe überträgt das Kind dann diese Erkenntnisse von sich selbst bzw. einer anderen lebenden Person auf ein Abbild.
Figur-Hintergrund-Wahrnehmung:
Um etwas als wahr zu erkennen, scheint ein *Nehmen* notwendig zu sein. Das Spiel mit den ineinandersteckbaren Bauklötze in **Abb. 2.143** ist trotz ihrer Einfachheit für diese Entwicklung notwendig, da sie aus den verschiedensten Perspektiven betrachtet werden können.
Mit den leider aus der Mode gekommenen Anziehpuppen aus Pappe bzw. Papier konnten früher Kinder

die Wahrnehmung des Körperbildes und des Figur-Hintergrundes gleichzeitig üben, da den flachen Puppenkörpern (Hintergrund) unterschiedliche Kleider aufgesteckt werden konnten (Vordergrund).

Diese neuropsychologischen Fähigkeiten können aus zwei verschiedenen Gründen eingeschränkt werden bzw. verloren gehen:

- Durch eine anatomische Änderung der *Form*, d.h. durch eine Schädigung im Bereich des rechten Parietallappens.
- Durch eine Änderung der *Funktion*, z.B. durch eine Hemiparese mit starker Hypotonie, die die Bewegungsfähigkeit und damit die kontinuierliche Erneuerung und Bestätigung des Wissens um die Raumrichtungen, die Körperteile und ihre wechselnde Position und Relation zueinander, die Vorder- und Hintergründe stark einschränkt. ∎

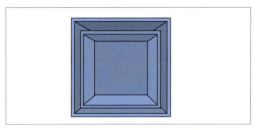

Abb. 2.143 Zwei ineinander gestapelte Bauklötze von oben gesehen sind schwer zu erkennen.

❗ Die Rehabilitation neuropsychologischer Störungen muss also immer zweigleisig verlaufen: Die betroffene Person muss in der Physio- und Ergotherapie bzw. bei der funktionellen therapeutischen Pflege die konkrete Bewegungserfahrung unter Einbezug neuropsychologischer Leistungen machen und das neuropsychologische Training auf kognitiver, abstrakter Ebene mit Hilfe von speziell ausgebildeten Neuropsychologen ausführen.

Aufstehen aus dem Rollstuhl, Ausziehen von Strümpfen und Schuhen

L. sitzt im Rollstuhl, den seine Frau neben die Behandlungsbank schiebt. Ich sitze auf einem Hocker vor L. und helfe ihm, sich Beckenhälfte für Beckenhälfte weiter nach vorne an die Kante zu setzen, damit sich seine Füße im Alignment für das Aufstehen auf dem Boden befinden. Der richtige

Abstand zur seitlich stehenden Behandlungsbank ist für das spätere Stehen wichtig!

L.s Kopf berührt leicht meinen und seine Arme liegen durch meine Hilfe auf meinen Schultern. Ich lege meine Hände jeweils auf seine rechte bzw. linke Skapula. Von dort aus bewege ich die Schultergürtel und den Rumpf seitlich und vor und zurück, und zwar so lange, bis ich spüre, dass der Widerstand gegen die Vorwärtsbewegung nachlässt.

Mit den Füßen stabilisiere ich L.s linken Fuß, mit den Knien sein linkes Knie und bewege ihn so weit nach vorne, bis der ZSP über der Mitte der beiden Füße steht. Dann greife ich lateral an den ZSP und leite die Bewegung des Aufstehens ein; wenn möglich ohne verbale Aufforderung, höchstens begleitet durch ein leise gesprochenes „Mitkommen".

❗ Es dürfen keine lauten oder gar „zackigen" Kommandos gegeben werden, da sie dazu führen, dass der Patient mit einem heftigen Extensorenstoß nach hinten reagiert.

L. soll das Becken lediglich so weit anheben, dass seine Frau anstelle des Rollstuhls einen Hocker hinstellen kann, auf den er sich absetzt.

Ich helfe ihm, sich vorzubeugen, um die Schuhe aufzubinden. Dann unterstütze ich ihn mit meiner rechten Hand am ZSP und gebe ihm mit meiner rechten Beckenseite Stabilität für sein linkes Hüftgelenk, damit er es nach links verlagern und das rechte Bein anheben kann, um den Schuh abzustreifen. Ich beuge mich vor und ziehe mit meiner freien Hand den Socken vom Fuß.

L. verlagert das Gewicht auf seine rechte Seite und erhält als Anhaltspunkt, dass er mit seinen Rippen die Bankkante berühren und seinen rechten Arm auf der Bank ablegen soll. So kann ich ihm helfen, das linke Bein etwas anzuheben, um meinen rechten Oberschenkel darunterzuschieben. Jetzt kann ich Schuh und Socken vom linken Fuß ziehen. Ich halte das linke Bein etwas angehoben, knie mich auf den Boden und stelle L.s rechten Fuß auf meinen rechten Oberschenkel, um ihn zu sensibilisieren bzw. zu mobilisieren. Nachdem ich mit L.s Hilfe seinen rechten Fuß zurück auf dem Boden abgestellt habe, kann er sich zurück in die Mitte setzen. Da er seine subjektive Mitte zu weit links spürt, muss ich ihm helfen, die objektive Mitte zu finden und beizubehalten. Nun soll er den rechten Fuß bewegen, wobei ich ihm leicht mit meinen Fingern helfe. Dabei sollen abwechselnd eine selektive Dorsalextension und eine Plantarflexion ausgeführt werden, wenn möglich kombiniert mit Pronation bzw. Supination im unregelmäßigem Wechsel. Dadurch vermindert sich deutlich das Stoßen des Fußes auf den Boden.

! Die Nachfrage nach selektiven, kleinen Bewegungen erfordert einen niedrigen Haltungstonus, der über die Erhöhung der hemmenden Kontrolle zu erreichen ist.

Der rechte Fuß steht auf dem Boden, ohne zu drücken. Nun kann ich den linken Fuß in gleicher Weise behandeln. Dann sind L.s Füße vorbereitet, um das Stehen zu erleichtern.

Stehen

L.s gesamte Körperhaltung ist gebeugt. Die Ursache ist jedoch nur zu einem Teil in seinem Alter und in seiner Hemiparese begründet. Vielmehr haben ihn die langen Jahre der Landarbeit sich in Flexion begeben lassen, was nicht nur seine Familie, sondern auch Fotos von früher bestätigen. Aus diesem Grunde fallen L. Extensionsbewegungen wie das Hochheben der Arme nicht leicht.

Da mit dem Hypotonus im Beckenbereich im Sitzen noch Probleme bei der anterioren Bewegung des Beckens hinzukommen, wird für das Aus- und Anziehen das Postural Set des Stehens gewählt. Ein weiterer Aspekt, der diese Wahl begründet, ist die Tatsache, dass meiner Erfahrung nach kognitive Leistungen in der Vertikalen leichter erbracht werden können als in der Horizontalen und im Stand (wenn er ohne besondere Anstrengungen erhalten werden kann) noch besser als im Sitz.

Ich helfe L. – wie oben beschrieben – beim Vorbeugen und Abheben des Gesäßes vom Hocker. Während des Aufrichtens, bei dem ich nun vom Becken und besonders vom linken Hüftgelenk aus mithelfe, führe ich die rechte Beckenhälfte gleich in Richtung Bankkante. L. erhält die Aufforderung „Hüfte an die Bank!", wobei ich bei dem Wort „Hüfte" dort mit den Fingern einen taktilen Stimulus gebe und bei dem Wort „Bank" auf die Bank klopfe. L. folgt mir dorthin, wobei sein rechtes Bein jedoch kein Gewicht übernimmt, sondern stattdessen mit einem blockierten Kniegelenk nach hinten und nach links stößt. Diese Stoßen löst die assoziierte Reaktion der gesamten linken Körperhälfte im weiter oben beschriebenen Muster aus (s. 2.6.2). Meine rechte Hand befindet sich an L.s linker Beckenhälfte, damit er mit der rechten Seite Kontakt mit der Bank hält. Mit meiner linken Hand fazilitiere ich das rechte Knie und fordere L. auf zu spüren, dass es vollkommen durchgedrückt ist, und

es daher etwas lockerer bzw. weicher zu machen. Gelingt ihm dies, fühle ich, dass die Retraktion der linken Seite und der Zug in die Flexion des Beines nachlassen. Ich stabilisiere mit meinen Füßen L.s linken Fuß im Alignment des Parallelstandes. Meine rechte Hand stimuliert die Extensoren des linken Kniegelenks, die beim Nachlassen der Flexion anspannen und das Knie weitgehend in Extension halten können. Nun steht L. und übernimmt sein Gewicht auf beiden Beinen.

Ausziehen der langen Hose im Stehen/Aktivitätsebene

Ich schiebe eine zweite Behandlungsbank vor L., an der er sich nach vorne orientieren kann. Dabei stehe oder sitze ich auf dem Hocker an seiner linken Seite, um das Nachlassen der Hyperextension des rechten Knies und den Aufbau selektiver Extension am linken Knie zu kontrollieren. Somit befindet sich das Gewicht deutlich auf dem rechten Fuß. Es kann sogar mit einer kleinen Überkorrektur nach rechts und vorne „gespielt" werden, da sich L. an die fühlbaren Orientierungspunkte rechts an der Hüfte und vorne an den beiden Hüftgelenken anlehnen kann.

L. soll nun nach dem oben beschriebenen Ablauf sein T-Shirt ausziehen. Ich helfe ihm dabei so viel wie nötig und so wenig wie möglich. Wenn ich merke, dass L. nicht selbst den jeweils nächsten Bewegungsabschnitt initiiert, übernehme ich die Führung seiner rechten Hand. Vor allem versuche ich jedoch, Bewegungsabläufe zu korrigieren, bevor sie durch falsches Ausführen Probleme verursachen.

Der Schwerpunkt in diesem Behandlungsteil liegt darauf, den Ablauf des Ausziehens möglichst flüssig durchzuführen. Entstandene Problemsituationen, die langwierig und schwierig gelöst werden müssen, unterbrechen den flüssigen Rhythmus, erhöhen den Tonus und machen das Stehen schwierig oder gar unmöglich.

Das Aus- und Anziehen dient im Moment noch mehr dazu, das Stehen zu erarbeiten. Bei auftretenden Problemen durch Vernachlässigung des linken Halbfeldes, des Körperbildes und -schemas sowie von räumlichen Orientierungsstörungen gebe ich viel Hilfestellung.

Um die Hose herunterzuziehen, muss L. das Becken ein wenig von der vorderen Bank entfernen. Diese Bewegungen weg von der Bank in die Mitte zwischen vorne und hinten und auch weg von der rechts stehenden Bank in die Mitte zwischen rechts und links muss mehrmals durchgeführt werden, bevor L. in der Mitte bleiben kann, um die Hose herunterzuziehen. Ich helfe ihm dabei „unbemerkt", indem ich ihn agieren lasse und lediglich die Widerstände vermindere, die der Stoff eventuell verursacht. Auch hier ist es wichtig, den Ablauf flüssig zu gestalten und möglichst nicht zu stören. Liegt die Hose schließlich am Boden, muss L. ein Bein nach dem anderen herausheben. Ich helfe ihm mit meinen Händen am Becken bei der Gewichtsverlagerung auf das linke Bein, um sein Knie zu stabilisieren. Nun erhält L. den verbalen Auftrag, den rechten Fuß aus dem Hosenbein zu nehmen, was er ohne weiteres tut. Die dabei erfolgende Gewichtsübernahme links ist ein guter Stimulus für den Aufbau der Extension in Knie und Hüftgelenk. L. soll sich wieder mit der rechten Hüfte an der Bank anlehnen und das Bein belasten, ohne es wegzustoßen. Mit der Bank als Orientierung fällt ihm das nicht schwer. Ich hebe mit einer Hand das linke Bein leicht an und nehme mit der anderen die Hose weg. Während der Arbeit im Stehen kann ich die Veränderungen des Tonus in den Beinen am Relief der Muskulatur beobachten.

Erarbeiten des Erkennens und des Umgangs mit Form, Material, Größe, Konsistenz, Farbe etc.

Auf der Behandlungsbank steht eine Kiste, die L. öffnen soll, um die darin befindlichen hölzernen Gegenstände auf die rechte Seite und die aus Plastik auf die linke Seite zu legen. Da die Plastikgegenstände nicht benötigt werden, kann er sie in der Kiste belassen und diese nach links aus dem Weg schieben. Bei den Hölzern handelt es sich um Rundhölzer unterschiedlicher Länge und Dicke sowie um Rechtecke. Zuerst soll L. alle dicken Stäbe der Größe nach ordnen, was ihm relativ schnell gelingt. Danach soll er die dünnen ebenfalls der Größe nach ordnen und sie anschließend wieder in die Kiste räumen. Die Kiste steht sehr weit links. Bliebe sie dort stehen, müsste sich L. immer wieder zu sehr in die Retraktion nach links bewegen. Deshalb soll er sie nach rechts auf die rechte Behandlungsbank stellen, bevor er die Stäbe hineinräumt.

Diese Arbeit nimmt einige Zeit in Anspruch, und L. fällt das Stehen zunehmend schwerer. Da ich ihm deshalb viel helfen muss, entscheiden wir beide, dass er sich wieder hinsetzen kann.

Dazu muss die vordere Bank erst etwas weiter weggeschoben werden, damit sie das Vorbeugen des Oberkörpers nicht behindert. L. setzt sich mit meiner Hilfe langsam und kontrolliert hin.

! Hinsetzen bedeutet Nachlassen der Extension. Bei L. besteht die Tendenz, ein Massenmuster an Extension auf der rechten Seite aufzubauen. Aus diesem Grund ist der Bewegungsweg nach unten ein ebenso wichtiger Therapiebestandteil wie der nach oben.

Nun ist deutlich zu erkennen, dass der Sitz aufrechter und symmetrischer als vor dem Stehen ist. Daher kann eine Zeit lang in dieser Position weitergearbeitet werden. Die vordere Bank wird tiefer gestellt, und L. legt beide Arme auf ihr ab. Dort befinden sich noch die hölzernen Rechtecke. Sie können nun flach hingelegt oder auf die Längs- bzw. Schmalseite hochkant gestellt, über- und untereinander und das mit dem blauen Punkt über das mit dem roten Punkt gelegt werden. L. soll diese verschiedenen Manipulationen so normal wie möglich, d.h. beidhändig ausführen. Ich helfe seinem linken Arm bzw. seiner linken Hand. Ich merke, dass L. die Bewegungen initiiert und unterstütze ihn bei der Ausführung wieder nur so viel wie nötig, um einen flüssigen Ablauf zu gewährleisten. Schließlich beginnen wir mit Bauklötzchen eine Brücke zu bauen. Mit drei Hölzern baut L. die Brücke relativ schnell (**Abb. 2.144**). Als noch zwei Hölzer hinzukommen, fällt es ihm bedeutend schwerer, daraus eine Brücke zu bauen. Anstatt die Hölzer auf der Schmalseite hochkant zu stellen, legt er sie flach auf den Tisch. Schließlich findet er die in **Abb. 2.145 a, b** dargestellte Lösung.

Da L. für das Anziehen von T-Shirt, langer Hose, Strümpfen und Schuhen noch Konzentration und Energie benötigt, wird entsprechend viel Zeit dafür eingeplant. Ich helfe ihm erneut, sich hinzustellen und das T-Shirt, welches auf der Bank vorbereitet liegt, anzuziehen. Der Ablauf ist derselbe wie oben beschrieben. Die lange Hose wird gleichfalls im Stehen angezogen. Die beiden Behandlungsbänke geben L. viel Orientierung und Hilfe beim stabilen Stehen. Während ich L. bei der Gewichtsverlagerung auf das rechte Bein helfe, hilft ihm seine Frau, das linke Bein in die Hose zu stecken. Ich helfe bei der Gewichtsverlagerung nach links, stabilisiere insbesondere das linke Knie und seine Frau zieht die Hose über das rechte, leicht angehobene Bein. L. soll nun mit beiden Händen, die linke wird von mir unterstützt, die Hose hochziehen. L. setzt sich wieder langsam und kontrolliert hin. Beim Anziehen der Strümpfe und Schuhe helfe ich noch viel mit.

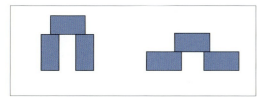

Abb. 2.144 L. baut die Brücke aus drei Bauklötzchen relativ schnell.

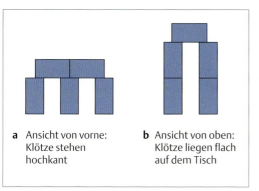

a Ansicht von vorne:
Klötze stehen
hochkant

b Ansicht von oben:
Klötze liegen flach
auf dem Tisch

Abb. 2.145 a, b Es soll eine Brücke aus fünf Bauklötzchen gebaut werden. Die Therapeutin hat die Variante **a** im Kopf, L. legt die Bauklötzchen auf einen Tisch und findet die Lösung **b**.

Musik als unterstützendes Therapiemittel bei Personen mit neuropsychologischen Störungen

L. hat mir erzählt, dass er immer gerne getanzt hat. Der Paso doble ist seine Spezialität – ich kann ihn nicht tanzen. Wir legen entsprechende Musik auf und L. führt mich in die Schritte und den Rhythmus ein. Die Gewichtsverlagerung nach rechts klappt dabei ganz ohne Hilfe der Behandlungsbank! Das linke Bein lässt die Flexion nach, streckt sich und trägt Gewicht; besser als in den Aktivitäten vorher.

Zusammenfassung

Symptome:

- Vigilanz kann herabgesetzt sein,
- Aufmerksamkeit, Konzentration, Gedächtnis können vermindert sein,
- Tonus auf der weniger betroffenen Seite ist hoch wegen der Kompensation,
- Tonus auf der mehr betroffenen Seite ist niedrig – nach und nach tauchen assoziierte Reaktionen in die Flexion an Arm und Bein auf.

Therapieziele:

- Finden der Körpermitte, der Symmetrie,

- Tonusabbau auf der kompensierenden weniger betroffenen Seite (zu viel Extension),
- Tonusabbau auf der assoziierenden mehr betroffenen Seite (zu viel Flexion),
- Tonusaufbau auf der mehr betroffenen Seite (selektive Extension).

Tipp: Meiner Erfahrung nach sollte das kompensierende, extendierende weniger betroffene Bein intensiv behandelt werden im Sinne von loslassen, die Massenextension nachlassen, damit die assoziierte Reaktion des mehr betroffenen Beines in die Flexion nachlässt, und sich dort über das Aufstehen, Hinsetzen und Stehen zunehmend Extension aufbauen kann. Eine dorsale Schiene für den Stand halte ich für hinderlich, da die Therapeutin dann das Muskelprofil des M. quadrizeps nicht sehen kann und diese Muskulatur auch nicht stimulieren kann. Ein Gehen mit der Schiene nötigt dem Patienten eine ganz und gar abnorme Spielbeinphase auf: Da er ein total gestrecktes Bein nach vorn bewegen muss, ist er gezwungen, zu zirkumduzieren.

Strategie:

- Es sollte ganz klar auf der Aktivitätsebene gearbeitet werden. Zu viele detaillierte Angaben in Bezug auf Körperteile oder Raumrichtungen verwirren. Klare, bekannte Aufgabenstellungen motivieren und aktivieren deutlich.
- Es sollte sehr schnell, ohne lange Vorbehandlung auf der Ebene der Körperfunktion und -struktur im Stand mit der weniger betroffenen Hüfte an einer Bank oder einem Tisch gearbeitet werden. Die Körpermittellinie sollte dabei deutlich über der Mitte des weniger betroffenen Fußes stehen (eher zu weit auf der weniger betroffenen Seite als nicht weit genug; s. **Abb. 2.149**).

2.6.2 Carmen L.

Carmen L. ist eine Dame, die auf die Frage nach ihrem Alter antwortet: „Achtzig und etwas." Sie hat bereits seit Jahren einen Herzschrittmacher, muss Insulin spritzen wegen ihres Diabetes, fühlt sich aber wach, fit und kräftig genug, um wieder auf die Beine zu kommen. Abgesehen davon, gefällt es ihr nicht, dass ihr linker Arm nichts tut und auch diesen möchte sie wieder bewegen können, wenigstens ein bisschen. Damit sind die Ziele auf der Aktivitätsebene rasch geklärt.

Wie bei vielen alten Menschen ist Carmens Haltungstonus nach dem ischämischen Insult sehr niedrig, die Sensibilität deutlich herabgesetzt. Trotz wachen Verstandes, lebhafter Teilnahme an allen physiotherapeutischen Massnahmen besteht eine deutliche Konzentrationsstörung. Carmen spricht und spricht und spricht, man muss sie höflich aber bestimmt zum Schweigen und in sich kehren auffordern, bzw. zum Fühlen und Mitverfolgen der Aktivitäten. Als sie zu uns kam, war sie nicht fähig, allein zu sitzen. Selbst in Rückenlage war ihre rechte Rumpfseite stark verkürzt, die linke deutlich hypoton verlängert (**Abb. 2.146**). Die Bauchmuskeln zeigten kaum Spannungsbereitschaft. Der elastische Bauchgurt tat ihr sehr gut, spontan äusserte sie, viel mehr Stabilität zu verspüren. Wir entschieden, dass sie ihn immer tragen solle, wenn sie in der Vertikalen sei, also im Sessel oder Rollstuhl sitze und natürlich in der Therapie beim Stehen und Gehen (**Abb. 2.147**). Wir führten eine Mobilisation der HWS durch, insbesondere auf der rechten kompensierenden Seite mussten Mm. trapezius und levator skapulae entspannt werden, um dem Kopf die Mittelstellung zu ermöglichen (siehe **Abb. 7.4**). Im Sitzen wurden über Ablegen des rechten Armes auf einer Unterlage (**Abb. 2.148**), bzw. Aktivitäten des rechten Armes Gewichtsverlagerung nach rechts gefordert und damit Stellreaktionen ausgelöst, die zu einer Verkürzung der linken hypotonen Seite führten.

Den besten Erfolg in der gesamten Behandlung erbringt jedoch wieder einmal das Stehen! Nach intensiver Mobilisation **beider** Füße, helfe ich Carmen zu Stehen auf einem Plastikrasen, um die Fußsohlen auch weiterhin zu stimulieren, hinter ihr eine hohe Bank und rechts neben ihr eine zweite. Während ich ihr Einnehmen und Bewahren einer aufrechten Haltung fazilitiere, beschäftigt ihre Betreuerin Carmen mit dem Geben und Nehmen von Gegenständen, die sie rechts oben holen und abgeben soll (**Abb. 2.149**). Dabei ist deutlich zu sehen, dass ihr linkes, hypotones Bein Extensionstonus aufbaut, wenn sie sich genau nach oben reckt, nicht zu weit nach recht, nicht zu weit nach vorn! Es sind viele Wiederholungen notwendig, bis sich Carmens Haltungstonus auf der linken Seite so weit erhöht und stabil gehalten werden kann, dass ihre Aufmerksamkeit und Aktivität, und damit auch Gewichte, auch auf die linke Raumhälfte gelenkt werden können (**Abb. 2.150**). Dies führte dazu, dass sie nun frei sitzen und im Sitz auch Kopf und Arme bewegen kann, ohne nach links hinten umzufallen.

Ihr linker Fuß wird mit einer elastischen Fußbandage unterstützt und so können wir eine freie, gerade Strecke vorwärts gehen. Ich verwickele sie dabei in ein Gespräch, damit sie spricht, was zum einen ihren Rumpftonus weiter aufbaut und sie

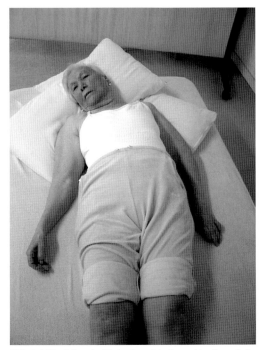

Abb. 2.146 Selbst in Rückenlage ist die rechte Rumpfseite stark verkürzt, die linke deutlich hypoton verlängert.

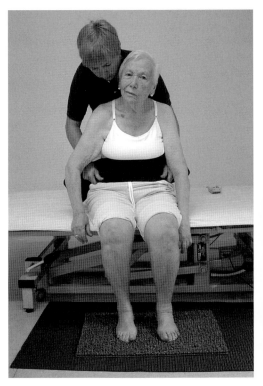

Abb. 2.147 Elastischer Bauchgurt.

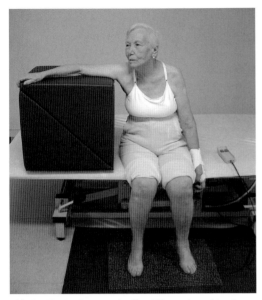

Abb. 2.148 Im Sitzen wurden über Ablegen des rechten Armes auf einer Unterlage Gewichtsverlagerung nach rechts gefordert und damit Stellreaktionen ausgelöst, die zu einer Verkürzung der linken hypotonen Seite führten.

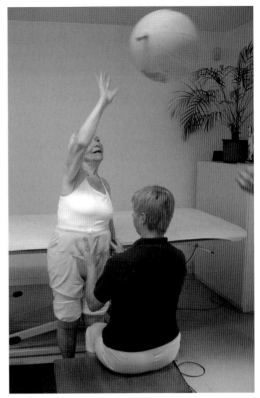

Abb. 2.150 Carmen belastet das linke Bein.

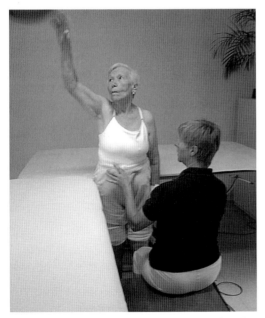

Abb. 2.149 Carmen nimmt Gegenstände von rechts oben entgegen.

zweitens davon abhält, sich zu viele Gedanken um das Gehen und eventuelles Hinfallen zu machen. Meine Fazilitation geschieht von der rechten Seite aus. Jeweils in der Standbeinphase rechts hole ich mit meiner linken Hand ihren Zentralen Schlüsselpunkt deutlich zu mir und auf ihr rechtes Bein. Mit meiner rechten Hand gebe ich einen Druck von unten nach oben auf Carmens untere Bauchmuskeln. Damit helfe ich ihr, das Becken aufzurichten. Diese Aufrichtung hilft auf der rechten Standbeinseite bei der Extension des Hüftgelenks und auf der linken Seite als stabiler Referenzpunkt für den sich flektierenden Femur in der Spielbeinphase (**Abb. 2.151**). Gleichzeitig gebe ich stimmlich ein Rhythmus vor (obwohl Carmen mir etwas erzählt … nicht sehr höflich, aber wirkungsvoll). In diesem Vierer-Rhythmus marschieren wir vorwärts. Am Ende der Strecke fordere ich Carmen mit bestimmtem Ton auf, stehenzubleiben, sich größer zu machen, zu wachsen. Durch all dies hat Carmen Haltungstonus aufgebaut und kann „allein" stehen, d.h. mit nur wenig Gleichgewichtshilfe von mir, bis dass die Helferin ihren Rollstuhl hinter sie geschoben hat. Es ist wichtig, dass sie sich **nicht** umdrehen muss, um sich hinzusetzen, sondern dass sie ihre gewonnene, fast symmetrische Rumpfextension langsam nachlässt, um sich in den Rollstuhl zu platzieren.

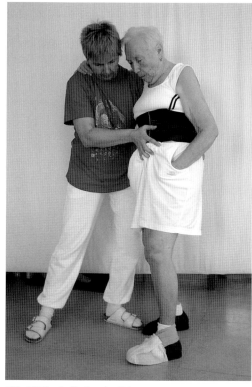

Abb. 2.151   Fazilitation des Gehens.

3 Typische Probleme und ihre Behandlung bei Personen mit Schädel-Hirn-Trauma (spätere Phase)

Bei den im Folgenden beschriebenen Patienten liegt der Zeitpunkt des Traumas längere Zeit zurück. Die Behandlungsbeispiele beziehen sich auf eine spätere Rehabilitationsphase.

Schädel-Hirn-Traumen (SHT) werden häufig verursacht durch einen Schlag auf den Kopf, durch Auto-, Motorrad-, Fahrradunfälle oder durch Stürze mit Skateboards, Inlineskatern etc. Der Kopf schlägt heftig auf oder gegen eine feste Unterlage. Das verursacht eine Hirnläsion an der Aufschlagstelle, den Coup, und einen Contrecoup an der gegenüberliegenden Seite. Kam es zu einem Schleudereffekt, entsteht weiterhin eine diffuse Schädigung im Hirnstammbereich. Um dieses Geschehen besser zu verstehen, kann man sich einen Blumenstrauß vorstellen. Die Stängel stellen den Hirnstamm dar, die äußeren Blüten den Kortex, die inneren Blättchen das Mittelhirn. Nun wird der Blumenstrauß geschüttelt, die Blüten stoßen an eine Wand an (Coup und Contrecoup), einige Stängel knicken ein (Hirnstammläsion).

Es entstehen Quetschungen, also direkte Zellschädigungen, und Blutungen, die indirekt Zellschädigungen durch Ischämie und Druckschädigung durch die Hämatome bewirken. All dies verursacht zusätzlich ein Ödem, das zu weiterer Druckerhöhung und Druckschädigung führt. Durch diese massive Schädigung schaltet das ZNS erst einmal auf eine Minimalleistung, d.h., es werden nur noch die absolut lebensnotwendigen Funktionen aufrechterhalten und oftmals ist nicht einmal mehr das gegeben. Intensivpflege wird notwendig, es muss beatmet, künstlich ernährt, katheterisiert werden.

Für die Beschreibung des Zustandes, in dem sich die Personen befinden, wird unterschiedliche Terminologie verwendet. Gesprochen wird von *bewusstlos* oder *komatös*, von *bewusstseinsgetrübt*, *teilbewusstlos* oder *semikomatös*, *apallisch* oder vom *Koma vigile*.

Sicher ist, dass in der Akutphase nach einem SHT die Rezeptoren, die Empfangskanäle der betroffenen Personen *offen* sind, d.h., dass Stimuli aufgenommen und weitergeleitet, aber nicht geordnet verarbeitet und nicht kontrolliert beantwortet werden können. Subkortikale Zentren reagieren überschießend und unreguliert. Darüber, inwieweit die Verarbeitung auch die kortikale Ebene erreicht, sodass Stimuli memorisiert werden, Entscheidungen über Reaktionen getroffen werden können etc., können zur Zeit nur Annahmen getroffen werden. Diese Annahmen beruhen auf den Berichten von Personen, die aus einem Koma erwachten und sich erinnern.

Beispiel: Guillermo, Chefarzt der Neurochirurgie eines großen Krankenhauses, erlitt durch Verschlucken einen hypoxämischen Hirnschaden. Er fand sich wieder auf seiner Intensivstation, betreut von seinem Pflegepersonal und Ärzteteam. Er erinnert sich genau an verschiedene Vorfälle:

„Zu Beginn war alles Dunkelheit und Abwesenheit von Gefühlen. Plötzlich geschah etwas, so als wenn ein Licht sich entzünden würde. Es war kein Licht um mich herum, sondern es war das Licht meines Bewusstseins. Nichtsdestotrotz war ich unfähig, etwas zu sehen. Alles waren Farben und Bewegung. Auch war ich nicht in der Lage, einen Gedanken zu formulieren. Alles war ein seltsames Gefühl, auch wenn ich mir meiner selbst bewusst war und wahrnahm, dass ich ich war.

So verging einige Zeit, bis ich begann zu denken. Ich war überrascht, dass ich meine Gedanken verbalisierte, dass ich in Worten dachte. Fast sofort begann ich, die verschiedenen Sprachen auszuprobieren, die ich konnte: Ich erinnerte mich perfekt an das Deutsche und Englische, schlechter ans Französische, welches ich nie richtig gesprochen hatte. Das Resultat dieses Ausprobierens hob meine Moral. Ich hatte meine intellektuellen Funktionen und die Fähigkeit zur Kommunikation erhalten. Als ich hörte, dass jemand mich bei meinem Namen nannte und mir sagte, wer er war, hob sich meine Stimmung. Ich fühlte mich als eine Person. Außerdem zeigte mir dieser erste auditive Stimulus, dass ich richtig hören und Worte verstehen konnte. Obwohl es offensichtlich war, dass ich die Sehfähigkeit verloren hatte, war ich mir dessen nicht bewusst – oder ich wollte es nicht sein. Zwischenzeitlich hörte ich Leute, die sich meinem Bett näherten und Kommentare machten. Ich sah sie nicht und das Meiste der Kommentare konnte ich nicht verstehen. Dennoch hörte ich einen Kommentar, den ich perfekt verstand: wird ein Vegetativer bleiben oder im besten Fall ein Gelähmter ohne Worte. Ich verblieb in Furcht und Schrecken, aber im tiefsten Inneren hatte ich dies selbst schon gedacht und es bestätigte mich, dass ich den Tod suchen wollte in der ersten möglichen Gelegenheit."

Guillermo hat seine Empfindungen und Gedanken auf mehr als 46 Din-A-4 Seiten niedergeschrieben. Seine Frau und Kinder und auch seine Medizinerkollegen können die um ihn herum geschehenen und von ihm wahrgenommenen Zwischenfälle, die er beschreibt, bestätigen.

Die Patienten haben in diesem Zustand verschiedene Reaktionsmöglichkeiten: Sie verändern (meistens im Sinne von Erhöhung) den Haltungstonus, den Blutdruck, die Puls- und Atemfrequenz, die Schweißabsonderung und die Temperatur.

Die *sensomotorischen* Symptome der Patienten entsprechen häufig einer Tetrabetroffenheit mit Hypo- und Hypertonus, klassischerweise als Tetraspastik bezeichnet.

Die Behandlung dieser Personen richtet sich systematisch nach ihren vordringlichen Problemen. Die folgende **Tab. 3.1** gibt zeigt Beispiele problemorientierter Behandlungsziele.

Die *neuropsychologischen* Symptome dieser Personen zeigen sich in Störungen des Gedächtnisses, der Gnosie (Erkennen, Zuordnen in einen Zusammenhang), in der Konzentration, im Verhalten, beim Antrieb, in der Raum- und Zeitorientierung und in der Praxie (Handlungsplanung und -durchführung).

Es ist eine spezifische psychologische und neuropsychologische Behandlung erforderlich, gleichfalls eine enge Zusammenarbeit dieser Therapeuten mit den Physio- und Ergotherapeuten sowie mit den Pflegepersonen und den Angehörigen. In der Physiotherapie muss selbstverständlich auch auf diese Problemen eingegangen werden. Einige Beispiele dafür finden sich in den Fallbeispielen L. und Carmen L. (Kap. 2).

Der Umgang mit den typischen Besonderheiten im Verhalten der Personen mit SHT ist nicht immer einfach. Im Folgenden möchte ich auf einige Probleme eingehen.

Das Herstellen einer persönlichen Beziehung zu einem anderen Menschen, die geprägt ist von einer gewissen Nähe bei Einhaltung der notwendigen Distanz, ist eine Exitations- und Inhibitionsleistung des ZNS. Eine mangelnde hemmende Kontrolle zeigt sich in diesem Bereich häufig in Form von Distanz- und Taktlosigkeit, Aufdringlichkeit, manchmal auch Aggression. Während meiner Arbeit mit den oft jungen Menschen mit Zustand nach einem SHT, musste ich auf die verschiedensten Varianten von Annäherungsversuchen, unmoralischen Angeboten, Beleidigungen, Liebeserklärungen, Drohungen, Versuchen mich zu schlagen oder anzuspucken reagieren. Ich erinnere mich dann immer wieder daran, dass nicht ich als Person gemeint bin, sondern dass diese Reaktionen Folge der mangelnden Hemmung

Tab. 3.1 Problemorientierte Behandlungsziele – Haltungs-Kontroll-Mechanismus als Orientierung

Probleme	Behandlungsziele
Abnormale Sensibilität	**Normalisierung der Sensibilität**
Hypersensibilität der Fußsohlen, der Handflächen, des Gesichts, Mundes und des Rückens	Desensibilisierung der positiven Stützreaktion, Handgreifreaktion, des Zungenstoßes und der Extensorenstoßes
Hyposensibilität	Spezifische Stimulation zur Verbesserung der Rezeptivität
Abnormaler Haltungstonus	**Normalisierung des Haltungstonus**
Hypotonie	Stimulation zum Aufbau des Tonus
Hypertonie	Hemmung zur Senkung des Tonus
Dysarthrie	Spezifische Hemmung, Fazilitation im faziooralen Trakt
Abnormale reziproke Innervation	**Normalisierung der reziproken Innervation**
Ataktische Bewegungsstörung	Verbesserung aller Aspekte der reziproken Innervation
Abnormale Koordination der Bewegungsmuster	**Normalisierung der räumlichen und zeitlichen Koordination**

sind. Ein tiefes Durchatmen und beruhigendes „Bis-10-zählen" regulieren dann meine Reaktion auf dieses Verhalten. Das Aufzeigen von Grenzen, von akzeptablem und nicht akzeptablem Verhalten, ist in diesen Fällen äußerst wichtig. Das Schließen von Verträgen, die von beiden Seiten strikt eingehalten werden müssen, ist sehr hilfreich.

Beispiel: Nuria, nach SHT im Koma vigile, mag während der Behandlung nicht gern auf dem Rücken liegen. Das ist aber zur Erarbeitung einer Ruhe- und Schlaflagerung notwendig. Sie äußert ihren Unmut mit der Initiierung eines Extensorenstoßes und heftigen weinerlichen Lauten. Ich bitte sie, einen Moment stiller zu sein, weil ich ihr einen Vorschlag machen will. Der Vorschlag lautet: Du arbeitest exakt fünf Minuten in Rückenlage mit, dann ändern wir die Position in eine, die du lieber magst. Sie wird ruhiger und schließlich ganz ruhig als Zeichen ihres Einverständnisses. Wir arbeiten konzentriert, ich gebe Zwischenmeldungen über die verbleibenden Minuten und nach genau fünf Minuten ändern wir die Position. Wir haben beide den Vertrag eingehalten, das schafft Vertrauen für weitere Abmachungen.

Beispiel: K., ein junger Mann von 19 Jahren, ist seit Monaten entweder im Krankenhaus oder im Rehazentrum. Er vermisst zärtlichen Körperkontakt. In der Physiotherapie kommt es notwendigerweise zu Körperkontakt mit der jungen Therapeutin. Nach Ende einer Behandlung kommt er im Rollstuhl angefahren und fasst die Therapeutin am Knie. Sie nimmt seine Hand weg, sieht ihn entschlossen an und sagt in ernstem, entschiedenen Ton, dass er sie nicht so anfassen soll. Er fragt, warum nicht, in der Therapie dürfe er das doch auch. Sie erklärt klar, dass das in der Therapie hin und wieder notwendig ist, außerhalb der Therapie jedoch nicht toleriert wird. Nur so kann K. die Grenzen erkennen, die er im Umgang mit dieser jungen Frau einhalten muss.

Beispiel: P., ein junger Mann von 21 Jahren, beschimpft die Therapeutin mit unglaublichen Ausdrücken. Diese reagiert eine Zeit lang gelassen, überhört die Beschimpfungen, geht gleichmäßig höflich mit ihm um, in der Hoffnung, dass er ruhiger wird. Als dies nicht geschieht und er immer beleidigendere Schimpfworte benutzt, macht sie ihm ganz klar, dass sie nicht mehr kann, dass sie ihre Ohren nicht mehr länger auf „Durchzug" stellen will und dass er beginnt, sie persönlich zu betreffen. Sie fragt ihn, ob er nicht mehr weiter von ihr behandelt werden will. Er sagt doch, er möge sie gern und wolle weiter mit ihr arbeiten. Sie sagt, dass sie ihn nur unter der Bedingung weiter therapieren könne, wenn er die Beschimpfungen sein lasse, und zwar sofort und vollständig. Er verspricht das. Nach einigen Minuten beginnt er erneut. Sie sagt, dass er die Abmachung gebrochen habe, und beendet ohne weiteren Kommentar abrupt die Behandlung. Sie sagt ihm, dass sie noch nicht wisse, wer ab dem nächsten Tag mit ihm arbeiten werde. Er fragt, ob sie denn nicht wiederkomme, woraufhin sie ihn an die Abmachung und an seinen Bruch erinnert. Er verspricht hoch und heilig, dass dies in Zukunft nicht wieder vorkomme. Sie sagt okay, sie komme dann am nächsten Tag für einen letzten Versuch noch einmal wieder. Am nächsten Tag erinnert sie ihn zunächst an die getroffene Vereinbarung. Es folgt eine engagierte Therapie ihrerseits und konzentriertes Mitmachen seinerseits ohne jegliche unflätigen Ausdrücke und Beschimpfungen. Sie versichert ihm sehr ernsthaft, dass sie sofort die Therapie abbrechen wird, wenn er die Abmachung brechen sollte. Es geht gut, beide arbeiten konzentriert, er ist am Ende richtig stolz auf sich, dass er es geschafft hat, sie bedankt sich dafür und beide vereinbaren, es am nächsten Tag genauso zu machen.

Es könnten hier noch viele weitere Beispiele aufgeführt werden, für Abmachungen, Verträge, Vereinbarungen. Wichtig ist ein verständnisvolles, ruhiges Eingehen auf den Patienten seitens der Therapeutin, aber auch das ganz klare Aufzeigen von Grenzen. Wurde ein Vertrag vereinbart und hält sich der Patient daran, arbeitet gut unter den ausgehandelten Bedingungen mit, so kommt die Therapeutin manchmal in Versuchung, ihrerseits über die vereinbarten Grenzen hinauszugehen. Aber auch das wäre ein Vertragsbruch. Für den Patient wird es dann wohl kaum einsehbar, warum nur er sich an die Regeln halten soll …!

Grundlegendes über neuropsychologische Störungen und Behandlungsansätze im Bobath-Konzept

Zum besseren Verständnis dieser Probleme, „die man nicht sieht" (Pat Davies) hat mir die Betrachtung der Wahrnehmungsstufen nach Piaget geholfen. In **Tab. 3.2** werden typische Probleme der einzelnen Stufen und Therapiestrategien gezeigt.

Tab. 3.2   Wahrnehmungsstufen nach Piaget. Probleme und Therapiestrategien

Wahrnehmungsstufe	Probleme	Therapiestrategien
Modalitätsspezifische Stufe, unimodal Eingang der Stimuli: • taktiler, • kinästhetischer, • vestibulärer, • optischer, • akustischer, • olfaktorischer, • gustatorischer	Verminderter Eingang von Stimuli: Hypo- oder Hypertonie (keine Kontraktion, keine Bewegung, keine Berührung = keine Stimuli)	Normalisierung von Sensibilität und Haltungstonus (ist in der physio- und ergotherapeutischen Behandlung nach Bobath ein grundlegendes Behandlungsziel)
Intermodale Stufe, multimodale Interaktion Erste Verarbeitung von Stimuli: • Hemmung/Filterung, • zu subkortikalen Zentren (unbewusst), • zu kortikalen Zentren (bewusst), • In Verbindung bringen mit anderen Stimuli (Vergleich)	Gestörte Filterfunktion • Extinktionsphänomen, • Hypersensibilität (mangelnde hemmende Kontrolle), • überschießendes Verhalten (Distanzlosigkeit, Aggression), • mangelnde Hand-Augen-Koordination	Schaffen einer ruhigen, reizkontrollierten Therapiesituation. Gezielte Zuführung von graduierten Stimuli
Seriale Stufe, Perception *Integration in Gedächtnis*: abspeichern, abrufen *Zeit*: Zeitliche Koordination, Timing *Raum*: räumliche Koordination, Raumoperation	Gestörte zeitliche und räumliche Koordination, Agnosie Dyspraxie • ideomotorische • ideatorische Raumorientierungsstörung Raumoperationsstörung	Einbetten der Aktivitäten zur Verbesserung der sensomotorischen Qualitäten in Handlungen, Planung von Handlungen, Durchführung von abgeschlossenen Handlungen (Beginn – Mittelphase(n) – Ende). Einbeziehen von Objekten (s. Fallbeispiel von Carmen S.)

3.1 Fallbeispiel: Carmen S.

Carmens Hauptprobleme: Tetrahypertonie, deutlich links betont, neuropsychologische Störungen

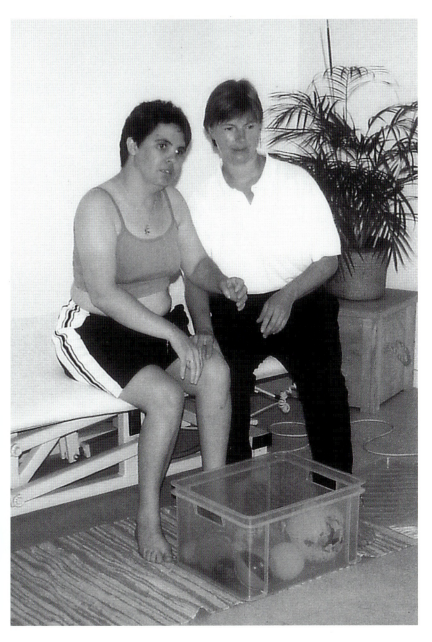

Abb. 3.1 Carmen S. mit ihrer Therapeutin.

Carmen kommt in Begleitung ihres Ehemanns und häufig auch ihrer Schwester im Rollstuhl zur Behandlung. Damit die Behandlung effektiv verläuft, muss ich mit Carmen „Verträge" zu bestimmten Situationen schließen. So finden wir z.B. Verhaltensweisen, die bei auftretenden Schmerzen, besonders während der Behandlung des linken Fußes, von ihr und mir eingehalten werden müssen. Ohne diese Vereinbarungen wären die Behandlungsziele nur schwer zu erreichen.

3.1.1   Carmens Befund

Carmen hat einen Tetrahypertonus mit einer sehr deutlichen Betonung der linken Körperhälfte. Dort sind mittelmäßig erhöht der M. trapezius, die gesamte Flexorenkette des linken Arms, die ischiokrurale Muskulatur. Stark erhöht im Tonus und bereits substanziell verkürzt ist der M. triceps surae bzw. die Achillessehne. Die rechte Körperhälfte weist eine erhöhte Readyness, d.h. eine erhöhte Reaktionsbereitschaft auf. Der. M. triceps surae hat einen leicht erhöhten Haltungstonus. Die rechtsseitige Überaktivität kann auch auf die neuropsychologischen Störungen zurückgeführt werden. Sie hat bei weitgehend erhaltener Sensibilität eine linksseitige Aufmerksamkeitsstörung und ein Extinktionsphänomen (bei gleichseitiger Stimulation beider Beine kann keine motorische Antwort des linken Beins erzielt werden). Außerdem bestehen Probleme mit dem Gedächtnis, der Raumorientierung, der Praxie und Gnosie.

3.1.2   Carmens Behandlung

Meine *Behandlungsziele* auf Strukturebene sind die folgenden:

- Normalisierung des Haltungstonus, d.h. Senkung des Hypertonus insbesondere der linken Körperseite;
- Desensibilisierung der Positiven Stützreaktion des linken Fußes;
- Fazilitation von Rumpf-, Schultergürtel-, Arm- und Handaktivitäten unilateral rechts, links und bilateral;
- Erarbeiten des Stehens und des Gleichgewichts im Stehen;
- Fazilitation des Gehens;
- positive Beeinflussung der neuropsychologischen Störungen.

Therapiebeispiele

Wiedererkennen des Behandlungsraumes und des Therapieplatzes

Der Behandlungsraum in meiner Praxis ist relativ groß, 84 m². Es arbeiten drei bis vier Kolleginnen gleichzeitig. Das bedeutet, dass sich bis zu 12 und mehr Personen darin aufhalten (Therapeuten, Patienten, Angehörige). Die Abtrennung erfolgt individuell nach Wunsch und Notwendigkeit mit mobilen Trennwänden (Paravents), welche eine optische Trennung ermöglicht, nicht aber eine

akustische. Das macht Absprachen über den Lärmpegel notwendig (Musikanlage eingeschaltet oder nicht, laute Unterhaltung möglich oder rücksichtsvolles Senken der Stimmen). Für die Behandlung mit Carmen suche ich mir gerne die Bank aus, die optisch die wenigste Ablenkung bietet und platziere die Patientin so, dass sie zur Wand hin schaut, bzw. in den Garten hinaus. Wenn auch dies zu sehr ablenkt, kann ich den Rollladen herunterlassen. So kann ich mit den Objekten, mit denen ich in der Therapiestunde arbeiten will, Reize gezielt setzen. Bezüglich akustischer Reize wissen die Kolleginnen, Patienten und Patientinnen und Angehörigen, dass Ruhe benötigt wird, und kooperieren diesbezüglich. Carmens Ehemann oder Schwester sind in der Behandlung zugegen, sitzen seitlich ein wenig außerhalb des Gesichtsfeldes und helfen dann, wenn Hilfe gebraucht wird.

Die Therapie beginnt an der Tür des Behandlungsraumes, wo Carmen gefragt wird, ob sie sich an „ihre" Bank erinnert und ob sie den Weg dorthin wiederfindet. Das ist nicht einfach, da der Raum aufgrund der anderen Positionierung der mobilen Trennwände jeden Tag ein wenig anders aussieht. Ziel der Frage ist es, dass Carmen sich umsieht (Augenmotilität), versucht, den Raum zu erfassen und sich zu erinnern (Gedächtnis, Gnosie). Sie wird dann in ihrem Rollstuhl langsam zur Bank geschoben.

Vom Rollstuhl auf die Behandlungsbank: eine Gedächtnisleistung

Sie soll den Rollstuhl „aufstehfertig" machen, d.h. es wird wieder an ihr Gedächtnis appelliert, zu überlegen, was das bedeutet: Rollstuhl bremsen (**Abb. 3.2**), Fußstützen ausrasten und zur Seite schieben, damit die Therapeutin diese wegnehmen kann, vorrutschen, damit die Füße besser auf den Boden kommen. Ich helfe, wenn es nötig ist.
Beim Aufstehen will sich Carmen mit beiden Händen, besonders der rechten, an meinen Armen hochziehen. Das korrigiere ich jedoch: Zum Aufstehen muss sie sich vorbeugen. Hier ist es wichtig, dass die Angehörigen dabei sind, damit sie immer wieder mitbekommen, dass konsequent korrigiert werden muss und dass die falsche Art des Aufstehens nicht akzeptiert werden darf.

Carmen steht zwar, hat aber keinerlei Gleichgewicht. Ich halte sie. Carmens linkes Bein ist leicht in Flexion hochgezogen, die Ferse kommt nicht auf den Boden. Zuerst soll sie versuchen, wenigstens auf dem rechten Bein besser zu stehen, wenn das linke schon nicht mithelfen kann. Damit sie sich schließlich auf die Bank setzen kann, helfe ich ihr und leite eine Drehung auf dem rechten Fuß ein. Ebenso helfe ich ihr beim Vorbeugen und Absetzen.

Ausziehen nicht benötigter Kleidungsstücke

Nun wird festgestellt, dass die lange Hose und das T-Shirt ausgezogen werden müssen, um in kurzer Hose und Bustier zu arbeiten. Carmen ist einverstanden. Sie will gleich anfangen, die Hose auszuziehen. Ich mache sie darauf aufmerksam, dass sie noch die Turnschuhe trägt und frage, was sie wohl zuerst ausziehen muss (zeitliche Koordination, Praxie auf der serialen Stufe, s. **Tab. 3.1**). Sie wird so geleitet, dass sie bemerkt, dass erst die Schuhe ausgezogen werden müssen. Ich stelle die Behandlungsbank sehr tief ein, damit sie sich leichter vorbeugen kann. Dann helfe ich ihr, den linken Fuß zu belasten und beide Hände zum rechten Schuh zu bewegen, um die Schleife zu öffnen (Hand-Fuß-Augen-Koordination) (**Abb. 3.3**). Den größeren Teil der Arbeit leistet die rechte, beweglichere Hand. Nun soll der Schuh ausgezogen werden, was mit der Hand nicht möglich ist. Ich gebe ihr den Tipp, die Ferse des rechten Schuhs an der Spitze des linken zu reiben, um den Schuh vom Fuß zu bekommen (Fuß-Fuß-Augen-Koordination). Carmen versteht dies und kann es auch umsetzen. Nun muss der Schuh noch zur Seite gestellt werden. Dazu helfe ich ihr, ihn mit der linken Hand aufzunehmen, in die rechte zu übergeben, damit diese ihn abstellt (Hand-Hand-Augen-Koordination). Der linke Schuh wird in ähnlicher Weise ausgezogen.

Dann sind die Socken an der Reihe. Es wird überlegt, ob es günstiger ist, zuerst die Socken oder erst die lange Hose auszuziehen. Um die Hose auszuziehen, muss aufgestanden werden. Das Stehen auf Socken könnte Rutschgefahr bedeuten. Doch nein, die Füße stehen auf einem rutschfesten Fußboden. Also kann Carmen frei entscheiden, was sie zuerst tun möchte. Sie sagt zuerst, es sei ihr egal, sie tue, was ich verlange. Ich antworte, dass ich verlange, dass sie die Entscheidung treffe, und gebe ihr Zeit. Schließlich will Carmen zuerst die Socken ausziehen, ich unterstütze sie in ähnlicher Weise wie beim Schuhe Ausziehen.

Dann kommt die Hose dran. Dazu muss Carmen aufstehen. Ich setze ihren linken Fuß etwas zurück, stabilisiere das Fußgelenk, helfe beim Vorbeugen und Aufstehen. Carmen kann mit ihrer rechten Hand die Hose ein wenig herunterziehen, ich helfe

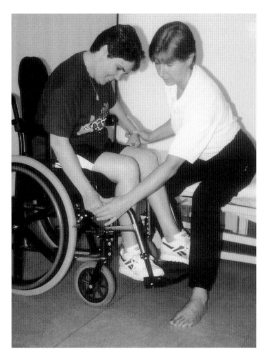

Abb. 3.2 Carmen bereitet den Rollstuhl mit Unterstützung für das Aufstehen vor.

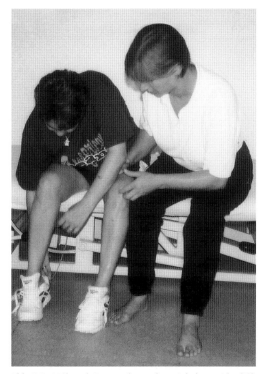

Abb. 3.3 Während Carmen den rechten Schuh auszieht, hilft die Therapeutin ihr, den linken Fuß zu belasten.

auf der linken Seite. Nach dem Absetzen wird zuerst das beweglichere rechte Bein ausgezogen, dann das linke. Carmen soll nun die Hose ein wenig zusammenfalten und mit ihrer linken Hand ihrem Mann zur Seite reichen. Dieser kommt ihr mit seiner Hand entgegen, gerade so weit, dass Carmen ihn mit einer Bewegung zur Seite erreichen kann. Ich helfe bei der Gewichtsverlagerung, das bedeutet, Fazilitation der Stellreaktion und der Elevation, Abduktion, Außenrotation des Armes.

Nun kommt das T-Shirt an die Reihe. Carmen will es von vorn nach hinten über den Kopf ziehen. Ich lasse dies erst einmal zu, damit sie erkennen kann, dass dies eine falsche Strategie ist und sie so nicht weiter kommt. Als Carmen in einer anderen Behandlung wieder zu dieser falschen Strategie ansetzt, stoppe ich sie und erinnere daran, dass dieser Weg schon mal nicht zum Erfolg führte. Carmen soll sich daran erinnern, aber auch daran, wie der erfolgversprechende Weg war. Ich fazilitiere die beweglichere rechte Hand erneut, damit das T-Shirt zuerst von hinten nach vorne über den Kopf gezogen, dann der rechte Arm herausgezogen und zum Schluss der Ärmel am linken Arm herunter ausgezogen wird (Raumoperation auf der serialen Stufe, **Tab. 3.1**). Auch das T-Shirt soll dem Ehemann mit der linken Hand gereicht werden. Nun ist Carmen arbeitsbereit.

> **!** Das Erfassen der Situation, das Planen der folgenden notwendigen Handlung (Kleidung ablegen, um physiotherapeutisch arbeiten zu können), das Überlegen von verschiedenen Handlungsabläufen mit ihren Konsequenzen nimmt Zeit in Anspruch. Diese Zeit geht der „typischen" Physiotherapie scheinbar verloren. Hier muss sich die Therapeutin entscheiden, welche Prioritäten sie setzen will. Laut sensomotorischem Befund ist Carmens Betroffenheit nicht so schwerwiegend. Ihre neuropsychologischen Probleme, die sie handlungsunfähig machen, wiegen schwerer. Daher lege ich viel Wert auf das Einbeziehen dieser Therapieschritte des Erfassens, Planens, Abwägens, Erinnerns etc. in die Bewegungstherapie. Außerdem bin ich der Überzeugung, dass neuropsychologisches Handeln von Bewegen nicht zu trennen ist. Meiner Ansicht nach sollte auch in der typischen Neuropsychologie überlegt werden, ob nicht mehr in Bewegung behandelt werden könnte, mehr in konkret durchgespielten, durchbewegten Situationen, als abstrakt am Schreibtisch sitzend.

Schlüsselproblem: linker Fuß

Das Haupt- oder Schlüsselproblem ist Carmens linker Fuß. Die Achillessehne ist verkürzt, der Tonus im M. triceps surae erhöht, die Ferse kommt nicht auf den Boden, Carmen kann nicht auf beiden Beinen stehen.

Der Fuß ist hypersensibel und soll desensibilisiert werden. Dazu muss ich ihn berühren und bewegen, was für Carmen nicht erträglich ist. Sie drückt das mit einem lauten Protestschrei aus. Ich rede beruhigend mit ihr und sage ihr, dass wir versuchen müssen, das Problem gemeinsam zu lösen. Weiter erkläre ich ihr, dass ich den Fuß anfassen und bewegen muss, wissend, wie unangenehm es für sie ist, damit sie besser darauf stehen und schließlich auch gehen kann. Auf meine Frage, ob sie glaubt, dass sie sich in Rückenlage besser ausruhen und entspannen und die Behandlung des Fußes dadurch eher tolerieren könne, sagt sie, sie wisse es nicht. Ich frage suggestiv, ob sie es denn probieren möge. Sie antwortet mit ja.

> **!** Ich versuche stets, das Einverständnis der Patientin für einen entscheidenden Behandlungsschritt zu erhalten. Wenn sie zugestimmt hat, kann sie schwerer wieder „nein" sagen. Dabei formuliere ich die Fragen so, dass eine Ja-Antwort zu dem führt, was ich für notwendig halte. Es ist aus der Rhetorik bekannt, dass wir Menschen lieber mit ja als mit nein antworten. Es ist leichter, kostet weniger Energie, zuzustimmen als mit nein abzulehnen. Ähnlich wie bei Personen mit Aphasie stelle ich keine Entweder-oder-Fragen, wie z.B. „Möchtest du lieber im Sitzen weiter arbeiten oder im Liegen?" Eine solche Frage formuliere ich suggestiv: „Ich glaube, es wird einfacher für dich, im Liegen weiter zu arbeiten, meinst du nicht auch?" Die Patientin soll ihr Einverständnis verbal oder nonverbal geben. Ich überlasse es aber nicht dem Zufall, womit sie einverstanden ist, ich lenke sie mit allen mir bekannten rhetorischen Tricks zu dem, was ich therapeutisch für notwendig halte.

> *Gibt die Patientin ihr Einverständnis allerdings nicht, auch nicht nach ein wenig Diskussion, dem Versuch der Überzeugung etc., so muss das akzeptiert und respektiert werden! Vertrauen ist die Basis der Zusammenarbeit, das Einhalten der Vereinbarungen ist die Grundlage dieses Vertrauens.*

Um in Rückenlage erfolgversprechend am Fuß arbeiten zu können, muss Carmen dort mit dem bestmöglichen Haltungstonus des Rumpfes, der Schulter- und Beckengürtel sowie der Extremitäten gelagert werden. Dazu fazilitiere ich im Sitzen vom ZSP aus die Stellreaktionen des Rumpfes sowie selektive Bewegungen des Beckens. Stellt sich eine symmetrischere Haltung des Rumpfes ein, so wird Carmen durch Fazilitation der Stellreaktionen in der Rückenlage auf den vorbereiteten Kissen gelagert. Sie soll nun feststellen, dass sie bequem liegt, also frage ich suggestiv nach und erhalte die Antwort „Ja".

Nun sollen die Füße spezifisch behandelt werden mit dem Ziel der Desensibilisierung und Tonussenkung des M.triceps surae (Intermodale Stufe, Filterfunktion/hemmende Kontrolle, **Tab. 3.2**). Ich überlege, mit welchem Fuß ich beginne: Rechts zu beginnen, hat den Vorteil, dass dies der unproblematischere Fuß ist, was erwarten lässt, dass die Behandlung eher toleriert wird. Allerdings besteht auch der Nachteil, dass Carmens Toleranz und ihre hemmende Kontrolle aufgebraucht sein kann, wenn dann der Problemfuß an der Reihe ist. Ich entschließe mich für den rechten Fuß und mache genau die oben beschriebene Erfahrung. Carmens Kooperationsfähigkeit ist zu aufgebraucht, um danach das größere Problem „linker Fuß" in Angriff zu nehmen. In dieser Behandlung bleibt er also unberücksichtigt, um noch Kooperation erwarten zu können beim Arbeiten mit Akzent auf Rumpf, Schultergürtel, Armen, Händen, Handeln und danach Anziehen, Transfer, Beenden der Behandlung.

! Ein Satz von Berta Bobath wird mir immer in Erinnerung bleiben, er ist genauso wichtig für die Arbeit an sensomotorischen Zielen wie auch für die Arbeit an Verhalten, Handlungsplanung, Handlungsdurchführung etc. „Eine gute Therapeutin verlangt von ihrem Patienten nur das, was dieser auch leisten kann", hörte ich sie während eines Aufbaukurses sagen. Woher soll ich das wissen, fragte ich mich. Aus Erfahrung, lehrten mich die Jahre und die Patienten. Von Carmen mehr zu fordern als sie leisten kann, nur um ein physiotherapeutisches Programm vollständig durchgeführt zu haben, würde dazu führen, ihr Vertrauen, ihre Kooperationsbereitschaft und Motivation zu verlieren: die Grundlage für Zusammenarbeit.

In der nächsten Behandlungsstunde beginne ich mit der Behandlung des linken Fußes. Ich knie mich neben Carmens linkes Bein, ein wenig zum Fuß hin ausgerichtet. Carmens Knie liegt auf meinem Oberschenkel in leichter Flexion. Mit beiden Händen greife ich vorsichtig flach und firm den Fuß. Die Berührung lässt Carmen aufschreien. Ich nehme ein

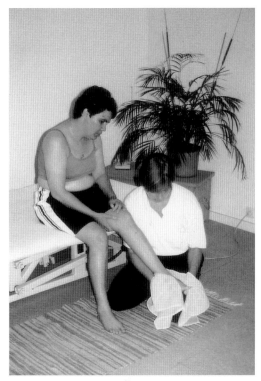

Abb. 3.4 Die Berührung des Fußes durch das Handtuch ist für Carmen erträglicher.

Handtuch und fasse den Fuß mit dem Handtuch an, Carmen beschreibend, was ich tue und versichernd, dass die Berührung so sehr viel erträglicher wird (**Abb. 3.4**). Ich bewege meine Hände noch langsamer und frage suggestiv, ob es so nicht viel besser sei. Die Antwort ist „Ja". Nachdem Fußrücken und -sohle durch das Handtuch berührt worden sind, das Tuch auch auf dem Fuß bewegt wurde, wird es ohne Kommentar weggelegt, und ich fasse wieder mit den Händen direkt an. Auch dies wird nun toleriert.

Dann bedarf es zur weiteren Desensibilisierung ein wenig Druck. Carmen sagt sofort mit lauter, weinerlicher Stimme, dass das unerträgliche Schmerzen auslöse. Ein Enthemmungssyndrom macht sich auch im Ausdruck bemerkbar. Der angewendete Druck kann keine unerträglichen Schmerzen ausgelöst haben, dessen bin ich mir sicher. Ich teile dies Carmen mit und sage ihr, dass das schlimmstenfalls ein unangenehmes Gefühl ausgelöst haben kann, aber keine Schmerzen und schon gar keine unerträglichen. Ich führe eine Skala ein:

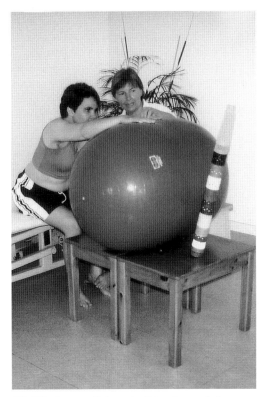

Abb. 3.5   Carmen rollt den ovalen Ball nach vorn, die Bewegung ist durch den Turm aus Plastikhütchen begrenzt. Sie belastet durch diese Gewichtsverlagerung ihren linken Fuß. Der Turm steht in einer Entfernung, in der er wahrscheinlich erst bei einer dritten oder vierten Wiederholung der Bewegung erreicht und umgestoßen wird. Carmens Schwester stellt ihn wieder auf und jeweils ein wenig weiter weg. So werden weitere drei bis vier Versuche notwendig, ihn zu erreichen.

- das ist ein wenig unangenehm;
- das ist ziemlich unangenehm;
- das ist sehr unangenehm;
- das tut weh.

Da ich sehr genau weiß, was ich tue, weiß ich auch, welche Empfindungen ich auslösen kann: ob es ein Druck ist, ein Kitzeln, ein Dehnschmerz (der unangenehm ist, aber kein echter Schmerz, siehe S. 53), welcher Graduierung dieser Dehnschmerz ist, oder ob ich tatsächlich Schmerz provoziere. Ich sage Carmen, dass ich von ihr exakte Angaben brauche, weil ich diese mit meinem Tun und Fühlen ihrer Strukturen vergleichen muss. Ich erkläre ihr, dass ich ziemlich genau fühle, was sie fühlt, und dadurch beurteilen kann, wann sie zu starke Worte für nicht so starke Gefühle benutzt. Sie versteht, wie viele andere Patienten auch, und benutzt

die angebotenen Worte zunehmend graduierter und treffender.

Dies ist ein bei Personen mit SHT oft notwendiges Verhaltenstraining bzw. Training der Anpassung des Verhaltens. Es werden erneut Strukturen und Grenzen aufgewiesen und konsequent erwartet, dass sie eingehalten werden!

So kann nun der Fuß in der für Carmen leichteren Position, der Rückenlage, desensibilisiert und mobilisiert werden. Gleichzeitig wird Verhaltenstraining und Training der Kooperation mit der Therapeutin durchgeführt. Nach wenigen Tagen schon zeigen sich die positiven Veränderungen. In keiner Position oder Situation schreit Carmen oder protestiert mit lauter, weinerlicher Stimme. Sie gibt immer noch nervös und hektisch, jedoch mit mehr inhibitorischer Kontrolle exaktere Angaben über das, was sie fühlt.

Die Belastung des linken Fußes

Die Mobilisation des Fußes muss auch im Sitz bzw. im Stand durchgeführt werden. Des Weiteren sollen die verkürzte linke Rumpfseite losgelassen werden, der Schultergürtel mobilisiert und Hand und Arm aktiviert werden. Dazu wird ein Hocker vor die Patientin gestellt, die Erdnuss (der ovalförmige Ball) wird darauf gelegt. Carmen soll sie nun mit beiden Händen weiter nach vorne schieben. Ich sitze neben ihr auf der Bank, stabilisiere mit meinen Füßen ihren Fuß, der so weit vorn steht, dass die Ferse knapp den Boden berührt, wenn er zunehmend Gewicht trägt durch die Vorlage. Mit der linken Hand begleite ich Carmens linke Hand auf der Erdnuss, das Handgelenk stabilisierend. Mit meiner rechte Hand bewege ich abwechselnd korrigierend den ZSP, die Skapula und das Schultergelenk bzw. mobilisiere vorsichtig die verkürzte seitliche Rumpf- und Schultergürtelmuskulatur (M. latissimus dorsi, M. serratus anterior, M. subscapularis etc.). Damit für Carmen das Erreichen des Ziels sichtbar wird, steht ein Turm aus einzelnen konusförmigen Plastikhütchen vor der Erdnuss. Wird dieser Turm berührt, so fällt er um. Carmen selbst soll feststellen, ob sie ihn erreicht hat oder noch nicht, und es noch einmal probieren muss (**Abb. 3.5**).

Hand-Hand-Augen-Koordination

Um die Hand-Hand-Augen-Koordination (Intermodale Stufe, **Tab. 3.2**) weiter zu erarbeiten, wird eine verschlossene aber durchsichtige Kiste mit Bällen verschiedener Größe, Farbe, Konsistenz, Material und Gewicht auf den Hocker vor Carmen gestellt. Sie soll die Kiste öffnen. Ich warte, bis ich die Bewegungsinitiierung von Carmen spüre, dann helfe ich ihrem linken Arm bzw. der linken Hand mit. Der Deckel der Kiste soll mit der linken Hand weit auf der linken Seite der Bank abgelegt werden. Dann sollen erst einmal alle Bälle aus der Kiste herausgeholt und links seitlich auf die Bank gelegt werden. Carmen greift spontan mit der rechten Hand zum ersten Ball. Diesen übergibt sie dann in die linke Hand, um ihn abzulegen. Ich frage nach der Farbe des Balls, sie weiß es nicht, und ich nenne ihr die Farbe. Carmen soll nun einen weiteren Ball der gleichen Farbe aus der Kiste heraussuchen (**Abb. 3.6**).

Die Bälle können weiter wie folgt verwendet werden:

- Die Farbe soll bestimmt werden. Carmen holt einen Ball heraus, die Farbe wird benannt, ein anderer der gleichen Farbe gesucht (s.o.).
- Die Konsistenz soll beschrieben werden. Angebot der Therapeutin: Ist der Ball weich oder hart? (**Abb. 3.7**). Dann soll Carmen ihn selbst beschreiben.
- Die Größe soll beschrieben werden; Angebot der Therapeutin: Ist der Ball klein oder groß, ist er kleiner oder größer als dieser? Suche einen kleineren/größeren als diesen.
- Das Material soll benannt werden; welcher ist aus Schaumstoff, welcher aus Gummi, welcher aus Holz? Es werden mehrere angefasst, mit beiden Händen untersucht, um die Antwort zu finden.
- Das Gewicht soll bestimmt werden; welcher Ball ist schwer, welcher ist leicht?, Welcher sieht schwer bzw. leicht aus?

Der Ort, an den die Bälle gelegt werden sollen, kann variieren: mal nach rechts, mal nach links, mal auf den Boden (sie muss sich vorbeugen), mal auf ein Tablett, das auf einem auf der Bank stehenden Hocker steht (der Arm muss nach oben gestreckt werden, die Seite lang gemacht werden).

Dann soll sie die Bälle ihrer Schwester zuwerfen. Die kleinen mit einer Hand, mal der rechten, mal der linken; die großen mit beiden Händen, ich helfe ihr. Carmen merkt, dass sie ihre Schwester Sari in Bewegung bringt, weil sie die Bälle nur unkontrolliert werfen kann. Das ist ihr unangenehm. Sari beruhigt sie und sagt, dass sie so auch Gymnastik mache, was ihr gut tue. Carmen ist beruhigt. Ich animiere sie, gezielt zur Seite zu werfen, damit Sari noch ein wenig mehr laufen muss. Sie probiert es, schaut dem Ball hinterher,

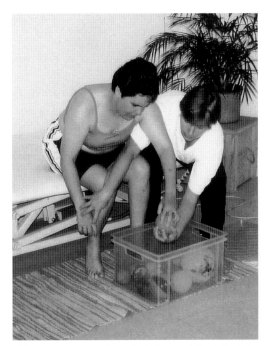

Abb. 3.6 Carmen greift mit der linken Hand den Ball mit der von der Therapeutin genannten Farbe.

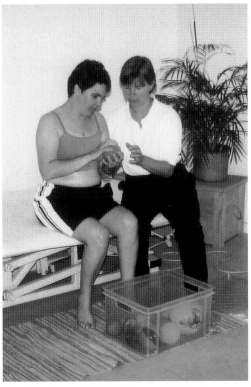

Abb. 3.7 Carmen soll die Konsistenz des Balles bestimmen.

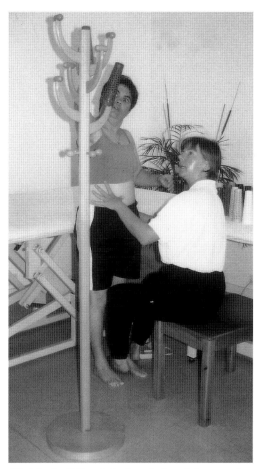

Abb. 3.8 Der Kleiderständer dient als „Baum". Carmen verbessert ihre Stehfähigkeit und muss sich auf das Spiel mit den Plastikhütchen konzentrieren.

muss ihn im Raum erst wieder suchen. Es entsteht eine lustige Situation für alle. Das Lachen tut gut und entspannt!

Vorbereitung zum Stehen

In einer nächsten Phase der Behandlung wende ich mich erneut dem Fuß zu. Eine Helferin setzt sich hinter Carmen auf die Bank und stützt ihren Rücken ab. Ich mobilisiere den Fuß. Dabei kündige ich jede Berührung und Bewegung und auch die zu erwartenden Empfindungen an. Carmen akzeptiert das. Ich vereinbare mit ihr, dass sie „halt" sagen soll, wenn sie die Stimuli nicht mehr weiter ertragen kann. Es wird dann eine Pause gemacht, deren Ende Carmen bestimmen kann. Zu Beginn sagt sie zwar „halt" aber nicht „weiter". Ich muss fragen, ob es

weitergehen kann. Sie bejaht es. Nach weiteren Aufforderungen, von sich aus „weiter" zu sagen, funktioniert es besser.

Nach der Vorbereitung auch des rechten Fußes, helfe ich Carmen zum Stehen zu kommen. Die Behandlungsbank wird hoch gefahren, um ihr auf Höhe des Kreuzbeins eine Stütze zu geben. Ich sitze auf dem Hocker vor ihr, verlagere ihr Gewicht voll auf das rechte Bein, damit das linke locker nach unten hängen kann. Dann mobilisiere ich die Muskulatur (Mm. adductores, M. rectus femoris, M. tensor fascie latae, Mm. ischiocrurales) nach kaudal und versuche, den Fuß ohne Druck und mit der Ferse auf den Boden zu stellen.

Um Carmen von dieser Mobilisation ein wenig abzulenken, führt ihre Schwester mit ihr die folgende Handlung durch:

- Die verschiedenfarbigen konusförmigen Plastikhütchen sollen auf die Äste eines „Baums" (Kleiderständer) gesteckt werden (**Abb. 3.8**).
- Sie soll erneut Farben benennen.
- Sie soll die Kegel nach Vorgaben stecken: höher, tiefer, weiter rechts oder links. Damit soll die Raumorientierung verbessert werden.
- Sie muss entscheiden, wann alle Äste besetzt sind, die Aufgabe also beendet ist.
- Dann können die Kegel nach Anweisung (Farbe oder Ort) wieder weggenommen und ineinander gesteckt werden.

Während der gesamten Aufgabe sollen beide Hände in Hand-Hand-Augen-Koordination bewegt werden, d.h., der Kegel wird mit einer Hand von einem Ort entgegengenommen, in die andere Hand übergeben und mit dieser auf den Baum gesteckt. Beim Abräumen des Baums verläuft der Prozess umgekehrt.

Carmen braucht sehr häufig Rückmeldung. Diese ist – wann immer möglich – positiv. Macht sie etwas falsch, so wird sie erst einmal aufgefordert, dies selbst zu kontrollieren. Sieht sie den Fehler nicht, so wird er ruhig und mit neutraler Stimme benannt, und sie soll eine Verbesserung vornehmen. Kann sie es nicht, so helfe ich ihr. Wichtig ist, dass sie Erfolgserlebnisse hat, wobei sie zwischendurch natürlich auch registrieren soll, dass sie Fehler macht, die jedoch korrigiert werden können.

Diese Aufgabe erfordert aus sensomotorischer Sicht Gewichtsverlagerung, Stellreaktionen des Rumpfes, Equilibriumreaktionen, Arm-Hand-Bewegungen. Ich unterstütze die Stabilisierung des Fußes und begrenze die Gewichtsverlagerung nach links.

Im Stehen an einer Bank, die in Höhe der Hüftgelenke eine Stütze bietet, und einer zweiten Bank vorne, die als Orientierung für das Vorbringen der Leisten dient, soll nun mit den verschiedenen trockenen Lebensmitteln gearbeitet werden. Carmen soll die einzelnen Lebensmittel im durchsichtigen Glas erkennen, ein bestimmtes Glas aufschrauben und den Inhalt in die Hände nehmen, um die Form zu erspüren. Sie soll etwas davon auf den Tisch ausschütten. Schließlich liegen drei verschiedene Sorten auf dem Tisch: dicke, glatte, weiße Bohnen, bunte Nudelspiralen und beigefarbene unregelmäßig geformte Kichererbsen. Carmen soll aus der Menge erst die großen weißen Bohnen heraussuchen, um sie wieder ins Glas zurückzulegen, dann die bunten Nudeln von den Kichererbsen trennen. Damit die anderen Gläser nicht verwirren und klar ist, dass sie nicht dazugehören, wurden sie ganz an den Rand des Tisches außerhalb ihres Gesichtsfeldes gestellt (**Abb. 3.9**). Carmen macht Fehler bei dieser Aufgabe. So legt sie noch die dicken weißen Bohnen zu den Kichererbsen. Geduldige Korrektur und Hilfe sind notwendig.

Es ist sehr zu empfehlen, die Arbeit an der Verbesserung der Agnosie, Dyspraxie, Konzentration, Gedächtnis, Raumorientierung und -operation in einer vertikalen Position, mit realen Gegenständen (wenn möglich aus dem täglichen Leben der betroffenen Person) und in Kombination mit Bewegung und Bewegungskorrektur durchzuführen. In einer horizontalen Ausgangsstellung, wie z.B. der Rückenlage, lässt oftmals die Konzentration, die Fokussierung deutlich nach. Carmens Gesichtsausdruck verändert sich sehr, wenn sie sich in der Rückenlage befindet: Es fällt ihr schwerer, Blickkontakt mit der Therapeutin aufzunehmen bzw. Gegenstände zu fokussieren. Ihr Blick, welcher als Ausdruck der Konzentration gewertet werden kann, schweift leicht ab ins Nirgendwo.

Die notwendigen Materialien kann man selbst zusammenstellen oder auch erwerben, spezifisch für die Behandlung von Personen mit neuropsychologischen Problemen. **Abb. 3.10 a–d** zeigt Beispiele dieser Materialien.

! Der Befund der Physiotherapeutin zu den neuropsychologischen Problemen des Patienten sollte (im Idealfall) mit dem des Neuropsychologen besprochen werden. Die in die Physiotherapie eingeflochtenen Aktivitäten sollten mit der neuropsychologischen Therapie abgestimmt werden! Nur so ist eine gleichsinnige, kongruente Behandlung möglich.

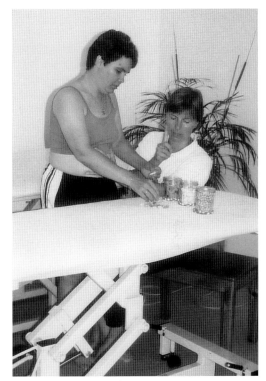

Abb. 3.9 Carmen soll die unterschiedlichen Formen der getrockneten Lebensmittel erkennen und sie in die Gläser einsortieren.

Vermeiden von Überforderungen

Bei der Kombination von sensomotorischen Aufgaben und neuropsychologischen Anforderungen ist zu beachten, dass diese gut graduiert werden. Es gilt:
- Sind die physischen Anforderungen höher bzw. hoch, sollten die neuropsychologischen mittleren oder geringen Schwierigkeitsgrad haben.
- Sind die neuropsychologischen Anforderungen höher bzw. hoch, sollten die physischen Anforderungen verringert werden.

Bei Carmen musste zu Beginn der Behandlungsserie sehr darauf geachtet werden, sie nicht zu überfordern. Eine Steigerung der Anforderung in einem der beiden Bereiche oder in beiden gleichzeitig musste gut überlegt sein. Eine Verbesserung ihrer Belastbarkeit in Bezug auf die Kombination der Anforderungen wurde von Woche zu Woche deutlicher. Motivation ist der Motor aller Anstrengung. Negative Rückmeldung ohne Verbesserungsmöglichkeit und damit Misserfolgserlebnisse demoti-

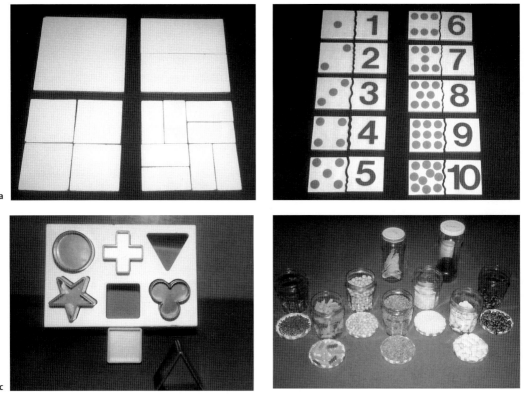

Abb. 3.10 a–d   a Aus Einzelteilen entsteht ein Quadrat, **b** Formen und Zahlen müssen erkannt werden, **c** die passende Form muss in den dazugehörenden Ausschnitt, **d** in den Gläsern sind getrocknete Lebensmittel mit unterschiedlichen Formen, die erkannt, sortiert, zugeordnet werden können.

vieren. Dies wird sich über das limbische System sofort in Tonusabnormalität zeigen. Daher wird wann immer möglich positive Rückmeldung gegeben. Negative Rückmeldung über einen Fehler wird in Hoffnung auf Verbesserung eingepackt: „Das war noch nicht so gut, versuchen wir es noch einmal, dann wird es sicher besser/richtiger klappen!"

Carmen erhält kontinuierlich dreimal pro Woche eine Stunde Physiotherapie. Ihr Fuß wurde mittlerweile mit 4 Injektionen von Botulinum Toxin im Abstand von je 4 Monaten behandelt. Trotzdem kam die Ferse nicht ausreichend auf den Boden. Erst eine sanfte Operation, mehrfaches Einritzen der Achillessehne, brachte den gewünschten Erfolg. Heute geht Carmen allein in ihrer Wohnung von einem Zimmer ins andere und trainiert ihre neuropsychologischen Defizite dadurch immer besser. Unter Anleitung ihrer Schwester hilft sie bei der Führung ihres Haushalts und Betreuung ihrer Kinder.

3.2 Einsatz von Hilfsmitteln in der Behandlung

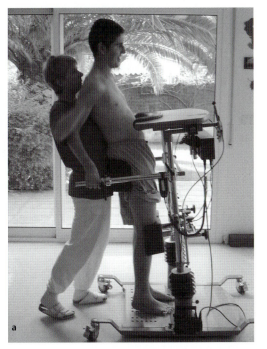
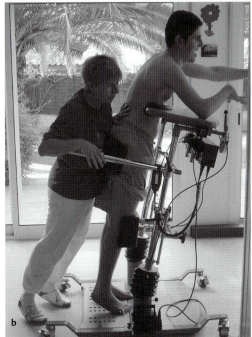
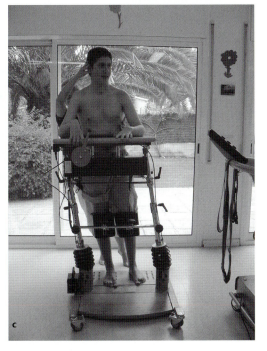
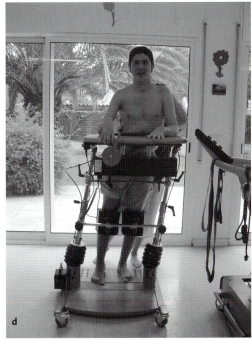

Abb. 3.11 a–d Ein Stehgerät kann eine große Hilfe sein.

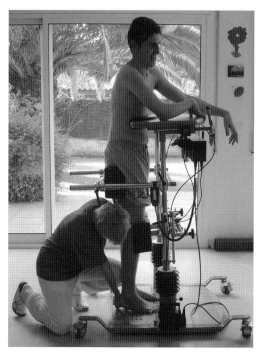

Abb. 3.12   Balancetrainer.

Es ist sehr zu empfehlen, dass Patienten mit Wahrnehmungsstörungen den größten Teil der Behandlungszeit im Stehen verbringen. In diesem Postural Set kann sich der Haltungstonus gut normalisieren, insbesondere in den Füssen. Die

Wahrnehmungsfähigkeit ist heraufgesetzt und mit funktionellen Aufgaben können die neuropsychologischen Fähigkeiten gefördert werden. Bei der Behandlung von Personen, die von einer Tetraspastik oder -ataxie betroffen sind, zudem vielleicht noch recht groß und schwer, kommt manche Therapeutin allerdings an ihre körperlichen Grenzen. Selbst wenn eine zweite Therapeutin oder zumindest noch eine Hilfsperson zur Verfügung stehen, ist die Hilfestellung beim Stehen kräftezehrend. Ein Stehgerät kann dabei von großer Hilfe sein! Auf den Fotos **Abb. 3.11 a–d** und **Abb. 3.12** ist Eric, ein zwanzigjähriger junger Mann mit Zustand nach Schädel-Hirn-Trauma beim Gleichgewichtstraining im Stehen im Balance-Trainer zu sehen. Der Balance-Trainer ist ein recht neues, mobiles Stehgerät, das erlaubt, dass sich der Patient trotz mechanischer Hilfe bei der Knie- und Hüftextension frei um seine Mittellinie herum bewegen kann. Die Therapeutin hat somit zwei Hände frei, um dort, wo notwendig das Alignment zu verbessern, Muskulatur oder Bindegewebe spezifisch zu mobilisieren oder Arm-/Handbewegungen zu fazilitieren. In Kapitel 11 werden Aktivitäten beschrieben, die von Eric mit gutem Erfolg durchgeführt werden. Sein Gefühl für die Körpermitte ist deutlich besser geworden, seine Angst, das Gewicht aus der Mitte heraus nach recht oder links, hinten oder vorne zu verlagern, ist deutlich geringer geworden, was insbesondere das Gehen verbessert hat.

4 Typische Probleme und ihre Behandlung bei Personen mit Ataxie

Das Wort Ataxie hat seinen Ursprung in dem griechischen Wort Taxis, das zum einen „Ordnen bzw. die Einrichtung eines Knochen- oder Eingeweidebruchs" bedeutet und zum anderen „durch äußere Reize ausgelöste Bewegungsreaktionen von Organismen". Das Wort „taxieren" bedeutet in unserer Sprache „etwas hinsichtlich Größe, Umfang, Gewicht oder Wert einzuschätzen".

Ataxie bedeutet demnach, „nicht ordnen", „nicht einschätzen/abschätzen können". Diese Übersetzung ist zugleich eine sehr treffende Beschreibung des Hauptproblems von Personen mit Kleinhirnschädigung und Ataxie. Allerdings findet sich selten eine komplette Ataxie, sondern eher eine Dystaxie, ein gestörtes, unzureichendes Ordnen, Ein- und Abschätzen des aufzubringenden Haltungstonus im Zusammenspiel einer reziproken Innervation.

Physiologische und pathophysiologische Grundlagen

Neurophysiologische Aspekte

Auch zur Behandlung der Ataxie kann man die Aussagen Karel Bobaths über den normalen Haltungs-Kontroll-Mechanismus als Orientierung und Hilfe heranziehen. Man benötigt Kenntnisse zum normalen Haltungstonus, über die normale reziproke Innervation, zur normalen räumlichen und zeitlichen Koordination der selektiven Bewegungskomponenten zu Bewegungsmustern. Generell kann man dem Kleinhirn die folgenden Aufgaben zuschreiben:

- Rezeption proprio- und exterozeptiver Informationen, die über die spinozerebellären, vestibulozerebellären, pontozerebellären und zerebrozerebellären Bahnen zum Kleinhirn gelangen.
- Kontrolle der den Haltungstonus beeinflussenden Informationen, welche aus den anderen Hirnarealen über die kortikospinalen, rubrospinalen, retikulospinalen, vestibulospinalen Bahnen in Richtung Rückenmark absteigen.
- Einflussnahme auf Basalkerne, Kortex, Formatio reticularis und vestibuläres System zur Adaptation des Haltungstonus an die aktuelle Situation, über die nur das Kleinhirn aufgrund seiner anatomischen Lage als erstes umfassend informiert ist.
- Korrektur des Haltungstonus, der reziproken Innervation und des Timing (zeitliche Koordination) der einzelnen Komponenten der Bewegungsmuster.
- Speicherung der Bewegungsmuster mit entsprechendem Haltungstonus und Timing.

Die Verarbeitung der ankommenden Informationen geschieht in den verschiedenen Anteilen des Zerebellums. Die Unterteilung des Kleinhirn in diese ver-

Tab. 4.1 Unterteilung des Kleinhirns

Anatomisch	Kleinhirnanteile	funktionell	Aufgabe
Archizerebellum	gebildet vom Lobulus flocculonodularis	Vestibulozerebellum	Die Informationen des vestibulären Systems, d.h. die Lage des Kopfes im Raum, wird über die vestibulozerebellären Bahnen an den Lobulus flocculonodularis geleitet.
Paläozerebellum	gebildet von den beiden Pars intermediaris, Uvula und Vermis inferioris	Spinozerebellum	Die Informationen aller Propriozeptoren (Muskelspindeln, Golgi-Sehnen-Organe, Gelenkrezeptoren, Rezeptoren der Haut und Unterhaut) werden über die spinozerebellären Bahnen der Uvula, dem Vermis zugeleitet.
Neozerebellum	gebildet von den beiden Hemisphären	Pontozerebellum	Die Informationen aus dem Bereich der Pons, d.h. die vom Kortex aus absteigenden Bahnen, der Formatio reticularis, der Hirnnervenkerne, insbesondere der Olive, werden über die pontozerebellären Bahnen den beiden Hemisphären zugeleitet.

schiedenen Anteile ist nach anatomischen und nach funktionellen Kriterien möglich (**Tab. 4.1**).

Das Kleinhirn steht mit dem Großhirn, dem Kortex, über zerebrozerebelläre Bahnen in enger Verbindung. Insbesondere werden über diese Bahnen die visuellen Eindrücke an das Zerebellum weitergeleitet. Das Kleinhirn wird allgemein als verantwortlich für die Erhaltung bzw. Wiedergewinnung des Gleichgewichts angesehen. Zu Recht! Es ist das Organ, welches alle für diese Funktion notwendigen Informationen über sehr schnell leitende Fasern erhält. Die Informationen kommen aus

- dem Labyrinth im Innenohr über vestibulozerebelläre Bahnen und teilen die Lage des Kopfes im Raum mit, die Vertikalität bzw. Horizontalität, lineare anteriore/posteriore bzw. oben/unten Beschleunigungen;
- den Druckrezeptoren der Fußsohlen, den Muskelspindeln und Golgi-Sehnen-Organen der Fußmuskulatur über spinozerebelläre Bahnen und teilen die Druckverhältnisse auf den Füßen, die Gelenkstellungen der Zehen, Mittelfußgelenke, des oberen und unteren Sprunggelenks, der Knie- und Hüftgelenke und damit das Verhältnis zur USF mit;
- den Augen, den zerebrozerebellären Bahnen, die das Verhältnis des eigenen Körpers in Relation zum Raum mitteilen sowie über Vertikalität/Horizontalität bzw. andere Neigungswinkel und Raumtiefe.

Zusammenfassend lässt sich sagen, dass die Aufgabe des Kleinhirns darin besteht, die aus den anderen Zentren (Kortex, Basalganglien, Olive, Formatio reticularis, Nuclei vestibulares) stammenden Informationen, die sich auf dem Wege in die Peripherie befinden, mit den aus der Peripherie kommenden, zu vergleichen. Da die absteigende Information ein Antwort auf vorhergehende Stimuli ist, deren Verarbeitung eine gewisse Zeit kostet, muss sie von der aktuellen Situation, deren Status das Kleinhirn bereits schon wieder kennt, abweichen. Das begründet die Hauptaufgabe dieses Teils des ZNS: Korrektur, Adaptation, Angleichung der absteigenden Bewegungsinformationen an die jeweilig aktuelle Situation.

„... so werden die Muster dieser Entladung (die ablaufende Bewegung) in allen Details über die kollateralen Aufzweigungen der Pyramidenbahnfasern dem Kleinhirn (Pars intermedia) übermittelt. Die Verarbeitung findet in der Kleinhirnrinde statt, und der resultierende Output wird zur motorischen Rinde zurückgesandt, sodass ein fortlaufender ,Kommentar' vom Kleinhirn innerhalb von 10–20 m/Sek. nach jedem motorischen Kommando erfolgt. Wir können diesen ‚Kommentar' so betrachten, dass er den Charakter einer ständig vom Kleinhirn geäußerten Korrektur hat, der unverzüglich den von der Großhirnrinde aus-gegebenen modifizierten motorischen Kommandos einverleibt wird." (Eccles 1984 : 171)

Dass dem so ist, sieht man deutlich an Personen mit Kleinhirnschädigung und Ataxie bzw. Dystaxie. Diese versuchen ihre abweichenden Bewegungen mit dem Kortex zu korrigieren, welches ungleich viel langsamer und mit zu hohem Tonus einhergeht. Ein Erhalten oder Wiedergewinnen des Gleichgewichts ist so nicht zu erreichen, da die Person längst hingefallen wäre, bevor der Kortex die entsprechenden Feinabstimmungen des Haltungstonus vorgenommen hätte (würde die Physiotherapeutin sie nicht halten) (**Abb. 4.1**).

Betrachten wir die so beschriebenen Aufgaben des Zerebellums in Relation zu den Grundlagen der normalen Bewegung, der normalen Balancereaktionen. Es bedarf eines normalen Haltungstonus, einer normalen reziproken Innervation für eine normale zeitliche und räumliche Koordination der Bewegungskomponenten zu Bewegungsmustern mit dem Ziel der Erzeugung von

- Equilibrium Pre- und Reaktionen,
- Stell Pre- und Reatkionen
- antizipatorischen Stützaktionen oder Reaktionen
- Schutzschritten

zum Erhalten bzw. Wiedergewinnen des Gleichgewichts.

Der Haltungstonus von Personen mit Ataxie ist niedrig. Betrachten wir in Kapitel 1 die **Abb. 1.1 a**, so können wir den Tonus der Personen mit Ataxie am linken Rand finden, vielleicht an der Grenze, vielleicht ein wenig über die Grenze zur Hypotonie hinaus. Sie können ausreichend motorische Einheiten innervieren, um den Haltungstonus gegen die Schwerkraft aufzubauen, dies jedoch nicht selektiv. Man kann vermuten, dass der Tonusaufbau nicht mit dem normalen „Servomechanismus" geschieht, wobei die intrafusalen Fasern der Muskelspindeln von den Gamma Motoneuronen aktiviert werden und in diesen eine Verlängerung produzieren. So kommt normalerweise eine erste Aktivierung der Alpha Motoneurone zustande, welche zu einer ersten Kontraktion führt. Die Aktivierung der Alpha Motoneurone von cerebralen Zentren aus trifft somit auf bereits voraktivierte Muskeln und es kommt zu einer sanfteren, gleichmäßigeren weiteren Kontraktion. Die Schädigung auch dieses Teils des ZNS hat eine Verminderung der hemmenden Kontrolle zur Folge und somit eine Tonuserhöhung in Massenmustern und eine Unfähigkeit, diese zu selektiven Bewegungen zu fraktionieren, wie sie für den Erhalt des Gleichgewichts notwendig sind.

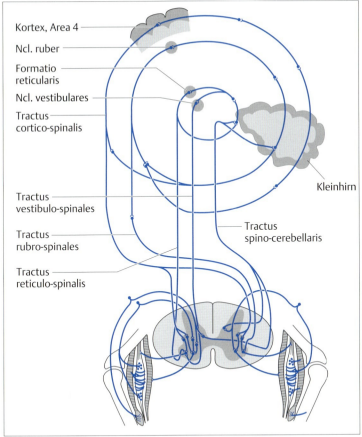

Kortex, Area 4

Ncl. ruber

Formatio
reticularis

Ncl. vestibulares

Tractus
cortico-spinalis

Kleinhirn

Tractus
vestibulo-spinales

Tractus
rubro-spinales

Tractus
spino-cerebellaris

Tractus
reticulo-spinalis

Abb. 4.1 Funktionelle Systeme:
Die verschiedenen Anteile des ZNS in
ihrem funktionellen Zusammenhang.
Beachte: Alle absteigenden Bahnen
geben Kollaterale an das Kleinhirn ab
(Kahle 1992).

Da der Haltungstonus nicht das herausragende abnorme Symptom ist, fällt die abnorme reziproke Innervation deutlicher auf. Zur Erinnerung: Reziproke Innervation ist die ineinander übergehende Kontrolle der Agonisten und Antagonisten, ergänzt durch die Kontrolle der jeweiligen Synergisten, für die räumliche und zeitliche Abstimmung der Bewegung. In einer vertikalen Position bedeutet das, dass es keine eindeutige Zuordnung gibt. Keine der beteiligten Muskelgruppen ist eindeutig in der Rolle des Agonisten oder Antagonisten, alle müssen etwa die gleiche Tonushöhe aufweisen, welches neurophysiologisch ein höheres Niveau bedeutet.

Neurophysiologische Aspekte

> Es ist eine Modulation von Exitation und Inhibition innerhalb des ZNS notwendig, welche zu einem harmonischen Zusammenspiel von selektiver Muskelaktivität koordiniert in Bewegungsmustern führt, um eine Haltung oder Bewegung zu ermöglichen.

Vergleich: Normale Bewegung
Erinnern wir uns: Es sind verschiedene Formen von reziprokem Zusammenspiel möglich:
- bleiben/stabilisieren – bewegen,
- bewegen – bewegen. ■

Das Hauptproblem, das das motorische Kontrollsystem zu lösen hat, ist nicht nur, den Agonisten oder den die Bewegung initiierenden Muskel in der korrekten Intensität und zum adäquaten Zeitpunkt zu kontrahieren, sondern gleichfalls das Aktivitätsmuster des Antagonisten, des Fixators und der Haltungsmuskulatur, die zur Begleitung der Aktivität notwendig sind, zeitlich zu organisieren (Rothwell 1994). Rothwell spricht vom Fixator. Meines Erachtens wäre der bessere Ausdruck „stabiler Referenzpunkt", denn es muss zwischen Fixation und Stabilität unterschieden werden: Fixation heißt, keine Bewegung wird zugelassen. Stabilität bedeutet, dass ein minimaler Bewegungsspielraum vorhanden ist. In der normalen Bewegung des Menschen kommt Fixation nicht vor.

Neurophysiologische Aspekte

Es ist eine neue Interpretation des Problems der Ataxie und es erscheint unverständlich, warum auch ihren Symptomen eine verminderte hemmende Kontrolle zugrunde liegen soll. Ich will versuchen, dies zu klären. Betrachtet man die neuronalen Funktionen der Kleinhirnrinde, so findet man folgende Zelltypen mit folgenden Funktionen:

- Golgi-Zellen – Inhibition,
- Purkinje-Zellen – Inhibition,
- Korbzellen – Inhibition.
- Körnerzellen – Exitation.

Kletterfasern leiten eine starke Erregung zu den Purkinje-Zellen, welche auf einen Impuls hin gleich mehrere Male feuern. Anders bei den Moosfasern; auch diese leiten Erregung zu vielen Körnerzellen, welche ihrerseits über die Parallelfasern die Korbzellen erregen. Diese üben hemmende Impulse auf die Purkinje-Zellen aus, die ihrerseits wiederum eine hemmende Information zu den tiefer gelegenen Kleinhirnkernzellen senden. Über die Parallelfasern gelangt die von den Körnerzellen ausgehende Erregung auch zu den Golgi-Zellen, die gleichfalls über die Moosfasern erregt werden. Golgi-Zellen üben hemmenden Einfluss auf die Körnerzellen aus. Damit ist der Kreislauf geschlossen und seine Hauptfunktion ist die Hemmung. „Tatsächlich sind alle Neurone der Rinde, mit Ausnahme der Körnerzellen, inhibitorisch. Nirgendwo sonst im Gehirn ist uns ein solches Überwiegen der Hemmung bekannt." (Eccles 1984:163)

! Hemmende Kontrolle ist also das Hauptproblem der Personen mit Ataxie.

Dies äußert sich nicht wie bei anderen Hirnläsionen in einem erhöhten Haltungstonus im Sinne von Spastizität oder Rigidität, sondern in Form von zu heftiger Anbahnung einzelner Muskelgruppen. Personen mit Ataxie ist es durchaus möglich, mit entsprechender Hilfe, selektive Bewegungen auszuführen, doch auch diese sind überschießend. Es fehlt die gleichzeitige graduierte Aktivierung von Agonisten und Antagonisten. Das Problem ist, dass die Exitation der Agonisten zu hoch ausfällt und gleichfalls die Inhibition der Antagonisten durch übermäßige Erregung hemmender Zellen. Das Ergebnis ist eine Ataxie.

Klinische Tests

Es gibt viele klinische Tests für Personen mit Ataxie. Alle beurteilen im Grunde dasselbe: die übermäßige Hemmung der Antagonisten (also die übermäßige Erregung der hemmenden Zellen).

Beobachtung und Beurteilung eines Tremors in Ruhe: Bei Personen mit ausgeprägter Kleinhirnläsion ist dies durchaus der Fall. Haltung bedeutet Bewegung in kleinster Amplitude (S. 2). Gerade das ist die große Schwierigkeit der Personen mit Ataxie, das Hemmen von großen Bewegungsausschlägen und Herstellen von kleinsten Bewegungen.

Im Sitzen können die Füße nicht einfach auf dem Boden parkiert werden, sie werden auf den Boden gedrückt, mit Plantarflexion der Fußgelenke, die sich erhöht, dann korrigiert wird, d.h. die Ferse und damit das gesamte Bein sinken ab, der Tonus wird wieder erhöht usw. Der Tremor im Bein ist vorhanden.

Die Hände können nicht einfach auf den Oberschenkeln liegen, sie werden darauf gepresst, korrigierend losgelassen, wieder darauf gepresst usw. Ein Tremor im Arm ist sichtbar.

Kopf und Rumpf sollen in der Vertikalen gehalten werden. Dies ist eine Nachfrage nach Equilibriumreaktionen, d.h. reziproker Innervation auf hohem Niveau, da dies graduierte Kontraktionen von Agonisten und Antagonisten auf gleicher Tonushöhe verlangt. Bei überschießender Erregung mit der Auswirkung von überschießender Aktivierung und Hemmung von Muskulatur ist dies nicht zu leisten. Schwanken und ein Tremor in Ruhe sind die Folge. Das Gleichgewicht kann nicht erhalten werden.

Arm-Vorhalte-Versuch im Sitzen und Romberg-Stehversuch: Beides sind Tests des Gleichgewichts, d.h. sie prüfen die Stabilität in der Vertikalen. Liegt bereits ein Tremor in Ruhe vor, erübrigen sich diese Versuche. Man kann davon ausgehen, dass die betroffene Person Strategien entwickelt, um den Ruhetremor zu unterbinden. Sie erhöht den Haltungstonus, fixiert sich mit den Armen und/oder Beinen (vgl. dazu Behandlungsprinzipien, Kap. 1, S. 29).

Rebound-Phänomen: Es wird vorzugsweise wie folgt getestet: Die Person soll den Ellbogen fest anbeugen, die Untersucherin gibt Widerstand, um die Agonisten stark anzubahnen, die Antagonisten dementsprechend stark zu hemmen. Dann gibt die Untersucherin ihren Widerstand plötzlich auf. Bei einer gesunden Person wird sich der Ellbogen ganz kurz nur wenige Grade weiter in die Flexion bewegen, der Antagonist, der M. trizeps brachii, wird sofort erregt werden und eine weitere Flexionsbewegung stoppen. Anders bei einer Person mit Kleinhirnläsion: Beim Loslassen des Widerstands wird der Ellbogen weit und heftig in die Flexion bewegt werden, bis die Hand schließlich die Schulter berührt. Der Antagonist war so stark gehemmt worden, dass eine schnelle Erregung, die zum Stoppen der Flexionsbewegung notwendig ist, nicht zustande kommen kann.

Diadochokinese: Um sie zu testen, wird die sitzende Person gebeten, ihre beiden Oberschenkel ganz schnell abwechselnd mit der Handfläche und dann dem Handrücken zu berühren. Dies ist eine Aufforderung zum schnellen Wechsel zwischen Pronation und Supination, d.h. eine Aufforderung zum schnellen Wechsel von Erregung und Hemmung von Pro- und Supinatoren. Da es auch hierbei, bedingt durch die geforderte Geschwindigkeit, zu einer relativ hohen Erregung des Agonisten kommt, wird wiederum der entsprechende Antagonist so heftig gehemmt, dass er nicht schnell genug von Hemmung auf Erregung umschalten kann. (Cave: Hemmung ist zu viel Erregung von hemmenden Zellen!)

Knie-Hacke-Versuch und **Finger-Nase-** oder **Finger-Finger-Versuch**: Diese Tests, die in Rückenlage ausgeführt werden, sind eine Nachfrage nach reziproker Innervation. Die Person mit Ataxie wird langsamer beginnen als eine gesunde Person, da sie weiß, dass die Aufgabe für sie schwierig ist. Sie versucht von Beginn an, mit dem Kortex zu agieren und zu korrigieren, was viel mehr Zeit kostet. Dann wird die Bewegung im freien Raum wackelig und mit vielen kleinen Kurven durchgeführt, während eine gesunde Person geradlinig auf das Ziel hinbewegen kann. Kurz vor Erreichen des Ziels, Kniescheibe oder Nasen- bzw. Fingerspitze, wissen sowohl die betroffene wie die gesunde Person, dass nun Präzision erforderlich ist, der Tonus steigt. Dies wird bei der gesunden Person kaum Auswirkungen haben, alles was zu beobachten ist, ist eine geringfügige Verlangsamung der Bewegung. Die Person mit Ataxie hingegen zeigt einen Intentionstremor, welches Korrekturversuche der Korrektur der Korrektur sind; jeweils überschießend.

> Steht die Diagnose Kleinhirnläsion einmal fest, werden all diese Tests positiv sein. Allerdings ist der Umkehrschluss nicht zulässig! Sind alle diese Tests positiv, so muss es nicht gezwungenermaßen eine Kleinhirnläsion sein. Zu ataktischen Bewegungen kann es auch aus den verschiedenen anderen Gründen kommen.

Zu diesen Gründen gehören

- Störungen der Informationsweiterleitung über die peripheren Nerven, z.B. bei einer Polyneuropathie, besonders aber einer Polyradikulitis,
- Störungen der Informationsweiterleitung im Rückenmark, z.B. bei einem Tumor der Hinterstränge, Tabes dorsales, dorsal gelegene Entmarkungsherde einer multiplen Sklerose.

In diesen Fällen erhält das Kleinhirn die Informationen zu langsam oder nicht ausreichende bzw. gar keine Informationen. So kann es den jeweiligen Istzustand der Situation nicht feststellen, also auch nicht korrigierend eingreifen. Die Korrektur kann in diesen Fällen ausschließlich über die Augen stattfinden, d.h. über die kortikale Kontrolle, welche deutlich langsamer ist (s.o.). In den folgenden Beschreibungen wird jedoch von einer Ataxie aufgrund einer Läsion des Kleinhirns ausgegangen!

Zusammenfassung der Pathopysiologie

Ataxie, ataktische Bewegungen, Dysmetrie, Tremor in Ruhe, Intentionstremor, Dysdiadochokinese, positives Rebound-Phänomen etc. kommen pathophysiologisch durch überschießende Exitation, mangelnde hemmende Kontrolle und damit durch gestörte reziproker Innervation zustande. Das bedeutet, dass dies nachzufragen und zu verbessern genau das Hauptziel in der Physiotherapie sein muss.

Grundlegende Behandlungsprinzipien

Um deutlich zu machen, was für eine Person mit Ataxie eher leicht auszuführen sein wird und was eher schwierig, möchte ich die neurophysiologischen Bedingungen verschiedener Maßnahmen beleuchten. So soll verständlich werden, warum welche Maßnahmen wie ausgeführt werden müssen und warum andere nicht sinnvoll sind.

Es muss davon ausgegangen werden, dass Personen mit Ataxie, um Alltagsbewegungen durchführen zu können, ihre Kompensationsstrategien finden. Diese müssen gehemmt werden, damit normale Gleichgewichtsreaktionen erarbeitet werden können.

> **!** Kompensation ist die „Spastik" der Personen mit Ataxie!

Bevorzugte Kompensationshaltungen sind

- Der Kopf wird nach ventral transladiert und die obere HWS wird lordosiert. In dieser Position wird er fix und fest gehalten wie ein Anker. Dies vermindert deutlich die Bewegungen und das Labyrinth erhält weniger Informationen. So wird das vestibulospinale System weniger stimuliert, es ist inaktiver, die selektive Extension des Rumpfes wird dadurch weitererschwert, was mehr Kompensation notwendig macht. Konsequenz: die Therapeutin muss die HWS mobilisieren.
- Die Schultergürtel werden im Sitzen häufig nach ventral und kranial gezogen, die Arme adduziert und innenrotiert, die Ellbogen extendiert, damit die Hände seitlich aufgestützt werden können. Im Stehen und Gehen werden die Schultern hochgezogen, innenrotiert, die Ellbogen flektiert und entweder seitlich herausgeschoben oder an den Rumpf geklemmt. Konsequenz: Mobilisation der Schultergürtel, Fazilitation von selektiven Armbewegungen, um über Bewegung den Tonus zu normalisieren. Therapievorschläge siehe S. 129 ff.
- Im Bereich der Beine: erhöhte Flexion in den Hüftgelenken, sodass die Füße nicht voll auf dem Boden stehen, flektierte Kniegelenke, dorsalextendierte Füße oder auf den Boden gedrückte Füße in Plantarflexion und Knie in Extension. Hüftgelenke mit erhöhtem Adduktorentonus, was nicht notwendigerweise zu einer Adduktionsstellung der Gelenke führen muss, sondern auch zum Hineinpressen der Femurköpfe in die Acetabuli (und damit zur beidseitigen Retraktion des Beckens) führen kann.

Wie man erkennen kann, benutzen Personen mit Ataxie die gleichen kompensatorischen (Massen-) Muster wie Personen mit zerebralen Läsionen: ein Massenmuster der Flexion, welches den Aufbau von selektiver Extension noch weiter erschwert, was wiederum zum Aufbau von überschießender Extension führt.

! Während die Therapeutin bei Personen mit zerebralen Läsionen in der Behandlung ständig auf auftretende assoziierte Reaktionen als Zeichen einer Überforderung achten muss, so muss sie in der Behandlung von Personen mit Ataxie ständig mit kompensatorischer Fixation rechnen.

Wegen des Hypotonus muss die Unterstützungsfläche eher klein, hart und stabil gewählt werden. Um den selektiven Aufbau von Extension zu erleichtern, wird ein kombiniertes Postural Set gewählt. Um nach Stabilität, d.h. reziproker Innervation auf hohem neurophysiologischem Niveau nachzufragen, wird eine vertikale Ausgangsstellung eingenommen, z.B. der aufrechte Sitz auf einer Bank oder einem Hocker und der Stand vor einer hohen Bank. Eventuell muss eine zweite Bank zur Sicherheit vor der Person oder seitlich neben ihr stehen.

Allgemeine Hinweise:
- Worte im Sinne von Hemmung wählen. Es empfiehlt sich eine eher leise und monotone Stimme und Sprechweise, da lautes und ruckartiges Sprechen den Haltungstonus stark erhöhen kann.
- Patienten neigen dazu, sich an die Hände der Therapeutin „anzulehnen", sich an ihnen zu fixieren. Deshalb mit „schmalen" Händen fassen. Sie dürfen keine unnötig große USF darstellen.
- Vor einem Wechsel der Hände muss sich die Therapeutin davon überzeugen, dass der Patient den entsprechenden Teil seines Körpers kontrolliert. Ein plötzliches Loslösen kann zum Gleichgewichtsverlust führen.
- In allen Bewegungen ist eine gute reziproke Innervation zwischen den beiden Hauptkörperschwerpunkten Becken und ZSP notwendig, bei Personen mit Ataxie ist sie fast immer stark gestört. Das bedeutet, dass bei der Ausführung aller Behandlungssequenzen darauf geachtet werden muss!
- Immer wieder den kompensatorischen Hypertonus des Schultergürtels senkend beeinflussen.

4.1 Fallbeispiele: Antonia, Miguel Angel und Alfonso

4.1.1 Antonia

▎*Antonias Problem: Ataxie nach Thrombose der A. basilaris*

Antonia ist eine 45-jährige Frau, die eine Thrombose der A. basilaris erlitt und aufgrund der dadurch entstandenen Kleinhirnläsion eine Ataxie hat.

Antonias Befund

Abb. 4.2 zeigt Antonia sitzend, sich mit Hilfe beider Arme kompensierend in der Position haltend. In **Abb. 4.3** erkennt man die entstehenden Probleme, wenn die Kompensation der Arme nicht erlaubt wird. Das Becken kippt nach posterior zurück, der Rumpf ist im Postural Set „lockerer Sitz" in einem kompletten Flexionsmuster, in welchem die rotatorischen Bewegungen, die der ZSP bei den Stellreaktionen des Rumpfes durchführen muss, nicht möglich sind.

Eine Schädigung verschiedener Hirnnerven (u.a. der Nn. glossopharyngeus, hypoglossus, facialis) verursacht eine Dysarthrie und die Ptosis des linken Auges. Antonias optische Stellreaktionen sind dadurch weiterhin beeinträchtigt.

Antonias Behandlung

Meine **Behandlungsziele** sind:
- Erarbeiten der Vertikalen, d.h. reziproke Innervation der gesamten Rumpfmuskulatur auf hohem neurophysiologischem Niveau,
- proximale Stabilität (Becken und ZSP) bei distaler Mobilität (Kopf, Arme).

Dazu müssen sich die Equilibrium- und Stellreaktionen von Kopf und Rumpf verbessern. Für den Alltag bedeutet das eine Verbesserung der funktionellen Manipulationen. Antonia kann leichter allein die persönliche Hygiene am Waschbecken durchführen, sich leichter an- und ausziehen, essen, lesen, schreiben, malen, basteln etc.

Im Folgenden stelle ich einige **Therapiebeispiele** vor.

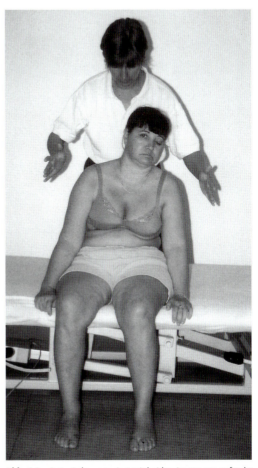

Abb. 4.2 Antonia kompensiert mit beiden Armen, um aufrecht sitzen zu können.

Fazilitieren der Stellreaktionen des Rumpfes im aufrechten Sitz bei stabiler Unterstützungsfläche

Zu Beginn der Behandlung befindet sich Antonia im aufrechten Sitz. Ich fazilitiere die Stellreaktionen des Rumpfes vom ZSP aus. Hierbei liegt die Betonung nicht nur auf angepasstem Mitbewegen Antonias, sondern auch auf dem Halten an verschiedenen Punkten auf dem Wege zur Seite oder zurück zur Mitte, bzw. nach dorsal/ventral und zurück zur Mitte. Sobald ein Stossen der Füße auf den Boden besteht, welches den Tremor der Beine verursacht,

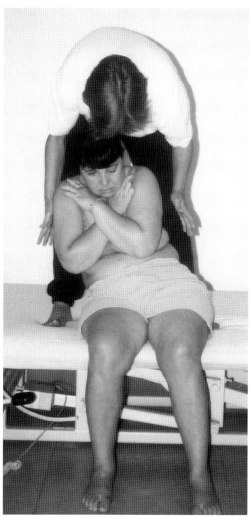

Abb. 4.3 Ohne kompensierende Arme werden die Probleme deutlich.

helfen die Aufforderungen „die Beine loslassen", „sinken lassen", „nicht stoßen" und ähnliches. Wenn bei Bewegungen zur Seite immer wieder die Arme in (normalen, jedoch zu früh auftretenden) Stützreaktionen benutzt werden, empfehle ich ihr, die Hände auf die jeweils gegenüberliegende Schulter zu legen und dort zu belassen.

Auch können die Arme mit in diese Bewegungen einbezogen werden, z.B. mit der Vorstellung oder besser der realen Aufgabe, etwas greifen zu wollen. Ich stehe hinter Antonia, bewege mit meinen Knien ihren ZSP, korrigiere falls nötig mit einer Hand den Kopf oder die Schultergürtel und mit der anderen Hand die Bewegungen des Armes. Diese Arm-Hand-Bewegungen können an allen Haltepunkten durch-

geführt werden. Ziel ist es, den Rumpf zu stabilisieren, um distal zu bewegen (**Abb. 4.4**).

! Patienten neigen dazu, sich mit den Armen an der Hand der Therapeutin zu fixieren! Daher an der Dorsalseite der Hand greifen und Bewegungen des Handgelenks mit einbeziehen. Die Ellbogen werden leicht in der Endstellung der Extension blockiert und bei Aufforderung zum Loslassen wird dies ruckartig ausgeführt – das bedeutet, dass graduiertes Extendieren und Loslassen nahe der Endstellung wiederholt werden sollten.

Dann kann der Sitz mit übergeschlagenen Beinen erarbeitet werden bzw. die Bewegungsmöglichkeiten des Rumpfes in dieser Position: zuerst das Halten der Position, dann das Bewegen von Kopf und Armen in dieser Position.

Für die folgenden Behandlungssequenzen brauche ich zu Beginn eine angelernte Hilfsperson, die entweder den ZSP stabilisiert und bei der Erhaltung oder Wiedergewinnung des Gleichgewichts ohne Kompensation, sondern mit normalen Equilibrium- und Stellreaktionen hilft. Ich bleibe gleichfalls dicht bei der Patientin. Antonia wird viel Bewegungsfreiheit gelassen, aber wir helfen, eventuelle überschießende Bewegungen zu begrenzen.

Im aufrechten Sitz in der Körpermitte und später dann auch bei einseitiger Gewichtsübernahme mit übergeschlagenen Beinen können die folgende Aktivitäten durchgeführt werden:

Ich bewege mit Antonia zusammen deren Hände abwechselnd nach vorne und oben. Zuerst werden die Arme langsam und konzentriert frei durch die Luft bewegt. Dabei sollen sich unsere Hände berühren, erst abwechselnd, dann beide gleichzeitig und gegengleich. Dann kommen Ablenkungen hinzu, z.B. durch die Hilfsperson, die Antonia einen Luftballon zuwirft, den sie mit den Händen abwechselnd, auch einmal mit dem Kopf berühren soll. Der Luftballon kommt immer schneller, danach ein größerer, leichter Ball, den sie mit den Händen abwechselnd, mit beiden, fangen und werfen soll (**Abb. 4.5**). Ein gut springender Ball, z.B. ein kleiner Pezziball, wird ihr zugeprellt und soll mit einer Hand zurückgeprellt werden oder aber erst gefangen und dann mit beiden Händen zurückgeprellt werden.

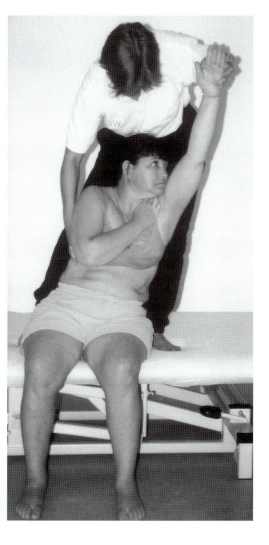

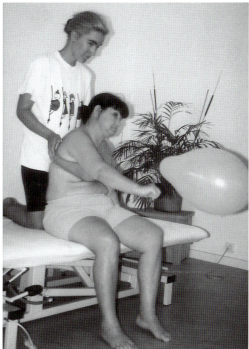

Abb. 4.5 Antonia soll den immer schneller ankommenden Luftballon mit der Hand berühren.

◄ **Abb. 4.4** Bei stabilisiertem Rumpf wird von distal bewegt.

! Patienten neigen dazu, sich über Erhöhung des Flexiontonus in den Hüftgelenken Stabilität zu holen, die Füße schweben dann in der Luft oder berühren den Boden nur noch leicht mit den Zehenspitzen. Dies hat zur Folge, dass das Becken leicht nach posterior eingestellt ist, was den gesamten Rumpf nach hinten verlagert: in eine andere Position, die in Bezug zur Schwerkraft leichtere! So muss die gesamte ventrale Muskulatur eindeutig als Agonist arbeiten, um das Fallen nach hinten zu verhindern. Korrektur der Position zurück zum aufrechten Sitz wird notwendig.

Neurophysiologische Aspekte

Die reziproke Innervation verändert sich von der Stabilisation mit ausgewogenem Tonus zum Halten mit den Agonisten Flexoren und Antagonisten Extensoren: Das entspricht einem niedrigeren neurophysiologischen Niveau der reziproken Innervation.

Im aufrechten Sitz können weiter die Aktivitäten der Füße und Beine erarbeitet werden. Antonia soll abwechselnd die Füße mit der Ferse weiter vorn aufsetzen und dann zurück. Ich helfe beim Bewegen des einen und beim Stabilisieren des anderen Beins. Dann knie oder setze ich mich vor der Patientin auf den Boden, fasse einen Fuß und hebe ihn an, mit der anderen Hand helfe ich, das andere Bein zu stabilisieren. Dies kann abwechselnd durchgeführt wer-

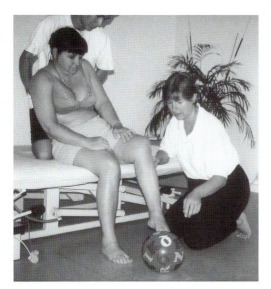

Abb. 4.6   Antonia kickt den Ball zurück und stabilisiert den anderen Fuß.

den, zuerst langsam, dann etwas schneller, vor allem aber rhythmisch. Ich rolle ihr einen Ball zu, den sie mal mit dem einen, mal mit dem anderen Fuß zurückkicken soll (**Abb. 4.6**).

! Die Entfernung der Therapeutin bestimmt die Stärke, mit der der Ball zurückgekickt werden muss, d.h. den aufzubauenden Tonus. Es ist empfehlenswert, nicht weit vom Patienten entfernt zu sein; zum einen, um einen graduierten Tonusaufbau zu fordern, und zum anderen, um bei einem eventuellen Verlust des Gleichgewichts rasch beim Patient zu sein, um ihn stabilisieren zu können.

Die folgenden Aktivitäten können derzeit mit Antonia noch nicht durchgeführt werden, wären aber nach vollzogenen weiteren Fortschritten günstig:

Um die Stabilität des Rumpfes, d.h. seine Equilibrium- und Stellreaktionen noch spontaner, schneller zu fordern, können die Aktivitäten mit dem Luftballon bzw. dem größeren, leichten Ball kombiniert werden. Eine Hilfsperson schubst den Luftballon zu und sagt, mit welcher Hand er zurückgeschubst werden soll. Dann rollt die Hilfsperson den Ball zu und sagt, mit welchem Fuß er zurückgekickt werden soll. Weiter kann die Hilfsperson den Ball werfen, der Patient fängt ihn mit beiden Händen auf. Die Hilfsperson sagt dann, ob er mit einer Hand (und mit welcher) oder mit beiden zurückgeworfen werden soll oder ob er zurückgekickt werden soll.

Die Bewegungen können noch weiter variiert werden, z.B. macht die Aufforderung, den Ball auf dem Boden zurückzurollen, eine starke Vorneigung notwendig. Statt Luftballon und Ball können auch ein Handtuch, ein Tennisring, ein schwerer Ball u.a. verwendet werden, um die Form, das Gewicht, die Konsistenz zu ändern. Diese Gegenstände können zuerst einzeln verwendet werden, dann abwechselnd, wodurch eine schnelle Tonusanpassung notwendig wird.

Ziel all dieser Aktivitäten ist die Stabilisierung der beiden wichtigsten Schlüsselpunkte: des ZSP und des Beckens.

Weitere Möglichkeiten der Fazilitation der Stellreaktionen des Rumpfes bei mobiler Unterstützungsfläche:

Ist die Stabilität im Sitz auf der festen Bank zufriedenstellend, so kann die Unterstützungsfläche mobiler gestaltet werden. Dazu eignen sich der Sitz auf einer mehrfach zusammengefalteter Gymnastikmatte, der „Erdnuss", dem aus zwei zu einem verschmolzenen Pezziball, dem Pezziball, dem Sportkreisel.

Im Sitz auf diesen Geräten kann eine graduierte Knieextension recht gut erarbeitet werden, z.B. durch die Aufforderung vorsichtig zu hüpfen. Dabei muss darauf geachtet werden, dass die Kraftrichtung nicht nach hinten, sondern nach vorne oben geht!

! Muss die Therapeutin dabei den Patienten und die Unterstützungsfläche stabilisieren, so hat sie die Situation überschätzt und sollte eine stabilere Unterstützungsfläche wählen!

Zeigt sich, dass die Aktivitäten auf stabiler Unterstützungsfläche in der Vertikalen noch sehr schwierig sind, so können sie in einigen Behandlungssequenzen in Rückenlage vorbereitet werden.

Neurophysiologische Aspekte

Aus neurophysiologischer Sicht hat die Rückenlage die folgenden Nach- und Vorteile:
Nachteile: Die große Unterstützungsfläche lässt den ohnehin niedrigen Haltungstonus weiter absinken. Bewegungen gegen die Schwerkraft müssen auf der Basis dieses niedrigen Tonus ausgeführt werden. *Vorteile*: Die beiden Hauptkörperschwerpunkte, Becken und ZSP, sind auf der Unterlage abgelegt und müssen nicht wie in der Vertikalen aufwendig aktiv stabilisiert werden. Sie bilden sich damit gegenseitig einen stabilen Referenzpunkt, gegen den sie sich bewegen können.

Beide zusammen bilden das Punctum stabile für Bewegungen der Arme und Beine. Das bedeutet, das die gesamte hemmende Kontrolle der Korrektur der überschießenden Bewegungen der Extremitäten gewidmet werden kann.

Der Weg vom Sitz in die Rückenlage geschieht über die Nutzung der Stellreaktionen. Entsprechend wird er fazilitiert, wobei insbesondere auf die adäquate Zusammenarbeit zwischen Becken und ZSP geachtet wird. Eine Hilfsmöglichkeit für Therapeuten ist das seitliche Fassen am Thorax, um die Bewegung vom ZSP aus zu fazilitieren und zu kontrollieren (s. Fallbeispiel Raquel, S. 67).

Genau wie bei Personen mit Hemiparese oder Betroffenen mit einer Tetrasymptomatik muss der für die Rückenlage normale Haltungstonus mit kleinen Bewegungen der Schultern und des Kopfes gegen den ZSP sowie kleinen justierenden Bewegungen des Beckens erst erarbeitet werden.

Selektive Bewegungen des Beckens gegen den ZSP können mit angestellten Beinen, die Füße exakt in Hüftgelenksbreite unter den Knien aufgestellt, ausgeführt werden. Dabei wird nach posterior bewegt, das Becken wird angehoben und soll bleiben. Es wird angehoben und nach rechts und links abgelegt; angehoben, dann gedreht, d.h. mal sinkt die rechte, mal die linke Beckenhälfte etwas ab und wird wieder angehoben. Die Therapeutin hilft beim Stabilisieren.

Die überschießende Bewegung kann dazu führen, dass nicht nur selektiv das Becken angehoben wird, sondern der ganze Rücken mitsamt dem ZSP! In diesem Fall braucht der Patient eine stabilisierende Hand auf dem Sternum, um den ZSP als stabilen Referenzpunkt fühlen zu können.

! Patienten neigen dazu, die Knie aneinander zu fixieren, diese muss dann die Therapeutin voneinander lösen und beim Stabilisieren helfen. Kopf, Schultergürtel und Arme können leicht kompensieren. Es ist zu kontrollieren, ob sie abliegen oder aber, ob sie auf die Unterlage gedrückt werden, um mit dieser Tonuserhöhung mehr Stabilität für die Beckenbewegungen zu erlangen.

Weiter kann ein Bein abgelegt werden, das andere wird von der Therapeutin am Fuß gefasst und in die Flexion fazilitiert, dann zurück Richtung Unterstützungsfläche, in Kombination mit Abduktion, Adduktion, Außen- oder Innenrotation. Dasselbe kann wiederholt werden, während das andere Bein angestellt ist und stabilisiert werden muss.

! Patienten neigen dazu, die Knie in der Endstellung der Extension zu blockieren. Bei der Aufforderung, dies zu kontrollieren, wird ruckartig flektiert, das bedeutet, dass in dieser Position graduiertes Loslassen in die Nähe der Endstellung wiederholt werden sollte.

Die Rückenlage und der damit stabile ZSP kann auch genutzt werden, um koordinierte Armbewegungen durchzuführen: Die Therapeutin steht am Kopfende der Bank und greift die Handrücken des Patienten. So fazilitiert sie Bewegungen der Arme

- seitengleich nach oben Richtung Zimmerdecke und nach unten Richtung Gesicht des Patienten,
- reziprok, während sich ein Arm nach oben streckt, lässt der andere nach unten nach (**Abb. 4.7**) oder während sich ein Arm nach außen bewegt, bewegt sich der andere nach oben. Es sind viele Kombinationen möglich.

Die Therapeutin gibt der Patientin eine Kartonrolle in beide Hände. Um diese liegt ein Ring, der etwas größer ist und somit gut von einem Ende zum anderen rutschen kann. Die Aufgabe ist nun, diesen Ring langsam von einem Ende zum anderen zu bewegen: dazu muss die Patientin einen Arm nach oben strecken, den anderen nach unten nachlassen. Die Tatsache, dass sie den Ring sehen kann und damit weiß, wann er beginnt sich zu bewegen, wird ihr helfen, den Tonus anzupassen. Um die Aufgabe etwas zu erschweren und eine schnellere Reaktion zu fordern, wird ein kleiner Stein in die an beiden Enden verschlossene Rolle gesteckt. Die Patientin soll nun diesen Stein, dessen Bewegung innerhalb der Rolle hörbar ist, von einem Ende zum anderen bewegen. Je nach Bewegungsgeschwindigkeit und je nach Tonushöhe bewegt sich der Stein schneller und trifft lautstark oder leiser ans Ende der Rolle. Die Aufgabe ist, ihn langsam und leise zu bewegen (**Abb. 4.8**).

Die Rolle kann dann auch geöffnet werden, die Patientin verschließt die Enden mit einem Finger, d.h. wenn der Stein schnell heranrollt, kann er herausfallen, also muss die Rolle langsam bewegt werden.

Eine weitere Möglichkeit, Zielbewegungen zu erarbeiten, ergibt sich mit einer Rolle aus Moosgummi. Die Therapeutin gibt Ziele an, die die Patientin mit der Rolle berühren soll. Dies ist im Grunde die gleiche Aktivität, wie sie bereits in der Position Sitz beschrieben wurde. Dort wurde sie mit

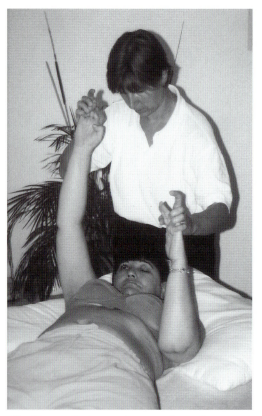

Abb. 4.7 In Rückenlage werden reziproke Armbewegungen durchgeführt.

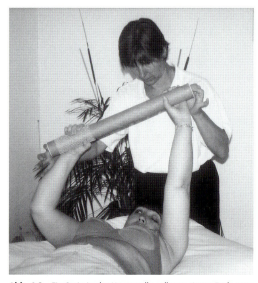

Abb. 4.8 Ein Stein in der Kartonrolle soll von einem Ende zum anderen gerollt werden.

der Hand ausgeführt angegeben. Die leichtere Situation in Rückenlage wird für eine Erschwerung der eigentlichen Bewegung genutzt: ein Ziel mit einer Verlängerung des Armes (in Form einer Rolle) zu berühren ist schwieriger als mit der normalen Armlänge.

! Wegen der oben bereits erwähnten Tendenz, die Ellbogen in Endstellung zu fixieren, sollten die Ziele nicht zu hoch angegeben werden und in ihrer Höhe variieren.

Kartonrollen sind Abfallprodukte im Haushalt. Es gibt sie mit den verschiedensten Durchmessern. Das kann genutzt werden. Die Patientin hält zwei verschiedene Rollen in jeweils einer Hand und soll die eine in die andere schieben. Dabei soll sie die Rollen horizontal, vertikal und in allen möglichen anderen Winkeln halten.

Neurophysiologische Aspekte

Während bei den vorherigen Aktivitäten beide Arme gleichzeitig reziprok arbeiten müssen, sich jedoch aneinander stabilisieren können, müssen sich bei der letztgenannten Aktivität beide Arme unabhängig voneinander im freien Raum bewegen.

Zur Arbeit in Rückenlage gehört auch das Verlassen der Ausgangsstellung und der Übergang in den Sitz. Dabei wird der Ablauf der normalen Bewegung mit Hilfestellung nachvollzogen: entweder distal an beiden Händen oder distal am Handgelenk des Stützarmes und proximal an der gegenüberliegenden Schulter (S. 78). Das wichtigste Ziel in der Rehabilitation ist jedoch eine gute oder zumindest ausreichende Stabilität in der Vertikalen. Diese kann in Rückenlage bestenfalls vorbereitet und muss jedoch im Sitz, besser noch im *Stand* erarbeitet werden:

Fazilitation der Stellreaktionen im Stand

Das Aufstehen vom Sitz in den Stand ist wie immer der Beginn der Erarbeitung des Gleichgewichts im Stehen. Die Bank sollte relativ hoch gestellt sein, damit der Aufbau von Extension erleichtert wird. Eine vorbereitende Mobilisation der Füße kann der Vorbereitung dienen. Das Ziel liegt in der Normalisierung des Haltungstonus, der insbesondere in den Plantarflexoren aufgrund der Kompensation heraufgesetzt sein kann (s. Fallbeispiel Raquel, S. 82).

Neurophysiologische Aspekte

> Das neurophysiologische Ziel der Mobilisation der Füße ist die Stimulation des vestibulären Systems, welches für die Equilibriumreaktion des Rumpfes und der Füße zuständig ist.

Die Probleme einer Person mit Ataxie sind andere als die einer Person mit Hemiparese und assoziierten Reaktionen. Der Ablauf des Aufstehens birgt die folgenden Schwierigkeiten, die vielen Patienten gemeinsam ist: Sie beginnen bereits beim Hinstellen der Füße. Das erfordert eine selektive Dorsalextension im oberen Sprunggelenk und gleichzeitig eine Flexion im Kniegelenk, was so nicht geleistet werden kann. Die Füße stehen also *irgendwie*, zufällig. Die selektive anteriore Bewegung des Beckens kann nicht erfolgen, die Patienten beugen sich oftmals gleich mit flektiertem Rumpf nach vorn. Hat ein Patient Glück mit seinen Proportionen und ist der Oberkörper auch mit posteriorer Beckenstellung lang genug, gelangt der ZSP oberhalb der Mitte seiner Füße in die Unterstützungsfläche.

Die Extension der Knie zum Ablösen des Gesäßes vom Stuhl gelingt nicht langsam und graduiert, sondern der Extensionstonus wird ruckhaft und übermäßig aufgebaut, sodass das Aufrichten eher als ein „Hochschießen" bezeichnet werden muss, es ist keine kontrollierte Bewegung. Die posteriore Bewegung des Beckens findet nicht statt, die Bewegung des ZSP um seine eigene Achse nach posterior hingegen läuft ungebremst zu weit. Er wird nicht mit den oberen Bauchmuskeln nach ventral und kaudal stabilisiert und kann so keinen stabilen Referenzpunkt für die posteriore Beckenbewegung bilden.

Beide Schultergürtel ziehen im Extensionsmassenmuster nach hinten in die Retraktion.

Die meisten Patienten spüren, dass die Bewegung übermäßig und unbegrenzt ist und versuchen automatisch zu korrigieren. Die propriozeptive Information über die durchgeführte Bewegung gelangt über die oben beschriebenen schnellen Fasern zum Spinozerebellum. Die Verarbeitung allerdings geschieht innerhalb der verschiedenen Anteile des Kleinhirns gestört und benötigt zu viel Zeit, um Befehle zur Tonusanpassung rechtzeitig genug für die Korrektur der Bewegung in der Peripherie ankommen zu lassen. Die Innervation zur Korrektur ist außerdem übermäßig, sodass sich der Patient in einer äußerst frustrierenden Situation befindet: Er will sich bewegen, gibt die entsprechenden Befehle, diese führen zu einer überschießenden Bewegung, er spürt dies und will korrigieren, die Korrektur ist wiederum überschießend, er spürt dies und will korrigieren, die Korrektur ist wieder überschießend usw. Je feiner und kleiner er die Bewegungen ausführen will, umso mehr ähneln sie einem Tremor, was mit dem Begriff Intentionstremor beschrieben werden kann.

Fazilitieren der Bewegung des Aufstehens und Hinsetzens bei Antonia

Ich helfe Antonia die Füße in das richtige Alignement für das Aufstehen zu bringen. Dafür setzte ich mich auf die Bank, Antonia sitzt auf meinen Oberschenkeln, ihre Arme hängen locker seitlich am Rumpf (**Abb. 4.9**). Meine Hände fassen den ZSP seitlich. Nun beuge ich mich nach vorn und nehme Antonia, die die Bewegung initiieren soll, mit. Ich hebe mein Becken von der Bank, dadurch erhält sie den Stimulus, Gewicht auf die Füße zu übernehmen. Während ich mich aufrichte, achte ich darauf, dass der enge Kontakt zu Antonias Körper erhalten bleibt. So kann ich zum einen sehr viel fühlen und zum anderen sehr viel Stabilität geben. Meine Händen wechseln nun die Position, die eine lege ich unter Antonias linken Arm hindurch von vorn auf das Sternum, um die Aufwärtsbewegung des ZSP stoppen zu können. Meine andere Hand liegt auf den unteren Bauchmuskeln, um die posteriore Bewegung des Beckens zu fazilitieren.

> **!** Viele Patienten neigen dazu, sich mit den Schultergürteln und dem Kopf zu fixieren. Die Therapeutin muss taktil oder verbal dazu auffordern, den Kopf ein wenig zu bewegen und die Schultern locker herunterhängen zu lassen. Außerdem haben viele die Erfahrung gemacht, dass sie sich bedeutend sicherer fühlen, wenn die Füße weiter auseinander stehen und verstehen nicht immer gleich, warum die Therapeutin sie in eine solch unsichere Position bringt, die evtl. sogar Angst macht. Es muss erklärt werden, dass ihre Beobachtung, auf größerer USF sicherer zu sein, richtig ist, aber dass in der Therapie gerade an den Grenzen gearbeitet werden muss. Außerdem kann die Therapeutin auf die Sicherheitsvorkehrungen hinweisen (Behandlungsbank, Rückenlehne eines fixierten Stuhls, Wand, Gehbarren o.a.).

Bisher stabilisierte ich Antonia maximal, nun verringere ich den Kontakt zu ihrem Rumpf und den Druck meiner Hände. Sie muss zunehmend ihre vertikale Haltung allein stabilisieren. Die gleichen Hilfen können beim Stehen im Schrittstand und bei Gewichtsverlagerungen auf das vordere Bein und

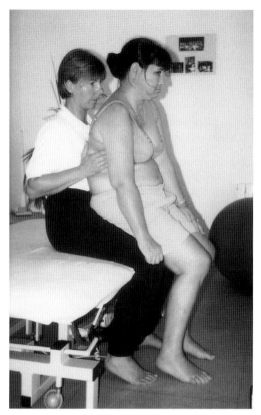

Abb. 4.9 Aus dieser Position kann die Therapeutin das Aufstehen fazilitieren.

zurück auf das hintere gegeben werden (**Abb. 4.10**). In dem Maße, wie dies gelingt, reduziere ich die Hilfen weiter, bleibe aber „dicht an der Patientin dran".

❗ In dieser Position neigen die Patienten dazu, die Knie zu blockieren. Mit den eigenen Knien stimuliert die Therapeutin in den Kniekehlen des Patienten und fordert verbal auf, diese loszulassen. Das kann sehr ruckartig geschehen, was zu einer Korrektur führt, die wiederum überschießend ist und in die Blockierung zurückführt. Hält der Patient die Knie daraufhin in deutlicher Flexion, fordert die Therapeutin verbal zu einer vorsichtigen Extension auf, um die Knie in Nullstellung bzw. in 1–2° Flexion zu führen. Eine Stabilisierung der Knie gelingt oft erst nach vielen, vielen Versuchen.

Eine andere Position zur Arbeit im Postural Set-Stand ist vor der hohen Bank, auf der eventuell eine zweite Therapeutin sitzt, um gegebenenfalls den ZSP zu stabilisieren. Ich sitze auf einem Hocker vor

Antonia und fazilitiere das Becken bzw. den ZSP. Je besser Antonia die vertikale Position stabilisiert, desto mehr Bewegung kann ausgeführt werden, um diese Stabilität für funktionelle Aktivitäten zu nutzen. Der Kopf soll in alle Richtungen schauen, die Arme sollen aus ihrer „über Kreuz Haltung" herausbewegt werden, locker seitlich am Körper hängen und die Hände dann wieder auf die Schultern gelegt werden. Die Hände sollen verschiedene Ziele berühren, Gegenstände, die ich vorher vorbereitend hingestellt habe oder die Hände einer Hilfsperson.

Das Alignment aller Schlüsselpunkte im Stand zu erreichen und zu erhalten ist für Antonia nicht einfach. Immer wieder blockieren ihre Knie in Hyperextension. Ich helfe ihr, sie zu deblockieren, indem ich mit meiner linken Hand den ZSP ein wenig nach ventral kaudal fazilitiere und mit meiner rechten Hand das Becken in die posteriore Bewegung. Das hilft, das linke Knie aus der Hyperextension herauszuholen. Antonia soll bei dieser Fazilitation mit spüren und das Knie dann in ein bis zwei Grad Flexion stabilisieren (**Abb. 4.11**).

Nun können all die Aktivitäten wiederholt werden, die zuvor im aufrechten Sitz durchgeführt wurden. Auch sollte das Aus- und Anziehen der Oberkörperbekleidung im Stand durchgeführt werden. Wobei es sein kann, dass das Ausziehen zu Beginn der Behandlung im Sitz durchgeführt werden muss, das Anziehen am Ende der Behandlung im Stand.

❗ Sollte sich dabei die Stabilität verschlechtern, empfehle ich ein erneutes Hinsetzen. Die Therapeutin bleibt hinter dem Patienten und setzt sich auf die Bank, ihn mitnehmend. Das hat den Vorteil, dass die Patienten zumeist einen großen Teil ihres Gewichts auf ihren Beinen behalten, also den Haltungstonus nicht weit absenken, um der Therapeutin nicht ihr ganzes Gewicht zuzumuten. Diese Tonuslage erlaubt ein leichteres Wiederaufstehen und erneutes Erarbeiten der Stabilität in der Vertikalen wie vorher.

Im Stand soll weiter das Verlagern des Gewichts nach rechts und links durchgeführt werden. Auch hier ist zum einen die Begleitung der Bewegung durch Antonia das Ziel, aber auch das Halten an jedem denkbaren Punkt des Bewegungsweges. Ist das Gewicht voll auf einem Bein angekommen, muss die seitliche Bewegung gestoppt werden. Das Knie des belasteten Beins sollte in Nullstellung bzw. 1–2°-Flexion stabilisiert werden, das andere Knie soll losgelassen werden und locker in Flexion „fallen".

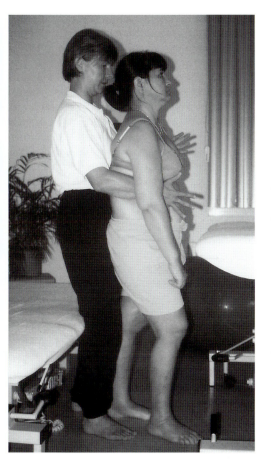

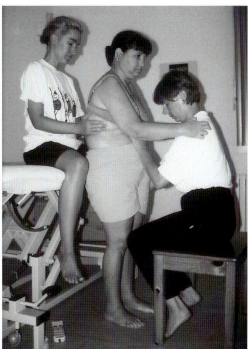

Abb. 4.11 Antonia soll ihr Knie in 1–2°-Flexion stabilisieren.

◀ **Abb. 4.10** Im Schrittstand werden die Hilfen der Therapeutin abgebaut.

! Wenige Patienten können zu Beginn die Seitwärtsbewegung stoppen. Sie schießen über das Ziel hinaus. Daher sollte die Therapeutin zu beiden Seiten eine Sicherheit vorbereitet haben (Behandlungsbank, Rückenlehne eines fixierten Stuhls, Wand, Gehbarren o.a.).

Weiterhin kann auch das Anziehen der Hose, Strümpfe und Schuhe im Stand, angelehnt an die Behandlungsbank, therapeutisch genutzt werden, sicherlich mit viel Hilfe.

Ist eine gewisse Stabilität im Parallelstand erreicht, so kann der Schrittstand eingenommen werden. Ich empfehle, das kontrolliertere Bein zunächst nach hinten zu stellen. Nun können die gleichen Aktivitäten durchgeführt werden wie im Parallelstand.

Wenn Patienten dabei das Gleichgewicht verlieren, so empfehle ich, sie nicht sofort festzuhalten, sondern sie zuerst spüren zu lassen, dass sie „fallen" und wohin sie „fallen", und abzuwarten, ob sich nicht doch Stellreaktionen zeigen. Diese Vorgehensweise muss dem Patienten vorher mitgeteilt werden, damit er sich sicher fühlt und weiß, dass die Therapeutin seine Bewegungen konzentriert verfolgt und bei einem Scheitern der Wiedererlangung des Gleichgewichts die Sicherheit vor dem Hinfallen gewährleistet.

Neurophysiologische Aspekte

Das ZNS wird nur dann Stellreaktionen initiieren, wenn sie *notwendig* sind. Wird zu früh festgehalten oder benutzt der Patient zu früh seine Stützreaktionen, werden sie nicht angebahnt.

Ist die Stabilität im Parallelstand zufriedenstellend, so kann eine mobilere Unterstützungsfläche gewählt werden. Wieder bieten sich die Gymnastikmatte an, einfach, doppelt oder mehrfach gefaltet, sowie das Trampolin (Minitram).

Fazilitation des Schreitens und Gehens

Das Gehen wurde im Kapitel 2 bereits als Schreiten und Gehen unterschieden. Viele Personen mit Ataxie können eher rennen als gehen oder schreiten. Bleibt man bei der Beschreibung, dass Gehen das ständige Verlieren und Wiedergewinnen des Gleichgewichts ist, so befindet man sich beim schnellen Gehen nicht im Gleichgewicht, eine Situation, die die Person mit Ataxie mit Leichtigkeit beherrscht. „Gleichgewicht ist Ruhe" (McMillan 1984). Dies ist für niemanden wichtiger als für eine Person mit Ataxie. Ich empfehle daher, mit Personen mit Ataxie das Schreiten zu erarbeiten. Also nacheinander den Schritt, die Gewichtsverlagerung auf das vordere Bein, den nächsten Schritt, die Gewichtsverlagerung auf das vordere Bein usw. Da bei der Ataxie, wie bereits mehrfach erwähnt, das größere Problem nicht das Bewegen, die Mobilität, sondern das Halten, die Stabilität, ist, sollte man Haltephasen einschieben: Schritt – Halt – Gewichtsverlagerung auf das vordere Bein – Halt – Schritt – Halt – Gewichtsverlagerung auf das vordere Bein – Halt – Schritt – Halt – usw.

Das Schreiten kann in der oben beschriebenen Position, die Therapeutin in engem Kontakt hinter der Patientin, ausgeführt werden. Dazu muss die Therapeutin hochkonzentriert sein, denn sie kann nur fühlen und ahnen, wo sich deren Füße und damit die Unterstützungsfläche befindet. Je nach Größen- und Gewichtsverhältnissen und nach Erfahrung der Therapeutin empfehle ich, eine Hilfsperson hinzuzuziehen. Diese sollte keine Anweisungen geben, sondern nur zur Sicherheit, im Falle eines Falles, da sein.

Dass eine Person mit schwerer oder auch nur mittelgradiger Ataxie ohne Hilfsmittel das Gehen wieder erlangt, ist äußerst schwierig bis nicht zu erreichen. Ein wichtiger Schritt zur Selbstständigkeit ist das Gehen mit einem Hilfsmittel. Dazu bietet sich ein Rollator an. Es gibt zwei Typen von Rollatoren, die mir geeignet erscheinen: Zu Beginn derjenige, der vorne zwei Räder und hinten zwei Stopper hat; später der mit vier Rädern, von denen zwei mit Handbremse gestoppt werden können.

Das Benutzen dieses Hilfsmittels muss erarbeitet werden!

! Patienten neigen dazu, den Rollator weit vor sich her zu schieben und sich so stark in Flexion zu neigen. Die Gewichtsverlagerung auf das vordere Bein ist dann unzureichend, das Becken bleibt viel zu weit hinten, wenn bereits das andere Bein gelöst und nach vorn gesetzt wird. Um Gewichte nach vorn zu holen, ziehen sie am Rollator, der sich vorn anhebt. So kann es zum Sturz nach hinten auf das Gesäß und den Hinterkopf kommen.

Das bedeutet, dass die Therapeutin mit dem Patienten und dem Rollator gehen muss, im Prinzip in der gleichen Weise wie ohne dieses Hilfsmittel und wie bereits oben beschrieben. Sie muss insbesondere den Rhythmus der Schritte und des Vorschiebens des Rollators vorgeben, z.B.: Rollator, Schritt rechts, Rollator, Schritt links. Dabei empfehle ich, weniger die Spielbeinphase des einen Beines verbal anzugeben, sondern vor allem die Gewichtsverlagerung des Beckens über den vorderen Fuß, d.h. die Standbeinphase taktil zu fazilitieren und eventuell verbal zu unterstützen. Also: Rollator, Schritt rechts, Becken vor, Rollator, Schritt links, Becken vor, Rollator, Schritt rechts, Becken vor, Rollator, Schritt links, Becken vor usw.

Zusammenfassung

Personen mit Ataxie leiden unter einer Verringerung oder gar Verlust der hemmenden Kontrolle im Kleinhirn und somit unter Verlust der Korrektur der Informationen, welche von Kortex, Basalganglien und anderen Zentren in die Peripherie geleitet werden. Daher ist ihr größtes Problem die Feinabstimmung der reziproken Innervation und daraus folgend die räumliche und zeitliche Koordination der Bewegungsmuster. Hauptschwerpunkt der Behandlung sollte in der Erarbeitung der proximalen Stabilität liegen, um distale Bewegungen kontrollierter und weniger überschießend zu ermöglichen.

Ergänzend zur Behandlung nach dem Bobath-Konzept kann sich eine Behandlung im Wasser nach der Halliwick-Methode von James McMillan, als sehr positiv erweisen.

4.1.2   Fallbeispiele: Miguel Angel und Alfonso

Miguel Angel ist 31 Jahre alt und erlitt vor 7 Jahren bei einem Autounfall ein Schädel-Hirn-Trauma. Als Hauptsymptom ist davon eine zerebelläre Ataxie zurückgeblieben. Er ist überwiegend selbstständig, braucht aber beim Gehen, vor allem draußen, Begleitung von einer Person. Das Ziel der Behandlung ist es, das Gleichgewicht im Stehen und vor allem beim Gehen weiter zu verbessern, damit er auch darin unabhängig wird.

Alfonso ist Maurer von Beruf. Er hatte ein peri-mesenzefalisches Hämatom vor knapp zwei Jahren.

Befund Miguel Angel

Alle oben angegebenen Tests sind positiv. Seine re-ziproke Innervation ist deutlich gestört, er ist nicht in der Lage, einen stabilen Referenzpunkt in seinem Körper zu schaffen, um andere Körperabschnitte dagegen bewegen zu können. Die räumliche und vor allem zeitliche Koordination seiner Bewegungen ist abnormal, daher ist auch seine Hantier-fähigkeit deutlich eingeschränkt. Die Sprache ist typisch ataktisch dysarthrisch verändert. Es war zu Beginn für mich sehr schwer, ihn zu verstehen. Auf der Ebene der Partizipation war Miguel Angel kaum eingeschränkt, da er heftig kompensiert und viel Hilfe in Anspruch nimmt. Die Muster seiner Kom-pensationsstrategien waren wie eingangs be-schrieben. Besonders deutlich fiel eine Retraktion des Beckens nach rechts auf und eine Außen-rotation in der rechten Tibia (**Abb. 4.12**).

Als er zu uns kam, bedurfte er des Rollstuhls auch für kürzere Strecken. Wenige Meter konnte er ge-hen, wenn kräftige Hände ihm halfen. Dies war z.B. für den Schultergürtel der Mutter sehr belastend. Ausgehend von der Überlegung, dass auch das Kleinhirn sich plastisch reorganisiert, aber für seine ausgesprochen diffizile Arbeit sehr viel Zeit braucht, stellten wir uns auf eine lange Behandlungszeit ein. Pluspunkte für Miguel Angel sind sicher seine Mo-tivation und die große Unterstützung, die ihm seine Familie gibt. Ein Minuspunkt ist, dass er nur einmal in der Woche für eine Stunde kommen kann.

Befund Alfonso

Auch bei Alfonso (**Abb. 4.13 a–b**) sind alle Ataxie-Tests positiv. Sein Befund ähnelt sehr dem von Mi-guel Angel. Zusätzlich hatte er ein deutliches Pro-blem der Augenmotorik: Er sah Doppelbilder. Das beeinträchtigte sein Gleichgewicht zusätzlich. Da-her wurde jeweils ein Auge für einen Tag abgeklebt, damit das offene Auge allen Bewegungen folgen konnte. Die Doppelbilder sind heute kaum noch vorhanden, ein Ergebnis sicher nicht nur des alter-nierenden Abklebens, sondern auch der gesamten Behandlung, die Alfonso deutlich mehr Stabilität seiner Körpermitte, d.h. seines Rumpfes gegeben hat.

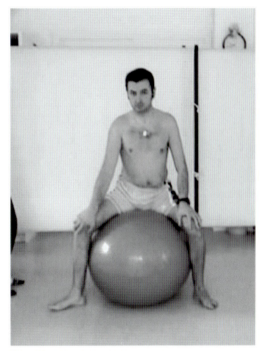

Abb. 4.12 Miguel Angels Kompensationsstrategien: äußerst breite USF, kurze rechte Seite, außenrotierter Unterschenkel rechts, beide Arme stützen sich auf den Knien ab.

4.1.3 Behandlungsbeispiele von beiden

Das Grundprinzip der Behandlung ist gleich dem wie in der Behandlung Antonias: alle Maßnahmen haben zum Ziel:

- Verminderung des durch die Kompensation er-höhten Haltungstonus;
- Verbesserung der reziproken Innervation;
- Verbesserung der Feinmotorik;
  - des Rumpfes: feine Equilibriumreaktionen durchzuführen,
  - der Arme, Hände, Finger: präzisere Arm- und Handbewegungen durchzuführen,
  - der Beine: gezieltere Schritte durchzuführen,
  - des faziooralen Trakts: deutlichere, präzisere Aussprache durchzuführen.

Das Zerebellum und die Vestibulariskerne, welche für das Gleichgewicht zuständig sind, erhalten In-formationen aus drei wichtigen Sinnesorganen:

- dem Labyrinth,
- den Augen,
- den Extero- und Propriozeptoren der Körper-abschnitte, welche als USF dienen: dem Gesäß und besonders den Füßen.

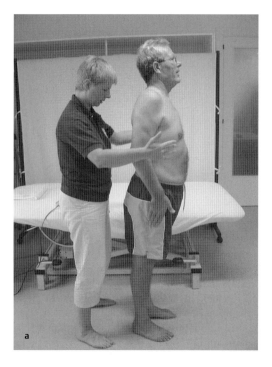

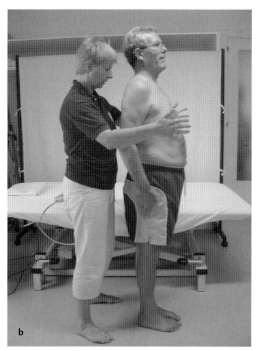

Abb. 4.13 a, b   **a** Alfonso im Stand mit stark retrahierten Schultergürteln – seine Kompensationsstrategie **b** Im Stehen bei verkleinerter USF ist seine Stabilität mehr gefordert und somit besser, die Kompensation ist geringer.

Die reziproke Innervation zwischen Kopf und Augen und auch die gezielten Augenbewegungen werden mit den folgenden Aktivitäten in Rückenlage oder im aufrechten Sitz durchgeführt:

▪ Alfonso soll den Kopf geradeaus still halten, mit den Augen aber den Zeigefinger der Therapeutin verfolgen, den sie weit nach links, rechts, oben und unten bewegt.

▪ Er soll mit den Augen den Blickkontakt zur Therapeutin halten. Den Kopf soll er dann langsam nach links/rechts, ventral/kaudal bewegen; die Therapeutin fazilitiert den Kopf ganz leicht (**Abb. 4.14 a–f**).

▪ Auf einem großen Karton sind verschiedene Formen aufgemalt: ein Kreis, Rechteck, Stern, eine Spirale. Er soll abwechselnd mit dem rechten und linken Zeigefinger den Linien nachfahren und dabei den Finger verfolgen. Der Kopf soll dabei ganz ruhig gehalten werden.

Die durch die Kompensation steif gehaltene HWS wird mobilisiert, damit das Labyrinth durch Kopfbewegungen stimuliert werden kann und Miguel Angel und Alfonso die Kopf-Stellreaktionen ausführen können (siehe **Abb. 7.3**).

Einmal in der Rückenlage, bietet sie sich auch an, graduierte Bewegungen, differenzierten Tonusauf- und abbau zu üben. Beide Füße von Alfonso werden an den Beckenkamm der Therapeutin positioniert. Diese gibt ihm etwas von ihrem Gewicht, das er spüren und vorsichtig auf sich zu und von sich weg bewegen soll.

Im Sitzen werden die Füße mobilisiert. Da der Haltungstonus nur durch indirekt durch die Kompensation, nicht aber durch die neurologische Störung direkt verändert ist, nimmt seine Normalisierung nicht viel Zeit in Anspruch. Die Füße werden vielmehr auf reizvolle Unterlagen gestellt, wie künstlicher Plastikrasen, Fußabtreter mit Knoten oder Noppen (siehe **Abb. 2.147 u. 2.148**).

Stimulationen für das Labyrinth und somit das vestibulospinale System können mit den verschiedensten mobilen Unterstützungsflächen gegeben werden, wie z.B. die „Erdnuss", da sie seitlich noch recht viel Stabilität bietet. Sie kann an die Behandlungsbank gelehnt werden, um auch die Beweglichkeit nach hinten zu begrenzen. Ihre Konsistenz erlaubt vertikale Beschleunigung für das Labyrinth durch Hüpfen. Weitere Möglichkeiten sind der Pezziball, weiche Matten, das Trampolin, das Schaukelbrett und der Sportkreisel. Gut geeignet sind auch das Aero-Step (**Abb. 4.16 a**) und die Schaukel (**Abb. 4.16 b**).

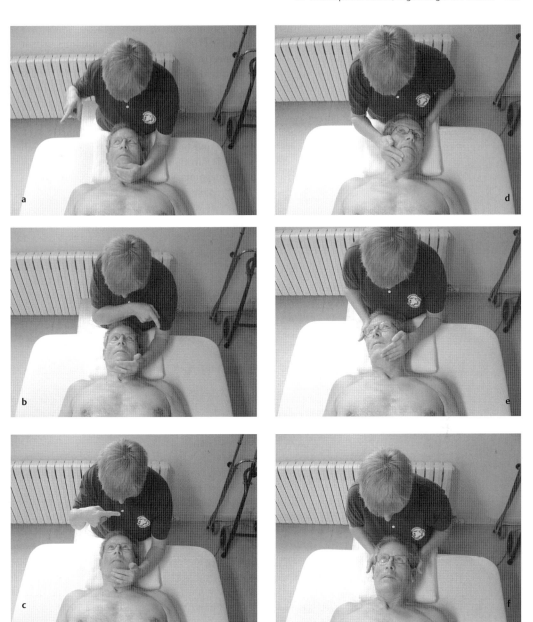

Abb. 4.14 a–f Alfonso übt die reziproke Innervation zwischen Kopf und Augen: der Kopf bleibt stabil, die Augen bewegen sich **a** nach rechts **b** nach links **c** nach oben. Die Augen bleiben stabil, der Kopf bewegt sich **d** nach links (Augen nach rechts) **e** nach rechts (Augen nach links) **f** nach ventral, kaudal (Augen nach oben).

So werden über die 3 wichtigsten Eingangskanäle Informationen an Kleinhirn und Vestibulariskerne übermittelt.

Bei der Arbeit auf dem mobilen USF wird die Aufgabe des Kleinhirns, die feine Anpassung des Haltungstonus an die aktuellen Gegebenheiten und Notwendigkeiten, stark gefordert. Beide Männer werden dabei nicht festgehalten, sondern sollen die Haltungskorrekturen allein ausführen. Die Umwelt, eine Wand, eine oder zwei hohe Bänke, Personen, geben ihnen einen sicheren Rahmen, in welchem sie ihr Gleichgewicht suchen können. Dieser Rahmen darf nicht zu klein sein, damit er nicht zum Anlehnen oder Festhalten mit den Händen animiert. Die Therapeutin stimuliert das Erhalten bzw. Wiederfinden des Gleichgewichts mit Equilibrium-

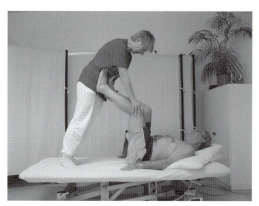

Abb. 4.15   Alfonso übt reziproke Innervation der beiden Beine, welche ihm auch für eine bessere Gewichtsverteilung zwischen rechts und links beim Aufstehen vom Sitz zum Stand zugute kommt.

reaktionen bzw. über Stellreaktionen und achtet sehr darauf, dass sich die Patienten nicht am eigenen Körper fixieren!

Freies Gehen

Das **freie Gehen** wird ähnlich trainiert: Zwei Personen fassen sich an den Händen und bilden einen Kreis um Miguel Angel bzw. Alfonso (**Abb. 4.17**). Die beiden sollen im Raum vorwärts gehen, ohne sich irgendwo festzuhalten. Kommen sie aus dem Gleichgewicht, so sollen sie es selbst wiederfinden, über Stellreaktionen oder Schutzschritte. Schaffen sie es nicht, „fallen" sie ihren Schutzengeln in die Arme, die ihnen dann helfen, die Mitte wiederzufinden und weiterzugehen. So gehen sie allein, aber mit der Sicherheit, nicht hinzufallen.

Schaffen sie es, einige Schritte ohne Fallen zu gehen, so wird „Stop and Go" geübt: Sie sollen einige Schritte gehen, bis die Therapeutin „Halt!" ruft, dann sollen sie stehen bleiben, stabilisieren. Die Therapeutin passt ihre Aufforderung für das Anhalten an Miguel Angels bzw. Alfonsos Schritte an, sodass sie mal mit dem rechten, mal mit dem linken Fuß vorne zum Stehen kommen (**Abb. 4.18**).

Außerdem wird Miguel Angel aufgefordert, mal die Bilder an der Wand links von ihm im Auge zu behalten beim Gehen, mal nach rechts zu schauen. Mal soll er während des Gehens etwas erzählen oder auch auf etwas mit der rechten oder linken Hand zeigen.

Ist das Gehen im Haus sicherer, geht es nach draußen auf den Rasen, auf die Wiese, eine steile Schräge hinunter und herauf. „Stop and Go", reden,

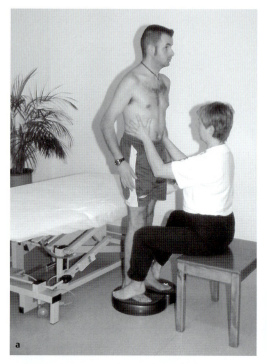

a

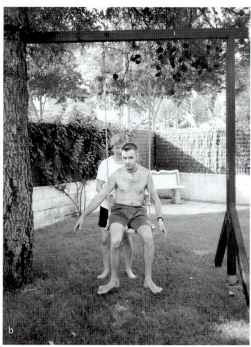

b

Abb. 4.16a–b   **a** Die Noppen des Aero-Steps stimulieren die Fußsohlen, die beiden voneinander getrennten Luftkammern erfordern Balance. **b** Auch die Schaukel stimuliert das Labyrinth und die Rumpf-Stellreaktionen.

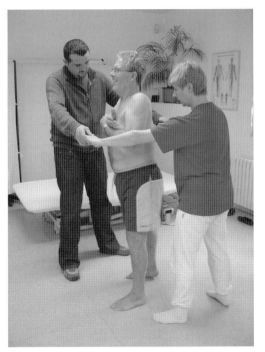

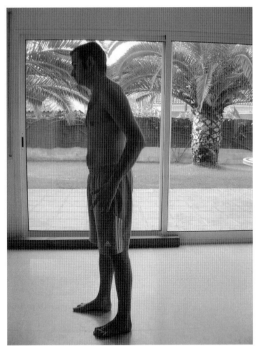

Abb. 4.17 Freies Gehen.

Abb. 4.18 Anhalten.

sich umschauen, auf etwas zeigen wird auch draußen praktiziert. Wenn die Sicherheit gewährleistet werden kann, empfiehlt sich auch ein schnelles Gehen, Laufen, Rennen!

Miguel Angel ist schon etwas länger in unserer Therapie. Alfonso erst seit kürzerer Zeit, kommt dafür aber dreimal pro Woche für eine Stunde. Beide verbessern sich gut, wobei Miguel Angel ein wenig weiter ist und für Alfonso ein Beispiel und eine Motivationshilfe „dranzubleiben" ist.

Um eine weitere Unabhängigkeit von den Hilfspersonen zu erreichen, denken wir über die verschiedenen Hilfsmittel nach. Ein Gehwagen mit vier Rädern und zwei Handbremsen soll ausprobiert werden. Wenn Miguel Angel und Alfonso damit sicher drinnen und draußen gehen könnten, würde sie dies von einer anderen Person unabhängig machen. Damit wären sowohl Miguel Angel und Alfonso als auch deren Familien und letztendlich auch die Therapeutin sehr zufrieden. Sollte allerdings zu beobachten sein, dass diese Hilfsmittel die Flexion des Rumpfes und die Kompensation mit den Armen wieder verstärken, so wird ihnen geraten, lieber die Hilfe einer Person anzunehmen, um Rückschritte zu vermeiden.

Zusammenfassung: Um das Gleichgewicht zu verbessern, ist das Arbeiten in der Vertikalen unerlässlich, d.h. im aufrechten Sitz und Stand. Festhalten an Bank, Sprossenwand, Wand oder Therapeutin ist verboten. Die Therapeutin sollte vor dem Patienten auf einem hohen, stabilen Hocker sitzen, die Füße weit auseinandergestellt, damit ihre eigene USF groß und fix ist. Ihre Hände sind zugriffbereit am Gesamtkörperschwerpunkt S2 am Becken, um größere Bewegungen zu limitieren und im Notfall den Patienten halten zu können. Eine hohe Behandlungsbank steht hinter dem Patienten, wenn dieser im Stand arbeitet (s. Abb. 4.11).

Dabei sollte

a) die USF kontinuierlich verkleinert werden

b) die Gewichtsverlagerungen, die das Gleichgewicht herausfordern, kontinuierlich größer (an Gewicht und Amplitude)

Beispiele zu a)

Sitz:

- zu Beginn sind die Oberschenkel voll auf der USF abgelegt, dann setzt sich der Patient zunehmend weiter nach vorne, sodass die Oberschenkel immer weniger Auflagefläche haben, bis schließlich nur noch das Tuber ossis ischii aufsitzt

- zu Beginn sind die Beine nur hüftbreit auseinander, dann werden sie weiter zusammengestellt, bis sich die Oberschenkel schließlich berühren
- ein Bein wird über das andere geschlagen, sodass nur noch ein Fuß am Boden ist.

Stand:
- zu Beginn stehen die Füße parallel hüftbreit auseinander, dann immer schmaler zusammen, bis sie sich schließlich berühren
- die Füße werden in Hüftbreite in den Schrittstand gestellt, dann zunehmend schmaler, bis dass sie schließlich in einer Linie stehen (Tandem- Position)
- derselbe Stand wird auf einem etwa 2 m langen Holzbalken von ca. 8 × 8 cm Höhe und Breite durchgeführt. Die Tatsache, etwas erhöht zu stehen, was visuell wahrgenommen wird, hilft dem ZNS enorm, die notwendige Stabilität aufzubauen
- ein Fuß wird abgehoben und auf einen weichen, eindrückbaren Gegenstand gestellt (Eierkarton), sodass der Fuß zwar noch einen Referenzpunkt spürt, aber keine Belastung mehr erfährt, schließlich ist der Fuß in der Luft.

Beispiele zu b) ausführbar in den verschiedenen Sitz- und Standvariationen:
- die Augen bewegen sich nach links, rechts, oben und unten
- die Augen und der Kopf bewegen sich in diese Richtungen
- ein Zeigefinger zeigt in die verschiedenen Richtungen, die Objekte, auf die er zeigen soll, sind immer weiter von der Körpermittellinie entfernt (Augen und Kopf müssen sich zwangsläufig mitbewegen)
- es wird ein Luftballon hin- und hergeschubst

- ein Schaumstoffball wird zugeworfen, zuerst auf die Körpermitte zu, dann weiter rechts, links, oben, unten
- ein schwerer Ball ersetzt den leichteren
- in einer Hand oder auch in beiden befindet sich ein Tennisschläger o.ä., mit diesem verlängerten Hebel soll ein Luftballon oder kleiner Schaumstoffball zurückgeschlagen werden.

Können höhere Ansprüche an das Gleichgewicht gestellt werden, so helfen die mobilen USFs, Hier noch einmal zusammengefasst:

Für den Sitz
- Schaukelbrett
- Rundes Luftkissen mit Noppen
- Sportkreisel
- Vibrosphere
- Erdnuss
- Pezzi-Ball

Für den Stand
- Schaumstoffkissen, doppelt und dreifach gelegte Matten
- Schaukelbrett
- Ovales Luftkissen mit einer Kammer und Noppen
- Aero-Step, ein Luftkissen mit zwei Kammern und Noppen
- Sportkreisel
- Vibrosphere, eine Halbkugel, die Vibrationen, d.h. kleinste Bewegungen ausführt, die zu kleinsten Gewichtsverlagerungen führen und die tonische Muskulatur, d.h. die Stabilisatoren aktiviert
- Skateboard
- Trampolin

Bei Bedarf an hohen und sehr hohen Herausforderungen an das Gleichgewicht können auch mehrere mobile USFs kombiniert werden, z.B. kommt das Schaumstoffkissen oder das Aero-Step auf das Schaukelbrett.

5 Typische Probleme und ihre Behandlung bei Personen mit inkompletter Schädigung des Rückenmarks

Nach einer inkompletten Schädigung des Rückenmarks besteht für einige Zeit (Stunden, Tage) ein spinaler Schock. Dieser wird vermutlich zum einen durch die Schädigung von Neuronen und Axonen und zum anderen durch das unvermeidlich entstehende Ödem ausgelöst. Zu dieser Zeit ist die Reizschwelle für sensible Stimuli abnormal erhöht. Der Patient fühlt nichts, keine Berührung, keinen Druck, keine Temperatur- oder Schmerzreize, keine Bewegung. Es besteht eine schlaffe Plegie, die betroffenen Körperabschnitte zeigen keinerlei motorische Antworten.

Nach einiger Zeit (Stunden, Tage) schwillt das Ödem ab und die nicht dauerhaft geschädigten Neurone beginnen wieder zu arbeiten, die durch den Druck nur irritierten aber nicht substantiell geschädigten Axone leiten Informationen wieder weiter. Der Patient beginnt zu spüren, motorische Antworten können ausgelöst werden. In den Arealen mit besonders großer Dichte von Rezeptoren wird die Reizschwelle zuerst überschritten und es zeigen sich motorischen Antworten. Diese sind zu Beginn unkontrolliert und überschießend. Ihr Muster ist abhängig vom Posturalen Set in welchem sich der Patient befindet.

Die besonders empfindlichen Areale und motorischen Antworten sind:

- Fußsohlen – die Zehen beginnen zu krallen, die Füße bewegen sich in Plantarflexion und Supination, die Knie können sich extrem strecken oder auch beugen, die Hüftgelenke können sich adduzieren und strecken oder beugen;
- Innenseiten der Oberschenkel – die Hüften können sich adduzieren und beugen oder strecken;
- der Bereich der Leisten und des Unterbauchs – beginnend von den Hüften aus können sich die Beine im Massenmuster flektieren;

Die therapeutische Konsequenz sollte eine gezielte Desensibilisierung, d.h. eine Modulation der abnormen Reizschwelle sein:

- der Patient wird auf einer großen USF in einem kombinierten Posturalen Set gelagert;

- visuelle und auditive Reize werden auf ein Minimum begrenzt;
- der gesunde Kortex des Patienten wird intensiv genutzt: er soll sich selbst suggerieren, das der gegebene Reiz
  - als solcher erkannt und interpretiert wird (nicht etwa eine Berührung als Schmerz, eine leichter Druck als Verbrennung, ein Tropfen als elektrischer Schlag),
  - nicht mit einer Bewegung beantwortet werden soll.

Gelingt die Modulation der Reizschwelle, so wird der Tonus nur mäßig steigen und kontrollierbar bleiben. Antispastika sind in den meisten Fällen nicht notwendig, ja sogar kontraindiziert! Schließlich ist das Ziel der Behandlung von inkompletter Schädigung die Stimulation von motorischen Antworten, nicht deren Unterdrückung.

Bei allen hier beschriebenen Patienten liegt der Zeitpunkt der Läsion zwischen fünf Monaten und drei Jahren zurück. Die Behandlungsbeispiele beziehen sich auf eine spätere Rehabilitationsphase.

Die **Ursachen** von kompletten und inkompletten Schädigungen des Rückenmarks der im Folgenden beschriebenen Patientenbeispiele sind bei

- P.: Sturz aus großer Höhe, die Schädigung liegt auf Höhe von Th11/12,
- Silvia: Autounfall, die Schädigung liegt auf Höhe von C3/C4,
- Pedro: Autounfall, die Schädigung liegt auf Höhe von C5/C6,
- R.: Sturz aus großer Höhe, die Schädigung liegt auf Höhe von Th12/L1.

Die Schädigungen führten bei R. und P. zu inkompletten Paraparesen, bei Silvia und Pedro zur inkompletten Tetraparese.

Nach einer Verletzung oder bei Auftreten von Lähmungen durch eine Erkrankung des Rückenmarks sind zwei Fragen besonders wichtig:

- Wie ist die Höhe der Läsion? Von der Antwort hängen die zu erwartende Rumpfstabilität, die evtl. Gehfähigkeit oder Rollstuhlabhängigkeit und die teilweise oder komplette Fähigkeit zum Einsatz der Arme ab.

· Ist die Läsion komplett oder inkomplett? Von der Antwort hängt die grundsätzlich einzuschlagende Richtung in der Therapie ab: Kompensation der komplett verlorenen Funktionen oder Therapie der durch die inkomplette Schädigung hervorgerufenen Funktionsstörungen und Stimulation und Lenkung der plastischen Reorganisation.

Ähnlich wie das Gehirn befindet sich auch das Rückenmark nach einer Läsion zuerst in einem *spinalen Schock*. Während der Dauer dieses Schocks kann keine endgültige Diagnose gestellt werden, da die Symptome noch nicht genau erfasst werden können. Erst nach Abklingen des Schocks und des Ödems, das eine Läsion stets begleitet, kann eine erste Einschätzung zu den beiden o.g. Fragen erfolgen. Eine zu frühe Aussage an die Patienten bzw. deren Familie über den Grad der zu erwartenden Behinderung ist also zunächst gar nicht möglich. In den Fällen von Silvia, R. und P. löste eine zu frühe Einschätzung darüber, dass es sich um eine komplette Lähmung handele, einen großen Schrecken und eine tiefe Angst aus. Alle berichteten unabhängig voneinander, dass sie sich zwar mit der Wahrheit abfinden konnten, stark behindert zu bleiben, dass sie aber auch einen Funken Hoffnung auf Besserungsmöglichkeiten brauchten, um den langen und schweren Rehabilitationsweg aufzunehmen.

Die **Abb. 5.1** und **Abb. 5.2** geben einen Eindruck von der Innervation von Muskulatur bzw. davon, dass Informationen über die sog. rückenmarkseigenen Bahnen von Segment zu Segment weitergeleitet werden können, was allerdings einer entsprechenden Nachfrage bedarf, d.h. spezifischer Behandlung, die plastische Reorganisation in Gang setzt.

Die zu erwartenden sensomotorischen Symptome unterhalb der geschädigten Segmente sind ähnlich wie die bei einer zerebralen Schädigung:

· Die starke Hypotonie, die sich durch Auftreten von assoziierten Reaktionen (spinale Automatismen) zur leichten, moderaten oder starken Hypertonie (spinale Spastik) entwickeln kann.

· Die Anästhesie oder Hypästhesie, die sich bei mangelnder inhibitorischer Kontrolle zur Hypersensibilität entwickeln kann.

· Die Sphinkterplegie kann sich verändern zu einer kontrollierbaren Sphinkterstörung.

Die Symptome verändern sich bei fortschreitender plastischer Reorganisation des Rückenmarks.

Es sind Aktivitäten der betroffenen Personen, die Umweltstimuli und die Therapie, die eine Kompensation in der von teil- oder nicht geschädigten Segmenten innervierten Muskulatur, eine zunehmende Hypersensibilität, das Auftreten von assoziierten Reaktionen (spinale Automatismen) und damit die Entwicklung zu einem leichten oder mittleren Hypertonus bewirken. Ein starker Hypertonus (Spastizität) entsteht, wenn assoziierte Reaktionen nicht ausreichend gehemmt werden. Dies wird am folgenden Fallbeispiel deutlich.

Beispiel: P. ist ein 37-jähriger Mann. Er fiel beim Ausladen von der Laderampe eines LKW und brach sich den 11. und 12. Brustwirbel. Frakturteile schnitten ins Rückenmark, die Folge war eine Paraplegie. Es wurde zunächst eine komplette Querschnittslähmung diagnostiziert. Ihm wurde mitgeteilt, dass eine Verringerung der Symptomatik unmöglich sei. Die gesamte Therapie wurde darauf abgestimmt.

Um mit dem Rollstuhl bzw. mit Stehschienen zurechtzukommen, braucht er einen gut durchtrainierten Rumpf, Schultergürtel, kräftige Arme und Hände. Die Therapie im Krankenhaus bestand zu Beginn daher ausschließlich aus tonuserhöhenden Maßnahmen (Kräftigungsübungen). Die Anstrengungen dabei führten zu einer starken Erhöhung des Tonus im unteren Rumpf, Beckengürtel und in den Beinen. Die Tonuserhöhung wurde als unvermeidbare und unbeeinflussbare spinale Automatismen diagnostiziert und mit Antispastika therapiert. P. nahm nacheinander alle auf dem Markt befindlichen Mittel, einzeln und in den verschiedensten Kombinationen. Nichts vermochte die immer stärker werdende Spastik zu vermindern, die ihn zunehmend behinderte, die schmerzte und ihn nicht schlafen ließ. Auch eine intrathekale Lioresalpumpe blieb erfolglos. Er fühlte sich mit Drogen vollgepumpt, dösig und schläfrig. Seine Frau und auch er selbst bemerkten, dass er verwaschen sprach. Alles war schwierig, tägliche Hygiene, das Anziehen, die Fortbewegung, das Essen und das Spielen mit dem Sohn.

Meine Hypothese: Die Therapie beinhaltete keinerlei inhibitorischen Maßnahmen zur Kontrolle des sich entwickelnden Hypertonus und der Hypersensibilität (positive Stützreaktionen und Flexorenzug beidseits). Die Kräftigungsübungen führten zu massiven assoziierten Reaktionen, die ungehemmt blieben. So akkumulierte sich der Tonus zu einer mittleren bis starken Hypertonie. Die Anti-

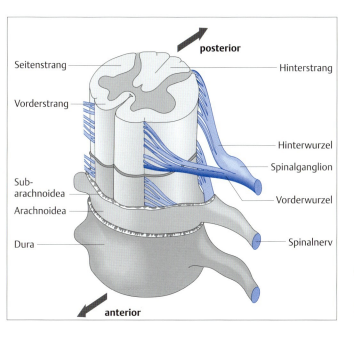

Abb. 5.1 Da die Innervation von Muskeln aus mehreren Rückenmarkssegmenten stammt, kann trotz Schädigung einiger Segmente die Muskulatur dennoch partiell innerviert sein.

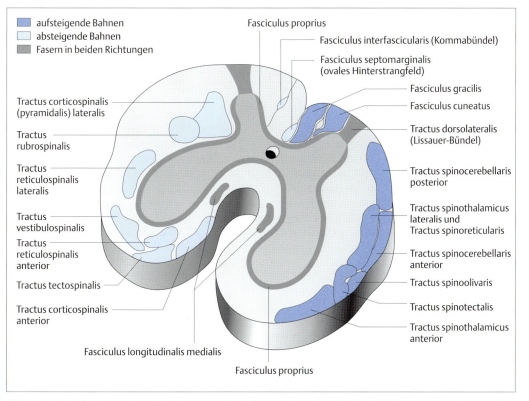

Abb. 5.2 Ist die Schädigung inkomplett, so können auf- und absteigende Impulse über die Fasciculi proprii weitergeleitet werden – nach entsprechender Stimulation und plastischer Reorganisation.

spastika senkten seinen gesamten Haltungstonus, auch den des Oberkörpers und der Arme. Er fühlte sich geschwächt, musste aber dennoch sein Tagespensum leisten, welches eine enorme Anstrengung für ihn bedeutete und die assoziierten Reaktionen verstärkte. Die Gabe von mehr Antispastika verstärkte diesen negativen Kreislauf.

P. setzte dann die Antispastika ab. Therapeutisch nutzte ich die hemmenden und desensibilisierenden Möglichkeiten des Bobath-Konzeptes. Die Hypersensibilität der Füße, die nachts durch Reiben der Bettdecke assoziierte Reaktionen auslöste, „behandelten" wir durch die Gabe von kontrollierten Berührungs- und Druckstimuli in der Therapie und durch Baumwollsocken, mit denen wir die Füße vor den unkontrollierten Stimuli der Bettdecke schützten. Er benutzte während des Schlafens nur ein Kopfkissen. Auf dem Rücken schlafend befand er sich dadurch in einem Postural Set von kompletter Extension, welches Flexionsspasmen in den Beinen auslöste. Auf Anraten nahm er dann zwei Kopfkissen und lagerte sich, wie auf S. 37, **Abb. 1.20 a, b** beschrieben, in einem kombinierten Postural Set. Das hatte Erfolg. Er kann nun vollständig auf Antispastika verzichten, ist wacher und fühlt sich kräftiger. Auch die nachts getragenen Socken waren schon bald nicht mehr notwendig.

Seine Parese ist weitgehend komplett. Wir konnten außer einer minimalen Kontraktion des linken M. quadrizeps keine weiteren Aktivitäten stimulieren. Tonus und Sensibilität veränderten sich jedoch in einen Bereich, der P. eine deutlich höhere Lebensqualität im Rollstuhl ermöglicht.

Die **Befundaufnahme** und die **Behandlung** von Patienten mit Schädigung des Rückenmarks entsprechen in ihrer Vorgehensweise prinzipiell der, die auch für Personen mit zerebralen Schädigungen gilt. Beurteilt werden die *Sensibilität,* der *Haltungstonus* und die *Kompensation.* Die allgemeinen Behandlungsziele sind:

- Normalisierung der Sensibilität durch spezielle Mobilisation und Handhabung zur Sensibilisierung bzw. Desensibilisierung. Dabei ist zu beachten, dass sich mit zunehmender Normalisierung der Sensibilität der Haltungstonus und mit diesem sich üblicherweise auch die Sensibilität normalisiert;
- Anwendung von hemmenden bzw. fazilitierenden Behandlungstechniken zur Normalisierung des Haltungstonus;
- Empfehlung von Hilfsmitteln wie Schienen, Stockstützen, Rollstuhl und Geben von Hilfestellungen mit deren Umgang.

5.1 Fallbeispiele Silvia, Pedro und R.

5.1.1 Silvia

▎ *Tetraparese auf Höhe C3/C4*

Silvia hat nach einem Autounfall eine Wirbelkörpertorsion bei C3/C4. Sie saß angeschnallt als Beifahrerin im Auto, war müde und schlief ein. Dabei rutschte sie im Sitz so weit herunter, bis der Gurt an ihrem Hals entlang lief. Der Fahrer war gleichfalls müde. Das Auto kam von der Fahrbahn ab. Der Gurt drückte und verdrehte Silvias Halswirbelkörper. Die Folge ist eine inkomplette Torsionsläsion des Rückenmarks in Höhe C2/C3.

Bereits in der Frühphase konnte Silvia ihren linken Fuß, dann das ganze linke Bein und den linken Arm spüren und bewegen: Auch im rechten Bein „tat sich etwas". Trotzdem wurde sie zunächst wie eine Patientin mit einer kompletten Tetraplegie behandelt.

Silvias Befund

Als Silvia zu uns in die Praxis kam, zeigte sie folgenden Befund:

Sensibilität: Sie ist überall erhalten, in manchen Bereichen etwas vermindert. Sie ist jeweils nach der Behandlung besser als vorher.

Haltung im Rollstuhl: Silvia sitzt im Rollstuhl. Ihre Rumpfstabilität ist nur unzureichend vorhanden, die HWS ist hyperlordosiert, beide Schultern sind weit hochgezogen und retrahiert, die Rippen stehen hervor. Das Becken ist in anteriorer Position, der Oberbauch (von den Rippenbögen bis zum Nabel) erscheint hypoton und ausladend, obwohl Silvia sehr schlank ist. Der Unterbauch (vom Nabel bis zur Symphyse) ist fest gespannt, beide Oberschenkel sind in Adduktion.

Transfer: Beim Herunternehmen der Füße von den Fußstützen tritt beidseits ein heftiger Klonus auf. Beim Transfer auf die Behandlungsbank kann Silvia mithelfen. Sie kann etwas Gewicht auf ihre Beine nehmen, drückt aber beide Oberarme nach hinten und hebelt sich an meinen Armen (ich habe meine Hände am ZSP liegen) nach vorne hoch. Beim Absetzen auf die Behandlungsbank kann sie ihr Gewicht kaum abbremsen, sondern „fällt" auf die Bank. Ich muss die gesamte Kontrolle ausüben: Knie stabilisieren, Gewichtsschwerpunkt ZSP halten.

Rumpfstabilität im Sitz auf der Bank: Es wird deutlich, wie sehr es an der Rumpfstabilität mangelt. Sie versucht, mit ihrem Kopf das Gleichgewicht zu halten, da auch ihre Arme nicht für Stützreaktionen zur Verfügung stehen. Die Arme sind in den Ellbogengelenken flektiert, supiniert, die Hände und Finger, besonders der rechten Seite, sind flektiert.

Um mit der Befundaufnahme fortzufahren bzw. die Behandlung bei den beiden Füßen zu beginnen, braucht Silvia eine Unterstützungsfläche unter dem Rücken. Wenn keine Helferin bei der Behandlung zugegen ist, wird eine zweite Behandlungsbank herangeschoben, in Höhe des ZSP mit einem Kissen gepolstert und Silvia kann sich anlehnen.

Fußbeweglichkeit: Ich führe die Fußmobilisation beidseits mit dem Ziel aus, die Muskelspindeln des M. triceps surae zu desensibilisieren und den Tonus zu normalisieren. Anschließend bitte ich Silvia, mit meiner Hilfe eine selektive Plantarflexion und anschließend eine Dorsalextension mit Zehenextension durchzuführen. Links ist die Bewegung größer und die Qualität besser. Aber auch am rechten Fuß zeigt sich, dass die gesamte Muskulatur innerviert ist und eine gewisse Kontrolle über den Fuß besteht.

Silvias Behandlung

Mobilisation des Rumpfes

Die wie oben beschrieben vorbehandelten Füße bleiben nun auf dem Boden stehen. Die zweite Behandlungsbank wird wieder weggeschoben und ich stelle mich im Kniestand hinter die Patientin. Ich fasse den ZSP von lateral und bewege ihn vorsichtig in alle Richtungen. Es ist gut zu fühlen, dass ZSP und Becken keinerlei Verbindung zueinander haben: Das Becken bewegt sich bei den Bewegungen des ZSP überhaupt nicht mit.

Ich setze mich nun in den Fersensitz, führe den ZSP nach ventral, kaudal und das Becken fazilitierend nach posterior. Das rechte Knie streckt sich in dem Moment, in dem das Becken sich auch nur leicht aus der anterioren Position nach posterior bewegt. Auch hier findet sich wieder das typische Problem des hochtonisierten auf Verlängerung hypersensibel reagierenden M. rectus femoris. Allerdings kann Silvia die Unterstützungsfläche, den

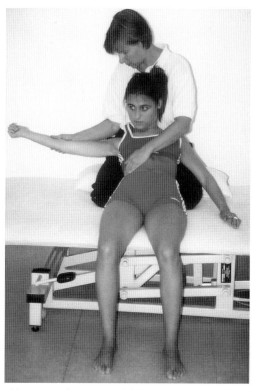

Abb. 5.3 Die Therapeutin stabilisiert die unteren Rippen, um Silvias Schmerz zu reduzieren.

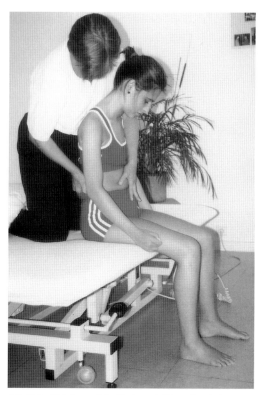

Abb. 5.4 Silvia bewegt das Becken selektiv nach anterior.

Körper ihrer Therapeutin, gut annehmen und den rechten Unterschenkel nach und nach auf den Boden absinken lassen. Der Fuß steht nun zwar in einem seltsamen Alignment, da er aber im Moment keinerlei Gewicht zu übernehmen hat, kann dies so hingenommen werden.

Bei den Bewegungen aus dieser „Rückenlage" heraus nach vorne, die durchgeführt werden, um die Bauchmuskulatur zu aktivieren und die Rückenmuskulatur zu hemmen, gibt Silvia Schmerzen an der rechten Brustkorbwand an. Dort ist zu fühlen, dass die unteren Rippen überbeweglich sind und nach lateral kranial hervorstehen, da sie offensichtlich nicht vom M. obliquus externus abdominis stabilisiert werden. Dieser Schmerz hindert Silvia, die Bewegungen mitzumachen.

Ein weiterer Grund für die Überbeweglichkeit der unteren Rippen ist der Hypertonus des M. pectoralis major. Bei Abduktion des Armes, zieht er seinen proximalen Ansatzpunkt mit, weil er sich nicht exzentrisch verlängern kann. Also stabilisiere ich mit der linken Hand die unteren Rippen (**Abb. 5.3**), bevor ich von „6" nach „5" und „4" bewege.

Anschließend lege ich Silvias Arme seitlich neben meine Oberschenkel. Ich stimuliere mit meinen Fingern die oberen Bauchmuskeln und beuge mich nach vorne, um die Bewegung nach „1/2 M" und „M" einzuleiten. So treten keine Schmerzen auf, Silvia kann die Bewegung mitmachen, ihr Bauch wird flacher, fester, das Becken wird nach posterior bewegt, die Rückenstrecker und der M. rectus femoris lassen exzentrisch nach. Dieses Nachlassen bewirkt eine Tonusnormalisierung: Nun können die sakralen und lumbalen Anteile des M. erector spinae auch selektiv anspannen und damit das Becken nach anterior zum aufrechten Sitz bewegen (**Abb. 5.4**).

Weitere den Rumpf mobilisierende Bewegungen werden wie im Fallbeispiel Raquel (Kap. 2.1) beschrieben ausgeführt.

Spezifische Entspannung im Bereich des Hüftgelenks

Silvia hat immer wieder das Gefühl, das rechte Hüftgelenk sei stark komprimiert, der Femur richtig in das Azetabulum „eingesogen". In diesen Momenten kann man einen hohen Tonus im M. rectus

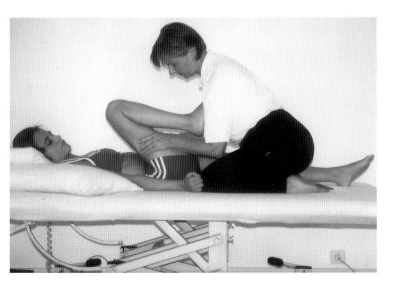

Abb. 5.5 Die Flexion im rechten Hüftgelenk ist geringer als im linken Hüftgelenk.

femoris, im M. tensor fasciae latae, in den Mm. ischiocrurales und im M. latissimus dorsi feststellen. Um diese zu hemmen und nachfolgend eine aktive Extension im Hüftgelenk mit Abduktion und Außenrotation im Stand zu fazilitieren, führe ich folgende Bewegungen mit ihr durch:

Ich helfe Silvia sorgsam, sich auf den Rücken auf die Behandlungsbank zu legen, auf der ich zwei Kissen vorbereitet habe. Trotzdem stehen ihre unteren Rippen hoch und das Becken liegt in anteriorer Position. Wenn ich das Kopfteil ein wenig anhebe, sinken die Rippen nach unten. Nun ist zwar der Tonus in diesem oberen Körperabschnitt noch nicht normalisiert, er bereitet jedoch auch keine größeren Probleme in anderen Körperabschnitten mehr. Für mich steht die Normalisierung des noch stärker von der Norm abweichenden Haltungstonus im unteren Rumpf, im Becken und Hüftgelenk im Vordergrund.

Ich setze mich im Fersensitz zwischen Silvias Beine auf die Bank und beuge Silvias Beine nacheinander an (**Abb. 5.5**). Dabei beobachte ich, dass das rechte Hüftgelenk weniger Flexion zulässt als das linke. Ich lege das rechte Bein zurück auf die Bank, bewege das linke Bein in die Adduktion, was ohne Probleme möglich ist. Ich beuge das rechte Bein an, lege das linke zurück auf die Bank. Die Bewegung des rechten Beins in die Adduktion löst einen artikulären Schmerz aus, der sofort eine assoziierte Reaktion in diesem Bein auftreten lässt. Es herrscht eine abnormal hohe Kompression im Hüftgelenk, die zu Einklemmungen und damit zu einem artikulären Schmerz führt.

Um die Kompression zu mindern, stelle ich mich an die linke Seite der Behandlungsbank und bewege beide Beine, deren Unterschenkel an meinem Bauch liegen, in voller Flexion nach links. Meine rechte Hand stabilisiert die unteren Rippen, die linke greift von kaudal an das Kreuzbein. Nun verlagere ich mein Gewicht vom linken auf den rechten Fuß, Silvias Beine und Becken mitnehmend. Meine linke Hand mobilisiert die unteren Rückenstrecker nach kaudal, was Silvia mit einem positiven Kommentar begleitet. Sie fühlt, dass die unangenehme Spannung dort nachlässt (**Abb. 5.6**).

Anschließend werden beide Beine wieder in die Körpermitte bewegt, das linke Bein gestreckt auf der Bank abgelegt, das rechte Bein weit flektiert. Ich mobilisiere spezifisch die hypertonen Mm. ischiocrurales und den M. tensor fasciae latae, das Bein dabei in Flexion und Adduktion bewegend. Der vorher ausgelöste artikuläre Schmerz ist jetzt nicht mehr vorhanden.

Normalisieren des Haltungstonus im Bereich des Schultergürtels

Die Kompensation des Kopfes führt zu einem Hypertonus der gesamten Nackenmuskulatur, sowohl der zervikalen Extensoren als auch der Mm. trapezius und levator scapulae. Bevor weiter am Hauptproblem Hüftgelenke gearbeitet wird, soll der Haltungstonus im Schultergürtel-Arm-Bereich normalisiert werden.

Ich sitze am Kopfende, bewege Silvias Kopf mit ihr gemeinsam nach links und zurück zur Mitte,

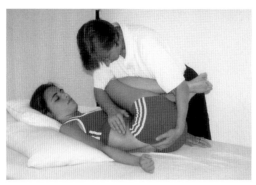

Abb. 5.6 Die Therapeutin stabilisiert die unteren Rippen und mobilisiert die unteren Rückenstrecker mit der anderen Hand, Silvia spürt das Nachlassen der unangenehmen Spannung.

danach nach rechts und zurück. Bei der Bewegung zur linken Seite mobilisiere ich den rechten Schultergürtel nach kaudal. Die Muskulatur wird dabei verlängert (**Abb. 5.7**). Währenddessen bewege ich den Oberarm in Außenrotation und den Ellbogen nach und nach in Extension.

! Die Mm. pectoralis major et minor sind breite und sehr flache Muskeln. Sie sind bei höherem Tonus zwischen die Rippen eingezogen. Eine Mobilisation kann schmerzhaft sein, muss daher sehr vorsichtig und langsam mit stetiger Beobachtung des Gesichts der Patientin durchgeführt werden. Um bei der spezifischen Mobilisation der Muskulatur die Haut nicht übermäßig zu strapazieren, empfiehlt es sich, die Hände vorher mit einer nicht zu stark fettenden Handcreme einzucremen.

Silvia spürt ihn, diesen Dehnschmerz, dem sie die Stärke 4 gibt, und der schon bei einer kleinen Annäherung der Flexorenkette verschwindet. Sie erlaubt weiteres Vorgehen und ist bereit, den Dehnschmerz auszuhalten. Ich empfehle ihr, tief zu atmen. Dies dient zum einen der Entspannung, zum „Wegatmen" des Dehnschmerzes, und zum anderen der weiteren Verlängerung des M. pectoralis major. Dieser zieht dabei nicht nur den Oberarm in die Adduktion und Innenrotation, sondern auch die Rippen nach ventral. Bei der verstärkten Ausatmung senken sich normalerweise die Rippen, verlängern also den M. pectoralis major.

Bei Silvia ist dies nicht so einfach. Ihre in diesem Postural Set eher hyptonen Bauchmuskeln bauen nicht genug Spannung auf, um die Rippen gegen den höher tonisierten M. pectoralis major zu senken. Es sind vorübergehend zwei weitere Hände

nötig, um diese Aktivität effektiv zu gestalten. Silvias Kusine Esperanza, die sie hin und wieder begleitet und bei der Behandlung stets interessiert zuschaut, wird nun gebraucht. Sie wird angeleitet, bei der Ausatmung die Rippen mit flachen Händen nach unten und innen zu führen, während ich die Flexorenkette des Armes weiter kontrolliert verlängere (**Abb. 5.8**). Der linke Arm kann nach einiger Zeit in Abduktion gelagert werden. Dabei ist darauf zu achten, dass der Arm eventuell auf einem Hocker, der die Unterstützungsfläche neben der Behandlungsbank verbreitert, abgelegt werden kann.

Während ich nun den rechten Arm in gleicher Weise mobilisiere, werden die Rippen weiterhin stabilisiert.

Fazilitieren selektiver Armbewegungen

Der Haltungstonus der Arme ist spürbar normaler nach der oben beschriebenen Mobilisation. Silvia soll nun ihren rechten Arm aktiv bewegen. Es ist nicht leicht, in dieser Position, in der normalerweise nicht allzu viele funktionelle Armaktivitäten ausgeführt werden, eine Aktivität zu finden, die einer normalen Bewegungsfolge entspricht. Ich entscheide mich für das Spielen mit einer kleinen Plastikflasche.

Die saubere Flasche ist etwa zu einem Drittel mit frischem, kühlem Wasser gefüllt. Der Verschluss enthält ein kleines Loch, aus dem das Wasser herausfließen könnte, wenn die Flasche ein wenig zusammengedrückt wird. Ich helfe Silvia, die Flasche mit ihrer rechten Hand zu umfassen. Nun soll sie folgende Bewegungen ausführen:

- aus der Ellbogenextension in ca. 90° Flexion (agonistisch konzentrische Aktivität der Flexoren) und zurück (agonistisch exzentrische Aktivität der Flexoren);
- aus der Ellbogenextension in maximale Ellbogenflexion (ab 90° Flexion agonistisch exzentrische Aktivität der Ellbogenextensoren) und zurück (bis 90° Flexion agonistisch konzentrische Aktivität der Ellbogenextensoren, von 90°-Flexion bis zur vollen Extension agonistisch exzentrische Aktivität der Flexoren);
- die Flasche aus 90° Flexion zum Kopf hin bewegen (agonistisch exzentrische Aktivität der Innenrotatoren). Dort die Flasche ein wenig zusammendrücken bis Wassertropfen herauskommen (agonistisch konzentrische Aktivität der Hand- und Fingerflexoren) und zurück in die 90°-Flexionsstellung (agonistisch konzentrische Aktivität der Innenrotatoren);

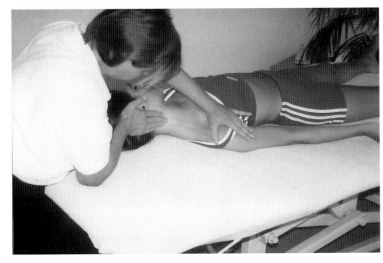

Abb. 5.7   Der Schultergürtel wird nach kaudal mobilisiert.

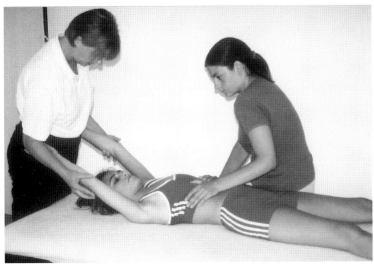

Abb. 5.8   Die Therapeutin verlängert die Flexorenkette kontrolliert, Silvias Kusine führt die Rippen bei der Ausatmung nach unten, innen.

- die Flasche aus 90°-Flexion in Richtung Füße bewegen (agonistisch exzentrische Aktivität der Außenrotatoren) und zurück in die 90°-Flexionsstellung (agonistisch konzentrischer Aktivität der Außenrotatoren).

Ich gebe Silvia dabei einen Referenzpunkt am Schultergelenk und beobachte spürend, ob die Aktivitäten selektiv durchgeführt werden oder ob sich Hand und Finger schließen wollen bzw. eine übermäßige Tonuserhöhung im M. pectoralis entsteht.
Weitere Aktivitäten aus derselben Position:
- Der Arm wird bis 90°-Flexion bewegt, von dort in Extension des Ellbogens unter Drehpunktverschiebung nach ventral. Da der Ellbogen den Gewichtsschwerpunkt am Arm darstellt, ist dies

eine agonistisch konzentrische Aktivität des M. triceps brachii. Bei dieser Bewegung muss ich Silvias Hand und Unterarm ein wenig nach lateral, ventral mitbewegen. Dann bewegt sie zurück (agonistisch exzentrische Aktivität des M. triceps brachii).

Diese selektive Aktivität des M. triceps brachii in die Extension bei Supination hilft bei der Bewegungsinitiierung für das Schultergelenk, insbesondere zur Stimulation des M. deltoideus.
Dann werden zunehmend mehrere selektive Bewegungen aneinandergereiht:
- Flexion des Ellbogens bis 90°, Extension mit Drehpunktverschiebung nach ventral: in dieser Weise angehoben, soll der Arm seitlich über Ab-

duktion weiter zum Kopf bewegt werden (agonistisch konzentrische Aktivität des M. deltoideus).

- Vom Kopf aus soll der Arm nach vorne oben in Richtung Decke bewegt werden, die Flasche dabei über das Gesicht (agonistisch konzentrische Aktivität der Mm. pectoralis major und latissimus dorsi).
- Beide Arme werden in die Elevation fazilitiert. Besonders bei der Bewegung des rechten Arms zeigt sich wieder, dass die hypertone Thorax-Schultergürtel-Muskulatur den oberen Rumpf destabilisiert. Wieder wird Esperanza gebeten, die Rippenbögen manuell zu stabilisieren, während ich die selektive Ellbogenextension, die den rechten Arm in weitere Elevation führen soll, fazilitiere.
- Silvia soll nun aus der Flasche trinken. Dazu muss sie die Ellbogenextension nachlassen (agonistisch exzentrische Aktivität des M. triceps brachii) und im Schultergelenk gleichzeitig weiter in die Abduktion bewegen (agonistisch exzentrische Aktivität des M. pectoralis). Um den Flaschenhals zum Mund führen zu können, muss sie den Unterarm langsam in die Pronation führen (agonistisch exzentrische Aktivität der Supinatoren).
- Vom Mund aus geht es wieder dicht am Kopf entlang nach unten Richtung Behandlungsbank (agonistisch exzentrische Aktivität der Mm. pectoralis major und latissimus dorsi).
- Dann soll es wieder nach vorne oben Richtung Decke gehen, von dort aus zur Seite in die Abduktion dabei nimmt die Ellbogenextension ab (agonistisch konzentrische Aktivität der Ellbogenflexoren), ohne die Dehnung der Flexorenkette zu schnell zu groß werden zu lassen.
- Dann lässt sie die 90°-Flexionsstellung im Ellbogengelenk nach, der Ellbogen wird extendiert (agonistisch exzentrische Aktivität der Ellbogenflexoren).

Fazilitieren des Aufstehens

Zum Aufstehen wird Silvias rechtes Bein in den Überhang gebracht. Diese Phase des Bewegungsablaufs nutze ich zur Mobilisation des M. rectus femoris. Ziel ist es, zu verhindern, dass der M. rectus femoris das Becken sofort nach anterior zieht. Das linke Bein lagere ich in ca. 90° Flexion im Hüftgelenk auf einem Hocker. Ich sitze auf einem niedrigen Hocker und mobilisiere den proximalen Anteil des Rectus femoris nach distal. Dabei bewegt

Silvia den Unterschenkel in Flexion. Ich helfe mit meinem rechten Bein mit.

Damit die gesamte Bauchmuskulatur agonistisch konzentrisch anspannt und die Hüftflexoren exzentrisch nachlassen, soll Silvia aus der oben beschriebenen Lage den Kopf und die Schultern leicht anheben. Ich fazilitiere das Becken mit der linken Hand nach posterior, mit der rechten Hand stimuliere ich die Kontraktion der Bauchmuskulatur (**Abb. 5.9**).

Silvia beugt dann das rechte Bein wieder weit an und bewegt es in Adduktion. Nach der Behandlung schmerzt es im Bereich des Hüftgelenks wesentlich weniger und es entstehen keinerlei assoziierte Reaktionen. Ich stabilisiere ihr rechtes Bein mit meinem Körper und mobilisiere den M. tensor fasciae latae nach distal. Dabei übe ich eine Traktion auf das Hüftgelenk aus. Dies normalisiert den Tonus weiterhin. Als nach einigen Minuten beide Beine angebeugt werden, lassen beide das gleiche Maß an Flexion zu, beidseits ohne Schmerz bei der Adduktion.

Nun führe ich mit Silvia selektive Beckenbewegungen in die Hüftextension durch, wie sie im Fallbeispiel Raquel beschrieben sind (S. 74). Als danach die Beine ausgestreckt auf der Bank liegen, ist zu beobachten, dass die LWS deutlich tiefer liegt, die Stellung des Beckens ist weiter posterior als zuvor.

Der Bewegungsweg von Rückenlage zum Stand wird wie im Fallbeispiel Raquel beschrieben fazilitiert (S. 78). Dann wird die Bank hochgefahren, um die selektiven Bewegungen des Beckens in diesem Postural Set auszuführen: Die Bewegung nach posterior für das Aufrichten zum vollen Stand und die Bewegung nach anterior für das Nachlassen zum anlehnenden Sitzen an der Bank.

Ich sitze auf einem Hocker vor Silvia. Es besteht das Problem, dass ihr linkes Bein in die Innenrotation gezogen wird, das rechte in die Beckenretraktion und eine scheinbare Außenrotationsstellung. Mit meinen Knien stabilisiere ich Silvias Knie, jeweils vermehrt das, welches deutlicher vom normalen Alignment abweicht. Meine Hände fazilitieren die gleichmäßige Bewegung des Beckens nach anterior beim Hinsetzen bzw. die posteriore Bewegung des Beckens beim Aufstehen (**Abb. 5.10**).

Es sind die unteren Bauchmuskeln, die mit den Hüftflexoren und den Adduktoren in einer funktionellen Kette arbeiten. Sie ziehen das Becken nach kaudal und das linke Hüftgelenk in die Innenrotation und Adduktion. Um dem entgegenzuwirken, wurden Silvias Beine weit in Abduk-

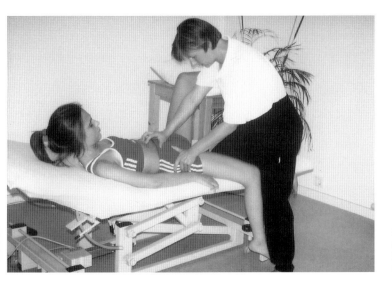

Abb. 5.9 Die Therapeutin stimuliert die Kontraktion der Bauchmuskeln und fazilitiert das Becken nach posterior.

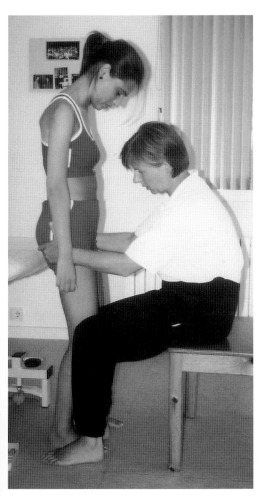

tion gestellt. Ich bewege mit meiner rechten Hand den linken unteren Quadranten der abdominalen Muskulatur nach rechts kranial. Mit meiner linken Hand greife ich proximal an die Adduktoren und helfe Silvia das linke Bein in Richtung Außenrotation zu drehen (**Abb. 5.11**). Ein Orientierungspunkt ist dabei die Patella, die nicht nach innen, sondern nach vorn schauen soll.

Fazilitieren des Stehens und Gehens

Die reziproke Innervation beider Beine ist für Silvia noch ein großes Problem. Daher ist der Schrittstand ein wichtiges Postural Set, in welchem das Stehen verbessert bzw. das Gehen vorbereitet werden soll. Es wird zunächst das linke Bein leicht nach vorn gestellt, da hier der Flexionstonus noch stärker gehemmt und Extensionstonus noch weiter aufgebaut werden muss. Ich helfe bei der Stabilisation des linken Kniegelenks, bei der posterioren Bewegung des Beckens, um die komplette Hüftextension zu erreichen und zu halten. Nun soll das hintere rechte Bein im Knie nachlassen. Ich gebe Silvia dafür mit meinem linken Fuß an ihrem rechten Großzehengrundgelenk einen Referenzpunkt: „Hier bleiben, Knie und Fuß loslassen". Wie in **Abb. 5.12** zu sehen, drückt der Fuß noch zu sehr

Abb. 5.10 Fazilitieren der selektiven Beckenbewegung nach posterior.

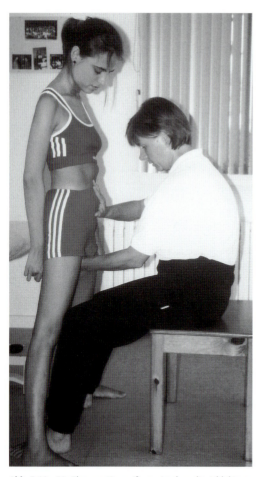

Abb. 5.11   Die Therapeutin greift proximal an die Adduktoren und hilft Silvia bei der Außenrotation des Beines.

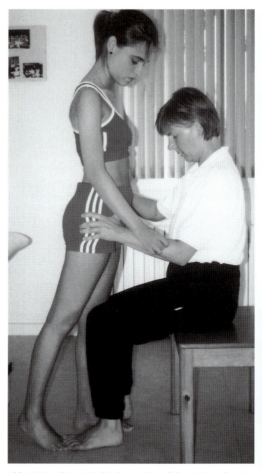

Abb. 5.12   Silvias Fuß drückt zu sehr auf den Boden, das Knie kann nicht nach vorn losgelassen werden.

auf den Boden und erlaubt dem Knie noch nicht, nach vorne loszulassen.

Silvia geht mittlerweile kurze Strecken, braucht den Rollstuhl aber noch für längere Distanzen und insbesondere für schlechte Tage. Auch drei Jahre und neun Monate nach ihrem Unfall können weiterhin Verbesserungen verzeichnet werden. Das motiviert sie zur Weiterarbeit.

5.1.2   Pedro

An Pedros Beispiel möchte ich gerne verschiedene Erfahrungen mitteilen, die ich mit der Gestaltung der körpereigenen USF-Glutäen und mit „externer Unterstützung" gemacht habe.

Pedros Konstitution lässt sein auch vor dem Unfall bestehendes vorherrschendes Haltungsmuster in Rumpf und Becken erahnen. Er zeigt viel Extension im lumbalen Bereich (hyperaktive, verkürzte Rückenstrecker) mit einer Anteversion des Beckens. Seine Bauchmuskeln waren schon lange vor der Läsion nicht mehr sehr aktiv. Das Übergewicht, der dicke Bauch, der die Bauchmuskeln in einer Dehnstellung hielt, tat sein Übriges dazu.

In der ersten Zeit der Therapie wurde zudem viel Wert gelegt auf ein Kräftigungstraining für den M. latissimus dorsi beider Seiten, welches seine LWS-Lordose verstärkte. Auch die Übungen für den M. quadriceps femoris, ausgeführt im Sitz auf einem Stuhl mit Gewicht an den Unterschenkeln, die dann gestreckt werden sollten, trugen sicher dazu bei, dass der so stark aktivierte M. rectus femoris das Becken heftig in die Kippung nach ventral zieht. Pedro wurde in jeder Hinsicht behandelt wie ein „kompletter Querschnitt" und das Ziel der Behandlung wurde nicht individuell definiert. Natürlich

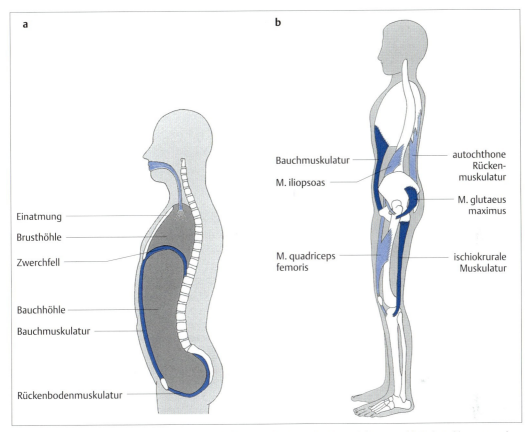

a

Einatmung

Brusthöhle

Zwerchfell

Bauchhöhle

Bauchmuskulatur

Rückenbodenmuskulatur

b

Bauchmuskulatur

M. iliopsoas

M. quadriceps femoris

autochthone Rücken-muskulatur

M. glutaeus maximus

ischiokrurale Muskulatur

Abb. 5.13 a–b: Synergismus der aufrechten Haltung. **a** Luftkammer. Die Beckenbodenmuskulatur verschließt die Luftkammer nach unten. **b** Besonders die tiefen Schichten der Rücken- und Bauchmuskulatur sowie die seitliche Rumpfmuskulatur bauen einen Druck nach kranial auf, der von oben widergelagert werden muss durch das kontrahierte Diaphragma und einen verschlossenen Mund- und Nasenraum.

sollte er im Rollstuhl so selbstständig wie möglich werden. Die Frage nach Aktivierung der innervierten Muskulatur und einer eventuellen Gehfähigkeit, wenn vielleicht auch an Stockstützen, wurde gar nicht erst gestellt. Gegen die assoziierten Reaktionen in den Beinen, die sicherlich durch das anstrengende Training mit Gewicht verstärkt wurden, erhielt er Antispastika, welche so hoch dosiert waren, dass er stets müde und konzentrationsschwach war und sogar verwaschen sprach.

Eines der **Hauptziele** in meiner Behandlung von Pedro ist die Aktivierung des normalen Haltungsmusters der selektiven Extension im Rumpf.

Normale Haltung

Selektive Extension im Rumpf beginnt bei der Kontraktion der beiden Mm. glutaei maximi und der Beckenbodenmuskulatur. Des Weiteren aktivieren sich die sakrolumbalen tiefen Extensoren

der Wirbelsäule (WS) zu denen auch die Mm. multifidii gehören. Um die WS aber nicht nach dorsal zu flektieren, sondern nach kranial zu extendieren, bedarf es noch der Aktivierung der gesamten Bauchmuskeln, den Mm. obliquii abdomini, des M. transversus abdominus und des M. rectus abdominus sowie lateral der beiden Mm. quadratus lumborum. Günstig ist dann, dass das Zwerchfell gleichfalls kontrahiert, d.h. nach kaudal hin gespannt ist, um den Druck im Bauchraum aufzubauen, der notwendig ist, um die WS aufzurichten, zu extendieren. Geschlossene Blasen- und Darmsphinkter und geschlossener Mund- und Nasenraum sorgen dafür, dass der Druck nicht nach kranial oder kaudal entweichen kann bzw. liefern den notwendigen Gegendruck im Thorax (**Abb. 5.13 a–b**).

Die Aktivierung dieses Haltungsmusters der selektiven Extension scheint abhängig zu sein von

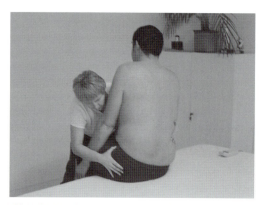

Abb. 5.14   Der M. glutäus maximus wird unter die Tuber ossis ischii „gestopft".

einem bestimmten Alignment der Femurköpfe in den Azetabuli des Beckens. Bei Pedros typischer Sitzhaltung mit relativ weit auseinandergestellten Beinen, aktivieren sich beim Aufrichteversuch des Rumpfes nur die lumbalen Rückenstrecker, der ZSP wird dabei weiter nach vorn geschoben, die Schultergürtel retrahieren, der Kopf neigt sich nach dorsal. Versuche ich bei Pedro die Stimulation der Mm. multifidii (s. S. 112, **Abb. 2.75**), die hier als Stellvertreter für alle tiefen Extensoren der WS genannt sein sollen, so erreiche ich nichts. Erst nach Veränderung des Alignment der Oberschenkel zum Becken und der Glutäalmuskulatur aktiviert sich das oben beschriebene Haltungsmuster der selektiven Rumpfextension. Interessant ist, dass sich auch die Bauchmuskeln dabei symmetrisch aktivieren und auch einige Minuten nach Stimulation noch aktiv blieben. Bei verschiedenen anderen Versuchen, die Bauchmuskeln zum Anspannen zu bringen (Bewegungen des ZSP in Koordination mit dem Becken wie in Kapitel 2 beschrieben), war das Ergebnis nicht halb so gut. Es war insbesondere schwierig, Pedros rechte „schlechtere" Seite zu aktivieren. Es empfiehlt sich die folgenden Schritte sorgsam nacheinander auszuführen:

Zuerst werden Pedros Füße in der in Kapitel 2.1 beschriebenen Art und Weise stimuliert. Dann setze ich mich auf die Seite des Patienten, auf der dieser besser belasten kann. In Pedros Fall ist das die linke Seite. Ich bewege den ZSP mit meiner rechten Hand nach links zu mir herüber und fazilitiere so eine Stellreaktion, die rechte Rumpfseite aktiviert sich und zieht das Becken nach oben. Nun fasst meine linke Hand Pedros rechten Femur dicht am Kniegelenk und hebt diesen an, drückt das rechte Knie gegen das linke, welches von meinem linken

Bein stabilisiert wird. Nun bewege ich den ZSP langsam zurück in die Mitte, wobei die rechte Beckenhälfte auf die Bank zurück absinkt. Den rechten M. glutäus maximus „stopfe" ich dabei fest unter den Sitzhöcker. Diese Handhabung ist umso wichtiger je hypotoner der Muskel ist (**Abb. 5.14**).

Vergleich: Normale Haltung – abnormale Haltung ◼
Wenn die beiden Mm. glutäi maximi einen normalen Tonus aufweisen, so bilden sie ein natürliches Sitzkissen. Das Eigengewicht stellt dabei einen Druckstimulus dar, welcher diese Extensoren aktiviert hält, zumindest wenn die Sitzfläche (Stuhl) eine gewisse Härte aufweist. Ist der Tonus der Gesäßmuskeln herabgesetzt, so drückt das Gewicht des Oberkörpers die Muskelmasse nach medial und besonders nach lateral. Dünne, hypotone Personen können das daran spüren, dass sie es nur sehr kurz im aufrechen Sitz auf einer harten Sitzfläche aushalten und auch daran, dass es ein unangenehmes Geräusch mit einem Schmerz verbunden gibt, wenn sie sich zur Seite bewegen. Das Alignment der Muskeln ist verändert, sie spannen nicht gut an. Bedenkt man, dass Menschen mit inkompletter Rückenmarksschädigung viele Stunden auf einem Anti-Dekubitus-Kissen sitzen, welches den Sinn hat, den Druck auf das Gesäß zu verteilen, so kann man leicht verstehen, dass sich diese Gesäßmuskeln absolut nicht in einer Spannungsbereitschaft befinden.

Die Kompression, die das Gewicht auf den Muskel ausübt, wenn er dort ist, wo er sein sollte und nicht zu beiden Seiten auseinandergequetscht wird, stimuliert das Haltungsmuster der selektiven Extension. ◼

Das Bein halte ich in Flexion und Adduktion. Durch die Bewegung des Beckens gegen den stabilen Femur kommt das Hüftgelenk in noch mehr Adduktion und Innenrotation, der hyperaktive und verkürzte M. tensor fascie latae lässt exzentrisch nach und verlängert sich. Nun lasse ich Pedros rechten Fuß langsam zurück auf den Boden sinken, ohne die Adduktion aufzugeben. Beide Knie stabilisierend stehe ich auf und setze mich auf Pedros rechte Seite, um von dort aus das Gleiche mit dem linken Bein auszuführen. Am Ende dieser Sequenz kann ich Pedros beide Füße hüftbreit nebeneinander stellen, ohne dass die Abduktoren die Oberschenkel so fest in die Abduktion ziehen würden, d.h. der Haltungstonus der Mm. tensor fascie latae auf beiden Seiten ist gesunken. Allerdings kann man natürlich die jahrelang bestehenden strukturellen Verkürzungen damit nicht so ohne

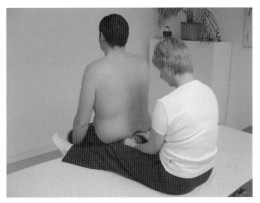

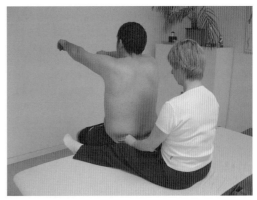

Abb. 5.15 Erster Stimulus: Kompression seitlich auf beide Hüftgelenke durch Adduktion meiner beiden Beine; zweiter Stimulus: Kompression meiner Finger auf die oberen Anteile der beiden Mm. glutaei maximus; dritter Stimulus: Kompression meiner Daumen auf die sakralen Extensoren, die Multifidii.

Abb. 5.16 „Belastung" des Haltungsmusters der selektiven Rumpfextension durch das Anhängen von körpereigenen Gewichten.

Weiteres beheben; wenn ich die Beine loslasse, werden sie immer noch, wenn auch mit weniger Spannung, nach außen gezogen in das „falsche" Alignment. Daher nehme ich mir eine „externe Unterstützung" zu Hilfe in Form eines Nierengurtes aus Neopren (aus dem Motorradzubehörhandel). Dieser wird um die beiden Beine geschlungen, mit seinem Klettverschluss verschlossen und hält so die beiden Beine in der Position, die ich möchte. Der Gurt lässt genügend Spielraum, um die Fersen noch einmal nacheinander fest auf den Boden zu stampfen mit der Idee der Stimulation des vestibulospinalen Systems. Dann setze ich mich hinter Pedro im Langsitz auf die Behandlungsbank. Meine beiden Oberschenkel drücke ich fest gegen den unteren Abschnitt von Pedros Gesäßmuskeln und gebe so eine gewisse Kompression. Meine beiden Hände geben Druck auf die oberen Abschnitte der Extensorenmuskeln der Hüftgelenke. Dabei kann ich schon eine gewisse Extension beobachten. Meine Daumen drücken nun die sakralen Rückenmuskeln fest auf das Sakrum und bewegen sich unter Beibehaltung dieses Drucks nach kranial (**Abb. 5.15**). Pedro erhält die Aufforderung: fühlen! Es ist deutlich sichtbar, wie sich Glutaealmuskulatur, Rückenstrecker, vordere und seitliche Bauchmuskulatur anspannen und zwar symmetrisch! Als weitere Hilfe führe ich Pedros Kopf in eine Nackenextension und gebe ein wenig Traktion. Die Aufforderung: wachsen! aktiviert noch ein wenig mehr die selektive Extension der WS.

Mit diesem Haltungshintergrund kann ich Pedro nun bitten, beide Arme langsam nach vorne in die Anteversion zu bewegen und beobachten, dass er

deren Gewicht nun mit zunehmender Tonuserhöhung der gesamten Rumpfmuskulatur ausgleicht, nicht mit Hyperextension der HWS und LWS wie vorher (**Abb. 5.16**).

Selbstverständlich soll diese erarbeitete Haltung nun im Stand benutzt werden, um die Stehbalance zu verbessern.

Der Weg in den Stand wird genutzt für weitere Aktivierung von Bauch- und Rückenmuskeln. Ich setze mich vor Pedro auf einen Hocker. Seine beiden Arme liegen auf meinen Schultern. Nun sind es meine Oberschenkel, die die seinen im Alignment halten. Der Nierengurt wurde abgenommen und in Reichweite gelegt. Ich bewege mich zurück, er bewegt sich in eine Vorlage, d.h. sein Oberkörper befindet sich nun diagonal im Raum. Durch Anheben der Arme, erst des einen, dann des anderen, aktivieren sich wieder die Bauchmuskeln. Anschließend soll er nach und nach das Becken anheben. Ich beobachte, wie sich die Fersen auf den Boden pressen, die tibiae sich nach ventral schieben. Mit meinen Füssen übe ich eine gewisse laterale Kontrolle über Pedros Füße aus. Mehrere Male soll er sich wieder hinsetzen, ohne jedoch das gesamte Gewicht auf die Bank abzugeben und sich sofort wieder anheben. Erst nach einigen Wiederholungen, die das Ziel haben, den M. quadriceps femoris, insbesondere die Vasti zu tonisieren, soll Pedro ganz aufstehen, sich im Stand aufrichten. Vor dieser letzten Wiederholung, habe ich ihm den Nierengurt um den Bauch befestigt: vorne unten angelegt und recht fest hinten das Klettband geschlossen.

Muskelphysiologie

> Im Gegensatz zu dynamischer, besser aus Dehnung arbeitender Muskulatur kontrahiert sich statisch arbeitende Muskulatur besser aus einer Annäherung heraus. Die externe Hilfe nimmt den Bauchmuskeln nicht etwa die Arbeit ab, sondern aktiviert sie, wie bei Pedro deutlich zu sehen und zu spüren ist.

5.1.3   Fallbeispiel R.

| *Paraparese auf Höhe Th12/L1*

R. ist heute 39 Jahre alt, vor drei Jahren erlitt sie nach einem Sturz aus einem Fenster Wirbelkörperfrakturen und eine Rückenmarksläsion in Höhe von Th12/L1, die zunächst als komplett diagnostiziert wurde.

Zur Stabilisierung der frakturierten Wirbelköper wurde eine Platte eingesetzt, die von Th10 bis L2 reicht. Aus Angst vor einer weiteren Operation und auch weil diese Platte keinerlei Beschwerden verursacht, lehnt R. ihre operative Entfernung ab.

R.s Befund

Als R. bei ihrem ersten Besuch zu mir in die Praxis kam, zeigte sie folgenden Befund:

Haltung und Palpationsbefund im Sitz auf der Behandlungsbank: Die Halswirbelsäulenlordose ist sehr ausgeprägt, man erkennt ein deutlich hervortretendes Profil der zervikalen Anteile des M. erector spinae, die sich hochtonisiert anfühlen. Deutlich hochgezogene Schultergürtel, rechts > links, mit druck- und bewegungsschmerzhaften Mm. trapezius und levator scapulae. Die Brustwirbelsäule ist im unteren Anteil stark kyphosiert, die Lendenwirbelsäule hyperlordosiert, ebenfalls mit stark hervortretenden Profilen der lumbalen Anteile des M. erector spinae. Diese Muskulatur ist fest gespannt, unbeweglich und druckschmerzhaft. Es besteht eine Hypersensibilität in diesem Bereich, die Berührung löst eine Extension des gesamten Rückens aus. R. ist schlank, dennoch fällt ein voluminöser Bauch auf, der auf hypotone Bauchmuskulatur hinweist.

Auf dem Kreuzbein sind die Konturen ganz und gar verstrichen und es sind Aufquellungen vorhanden. Es gibt keinerlei Anzeichen für einen vorhandenen Muskeltonus in den sakralen Anteilen des M. erector spinae. Das Gewebe ist eindrückbar, leicht verschiebbar und fühlt sich teigig an.

Ebenso sind völlig verstrichene Konturen der Glutäalmuskulatur sichtbar, ein Hypotonus ist deutlich fühlbar.

Weiterhin ist ein starker Hypertonus des M. rectus femoris tastbar, der eine ausgeprägte Hypersensibilität bei Verlängerung aufweist. Kombiniert mit dieser Symptomatik finden sich auch auf Verlängerung hochsensibel reagierende Mm. tibialis anterior, extensor hallucis longus und triceps surae.

Sitz im Rollstuhl: R. saß in einem für sie viel zu weichen, breiten und tiefen Rollstuhl. Sie musste beide Arme über die zu hohen Armlehnen heben, um ihn anzutreiben. Durch die ungünstige Stellung der Arme bei dieser Fortbewegung hatte sie bei sehr stark hochgezogenem Schultergürtel einen hohen Tonus in den Mm. trapezius, levator scapulae, rhomboidei.

Auch beim Sitzen im Rollstuhl besteht im Bereich der operative Fixierung von Th10 bis L2 eine starke Kyphose, die mit einer sehr stark ausgeprägten Hyperlordose in der HWS und einer immensen Hyperlordose in der restlichen LWS ausgeglichen wird.

Gehen: R. geht in ihrer Wohnung mit zwei Unterarmstockstützen. Da sie keinerlei aktive Hüftextension mit Aktivität des M. glutaeus maximus hat, ist die starke Hyperlordose der LWS sicherlich auch durch eine Kompensation der Hüftextension durch die Rückenstrecker begründet. Sie blockiert beide Kniegelenke, da die Mm. quadriceps femoris und ischiocrurales nicht aktiv kontrahieren und die Stabilisierung nicht übernehmen.

Neurophysiologische Aspekte

> Normalerweise halten sich Hemmung und Bahnung auch auf spinaler Ebene die Waage: Alpha- und Gamma-Motoneurone sorgen für den Tonusaufbau durch Exitation der extra- bzw. intrafusalen Muskulatur. Renshaw-Zellen und inhibitorische Interneurone halten diese Exitation unter inhibitorischer Kontrolle. Bei inkompletter Rückenmarksschädigung ist dieses Gleichgewicht gestört. Wie auch bei zerebraler Schädigung macht sich die Einschränkung der inhibitorischen Kontrolle durch Hypersensibilität und Hypertonus bemerkbar. Ein hoch aktiviertes Gamma-System mit stark vorgespannten Muskelspindeln und einem dadurch äußerst leicht auszulösenden Klonus der Plantarflexoren ist zu finden. Bei größeren Muskeln, wie z.B. den Mm. rectus abdominis oder rectus femoris ist die Übererregbarkeit der Muskelspindeln in einem sog. Flexoren-Rückzug (S. 157 f.) sichtbar und palpierbar.

Ich beobachte R. von vorn, während sie abwechselnd ein Bein ausstrecken bzw. anbeugen soll und erkenne, dass sie eine gewisse Kontrolle über ihre Rumpfstabilität hat. Die Stellreaktionen sind jedoch unzureichend, sie werden mit sofortigen Stützreaktionen der Arme kompensiert.

R. hat auch eine gewisse Kontrolle über die Beinbewegungen. Sie kann im Sitz, in Rückenlage und im Stand ein Massenmuster in die Extension initiieren, welches sie allerdings fast nach hinten wirft. Sie kann die gestreckten Knie dann nur mit Hilfe wieder beugen, um die Füße wieder aufzustellen.

Im Sitz ist keine weitere Flexion der Beine möglich. Auch im Stand mit Stockstützen ist die Initiierung von Flexion kaum möglich, wodurch das Vorsetzen des Beines beim Gehen sehr erschwert ist. Sie kann auch niedrige Stufen nicht überwinden.

Sensibilität: R. macht zu ihrer Sensibilität folgende Angaben: Der gesamte Rücken ist hypersensibel. Sie spürt die Berührung und den leichten Druck meiner Hände und kann Angaben über die Temperatur machen. Am rechten Oberschenkel gibt sie seitlich ein großes, ovales Gebiet an, in dem sie ein ständiges unangenehmes Brennen fühlt. Das setzte ca. vier Wochen nach der Läsion ein und dauert bis heute seit knapp drei Jahren an. Sie sagt, dass sie keinerlei Einschränkungen bezüglich der Kontrolle der Sphinkteren habe, was auf eine normale Sensibilität auch in diesem Bereich schließen lässt.

R.s Behandlung

Meine ersten **Behandlungsziele** sind:
- Desensibilisierung der hypersensiblen Zonen am Rücken bei Berührung und Druck,
- Desensibilisierung der auf Verlängerung hypersensiblen Muskeln (Mm. rectus femoris, tibialis anterior, extensor hallucis longus, triceps surae),
- Desensibilisierung der druckschmerzhaften zervikalen und lumbalen Anteile des M. erector spinae.
- Tonussenkung der durch Kompensation hypertonen Muskulatur (Mm. trapezius, levator scapulae, zervikale und lumbale Anteile des M. erector spinae).
- Tonusnormalisierung der durch die spinale Schädigung hypertonen Muskulatur, um anschließend eine normalere selektive Aktivität durchführen zu können (Mm. rectus femoris, adductores, ischiocrurales, triceps surae, tibialis anterior, extensor hallucis longus).

- Tonusaufbau in der durch Rückenmarksschädigung hypotone bzw. durch hypertone Antagonisten gehemmten Muskulatur (M. glutaeus maximus und medius, vastus medialis, intermedius, lateralis).

Tonussenkung der Rückenstrecker, Tonusaufbau der Bauchmuskulatur

Ich beginne mit der Tonussenkung der Rückenstrecker bei gleichzeitigem Tonusaufbau der Bauchmuskulatur. Dazu sitzt R. auf der Behandlungsbank, die Füße stehen auf dem Boden. Ich stehe im Kniestand hinter ihr und führe mit meiner rechten Hand auf R.s Sternum den ZSP leicht nach kaudal und nach dorsal. R. nimmt die Unterstützungsfläche, den Bauch ihrer Therapeutin, zuerst nicht gut an. Die Situation ist für sie ungewohnt, sie weiß nicht genau, was sie tun soll. Ich bewege mich, R. mitnehmend, leicht nach links und rechts (von M nach 3 nach M nach 9 usw.) und bitte sie mitzukommen. Dann erweitere ich die Bewegung von M über 1/2 M nach 3, nach 4 über M nach 8 und 9 und zurück. So wird die Bewegung nach und nach vergrößert, R. lernt, mit ihrem Rücken zu fühlen und sich ihrer Therapeutin anzupassen.

Ich setze mich langsam auf ihre Fersen. R. will sich mitbewegen, kann jedoch die starke Hyperlordose der LWS nicht ausreichend nachlassen, weil der M. erector spinae sich nicht gut exzentrisch verlängern kann und die Mm. rectus femoris beider Seiten die ventralen Spinae des Beckens vorne halten. Um auf dieses gravierende Problem einzugehen, lege ich mir ein Kissen auf die Unterschenkel, damit der Fersensitz höher wird. Außerdem biete ich R.s Schultergürteln eine Ablage auf meinen abduzierten Oberschenkeln. Ihre Wirbelsäule kann nun weiter nach unten absinken. Mit den Fingern mobilisiere ich die Rückenmuskulatur nach lateral, was unbedingt mit der Bewegung geschehen muss, da R. sonst überempfindlich mit einer Tonuserhöhung reagiert.

Nun greife ich mit beiden Händen unter R.s Armen durch an ihr Becken. Meine Finger liegen dorsal, die Daumen liegen ventral auf den beiden Spinae. Der Bewegungsweg von 6 nach M soll nun, da die Rückenstrecker ein wenig verlängert und gehemmt sind, die Bauchmuskulatur agonistisch konzentrisch arbeiten lassen.

Ich beuge mich weit nach vorne, bitte R., die Bewegung nach vorne mitzumachen und sich langsam aufzusetzen. Die Readyness, die Spannungsbereitschaft, die immer noch in den Rückenstreckern und in den Mm. latissimus dorsi beidseits besteht, führt dazu, dass sich die Patientin nach hinten abdrückt, um sich mit Extension gegen mich nach vorne zu hebeln. Genau diese Kompensation habe ich erwartet und bremse mit einem deutlichen „STOP, so nicht!" die unerwünschte Bewegung ab, ohne jedoch verhindern zu können, dass sich beide Beine in einem Massenmuster von Extension und Adduktion streckten.

Für einige Minuten ist nun eine Ko-Therapeutin vonnöten! Diese fasst vorsichtig zuerst das linke Bein distal am Fuß und weiter proximal am distalen Ende des Oberschenkels, um es im Knie langsam aber sicher zu beugen und den Fuß wieder auf den Boden zu stellen. Ihre Bewegung muss langsam erfolgen. Sie muss nachspüren, wann und wieviel das Bein nachgibt. Steht ein Bein erst wieder einmal am Boden, so ist die Knieflexion des anderen Beines leichter. Die zweite Physiotherapeutin setzt sich vor die Behandlungsbank auf einen Hocker, stellt ihre eigenen Füße leicht und vorsichtig auf R.s Füße und legt ihre Hände proximal auf die ventrale Seite der Oberschenkel s.a. **Abb. 2.7**, S. 69. Ihre Hände greifen vorsichtig in die Muskulatur und mobilisieren diese ein wenig nach distal. Ihre Unterarme schienen die Oberschenkel bis zum Kniegelenk.

R. erhält nun den Auftrag, den Kopf ganz nach vorn zu beugen, den eigenen Bauchnabel anzuschauen und sich so mit mir gemeinsam nach vorn zu bewegen.

Ich bewege dabei ihren ZSP ganz deutlich nach ventral kaudal, rolle ihn richtiggehend ein.

Mit diesen Hilfestellungen gelingt die Hemmung der Rückenstrecker und die Fazilitation der Bauchmuskulatur, die eine posteriore Bewegung des Beckens initiiert. Die Helferin muss die beiden Knie mit einem deutlichen Druck nach kaudal und in Richtung Füße stabilisieren, damit der durch diese Beckenbewegung unter Spannung geratene M. rectus femoris sich nicht am distalen Ansatz einfach verkürzt, sondern sich exzentrisch verlängert. Es sind viele Wiederholungen mit kleinen Variationen der Bewegungsrichtung nach vorne links und vorne rechts notwendig, bis die Hilfen ein wenig vermindert werden können.

Die Kollegin, bewegt dann die beiden Sehnen des M. rectus femoris rechts und links mit ihren Händen nach lateral, verlangt so eine weitere Verlängerung, welche bei den ersten Versuchen sofort mit einer Anspannung beantwortet wird. Einen Moment lang gibt sie nach, um die beiden Beine in

der Entspannungsphase der Muskeln wieder in ihre Ausgangsposition zu stellen.

Die Behandlung wird dann ohne Ko-Therapeutin weitergeführt. R. sitzt im lockeren Sitz auf der Behandlungsbank, ich im Fersensitz neben ihrem linken Fuß, welcher der weniger problematische zu sein scheint, um diesen zu desensibilisieren und zu mobilisieren.

Neurophysiologische Aspekte

Die therapeutischen Stimuli werden von den Rezeptoren aufgenommen und über periphere Nerven zum Rückenmark geleitet. Während sie bei einer zerebralen Läsion dort ganz normal empfangen, integriert und weitergeleitet werden, können sie im Falle einer spinalen Läsion nicht normal verarbeitet werden, sondern werden äußerst schnell von dieser Instanz beantwortet.

! Jegliche Handhabung und Mobilisation der Füße muss äußerst langsam und vorsichtig erfolgen, da deren Überempfindlichkeit ansonsten zu einer sofortigen Tonuserhöhung (assoziierten Reaktion) in Massenmustern führt. Evtl. muss zu Beginn mit einem dünnen Handtuch gearbeitet werden (s. **Abb. 3.4**).

Die Bewegung in die Dorsalextension löst fast sofort einen Klonus aus, der nur durch Anheben des Unterschenkels mitsamt der Ferse gehemmt werden kann. Durch langsames Absenken der Ferse unter gleichzeitiger inhibitorischer Mobilisation des M. triceps surae nach lateral kann die Dorsalextension, also eine Verlängerung der Fuß- und Zehenflexoren im Fußgelenk ohne Klonus erreicht werden. Die Bewegung der Metatarsalen gegeneinander, das Ausstreichen der Mm. interossei plantares muss gleichfalls äußerst sorgsam, langsam mit gleichzeitig firmen und weichen Händen durchgeführt werden.

! Es ist in R.s Fall nicht so sehr wichtig, was in welcher Reihenfolge getan wird, sondern wie es getan wird !!!

Selektive Bewegungen des Beckens im Sitzen

Nachdem die Füße so vorbereitet wurden, werden nun selektive Beckenbewegungen vom lockeren Sitz (1/2 M) in den aufrechten Sitz (M) fazilitiert. Dazu habe ich mich hinter R. auf die Behandlungsbank gesetzt. R. schaut nach unten, um die zervikalen Rückenstrecker loszulassen, und lässt beide

Arme locker herabhängen. Ich habe meine Hände um ihr Becken gelegt und komprimiere die beiden Beckenhälften. Nun bewege ich mit leichtem Druck meine Daumen von ganz weit unten nach kranial hoch. Damit gebe ich den in diesem kaudalen Abschnitt hypotonen Anteilen der Rückenstrecker den Stimulus zur Kontraktion. Gleichzeitig erhält R. die verbale Aufforderung, den Anteil des Bauches unterhalb des Nabels nach vorne zu bewegen. Die Durchführung der Bewegung muss genau beobachtet werden. Ist sie wirklich selektiv, kontrahieren die gewünschten Anteile der Muskulatur oder wird die Bewegung von weiter kranial aus initiiert? Diese Möglichkeit besteht, weil dort durch den höheren Tonus eine größere Bereitschaft zur Kontraktion besteht.

Ich setze mich dann auf einen Hocker vor die Patientin und kontrolliere das Alignment der Füße, welches dem Aufstehen entsprechen soll. R.s Kopf berührt leicht meinen Kopf, ihre Arme liegen auf meinen Schultern, beides bietet Referenzpunkte zur Erleichterung der selektiven Beckenbewegungen.

Meine Hände liegen nun in R.s Hüftgelenken, die Daumen ventral in den Leisten, die Finger lateral um die Trochanteren. Es soll die gleiche Bewegung wie zuvor ausgeführt werden: Ein Loslassen der Rückenstrecker vom aufrechten in den lockeren Sitz und darauf folgend eine anteriore Bewegung des Beckens, um von dort wieder zurück in den aufrechten Sitz zu kommen.

Diese Position soll nun für seitliche Gewichtsverlagerungen beibehalten werden. Ich greife jetzt asymmetrisch am Becken. Meine linke Hand liegt fast unter dem Tuber ossis ischii, um beim Anheben dieser Beckenhälfte helfen zu können. Meine rechte Hand behält ihre Position bei, kann, während sie Kompression um das rechte Hüftgelenk gibt, die Kontraktion der Extensoren stimulieren. Ich stimuliere zunächst mit der rechten Hand eine rotatorische Bewegung nach lateral durch Druck in das Hüftgelenk, mit der linken Hand hebe ich R.s rechte Beckenhälfte leicht an.

Die Bewegung des Beckens, welches die körpereigene Unterstützungsfläche für den ZSP darstellt, löst eine Stellreaktion des Rumpfes aus. Die linke Seite verlängert sich, die rechte verkürzt sich. Zu Beginn verlaufen diese Verlängerungen und Verkürzungen unzureichend, R. hat das Gefühl, das Gleichgewicht zu verlieren und stützt sich mit dem linken Arm seitlich ab. Ich erkläre ihr, dass dies zwar eine ganz normale Stützreaktion des Armes sei, diese aber in diesem Moment dennoch unerwünscht ist, da sie die mangelnde Stellreaktion

des Rumpfes kompensiert. Durch die Stützreaktion kommt R. nicht mehr aus dem Gleichgewicht, also besteht kein weiterer Stimulus für eine Stellreaktion des Rumpfes. Sie wird gebeten, sich nicht abzustützen. Es fällt ihr zuerst schwer, diese normale Reaktion zu unterdrücken, schafft sie es aber, verlängert bzw. verkürzt sich der Rumpf mehr, die normale Stellreaktion verbessert sich.

Nun bewege ich das Becken nicht mehr nur von 3 nach 9 und zurück, sondern beschreibe den Weg von 9 über 1/2 M nach 3 über M nach 9 zurück. Damit R. nicht willkürlich agiert, sondern reagiert, lasse ich in diesen Bewegungen keine Regelmäßigkeit aufkommen, sondern spiele mit den Bewegungsrichtungen. Dadurch muss R. sich sehr auf das Fühlen der Beckenbewegungen konzentrieren, um sie mitzumachen. Dann nehme ich unbemerkt den Kopfkontakt weg, umso einen Referenzpunkt weniger zu geben. Die Bewegungen werden ohne Unterbrechung weiter fazilitiert. Nun nimmt R. auch noch ihre Arme von meinen Schultern weg, muss also den ZSP ohne Referenzpunkt stabilisieren, um das Becken weiterhin selektiv zu bewegen. Dies ist offensichtlich nicht einfach, die Bewegungen werden größer, das Loslassen der Rückenstrecker beim Weg von M, 3 oder 9 nach 1/2 M geht nicht gut … Wiederholungen sind notwendig.

Fazilitieren des Aufstehens

Nun soll es weiter in den Stand gehen. Die vorbereiteten Füße stehen im entsprechenden Alignment. Die Bank wird deutlich höher eingestellt, um R. das Aufstehen zu erleichtern. Sie beugt sich weit nach vorn, ihre Arme liegen wieder auf meinen Schultern. Ich umfasse beide Hüftgelenke, um mit einer schaufelnden Bewegung nach medial (dies bewirkt Kompression und Außenrotation im Hüftgelenk), die beiden Gluträen zu stimulieren und bei der Hüftextension zu helfen. Mit meinen Knien muss ich noch zu einem großen Teil bei der Extension von R.s Kniegelenken helfen.

In diesem Moment geht es noch nicht darum, dass R. sich vollkommen aufrichtet, da sie dies wegen mangelnder Hüftextensionsfähigkeit noch mit viel zu viel Retraktion der Schultergürtel, Extension des Rumpfes und des Kopfes machen würde. Sie soll ein wenig abheben, halten und sich wieder absetzen.

Vergleich: Normale Bewegung

Auch in der normalen Bewegung, z.B. nach einem Tag Skifahren, kann man spüren, dass eine intensive

Arbeit des M. rectus femoris distal in Zusammenarbeit mit den Mm. vastus medialis, intermedius
und lateralis zu einem verbesserten Nachlassen des
proximalen Anteils des M. rectus femoris führt. Die
Hüftgelenke lassen sich leichter extendieren, die
Extension lässt sich leichter halten, der gesamte
Rumpf richtet sich gerader auf. ■

R. bekommt den Auftrag, ihre Arme vor der Brust zu
überkreuzen (rechte Hand liegt auf linker Schulter,
linke Hand liegt auf rechter Schulter) und auf ihre
Füße zu schauen. Dies hemmt nicht nur die Kom-
pensationsbewegung des Schultergürtels, sondern
auch die des Kopfes. Ich helfe wie oben beschrieben
und nach mehrmaligem Abheben und Zurücksetzen soll R. sich nun ganz aufrichten. Ab dem
Moment, in dem das Becken seine Bewegung nach
posterior beginnen muss, stimuliere ich dorsal die
beiden Gluten und ventral die Kontraktion der
unteren Bauchmuskeln von kaudal nach kranial.

Fazilitieren des Stehens

Im Stand muss ich weiterhin den Hüftgelenken bei
der Außenrotation und den Knien bei der Extension
helfen. Wir machen zusammen kleine Bewegungen
nach rechts und links, damit R. abwechselnd ein
Bein mehr belastet. R. muss während der gesamten
Bewegung nach unten schauen und darf keine Extensionsbewegung mit Kopf oder Schultergürteln
machen.

> **!** Es ist wichtig, das gesamte Alignment zu kontrollieren:
> Hüftgelenke genau über den Kniegelenken, diese ge-
> nau über dem ventralen Rand der Fußgelenke. Beide
> Kniescheiben müssen nach vorn gerichtet sein, es darf
> keine Kompensation der Adduktoren und ischiokrura-
> len Muskulatur zugelassen werden!

Diese Belastung der Füße ist es, die die Hypersensibilität der Muskelspindeln der Wadenmuskulatur normalisiert! Deshalb ist es sinnvoll, die gleichen Aktivitäten auch auf einer schiefen Ebene
stehend durchzuführen. Günstige Maße der schiefen Ebene s. **Abb. 11.6**.
   Es ist auch sinnvoll, auf flachem Boden verschiedene Stehpositionen auszuprobieren. Beispielsweise können der rechte oder linke Fuß leicht
nach außen gestellt werden oder es kann eine
leichte Schrittstellung eingenommen werden. Das
Ziel einer geringen Asymmetrie ist dabei, die Kom-
pensationsmöglichkeit der Adduktoren und ischiokruralen Muskulatur zu verringern.

Um in dieser Muskulatur weiter den Tonus zu
senken, helfe ich R., sich umzudrehen und mit dem
Gesicht in Richtung Bank zu schauen. Die Bank wird
etwa in Höhe der Spinae eingestellt. Ich unterstütze
R. dabei, den Oberkörper nach vorne abzulegen.
Ihre Arme legt sie in Innenrotation seitlich auf der
Bank ab. In diesem *Bauchlagenstand* kann nun an
einer weiteren Tonussenkung durch kleine laterale
Bewegungen in Kombination mit der spezifischen
Mobilisation der Muskulatur (Schulterretraktoren,
Rückenstrecker, M. latissimus dorsi) gearbeitet
werden (s.a. **Abb. 2.34** S. 87).
   Ich setze mich auf den Boden oder auf einen
niedrigen Hocker, um R. bei kleinen Kniebewegun-
gen zu helfen. Dabei bearbeite ich die Adduktoren
und ischiokruralen Muskeln in ihren proximalen
und distalen Anteilen und die Mm. triceps surae
gleichfalls mit der spezifischen Mobilisation der
Muskulatur.
   Dies veränderte auch die Sensibilität. Zu Beginn
spürte R. die Bewegungen nicht, mit der Normalisierung des Haltungstonus verbesserte sich zunehmend auch das Bewegungsempfinden. Beim Mirroring waren nur noch kleine Abweichungen
erkennbar.
   R.s Gewicht wird dann auf den rechten Fuß verlagert, um den linken Fuß weiter zurückstellen zu
können. Beim Absenken der Ferse auf den Boden
und bei der Knieextension braucht R. noch Hilfe.
Der verbale Auftrag für R. lautet: „Bring die Ferse
herunter auf den Boden, mach das Bein laaaaang".
Dies stimuliert die agonistisch konzentrische Arbeit
des M. quadriceps femoris und damit die antago-
nistische exzentrische Verlängerung der Mm.
ischiocrurales.
   Das rechte Bein wird in entsprechender Weise
behandelt. R. gibt an, sich leichter zu fühlen, mehr
auf den Beinen zu stehen, weniger „in der Luft" oder
„abgehoben" zu sein. Ihre Schultern sind deutlich
sichtbar lockerer und tiefer.

Fazilitieren des Schreitens

Ein automatisches Gehen ist noch nicht möglich.
Daher muss das Schreiten fazilitiert werden. Ich
stelle mich dicht hinter R., bewege ihr Becken nach
posterior und den ZSP ein wenig nach kaudal. Beide
Schlüsselpunkte haben engen Kontakt mit meinen
entsprechenden Schlüsselpunkten. Die Ko-Therapeutin, die nun wieder für einige Minuten gebraucht wird, sitzt auf einem niedrigen Rollhocker.
Sie ist für die exakte Fazilitation der Füße und Knie
zuständig, während ich für die Vorwärtsbewegung

der Gewichtsschwerpunkte und die Hüftextension verantwortlich bin.

Zu dritt müssen wir gleichzeitig bewegen: nach rechts, um Gewicht dort zu übernehmen.

Die Kollegin hilft R.s linkem Knie, loszulassen; ihr rechter Fuß steht leicht auf den Zehen von R.s linkem Fuß, um dort den Drehpunkt für die Hyperextension der Zehengrundgelenke zu geben. Dann beugt sie sich herunter zum Fuß, um diesen dicht am anderen entlang auf dem Boden schleifend nach vorn zu bringen.

R. konzentriert sich auf ein gutes Stehen auf dem rechten Fuß, sie soll noch nicht versuchen, das linke Bein vorzubringen! Sie würde es anbeugen und das gesamte Alignment zerstören. Sie soll die Bewegung zuerst spüren!

Ich habe auch meinen linken Fuß vorgestellt und bewege nun, R. mitnehmend, mein Gewicht nach vorne links auf meinen linken Fuß, R. kommt auf ihrem linken Fuß zu stehen.

Die Kollegin führt nun dieselbe Fazilitation am rechten Bein aus. So wird R. einige Schritte im Raum *gegangen*. Nach und nach ist es möglich, sie zu bitten – nachdem sie das jeweilige Knie locker fallen gelassen hat und ihr Fuß bereits bis leicht vor das Fußgelenk des Standbeins geführt wurde – diesen weiter vorzubringen, einen *laaangen* Schritt zu machen. Eine Andeutung von selektiver Knieextension ist daraufhin zu verzeichnen!

R. hat noch einen langen Weg der Rehabilitation vor sich, sie weiß es und ist motiviert, ihn zu gehen. Die Empfehlung, in dieser Zeit möglichst nicht allein mit Stockstützen zu gehen, um den Tonusaufbau durch die Kompensation zu vermeiden, hört sie natürlich nicht gern. Doch sie sieht die Notwendigkeit ein, nachdem sie die folgende Erklärung verstanden hat:

Ein Aspekt der reziproken Innervation ist der zwischen Schultergürtel und Beckengürtel. Normalerweise ist der Beckengürtel für die Stabilität zuständig, der Schultergürtel für die Mobilität, s. **Abb. 1.1 b**. Kann der Beckengürtel die notwendige Stabilität nicht leisten, so kompensiert der Schultergürtel mit Tonusaufbau. Dadurch wird eine Mindeststabilität gewährleistet, und es besteht keine Anforderung an das ZNS, diese Art der Zusammenarbeit zu verändern. Der Beckengürtel bleibt hypoton, der Schultergürtel bleibt hyperton – mit allen negativen Folgen, die das nach sich ziehen kann, z.B. eine schmerzhafte Schulter. Ein Tonusaufbau im Beckengürtel ist dann kaum möglich. Zuerst muss der Hyptertonus des Schultergürtels abgebaut werden, es muss eine gewisse Instabilität erzeugt werden, die das ZNS stimuliert, erneut Stabilität aufzubauen. Diesen Aufbau von Stabilität kann die Therapeutin gezielt auf den Beckengürtel lenken und so eine normale reziproke Innervation wiederherstellen.

Das gleiche Prinzip gilt für Personen mit Hemiparese: die weniger betroffene Seite wird hyperton durch die Kompensation, die mehr betroffene Seite bleibt hypoton. Geht die Patientin allerdings außerhalb der Therapiestunden mit Stockstützen, so baut sie den Tonus im Schultergürtel wieder auf, der den Hypotonus im Beckengürtel unterhält. Deshalb die dringende Empfehlung, nur die allernötigsten Wege so zurückzulegen, z.B. ins Bad, welches in R.s Wohnung mit Rollstuhl nur sehr schlecht zugänglich ist.

6 Behandlungsansatz des Bobath-Konzeptes bei Personen mit Multipler Sklerose

In diesem Kapitel wird auf eine detaillierte Beschreibung des Krankheitsbildes und auch auf eine detaillierte Beschreibung der Behandlung verzichtet, da beides den Rahmen des Buches sprengen würde. Es ist mir aber ein Anliegen, bestimmte grundsätzliche Überlegungen zur Behandlung von Personen mit Multipler Sklerose (MS) mitzuteilen. Zu diesen Überlegungen gehört es, die Ziele der Behandlung mit den individuell betroffenen Personen in der jeweiligen Phase der Erkrankung bzw. im jeweiligen Stadium der Behinderung festzulegen. Diese zu verfolgen, aber auch zu erkennen, wann sie verändert werden müssen; sie neu zu definieren und entsprechend weiter zu verfolgen.

Personen mit MS bedürfen lebenslanger physiotherapeutischer Behandlung. Dabei finden die Behandlungen unter verschiedenen Bedingungen statt, einmal z.B. in einem Akut-Krankenhaus während der Phase der Diagnosestellung bzw. beim Auftreten akuter Schübe, evtl. mehrere Wochen in einem Reha-Zentrum oder über viele Jahre in einer Praxis oder einem Zentrum der MS-Gesellschaft. Es ist seelisch nicht leicht zu verkraften, einen fortschreitenden Verlauf der Erkrankung beim Patienten mitzuerleben. Da hat sich ein Patient gerade von einem Schub erholt, die Therapeutin konnte die Symptomatik verringern, schon kann es sein, dass er erneut zurückfällt. Genau wie der Patient selbst muss die Physiotherapeutin sich dann wieder neu „aufrappeln", realistische Behandlungsziele finden und wieder anfangen, an ihnen zu arbeiten. Dieses Mit-Leiden bedarf einerseits eines empathischen Einfühlungsvermögens in die Stimmungslage des Patienten, andererseits eines gesunden Abgrenzungsvermögens, um nicht in Mutlosigkeit zu verfallen, sondern die Kraft zu haben, aufzubauen und zu motivieren. Ich konnte einige wenige Personen mit MS über mehrere Jahre hinweg begleiten und ich habe menschlich enorm viel von ihnen gelernt, wofür ich mich an dieser Stelle herzlich bedanken möchte.

Pathologie und Symptomatik

Die Multiple Sklerose oder Encephalomyelitis disseminata ist die neurologische Erkrankung mit der wohl größtmöglichen Variation an *Symptomen*. Dazu gehören z.B. Visusstörungen, Doppelbilder, Müdigkeit, Sensibilitätsstörungen im Sinne von Hypo- und Hypersensibilität oder Parästhesien, Paresen mit Hypotonus, Paresen mit einem Hypertonus zerebraler und spinaler Eigenschaften, Gleichgewichtsstörungen, Ataxie, Dysarthrie, neuropsychologische Störungen, Blasen- und Mastdarmstörungen, Störungen der Sexualfunktion.

Da die *Ursache* immer noch nicht endgültig geklärt ist, obwohl weltweit intensiv danach geforscht wird, ist eine kausale Therapie nicht möglich.

Colville, Ketelaer und Paty (MS-Management, Vol. 1 No.1, 3/94) geben vier Stadien an, welche eine Person mit MS durchläuft:

1. Das initiale Stadium, in welchem die Diagnose gestellt wird. Sie weisen darauf hin, dass es für Therapie und Management der Erkrankung von Bedeutung ist, mit welcher Sicherheit die Diagnose gestellt wurde und mit welcher Klarheit sie der betroffenen Person mitgeteilt wurde.

Beispiel: M., eine 34-jährige junge Frau, wurde vier Jahre über ihre Diagnose im Unklaren gelassen. Sie empfand diese Zeit der Ungewissheit als noch viel schlimmer als die ihr dann endlich mitgeteilte Diagnose.

Weiterhin wird die Therapie durch die Unterstützung beeinflusst, die gegeben wird, z.B. durch professionelle Helfer und durch die Familie, und auch durch die Möglichkeit, fortlaufende Information über die Diagnose zu erhalten, was diese bedeutet und was sie nicht bedeutet.

2. Das frühe Stadium, in dem die Patienten Symptome unterschiedlichen Schweregrades zeigen, die sich gut zurückbilden.

3. Das spätere Stadium, in dem sich nicht reversible Symptome etabliert und zu einer Behinderung geführt haben.

Tab. 6.1 Minus- und Plus-Symptome

Minus-Symptome (verminderte Exitation)	Plus-Symptome (verminderte Inhibition)
Hyposensibilität, die oft distal an den Fingerspitzen beginnt.	Hypersensibilität, die oft an den Fußsohlen beginnt, sichtbar an einer positiven Stützreaktion
Müdigkeit (Fatigue), die ein Zeichen der beginnenden erschwerten Rekrutierung motorischer Einheiten sein kann.	Parästhesien, als Zeichen beginnender mangelnder Filter- und Steuerungsfunktion des Thalamus
Paresen, als deutliche Zeichen mangelnder Rekrutierung motorischer Einheiten	Hypertonus, der oft am M. triceps surae beginnt, sichtbar an zunehmend auftretenden Fußkloni
	Zunehmende Schwierigkeiten bei selektiven Bewegungen, als Zeichen mangelnder hemmender Kontrolle. Auftreten von Massenmustern

4. Das fortgeschrittene Stadium, in welchem eine schwere Behinderung und Pflegebedürftigkeit besteht.

Es werden zwei Verlaufsformen beobachtet:
- der progrediente Verlauf; oft langsam, manchmal auch schnell,
- der schubweise Verlauf mit ganz unterschiedlicher Schubfrequenz.

Am Verlauf der MS kann man die Auswirkungen der neurologischen Schädigung durch die Entmarkungsherde, die gleichzeitig eintretenden und zunehmenden Entbahnungssymptome (Minus-Symptome) und Enthemmungssymptome (Plus-Symptome) beobachten (**Tab. 6.1**).

6.1 Festlegung der Behandlungsziele in Bezug auf den Behinderungsgrad

Die Behandlungsziele richten sich nach dem Allgemeinzustand, d.h. nach den individuell im Vordergrund stehenden Symptomen. Sie sind je nach Stadium unterschiedlich:

1. und 2./Initiales und frühes Stadium (Kurtzke-Skala/EDSS 0,5–5,5)

Die Ziele in diesen Stadien sind:
- Normalisierung des Haltungstonus,
- Hemmung von Kompensationsstrategien, um die mit der Reduzierung der Symptome einhergehende Entwicklung von normaler Bewegung nicht zu verhindern. Vermieden werden sollte dabei das Benutzen der Arme beim Aufstehen von einem Stuhl. Dabei werden die Beine weniger belastet, in Schultergürteln und

Armen erhöht sich der Haltungstonus, was eine Instabilität des Beckengürtels unterhalten kann. Weiter soll das Gehen mit Abstützen an Möbeln und Wänden vermieden werden: Dadurch wird die Unterstützungsfläche vergrößert, Equilibrium- und Stellreaktionen werden nicht stimuliert.

Beispiel: Bei einem Kurs lernte ich Herrn B. kennen, einen 36-jährigen Familienvater, der bereits berentet war. Er kam im Rollstuhl und besaß keine Gehhilfen. Er gab an, zu Hause hangele er sich an den Möbeln entlang und stütze sich an der Wand ab. In den täglichen Behandlungen erschien uns seine Behinderung deutlich geringer, als es den ersten Eindruck gemacht hatte. Es stellte sich heraus, dass ihm vor ca. 2 Jahren die Diagnose in einer sehr pessimistischen Art und Weise vermittelt worden war, und dass auch seine Physiotherapeutin nicht wirklich an einer Verbesserung seiner Symptome arbeitete. Seine fortschreitende Erkrankung ließ den Rollstuhl verständlich erscheinen.

Wir behandelten ihn ausschließlich im Sinne der Hemmung der Kompensation mit den Armen. Es war für die Kursteilnehmerinnen und, ganz wichtig, für ihn selbst spürbar und sichtbar, wie sich der Haltungstonus und somit das ganze Relief seiner beiden Beine und Füße veränderte. Diese wurden endlich wieder einmal spezifisch gefordert. Daraufhin konnten sich selektive neuromuskuläre Aktivitäten einstellen. Herr B. ging ohne Hilfsmittel aus dem Kurs, erhielt für eine (sicher ungewisse) Zeit seine Gehfähigkeit wieder und vor allem: er bekam eine andere Einstellung zu seiner Erkrankung. Er gab sich nicht einfach auf, sondern arbeitete mit gesundem, realistischem Optimismus an der Verminderung der Behinderung.

- Fazilitation des normalen Haltungsmusters der selektiven Extension im Rumpf,
- Fazilitation von normalen selektiven Bewegungen und Bewegungsmustern,
- Erarbeitung von normaler Stehbalance,
- Erarbeitung eines normalen Gehens,
- Erarbeiten von Eigenaktivitäten, spezifisch abgestimmt auf die individuellen Probleme der betroffenen Person,
- Information über Selbsthilfegruppen und die MS-Gesellschaft,
- Zuhören, Anhören der Probleme und Hilfe geben bei der Suche nach professionellen Helfern.

3. Späteres Stadium (Kurtzke-Skala/EDSS 6,0–7,0)

In diesem Stadium muss ein Umdenken stattfinden. Der Verlauf der Erkrankung hat gezeigt, dass eine Reversibilität der Symptome nicht mehr möglich ist. Bleibende Symptome hinterlassen eine bleibende Behinderung, die Kompensationsstrategien nun notwendig macht.

Ziele und Maßnahmen in der spezifischen Behandlung sind:
- Die von der betroffenen Person selbst entwickelten als auch die von der Therapeutin vorgeschlagenen Kompensationsstrategien werden trainiert und verfeinert.
- Hilfsmittel werden individuell ausgesucht, angepasst, ausprobiert und adaptiert. Dazu gehören, z.B. die Talo Bandage als Gehhilfe für einen oder beide Füße, ein oder zwei Handstöcke, eine oder zwei Unterarmstützen, ein Rollator, ein Rollstuhl bzw. Elektrorollstuhl. Weiter ein Sitzhocker in der Dusche, ein Badewannenlifter, Toilettenstuhlerhöhung, Haltegriffe und kleinere Hilfsmittel im Bad, Hilfsmittel für die Arbeit im Haushalt, Hilfsmittel zur Erleichterung der Berufstätigkeit wie z.B. Schreibhilfen etc.

Beispiel: R. ist ein 43-jähriger Chirurg, dem es sehr schwer gefallen war, seinen Beruf wegen Sensibilitätsstörungen und leichter Ataxie in den Fingern aufzugeben. Diese Defizite behinderten ihn im Alltag noch kaum, waren aber für seine anspruchsvolle Tätigkeit beim Operieren zu schwerwiegend und gefährdend. Er war noch gehfähig, ermüdete aber sehr schnell. Ein Rollstuhl komme für ihn noch nicht in Frage, behauptete er. Eine andere Patientin, M., teilte ihm ihre Philosophie über den „Rollstuhl als Freund" mit: Für längere Strecken nutze sie ihn, um am Zielort noch frisch genug zu sein für das Gehen an der Wand entlang oder mit einer Unterarmstockstütze. Im Museum fahre sie im Rollstuhl von einem Saal zum anderen, um innerhalb des Saales zu gehen und sich die Bilder im Stehen anzusehen. Weiter fahre sie bis zum Laden oder Restaurant im Rollstuhl, um dann drinnen mit dem Einkaufswagen zu gehen bzw. am Arm eines Begleiters aufrecht zu ihrem Tisch zu gelangen. R. machte schließlich die gleiche Erfahrung, benutzte den Rollstuhl als Hilfsmittel für längere, ermüdende Strecken, stand am Ziel angekommen auf und ging mit einer Gehstütze.

Kompensation und auch der Einsatz von Hilfsmitteln bedeutet die stereotype Nutzung der immer selben Muskelgruppen, die daraufhin einen Hypertonus entwickeln. Ein hoher Muskeltonus birgt die Gefahr von Verkürzungen, Verminderung der Mobiliät von Gelenken, Bewegungen in Malalignment. Ein Beispiel hierfür ist das Gehen mit Stockstützen. Es bedeutet u. a. eine starke agonistisch konzentrische Aktivität von M. latissimus, ein Innenrotator des Schultergelenks, welcher in den Manipulationsaktivitäten antagonistisch exzentrisch nachlassend die Elevation und Außenrotation zulassen muss. Ist der Tonus zu hoch, wird der Arm mit unzureichender Außenrotation angehoben und es kommt zur Einklemmung der Sehne des M. supraspinatus und eventuell auch anderer Strukturen. Die Therapeutin muss daher prospektiv handeln, um die folgenden weiteren Ziele zu erreichen:
- Erhalt bzw. Wiedergewinnen von normaler Gelenkbeweglichkeit,
- Senken des Tonus der notwendigerweise überaktiven Muskelgruppen mit spezifischer inhibitorischer Mobilisation,
- Fazilitieren selektiver Bewegungen in normalem Alignment,
- Erhaltung der bestmöglichen Stehbalance,
- Anpassung der Eigenaktivitäten (siehe dazu untenstehendes Beispiel) und
- Schulung der Angehörigen bzw. Helfer in Lagerung, Transfers, Umgang mit Hilfsmitteln, Techniken zur Blasenentleerung, Hilfe bei der persönlichen Hygiene, Hilfe beim An- und Ausziehen etc.

Beispiel: M. hatte mit der Physiotherapie und einer Dosis von 20mg Lioresal ihren Hypertonus in beiden Beinen für mehrere Jahre gut unter Kontrolle gehabt. Dann musste sie studienbedingt vermehrt sitzen, hatte kaum noch Zeit, diejenigen Aktivitäten auszuführen, die sie sonst stehend verrichtete, z.B. spülen, abtrocknen, Wäsche falten u.ä. Daraufhin erhöhte sich der Flexorentonus in den Beinen, sie hatte mehr Schwierigkeiten bei den Transfers und beim Gehen mit Unterarmstützen. Ihr Neurologe erhöhte die Dosis Lioresal auf 30mg, was nicht etwa eine Tonusminderung zur Folge hatte, sondern im Gegenteil eine Erhöhung.

Meine Hypothese: M. musste durch die erhöhte Dosis ihre vielen Aktivitäten in gedämpfterem Zustand durchführen, fühlte sich müde, musste gegen die Schwerkraft, gegen Hypotonus in Rumpf und Schultergürteln ankämpfen, was eine Tonuserhöhung in den Beinen hervorrief.

Wir ließen bei einem Schreiner ein einfaches Stehpult für sie bauen. Zum Lesen ihrer Bücher und Artikel stellte sie sich vermehrt hin. Die längeren Zeiten der Extension und des Druckes auf den Beinen verminderte ihren Flexionstonus, sie reduzierte die Dosis Lioresal auf die gewohnten 20 mg und nach ca. vier Wochen war alles wieder im gewohnten Gleichgewicht.

4. Fortgeschrittenes Stadium (Kurtzke-Skala/EDSS > 7,0)

In diesem Stadium, welches von starker Behinderung und Immobilität gezeichnet ist, verändert sich erneut die physiotherapeutische Zielsetzung.

- Da die Patienten zunehmend sitzen oder liegen, muss die Dekubitusprophylaxe gewährleistet werden. Dazu gehört die Auswahl entsprechender Sitzkissen bzw. einer Matratze, die Schulung der Angehörigen bezüglich Lagerung/Umlagerung, Transfers vom Bett in den Rollstuhl, Transfer vom Rollstuhl in einen Sessel oder in ein Stehgerät.
- Prophylaxe bzw. Therapie von Atemwegserkrankungen durch Atemübungen, mit und ohne entsprechende Geräte, Lagerung/Umlagerung, Abklopfen im Falle von Sekretbildung, Schulung von Hilfspersonen in all diesen Techniken.
- Prophylaxe gegen muskuläre und kapsuläre Kontrakturen durch assistives, eventuell passives Bewegen des Rumpfes und der Extremitäten und Schulung von Hilfspersonen in diesen Techniken.
- Erhaltung der „passiven" Stehfähigkeit durch Stehen mit Hilfe eines Stehgerätes.

Zusammenfassung

In der Behandlung einer Person mit MS muss die Therapeutin sämtliche Register ihres Könnens ziehen: Dazu gehören die Atemtherapie, evtl. elektrotherapeutische Maßnahmen bei Parästhesien (diese zu verordnen, sollten Therapeuten den Ärzten evtl. vorschlagen). Weiter werden Kenntnisse aus der Kryotherapie gebraucht: Parästhesien und auch der Hypertonus der Füße und Beine verringern sich bei manchen Patienten mit der Anwendung eines Eis-Tauchbades. Die Therapeutin muss, nach Absprache mit der Ärztin, herausfinden, ob dies auch bei dem speziellen Patienten der Fall ist, den sie gerade behandelt.

Bezüglich der auszuwählenden Behandlungsvorschläge aus dem Bobath-Konzept muss die Therapeutin entscheiden, welche der in den anderen Kapiteln des Buches beschriebenen Aktivitäten ihrem Patienten mit Multipler Sklerose nutzen.

Ergänzend sollen auch kompatible Therapien genannt werden, wie z.B.

- *Hippotherapie*: Sie kann passionierten Reitern helfen, selektive Beckenbewegungen und das Gleichgewicht zu verbessern und fördert darüber hinaus die Hemmung von Hypertonus der Adduktoren der Beine.
- *Schwimmtherapie* (Halliwick-Methode nach James McMillan): Die Betroffenen können lernen, die Familie trotz bestehender Behinderung ins Schwimmbad zu begleiten, mit ins Wasser und zum Schwimmen zu gehen.
- *Entspannungstechniken* wie Yoga, autogenes Training, verschiedene Übungen der Feldenkrais Methode können die Eigenaktivitäten ergänzen.
- Je nach Schweregrad der neuropsychologischen Probleme brauchen die Betroffenen eine spezifische Therapie.
- *Akupunktur* oder *Akupressur* können bei Parästhesien helfen.

7 Behandlungsansatz des Bobath-Konzeptes bei Personen mit Morbus Parkinson

Dieses Kapitel wurde neu in die 2. Auflage dieses Buches aufgenommen, um aufzuzeigen, wie mit den Grundprinzipien des Bobath-Konzepts auch Personen mit dem klassischen Morbus Parkinson bzw. mit parkinsonoiden, parkinsonähnlichen Erkrankungen und gleichen Symptomen behandelt werden können. Es soll anregen, die klassischen Übungen zu überdenken und auch diese Patienten auf einer neurophysiologischen Grundlage zu behandeln.

Die Neurologie unterscheidet drei verschiedene Krankheitsbilder:
- Den klassischen Morbus Parkinson mit seinen drei Kardinalsymptomen
  - Hypokinese, Akinese (Bewegungsverlangsamung, Bewegungsverminderung, Bewegungsunfähigkeit),
  - Rigor (Tonuserhöhung in Agonisten und Antagonisten),
  - Tremor (Zittern, Schütteln – daher auch der Name „Schüttellähmung")
- Das symptomatische Parkinson-Syndrom oder Sekundäre Parkinson-Syndrom,
- Parkinson-Symptome bei Systemdegeneration
  - progressive supranukleäre Paralyse,
  - strionigrale Degeneration,
  - progressive Palliumatrophie,
  - Olivopontozerebelläre Atrophie (OPCA).

Ursachen der unterschiedlichen Krankheitsbilder

Für die verschiedenen Krankheitsbilder gibt es zwei Möglichkeiten der Entstehung:
- idiopathisch, d.h. man weiß die Ursache der Entstehung nicht genau. Morbus Parkinson wird nicht als Erbkrankheit angesehen, auch wenn familiäre Häufungen vorkommen.
- Enzefalitis, Encephalopathia arteriosclerotica subcortical, Folge von langjähriger Einnahme von Psychopharmaka und Neuroleptika, Intoxikationen (Mangan, Co2), Drogen, z.B. Extasis, Traumen (Boxen), Verkalkungen der Basalkerne, Infarkte

(Ischämien, Blutungen), Hypoxämie, Entzündungen, frontale Tumore.

Neurophysiologische Aspekte

Die Substantia nigra ist einer der fünf so genannten Basalkerne. Diese sind
- Ncl. caudatus und Putamen als Empfangsbereiche für Signale vom gesamten Kortex, Thalamus und limbischen System,
- äußeres Segment des Globus pallidus und Ncl. subthalamicus als Empfänger und Sender von und für Signale innerhalb der Basalkerne,
- Substantia nigra und inneres Segment des Globus pallidus als Sender zum Thalamus und supplementär motorischen Kortex.

Die Substantia nigra ist mit ihrer Dopaminproduktion und -ausschüttung für die Informationsübermittlung der Impulse der fünf Basalkerne zuständig und mitbeeinflusst maßgeblich den automatischen Haltungstonus, der außerordentlich wichtig ist für die Durchführung von geschickten willkürlichen Bewegungen (**Abb. 7.1**).

„Die Funktion dieses subkortikalen Kerngebietes ist vielfältig und reicht über eine direkte Steuerung der Motorik hinaus. So ist es an den sensomotorischen Aspekten der Programmselektion und an der Bereitstellung des motorischen Gedächtnisses beteiligt" (Illert 1999).

Weitergehend kann man die Hauptfunktionen der Basalkerne folgendermaßen zusammenfassen:
- Vorbereitung, Ausführung und Beendigung von Bewegungen, Sequenzen von Bewegungen,
- „Handbremse" für Bewegungen: hemmen bestimmter Anteile, d.h. bilden stabile Referenzpunkte und lösen dieser Hemmung, d.h. lassen andere Bewegungsanteile zu,
- Hemmung ungewollter Bewegungen,
- Assistenz somit bei der zeitlichen Sequenzierung von Bewegung,
- mögliche Route über welche emotionale Faktoren Bewegung beeinflussen können.

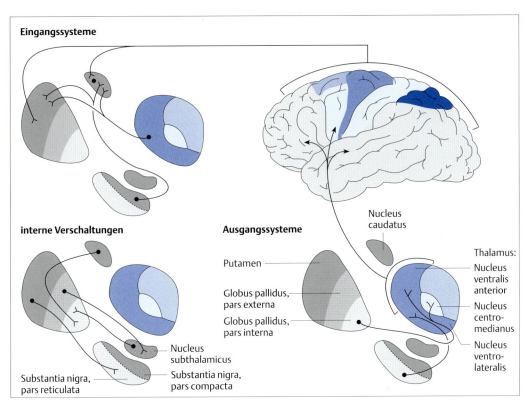

Eingangssysteme

interne Verschaltungen

Ausgangssysteme

Nucleus
caudatus

Putamen

Globus pallidus,
pars externa

Globus pallidus,
pars interna

Nucleus
subthalamicus

Substantia nigra,
pars reticulata

Substantia nigra,
pars compacta

Thalamus:

Nucleus
ventralis
anterior

Nucleus
centro-
medianus

Nucleus
ventro-
lateralis

Abb. 7.1 Die Einbindung der Basalkerne in die Programmierung von Bewegungen.

Störungen werden dadurch verständlich: Entweder es kommt zu überschießenden Bewegung wie bei der Chorea Huntington, Dystonie, Torticollis, Tourette Syndrom oder es kommt zur Bewegungshemmung wie beim Parkinson und seinen ähnlichen Syndromen.

Es ist normal, dass sich mit fortschreitendem Alter die Dopaminproduktion der Substanzia nigra verringert. Eine Produktionsminderung auf bis zu 50 % bleibt noch symptomlos. Das bedeutet, wenn sich die ersten Anzeichen von Hypokinese, Rigor und Tremor zeigen, ist die Funktion der Substanzia nigra schon deutlich gestört.

Da man beim Morbus Parkinson, anders als bei der Multiplen Sklerose, die Ursache der Erkrankung kennt, ist eine kausale medikamentöse Therapie möglich. Grundsätzlich stehen zwei Medikamententypen zur Verfügung:
- Dopamin,
- Dopamin-Agonisten,
- COMT-Hemmer,
- Anticholinergika,
- MAO-B-Hemmer,
- Amantadin.

Die Entdeckung, dass Dopamin bei dieser Erkrankung hilft, wurde im Film „Zeit des Erwachens" mit Robert de Niro eindrücklich dargestellt. Es wirkt im so genannten LT-Test wie eine „Wunderwaffe", unbewegliche, reglose Körper sind ca. 30 Minuten nach Einnahme einer Test Dosis von L-Dopa mobil. Man weiß mittlerweile, dass sich der Körper in vielen Fällen im Laufe von ca. 10 Jahren an das Dopamin gewöhnt, und es somit seine Wirksamkeit zunehmend verliert. Daher behandelt man Menschen, die im jüngeren Lebensalter an Morbus Parkinson erkranken, in den ersten Jahren mit einem sog. Dopamin-Agonisten, der bewirkt, dass das Dopamin vom Körper nicht so schnell abgebaut, verbraucht wird. Auch daran gewöhnt sich der Körper innerhalb von einigen Jahren, aber dann kann weitere Zeit gewonnen werden mit der Gabe von Dopamin.

Die Medikation schenkt dem Patienten einige Stunden der Bewegungsfreiheit, das „therapeutische Fenster".

Die multiplen **Symptome**, die diese Erkrankung verursacht, sind in der **Tab. 7.1** zusammengefasst.

Tab. 7.1   Symptome bei Morbus Parkinson

Symptom	Beschreibung
Sensibilitätsstörungen	„dumpfes" Gefühl im gesamten Körper, bei ca. 40 % der Patienten treten Parästhesien wie Ameisenlaufen auf
Motorische Symptome	
Tremor	bei ca. 69 % der Patienten ist der klassische Ruhetremor (Pillendrehen, Geldzählen) im Moment der Diagnosestellung vorhanden, in ca. 75 % der Fälle im Verlauf ihrer Erkrankung; verringert sich im Schlaf und während der Durchführung von Bewegungen, verstärkt sich in Ruhehaltung
Bradykinese	Schwierigkeiten bei der Initiierung von Bewegungen, verlangsamte Ausführung; macht sich funktionell negativ bemerkbar bei allen AtL (Aktivitäten des täglichen Lebens), Auswirkung davon sind auch die Hypomimie, Dysarthrie, Dysphagie, manuelle Ungeschicklichkeit, Mikrographie
Rigor	zäher Widerstand gegen alle Bewegungsrichtungen, kann zur Unbeweglichkeit führen und zu Muskel- und Gelenkschmerzen; Flexoren sind stärker betroffen
Veränderungen der Haltung und Haltungsreaktionen	es verringern sich Anzahl, Frequenz und Amplitude von automatischen Reaktionen, wie Blinzeln, Gleichgewichtsreaktionen, Schutzschritte (insbesondere nach hinten), Gehen; Propulsion und Retropulsion können den Haltungstonus zusätzlich erhöhen, Fallneigung erhöht sich
Neuropsychologische Symptome	
• Bradyphrenie • Konfusion • Desorientierung	Verlangsamung des Denkens, Schwierigkeiten, logische Zusammenhänge zu erkennen, zu erklären – räumlich und zeitlich
psychische Symptome	Depression, innere Unruhe, Schlafstörungen, Psychosen, Halluzinationen
dermatologische Symptome	Dermatitis seborreica (Schuppen und Rötung der Haut im Gesicht, Störungen der Schweißproduktion)
Symptome des autonomen Nervensystems	Verstopfung, Blasenstörungen, orthostatische Hypotension, Sexualstörungen

Die physiotherapeutischen Behandlungsziele sind zu unterscheiden je nach Stadium, in dem sich der Patient befindet und je nach Phase, d.h. in der Phase der Bewegungsfreiheit und in der Phase außerhalb des therapeutischen Fensters.

Stadium 1

Der Patient hat oft nur einseitige Symptome, ist diagnostiziert und medikamentös eingestellt. Sein therapeutisches Fenster ist groß. Er ist arbeitsfähig und treibt Sport, um seine Beweglichkeit zu erhalten oder sogar zu verbessern. Die sportliche Betätigung sollte nur mäßig sein, um nicht zu viel Dopamin zu verbrauchen. Ohne den Patienten zu erschrecken, sollte ihm jedoch nahe gelegt werden, sich mit dem Verlauf der Erkrankung vertraut zu

machen. In beratender physiotherapeutischer Behandlung sollten ihm die in Zukunft zu erwartenden Symptome erklärt werden, damit er vorbeugend dagegen angehen kann.

Stadium 2

Die Symptome, Rigor, Hypokinese, Tremor und Bewegungseinschränkungen, haben sich auf die andere Körperhälfte ausgeweitet, sind jetzt symmetrisch. Das therapeutische Fenster ist kleiner geworden, die Zeiten der Bewegungsfreiheit sind kürzer, die Zeiten von Steifigkeit sind länger, Störungen des Gleichgewichts machen sich bemerkbar. **Abb. 7.2** stellt den zu erwartenden Verlauf der Erkrankung dar, in welchen die physiotherapeutische Behandlung eingreifen muss. Die Symptome, die die

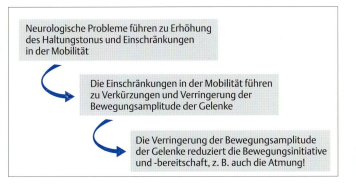

Neurologische Probleme führen zu Erhöhung des Haltungstonus und Einschränkungen in der Mobilität

Die Einschränkungen in der Mobilität führen zu Verkürzungen und Verringerung der Bewegungsamplitude der Gelenke

Die Verringerung der Bewegungsamplitude der Gelenke reduziert die Bewegungsinitiative und -bereitschaft, z. B. auch die Atmung!

Abb. 7.2   Die Abbildung zeigt den Verlauf der Erkrankung, in welchen die Physiotherapie eingreifen muss.

Physiotherapeutin am besten beeinflussen kann, sind der Rigor und die Hypokinese. In der Behandlung stellen sich die folgenden Ziele:

Behandlungsziele auf der Partizipationsebene:
- Erhalten der Arbeitsfähigkeit,
- Erhalten der Selbstständigkeit.

Behandlungsziele auf der Strukturebene:
- Senken des erhöhten Haltungstonus,
- Stimulation des vestibulospinalen und kortikoretikulospinalen Systems zum Erhalt der Extensionsfähigkeit von Rumpf und proximalen Schlüsselpunkten,
- Verbessern des Gleichgewichts.

Fallbeispiel: Ulrich ist 52 Jahre alt, der Morbus Parkinson wurde vor 9 Jahren diagnostiziert. Vor 4 Jahren musste er seinen Beruf als Sportlehrer aufgeben. Im Alltag ist er vollkommen selbstständig, mit seiner Medikation, einer Kombination aus Dopamin-Agonisten und Dopamin fühlt er sich gut eingestellt. Er gestaltet seinen Tag sehr nach seinen körperlichen Bedürfnissen, sieht zu, dass er sich viel bewegt: geht spazieren, schwimmt, spielt einmal die Woche Fußball in der Altherrenmannschaft seines Wohnviertels. Physiotherapeutische Behandlung sah er bisher kritisch, ähnlich wie viele Personen mit dieser Erkrankung. „Wenn ich im „off" bin, kann niemand etwas tun und wenn ich im „on" bin, brauche ich niemanden. Dann kann ich mich ja bewegen", ist eine verbreitete Meinung. In diesem Stadium sollte er jedoch behandelt werden.

Abb. 7.3   zeigt, dass Ulrich die typische Flexionshaltung im Stehen aufweist. Die Knie und Hüften sind flektiert. Dadurch ist sein Körperschwerpunkt weiter nach vorn in Richtung Vorfuß und Zehen verlagert, wodurch er ständig eine Stellreaktion nach dorsal auslöst. Seine Mm. quadriceps femoris sind ständig in Aktion, um ein Hinfallen zu verhindern. Beide Füße (Zehenflexoren, Plantarfaszie) und Unterschenkel (M. triceps surae) weisen Hypertonus auf. Um dies mit einem Gegengewicht zu

kompensieren, sind seine Ellbogen hinter der mittleren Frontalebene, was die Schultergelenke in eine Retroversion (M. latissimus dorsi deutlich angespannt) und die

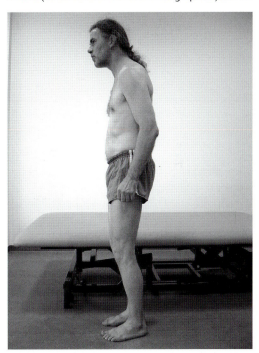

Abb. 7.3   Typische Flexionshaltung.

Schultergürtel in eine Haltung nach oben und vorne bringt. Der Kopf ist deutlich vor der mittleren Frontalebene, seine Nackenmuskeln sind vom ständigen Halten gegen die Schwerkraft sehr verspannt und schmerzen.

In der Behandlung wird dieses Problem mit der spezifischen inhibitorischen Mobilisation angegangen. In der Rückenlage bewegt Ulrich seinen auf der Bank abgelegten Arm in Richtung Knie nach kaudal. Ich unterstütze diese aktive exzentrische Kontraktion des M. trapezius

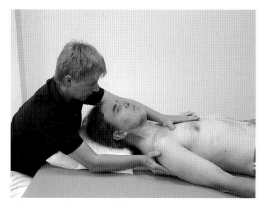

Abb. 7.4   Inhibitorische Mobilisation.

und des M. levator scapulae mit meiner rechten Hand. Meine linke bewegt gleichzeitig das Sternum nach kaudal, um auch die Mm. sternocleidomastoideus zu entspannen, damit Ulrich seinen Kopf besser auf das Kissen ablegen kann (**Abb. 7.4**).

Von der Haltung der Arme in Retroversion sind beide Mm. latissimus dorsi deutlich hyperton. Eine Möglichkeit der exzentrischen Kontraktion zur Entspannung ist die Rumpfrotation wie in **Abb. 7.5** gezeigt. Ulrichs Beine sind auf meinem rechten Oberschenkel abgelegt, ich bewege mich auf dieses rechte Bein zu und nehme Ulrichs Beckengürtel mit in eine Rotation nach links. Damit der rechte Schultergürtel nicht in einem Block mitkommt, halte ich ihn mit meiner linken Hand auf der Unterlage. Mit Hilfe von Kissen können die Beine auch so gelagert werden, um den Thorax spezifisch zu behandeln: Ulrichs Atembewegungen gehen fast ausschließlich nach abdominal. Die Rippen bewegen sich nicht. Er gibt an, den Brustkorb wie eingeschnürt zu empfinden. Hier sind Techniken aus der Bindegewebsmassage (Striche in den Interkostalen) und der Atem-

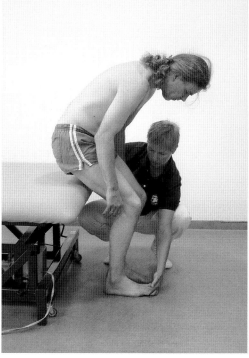

Abb. 7.6   Mobilisation des Fußes.

therapie (Packegriffe, Lenken der Atmung nach kostosternal) gefragt.

Das Aufstehen vom Sitzen in den Stand fällt nicht leicht. Es ist notwendig, beide Füße zu mobilisieren (siehe Kapitel 2, S. 81). Ich helfe Ulrich, den Punkt des Vorbeugens zu finden, an dem das Becken von der Bank abgehoben werden kann, ohne die Zehen zu krallen (**Abb. 7.6**). Eine Studie der Aufbaukursinstruktorin der IBITA Psiche Giannoni aus Genua (www.ibita.org) konnte zeigen, dass Personen mit Parkinson nach einer intensiven Mobilisation beider Füße deutlich besser aufstehen können. Weitere Maßnahmen für Ulrich auf der Strukturebene können Massagen sein, Drehdehnlagerungen und Dehnübungen für den Rumpf und die dorsale Muskelkette der Beine.

So auf der Strukturebene behandelt, fällt das Bewegen leichter. Der Anteil an der Behandlungszeit, während der Aktivitäten durchgeführt werden, ist deutlich kleiner. Dennoch ist es mir wichtig zu beobachten, wie Ulrich diese durchführt. Ich erkenne typische Kompensationsmechanismen, welche wiederum Tonuserhöhungen nach sich ziehen werden. Auf diese muss ich in den Behandlungen auf der Strukturebene eingehen, damit Ulrich seine Aktivitäten leichter und besser durchführen

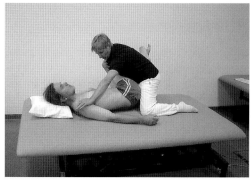

Abb. 7.5   Rumpfrotation.

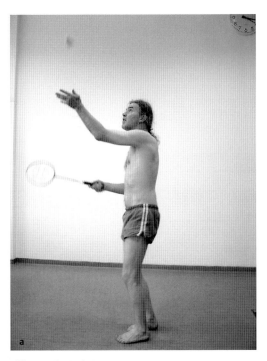
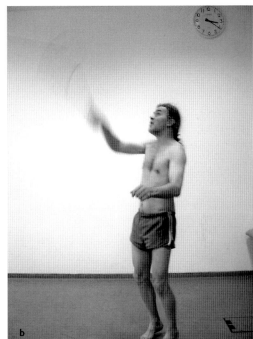

Abb. 7.7 a–b Badminton.

kann. Neben dem Fußball spielt Ulrich gerne Badminton. Um seinen Schülern eine Chance zu geben, wenn sie mit ihm spielten, gewöhnte er sich an, den Schläger auch mit links zu halten. So trainiert er nun seine Therapeutin, mal mit der rechten, mal mit der linken Hand. Die **Abb. 7.7 a–b** zeigen, wie sich bei dieser Aktivität seine Mimik verändert, wie gut beide Arme zusammenarbeiten und dass die Augen-Hand-Koordination funktioniert.

Durch die Flexionshaltung und den erhöhten Haltungstonus sind Equilibriumreaktionen kaum durchführbar, Stellreaktionen kommen oft verlangsamt, das gesamte Gleichgewicht ist vermindert. Die Aufrichtung des Rumpfes, die Dehnung der verkürzten Beinmuskulatur und die Mobilisation der Füße verbessern die Durchführung der Gleichgewichtsreaktionen, was beim Fußballspielen, im Einbeinstand beim Stoppen und Wegschießen des Balles zum Ausdruck kommt (**Abb. 7.8**).

Stadium 3

Das therapeutische Fenster ist deutlich kleiner geworden, die Medikamentenumstellung ist eingeleitet oder schon erfolgt. Die Symptome sind deutlich zu erkennen und haben zu Einschränkungen auf der Partizipationsebene geführt. Der Patient braucht Hilfe bei den Aktivitäten des täglichen

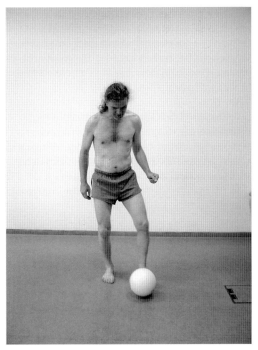

Abb. 7.8 Fußball.

Tab. 7.2   Medikamenteneinnahme und Beweglichkeitsprotokoll (Ampel)

Name:							Datum:	
Farbe grün: „on-Phasen": gute Beweglichkeit, beschwerdefreies Gehen, Schmerzfreiheit								
Farbe orange: spürbar beginnende bzw. abklingende Symptomatik, leichte Beeinträchtigungen, geringe Schmerzen								
Farbe rot: „off-Phasen": Schmerzen (Nacken, Schultern, Beine, Füße), Verkrampfungen, Steifigkeit, Pro-, Retro-, Lateralpulsion, Trippelschritte, seitwärts und rückwärts gehen nicht möglich								
Medikamente: werden in ihrer Dosierung in der jeweiligen Uhrzeit eingetragen								
	7.00	8.00	9.00	10.00	11.00	12.00	13.00	14.00
Medikament								
Symptome								
	15.00	16.00	17.00	18.00	19.00	20.00	21.00	22.00
Medikament								
Symptome								
	23.00	24.00	1.00	2.00	3.00	4.00	5.00	6.00
Medikament								
Symptome								

Lebens. Auf der Strukturebene sind gleichfalls Sekundärprobleme aufgetreten wie häufiger auftretende Bronchitis wegen Verminderung der Atembewegungen und dadurch Einschränkung der Belüftung der Lunge, Verringerung der Bewegungsausschläge von Rumpf und Extremitäten (Kontrakturen), insgesamte Steifigkeit und Unbeweglichkeit beeinträchtigen das Gleichgewicht, es kommt zum Hinfallen mit den entsprechenden Verletzungen (Nasenbeinfraktur).

Behandlungsziele auf der Partizipationsebene:
- Umgang mit Hilfsmitteln zum Erhalt der größtmöglichen Selbstständigkeit in den Aktivitäten des täglichen Lebens, insbesondere beim Gehen,
- Erarbeiten von Kompensationsstrategien,
- Anleitung der Begleitpersonen zur minimalen aber effektiven Hilfestellung.

Behandlungsziele auf der Strukturebene:
- Normalisierung der Sensibilität,
- Senken des erhöhten Haltungstonus,
- Mobilisation der Gelenke, insbesondere der Füße,
- Fazilitation von selektiver Extension in Rumpf, Becken-Hüftgelenken und Schultern,
- Verbesserung der faziooralen Funktion (Schluckstörungen, Dysarthrie),
- Verbessern der Atembewegungen und der Vitalkapazität,
- Vermindern der Bewegungseinschränkungen und Erhalten der gegebenen Bewegungsamplitude,
- Erhalten der Extensionsfähigkeit im Stand und damit des Gleichgewichts.

Neurophysiologische Aspekte

Ein großes Problem stellt der Gleichgewichtsverlust dar. Daher sollte das vestibulospinale System im Besonderen stimuliert werden, um so weit als möglich die selektive Extension in der Wirbelsäule zu aktivieren und damit eine Verbesserung der Equilibrium- und Stellreaktionen des Rumpfes zu erreichen. Eine Mobilisation der Füße und der Wirbelsäule, insbesondere der Halswirbelsäule mit allen zur Verfügung stehenden Techniken ist dringend notwendig. Auch die Übungen zur Verbesserung der reziproken Innervation zwischen Augen und Kopf, wie in Kapitel 4 beschrieben, sind zu empfehlen.

Stadium 4

Der Patient ist sehr unbeweglich, er bedarf einer intensiven Pflege. Weitere aktive, assistive und auch passive Maßnahmen zur Verhinderung von Folgeproblemen stehen im Vordergrund. Es wird eine bequeme Lagerung im Bett und im Rollstuhl bzw. Sessel erarbeitet, die Pflegepersonen werden weiter angeleitet.

Zusammenfassung

Zu Beginn steht die Therapie der Symptome im Vordergrund. Wenn der Haltungstonus des Patienten durch die Behandlungstechniken des Bobath-Konzepts normaler ist, sich sein Körper in einem besseren Alignment befindet und zwar sowohl auf einzelne Gelenke wie auf die gesamte Haltung bezogen, dann kann er sich deutlich besser bewegen – sofern es seine Chemie erlaubt! Später ist der Umgang mit den Sekundärfolgen im Sinne eines Managements notwendig.

> *Im Falle der Erkrankung an Morbus Parkinson muss die Physiotherapie eng mit der Pharmakologie zusammenarbeiten! Die Therapeutin muss sich informieren, welche Medikamente der Patient wann einnimmt, wie lange sie bei ihm wirken etc. Die meisten Patienten führen ein Tagesprotokoll über die Medikamenteneinnahme und ihre Beweglichkeit (**Tab. 7.2**). Dies sollte die Therapeutin immer wieder einsehen.*

8 Funktionsstörungen des Gesichts und des oralen Trakts

Zu den Themen *Befundaufnahme* und *Behandlung des Gesichts und des oralen Trakts* gibt es sehr spezifische Literatur. Aus diesem Grund verfolgt das nachfolgende Kapitel im Kontext des Buches eine anderes Ziel, nämlich die Klärung der Zusammenhänge zwischen Störungen des Haltungstonus, der reziproken Innervation und damit der Koordination von Bewegungsmustern in den Bereichen Rumpf, Beckengürtel/Beine, Schultergürtel/Arme und Nacken, Hals, Schlund, Mundraum und Gesicht.

Auch soll auf den Zusammenhang zwischen unkoordiniert arbeitender Rumpf- und Schultergürtelmuskulatur und Stimm- und Sprechstörungen aufmerksam gemacht werden. Folglich fließen die therapeutischen Aktivitäten in die „normale" Behandlung mit ein und werden nicht als gesonderte, abgetrennte Behandlungsteile gesehen. Daher gefällt es mir eigentlich nicht, dass Theorie und Praxis zu diesem Thema ein getrenntes Kapitel darstellen. Aus didaktischen Gründen – um das Thema nicht zu sehr auseinander zu reißen, blieb mir jedoch keine andere Wahl.

Die **Funktionen des Gesichts und des oralen Trakts** sind folgende:

- Atmung: Luft einatmen, ausatmen, formen,
- Stimmbildung,
- nonverbale Kommunikation: Mimik,
- verbale Kommunikation: sprechen,
- Nahrungsaufnahme: kauen, schlucken, genießen.

8.1 Atmung

Vergleich: Normale Atmung ▬▬▬▬▬

Einatmung: Bei geschlossenem Mund wird die Luft durch die Nase eingesogen, strömt am offenen Gaumensegel vorbei durch den Pharynx in die stets geöffnete Trachea und von dort in den Bronchialbaum.

Die neuromuskulären Aktivitäten des Einatmens sind folgende: Bei ruhiger Einatmung kontrahieren sich das Diaphragma und die Mm. scaleni konzentrisch. Bei forcierter Einatmung kontrahieren sich die Mm. intercostales externi und der M. pectoralis konzentrisch mit einer Kontraktionsrichtung von kaudal nach kranial. Für den M. pectoralis heißt das, er nutzt seine distalen Insertionen als Punctum stabile und bewegt die Rippen nach kranial und lateral. Die Mm. rectus abdominis, obliquus abdominis externus et internus lassen mit einer exzentrischen Kontraktion die Bewegung der Rippen zu.

So kann eine Ausgewogenheit in folgenden Atemrichtungen hergestellt und beibehalten werden: nach kostoklavikular, kostosternal, kostolateral und abdominal.

Ausatmung: Sie erfolgt zum einen durch die Elastizität des Lungengewebes, welches sich zusammenzieht und so die Luft herausströmen lässt, zum anderen durch die Schwerkraft, die das Gewicht des Thorax nach kaudal drückt und so gleichfalls den Ausstrom der Luft bewirkt. Dies wird von den Mm. intercostales internae unterstützt. Soll verstärkt ausgeatmet werden, müssen sich die oberen Bauchmuskeln konzentrisch kontrahieren, die Rippen nach kaudal ziehen und so den Bauch- und Thoraxraum verengen, was das Herauspressen der Luft unterstützt.

Ein reinigendes Räuspern oder ein Sekret fördernder Hustenstoß werden gleichfalls durch konzentrische Kontraktion der gesamten ventralen Muskulatur bewirkt: Die Mm. pectorales, intercostales internae et abdominales kontrahieren sich in einem Massenmuster (Bauchpresse). ■

Bei Personen mit einer Läsion des ZNS kommt es sehr häufig zu einem Hypertonus der Mm. pectorales. Diese ziehen die Arme aufgrund assoziierter Reaktionen oder von Kompensationsbewegungen mit den Armen, wie häufiges Abstützen, Gehen mit Stock oder Rollator oder Antreiben des Rollstuhls, in die Adduktion und Innenrotation. Das bedeutet ein Punctum stabile proximal, ein Punctum mobile distal und eine von kranial nach kaudal gerichtete Kontraktion. Das für die Ausatmung notwendige Vertauschen von Punctum mobile und Punctum stabile sowie die Umkehr der Kontraktionsrichtung ist in diesen Fällen nicht so leicht möglich. Das heißt, dass die kostosternale Atmung eingeschränkt wird und die Einatmung verstärkt nach kostoabdominal geht.

Eine ganz deutliche Verschiebung der Atemrichtungen hin zu abdominaler Atmung findet sich bei Personen, die während der akuten Phase ihrer Erkrankung beatmet wurden, z.B. nach einer Durchblutungsstörung des Hirnstamms, einem Schädelhirntrauma, einer zervikalen Rückenmarksverletzung etc.

Die Atemrichtung bei künstlicher Beatmung ist eindeutig nach kostosternal gerichtet. Der Thorax behält diese Einatemstellung über die gesamte Zeitdauer von manchmal zwei, drei und mehr Monaten bei. Das kann zu einer deutlichen Verkürzung der Mm. scaleni und pectorales und gleichzeitig zu einem Hypotonus der oberen Bauchmuskulatur führen. Letzteres wird durch die vollkommen flache Lagerung in Rückenlage verstärkt, einem Postural Set, das ein Massenmuster der Extension fördert.

So wird bei jedem Atemzug, d.h. ca. 18–20 Mal pro Minute, die Bauchmuskulatur zu einem Nachlassen des Tonus aktiviert. Dies hat Auswirkungen auf die gesamte Stabilität des Rumpfes als stabilem Referenzpunkt für Becken- und Schultergürtel bzw. auf die Bewegungen der Extremitäten. In Relation zur Atmung ist die Folge eine so deutliche Hypotonie, dass Räuspern oder Husten nicht mehr möglich sind.

8.1.1 Atembefund

Wie immer spielt auch hier zu Beginn die genaue Befundung eine Rolle.

Akustischer Befund

Dabei ist besonders auf Folgendes zu achten:
- Stridor (Geräusch bei der Einatmung, bisweilen besteht nach Dekanalisierung/Intubation eine Fehlstellung von Trachealspangen o.ä.),
- rasselndes Ausatmen, eher feuchte, gurgelnde Stimme (Hinweis auf Sekret und/oder Essensreste auf den Stimmlippen, was nicht ausreichend abgehustet werden kannn – Prüfung des Hustenreflexes!),
- Koordination der Ein- und besonders der Ausatmung beim Sprechen, z.B. geringe Atemtiefe, dadurch erhöhte Atemfrequenz (Kurzatmigkeit, es wird nach jedem dritten oder vierten Wort wieder eingeatmet, ohne Rücksicht auf die normale Satzmelodie).

Observation

Beurteilt werden
- Atemrichtungen,
- Atemfrequenz,
- Atemrhythmus.

Der normale Atemrhythmus zwischen Einatmung, Ausatmung und Atempause steht entweder im Verhältnis von (ca.) 5 zu 7 zu 2 oder 3 zu 4 zu 1.

Palpation

Beurteilt wird
- der Tonus der Atemmuskulatur und
- die Beweglichkeit des Thorax, insbesondere der unteren Rippen nach kaudal.

Wird eine Abweichung von der Norm festgestellt, schließt sich die Frage nach der Ursache an: Bei diesem Personenkreis ist eine Atemwegserkrankung zwar nicht auszuschließen, es ist jedoch wahrscheinlicher, dass die Abweichung funktioneller Natur ist, verursacht durch einen abnormalen Haltungstonus, abnormale reziproke Innervation oder abnormale Koordination der Bewegungsmuster.

8.1.2 Therapiebeispiele bei beeinträchtigter Atmung

Ein Ziel, das bei sehr vielen Patienten erreicht werden muss, ist die Verstärkung der Atembewegungen nach kostosternal. Da diese – wie oben bereits erwähnt – oftmals von den hypertonen Mm. pectorales eingeschränkt und die abdominale Atmung gleichzeitig durch hypotone Bauchmuskulatur begünstigt wird, empfehlen sich folgende Maßnahmen:

Ausgangsposition Rückenlage, der Kopf und die Schultergürtel unterlagert. Die Arme des Patienten liegen neben dem Körper, ich knie seitlich neben seinem Rumpf auf der Bank. Meine beiden Hände lege ich diagonal auf die unteren Rippen und bewege sie nach kaudal und medial. Dort halte ich die Rippen während der Einatembewegungen fest und beobachte, ob sich dadurch die eingesogene Luft nach kostosternal und kostoklavikular lenken lässt.

! Der Patient muss vorher darüber in Kenntnis gesetzt werden, dass diese Maßnahme die Einatmung erschwert!

In gleicher Position soll der Patient vertieft durch die Nase einatmen, wobei ich den unteren Thorax stabilisiere. Während der Ausatmung durch die gespitzten Lippen – wenn möglich, dabei den Laut „fffffff" bildend – bewege ich die unteren Rippen weiter nach kaudal und medial und halte sie dort auch in der darauf folgenden Einatemphase.

Zur Unterstützung der Atembewegung nach kranial kann eine Hilfsperson die unteren Rippen nach kaudal und medial stabilisieren, während ich beide Arme sukzessive in ca. 50 – 70 – 90 Grad Abduktion und Außenrotation lagere (s. Abb. 5.6).

! Die Schultergürtel dürfen sich nicht zu weit kranial bewegen, da dies die Atembewegungen mehr nach kostolateral als nach kostoklavikular lenkt.

Die Behandlung der Mm. pectorales mit Hilfe der spezifischen inhibitorischen Mobilisation führe ich unter Beibehaltung der Stabilisation der unteren Rippen durch. Dabei stabilisiere ich den Arm in Abduktion und Außenrotation. Während der Ausatemphase, in der der M. pectoralis exzentrisch nachlassen soll, erhalte ich diese Verlängerung der Muskulatur von distal nach proximal, d.h. vom Humeruskopf zum Sternum aufrecht. Das Senken des Thorax unterstütze ich mit den Händen.

Der Patient soll die Ausatmung verstärken und vor allem verlängern. Das Ausatmen durch die gespitzten Lippen, wobei er den Laut „fffff" formt, stimuliert die Bauchmuskulatur zur verstärkten konzentrischen Anspannung. Dadurch werden die Rippen noch weiter nach kaudal gezogen und somit der M. pectoralis weiter verlängert. Pfeifen, Flöten, Windräder etc. können die verstärkte Ausatmung deutlicher erkennbar machen und stellen insbesondere für den Patienten eine Kontrolle und Stimulation dar.

Die gleichen Aktivitäten können im Sitz durchgeführt werden. Beide Arme des Patienten werden in Außenrotation seitlich auf der Bank abgelegt. Ich sitze oder knie hinter dem Patienten, stabilisiere mit meinem Rumpf die BWS und bewege während der verstärkten, verlängerten Ausatmung die unteren Rippen nach kaudal-medial. Der Patient soll nun Wattebäusche oder Tischtennisbälle wegpusten, die auf einer hohen Bank vor ihm liegen.

8.2   Stimmbildung

Vergleich: Normale Stimmbildung ▬▬▬▬
Es werden Laute erzeugt, wenn die Ausatemluft an den gespannten Stimmbändern vorbeiströmt. Je nach ihrer Spannung und nach Position des Larynx ist der Ton höher oder tiefer.

Die Lautstärke wird durch den Druck der Ausatemluft bestimmt, d.h., ob die Luft ausströmt oder mit Druck herausgestoßen wird. Für den Aufbau des Drucks sind neben dem Diaphragma die Mm. intercostales interni die Bauchmuskeln verantwortlich. ■

8.2.1   Befund zur Stimmbildung

Akustischer Befund

Dieser ist hier natürlich besonders wichtig. Auf folgende Punkte ist zu achten:
- Lautstärke,
- Tonlage im Sinne von mittlerer Sprechstimmlage – testen ob der Patient ca. 5–7 höhere und tiefere Töne produzieren kann (la-la-la-la-la).
- Stimmklang – rauh, kratzig, nasal, hypernasal (es entweicht zu viel Luft durch die Nase, siehe S. 268, Spiegeltest),
- Prosodie.

Ich analysiere das Symptom und stelle eine Hypothese für die Ursache der Abweichung von der Normalität auf (**Tab. 8.1**).

Höre ich eine Stimme, die nicht zum Patienten zu passen scheint, muss ich nachfragen. Sowohl der Patient selbst als auch die Familie können Auskunft darüber geben, ob ihnen die Stimme verändert vorkommt. Vielleicht gibt es zum Vergleich auch Tonband- oder Videoaufnahmen, auf denen der Patient zu hören ist.

Beispiel: Manfred, 28 Jahre, ca. 180 cm groß und kräftig, erlitt bei einem Autounfall ein Schädel-Hirn-Trauma. Der Tetrahypertonus bindet ihn an den Rollstuhl, in dem er jedoch eine imposante Erscheinung darstellt. Wenn er zu sprechen beginnt, verwirrt seine hohe und monotone Stimme, die so gar nicht zu seinem Körper passt.

Beispiel: Belén, 34 Jahre, klein, zierlich bzw. dünn, trug als Folge eines Autounfalls ebenfalls ein Schädel-Hirn-Trauma und eine Tetraparese mit sehr deutlicher Betonung der linken Seite davon. Diese hat sich weitestgehend zurückgebildet und dank konsequenter Therapie kann sie wieder gehen, lau-

Tab. 8.1 Hörbare Symptome und mögliches Problem der Stimmbildung

Symptom	Mögliches Problem
sehr leise Stimme	Schüchternheit, Zurückhaltung oder depressive Stimmung; Hypotonie der EA-Muskulatur, die die Luft ohne Druck an den Bändern vorbeiströmen lässt.
abgehackte Sätze; es wird zu früh erneut eingeatmet; Atem reicht nicht bis zu Komma oder Punkt	Gaumensegel schließt nicht oder nicht ausreichend, so dass Luft durch die Nase entweicht; Thorax durch hypertone Mm. scaleni und pectorales in Einatemstellung; hypotone Bauchmuskulatur.
monotone Stimme	Larynx unbeweglich; er bewegt sich weder nach oben noch nach unten
zu hohe Stimme	Larynx kann nicht nach unten nachgelassen werden
zu tiefe Stimme	Larynx kann nicht nach oben hochgezogen werden; beschädigte oder vernarbte Stimmbänder
nasale Stimme	Gaumensegel schließt nicht oder nicht ausreichend

fen, rennen, Rad fahren und sämtliche bilateralen Tätigkeiten erledigen. Die Reste der sensomotorischen Beeinträchtigungen sind kaum noch zu erkennen. Ihre Stimme ist jedoch um viele Tonlagen tiefer geworden und würde viel eher zum vorher beschriebenen Patienten passen als zu dieser zierlichen Person. Belén hat sehr gerne gesungen, was ihr heute keinen Spaß mehr macht, da sie weit davon entfernt ist, zu den höheren Tonlagen zu gelangen.

Derart betroffenen Patienten pflege ich die Frage zu stellen: „Singen Sie gerne?" Viele Patienten antworten: „Ja, früher schon. Jetzt treffe ich die Töne nicht mehr."

Auf Nachfrage können sie auch sagen, ob ihnen eher die hohen oder die tiefen Töne Schwierigkeiten bereiten. Dies kann mit einer Unbeweglichkeit des Larynx zusammenhängen, den ich daraufhin gezielt untersuche. Für die Bildung eines höheren Tons muss er sich nach kranial, für einen tieferen Ton nach kaudal bewegen. Ein zu hoher Tonus der Schlund- und Halsmuskulatur zieht den Larynx nach oben und hält ihn dort.

Ist dies die Ursache, kann die Korrektur der Stellung der HWS und die Mobilisation des Larynx die Stimme normalisieren. Bei manchen Patienten wurden jedoch während der künstlichen Beatmung beim Einschieben oder Entfernen des Trachealtubus die Stimmbänder verletzt, wie z.B. bei Belén. Die zurückgebliebenen Narben verändern auch die Töne. In diesem Fall ist eine spezifische Therapie bei einem professionellen Phoniater in Zusammenarbeit mit einer Sprachtherapeutin erforderlich.

8.2.2 Therapiebeispiele für Probleme bei der Stimmbildung

Unterstützend führe ich während der Physiotherapie folgende Stimmübungen durch:

Beim Ausatmen soll die Patientin „aaaa" sagen, und zwar einmal in tiefer, in mittlerer und in hoher Tonlage.

! Vorbereitend mobilisiere ich den Larynx. Dazu lege ich Daumen und Zeigefinger jeweils seitlich an den Larynx und bewege ihn vorsichtig lateral hin und her.

Die während der Therapie geführte Unterhaltung wird abwechselnd geflüstert, in tieferen oder höheren Tönen gesprochen.

Zum Gleichgewichts- und Koordinationstraining, das im Garten stattfindet, steht die Patientin im ganz schmalen Parallel- oder Schrittstand und soll einen Ball werfen und fangen. Vor jedem Wurf ruft sie mir zu, mit welcher Hand ich den Ball fangen soll, weshalb sie gezielt werfen muss. Der Zuruf soll sehr laut erfolgen. Auf der Schaukel soll sie die Bewegung mit einem Ton begleiten; geht es z.B. abwärts, wird der Ton tiefer, geht es nach vorne oder hinten aufwärts, wird er höher.

! Diese Stimmübungen können auch bei schwer betroffenen Patienten in die Behandlung mit einbezogen werden. Dabei können z.B. zu fazilitierende Rumpf- oder Armbewegungen mit Tönen begleitet werden.

8.3 Nonverbale Kommunikation – Mimik

Das Gesicht spiegelt unsere Stimmung und unsere Gedanken wider. An ihm kann man Fröhlichkeit, Trauer, Ärger, Zustimmung, Ablehnung, Zweifel und vieles andere mehr ablesen. Mit Mimik unterstützen wir, was wir sagen. Fehlt die Mimik als unterstützendes Element in der Kommunikation, sind leichter Fehlinterpretationen des Gesagten möglich. Wir empfinden es auch als irritierend, wenn wir mit jemandem sprechen, und die Person „verzieht keine Miene", d.h. zeigt keinerlei Rückmeldung durch Veränderung der Mimik. Nicht zuletzt lässt sich von der Lebhaftigkeit des Mienenspiels auch auf die Lebhaftigkeit des Geistes schließen. Das Gesicht liegt immer offen – in unserem Kulturkreis wird es normalerweise nicht verhüllt – sodass auch eine Störung im Bereich des Gesichts immer offen liegt!

Vergleich: Normale Mimik

Die normale Haltung von Stirn, Augen, Nase, Wange, Mund und Kinn ist im Großen und Ganzen symmetrisch. Erst bei genauerer Betrachtung werden Asymmetrien erkennbar: Eine Stirnfalte, die nicht ganz mittig liegt, ein Auge, das ein wenig weiter geöffnet ist als das andere, eine Vertiefung der Nasolabialfalte auf einer Seite, ein kleines Grübchen in einer Wange, das auf der anderen Seite fehlt, etc.

Kommt das Gesicht in Bewegung – und dies ist bei Stimmungsänderung, beim Denken bzw. beim Reagieren auf einen Gesprächspartner üblicherweise der Fall – können sich weitere Asymmetrien zeigen. ∎

Häufig auftretende Abweichungen von der normalen Haltung und Bewegung

In Ruhe ist eine deutliche Asymmetrie zu sehen, z.B. folgende Beobachtungen weisen auf einen Hypotonus hin:
- eine auf einer Seite ganz glatte Stirn,
- ein deutlich weiter als das andere geöffnetes Auge, das zudem kaum Augenfältchen aufweist,
- eine verstrichene Nasolabialfalte,
- eine herabhängende Wange,
- ein herabhängender Mundwinkel,
- eine Kinnhälfte ohne Fältchen.

Diese Abweichungen können sich hin zu mehr Symmetrie verbessern, wenn die Mimik lebhafter wird. Der Grundtonus ist nicht hoch genug, um der Schwerkraft entgegenzuwirken, kann jedoch zumindest so weit aufgebaut werden, dass eine Bewegung möglich ist. Ist das Gesicht in Ruhe symmetrisch, verändert sich jedoch nicht, kann dies ein Hinweis auf einen Hypertonus sein. Der Tonus ist hoch genug, um der Schwerkraft entgegenzuwirken, jedoch nicht niedrig genug, um eine Bewegung zu erlauben.

> *Die Bandbreite eines normalen Haltungstonus: Ein niedriger Tonus erlaubt Bewegung, ein höherer Tonus erlaubt Stabilität und Haltung gegen die Schwerkraft – auch im Gesicht.*

Gesichtsausdruck und Mimik sind sehr individuell. Daher empfehle ich jeder Therapeutin, sehr häufig Normalpersonen erstens zu beobachten, wie sie mimisch reagieren, und zweitens, sie zu bitten, die mimische Muskulatur selektiv anzuspannen. Die Fähigkeiten hierbei sind sehr unterschiedlich. Auf diese Weise kann die Therapeutin einen Erfahrungsschatz über die Vielseitigkeit bzw. die Grenzen normaler Bewegung im Gesicht aufbauen, um somit die Patienten realistischer beurteilen zu können. Hier einige Vorschläge für die Beobachtungen:
- Hochziehen zuerst beider, dann abwechselnd je einer Augenbraue,
- Schließen erst beider, dann abwechselnd je eines Auges,
- Nase rümpfen,
- Aufblähen erst beider, dann abwechselnd je eines Nasenflügels,
- Mund spitzen,
- Aufblasen zuerst beider Wangen bei gespitztem Mund, dann abwechselnd jeweils einer Wange,
- seitliches Verziehen der Mundwinkel, dann abwechselnd rechts und links,
- Kinn anheben,
- Wackeln zuerst mit beiden Ohren, dann abwechselnd mit jeweils einem Ohr.

Die Ausführung selektiver Bewegungen erfordert eine gute reziproke Innervation in Bezug auf das Schaffen eines stabilen Referenzpunktes, gegen den bewegt werden kann. Auch bei vielen Normalpersonen kann man feststellen, dass es ihnen beispielsweise nicht möglich ist, nur ein Auge zuzukneifen, nur eine Gesichtshälfte zu verziehen oder nur einen Nasenflügel zu bewegen.

8.3.1 Befund zur Mimik

Observation

Ich beobachte das Gesicht des Patienten in folgenden Situationen:

- In Ruhe: Ist eine Symmetrie vorhanden bzw. wo finden sich Asymmetrien?
- Bei spontanen Bewegungen, d.h. mimischen Veränderungen während des Gesprächs.
- Bei Ausführung konkreter Bewegungen (siehe oben genannte Bewegungsanweisungen).
- Bei bestimmten Gesichtsausdrücken, wie z.B. nachdenklich schauen, böse, zweifelnd, fröhlich, erstaunt, etc.

! Bei fehlender, mangelnder oder inkorrekter Ausführung der Bewegungen muss ich nach den möglichen Ursachen forschen: Hat der Patient die Aufgabe richtig verstanden oder hat er eine Aphasie? In diesem Fall kann das Vormachen helfen. Hat der Patient eine Apraxie? Sie ist nicht selten, vor allem bei Personen mit linksseitigem Hirninfarkt anzutreffen.

Palpation

Ich palpiere den Tonus der Gesichtsmuskulatur im Bereich der Stirn, Augen, Nase, Wangen, des Munds und Kinns.

8.3.2 Therapie bei beeinträchtigter Mimik

Zur Behandlung müssen ein adäquates Postural Set sowie je nach Tonuslage eine entsprechende USF ausgewählt werden.

Bei *Hypertonus*: Aufrechter Sitz in einem Stuhl, wobei ein Kissen das Becken in der neutralen Position hält. Der Rücken ist angelehnt, die HWS extendiert und der Kopf mit einem Kissen abgestützt. Die Arme liegen mit den Ellbogen auf einem Kissen.

Bei *Hypotonus*: Aufrechter Sitz auf einem härteren Stuhl. Falls das Becken aufgrund des hypotonen M. glutaeus maximus nicht horizontal steht, muss evtl. ein Sitzhöcker unterlagert werden. Es empfiehlt sich ein Handtuch so zu falten, dass ein Teil unter einen Tuber ossis ischii gelegt und der andere Teil eingerollt werden kann, sodass eine seitliche Stütze besteht (vgl. Fallbeispiel Adela, **Abb. 2.57**, S. 103).

Ich sitze vor der Patientin in ihrer Mittellinie. Da das Gesicht in Bewegung gebracht werden soll, fazilitiere ich beidseits die einzelnen Bewegungen mit meinen Fingern über der entsprechenden Muskulatur in deren Kontraktionsrichtung. Somit wird abwechselnd selektiv losgelassen und angespannt. Die Betonung liegt jeweils auf der neuromuskulären Aktivität, die die größere Schwierigkeit darstellt.

Die Stirn runzeln: Ich setze vier Finger oberhalb der Augenbrauen an und stimuliere zum Loslassen nach kaudal und zum Anspannen nach kranial (**Abb. 8.1 a**).

Eine Längsfalte zwischen den Augenbrauen herstellen: Ich setze jeweils einen Finger oberhalb bzw. unterhalb der Augenbraue an und stimuliere zum Loslassen nach lateral, zum Anspannen nach medial (**Abb. 8.1 b**.

Augen öffnen und schließen: Ich lege Daumen und Zeigefinger jeweils an den unteren bzw. oberen Rand des M. orbicularis oculi und helfe beim Öffnen der Augen, indem ich die Finger auseinander bewege, und beim Schließen, indem ich sie aufeinander zu bewege (**Abb. 8.1 c**).

! Es darf kein großer Druck auf die Augäpfel ausgeübt werden!

Rümpfen der Nase: Meine Zeigefinger liegen mit der Fingerkuppe nach kranial seitlich an den Nasenflügeln und stimulieren zum Anspannen nach kranial und zum Entspannen kaudal (**Abb. 8.1 d**).

Lippen aufeinanderlegen und Mund spitzen: Mein Zeigefinger und mein Daumen liegen oberhalb bzw. unterhalb des Mundes auf dem M. orbicularis oris und stimulieren nach medial (**Abb. 8.1 e**).

Mundwinkel auseinander und nach oben ziehen: Mein Zeige-, Mittel- und Ringfinger liegen auf den Wangen, jeweils diagonal nach kranial-lateral zeigend, und stimulieren im Verlauf des M. zygomaticus major und des M. risorius zum Anspannen bzw. Loslassen.

Mund spitzen: Die Patientin soll die Luft durch die gespitzten Lippen ausblasen, sodass ich den Luftstrom an meinem Finger spüre (**Abb. 8.1 f**).

Die obere Zahnreihe zeigen: Meine Zeigefinger liegen etwas oberhalb der Oberlippe und stimulieren nach kranial und lateral.

Die untere Zahnreihe zeigen: Meine Zeigefinger liegen etwas unterhalb der Unterlippe und stimulieren nach kaudal und lateral.

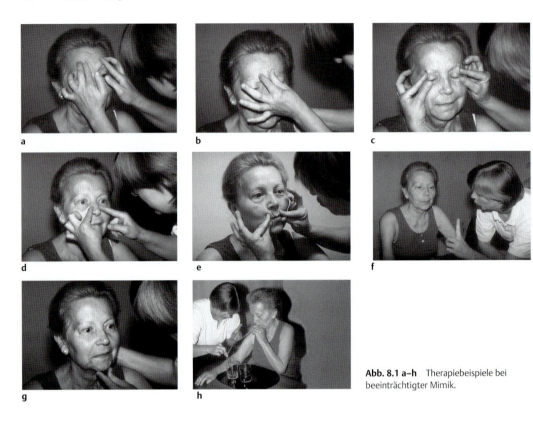

Abb. 8.1 a–h Therapiebeispiele bei beeinträchtigter Mimik.

! Bei bestehender Asymmetrie des Haltungstonus (eine Gesichtshälfte hypoton, die andere kompensatorisch hyperton) ist bei dieser Aktivität besondere Vorsicht geboten. Die Überaktivität der einen Seite kann über die reziproke Innervation die andere Seite stark hemmen. In diesem Fall muss ich mit beiden Fingern der einen Hand die hypertone Muskulatur nach kaudal-medial hin stabilisieren, während ich mit der anderen Hand in Richtung kranial-lateral die Kontraktion fazilitiere.

Die Unterlippe vorschieben: Dazu muss sich der Unterkiefer nach ventral schieben. Meine beiden Hände bewegen die Mm. pterygoideus lateralis et medialis nach medial-caudal.

Das Kinn heben: Meine Zeigefinger liegen am unteren Kinnrand und fazilitieren nach kranial (**Abb. 8.1 g**).

Saugen: Mit einem durchsichtigen Plastikschlauch soll roter Fruchtsaft aus dem einen Glas angesaugt, gehalten und dann in eine anderes Glas transportiert werden (**Abb. 8.1 h**).

8.4 Verbale Kommunikation – Sprechen

Sich sprachlich austauschen zu können, ist ein wichtiges Grundbedürfnis des Menschen. Es ist uns genetisch gegeben, unsere Atemluft, Stimmbänder, Kehlkopf, Gaumensegel, Zunge, Wangen, Zähne und Lippen nicht nur zum Atmen und zur Nahrungsaufnahme, sondern auch zum gezielten Artikulieren von Lautverbindungen zu benutzen. Diese Lautverbindungen bilden unsere Sprache. Unsere Muttersprache lernen wir vollkommen unbewusst und automatisch. Wir kopieren die Laute und Lautverbindungen, die wir hören. Nach und nach verbinden wir Gegenstände bzw. Tätigkeiten mit diesen Lauten und bauen so unseren Wortschatz auf. Im Folgenden soll jedoch nicht auf die Sprache, sondern auf das Sprechen eingegangen werden.

Bei den ersten Kopierversuchen von Lauten zeigt auch ein gesundes Baby, Kleinkind oder Kind eine physiologische Dyslalie, d.h., die Artikulation ist noch nicht perfekt. Es benötigt wie bei jeder anderen Bewegung des Körpers viele Wiederholungen von Bewegungskomponenten, die zeitlich exakt

koordiniert zu Bewegungsmustern zusammenge-
fügt werden müssen. Diese Bewegungen müssen
zusätzlich noch mit der Atmung koordiniert werden, denn ohne Atemluft ist Sprechen unmöglich.

„Dysarthrisch" ist auch eine normale Person, die
eine Fremdsprache spricht. Im Englischen, Französischen, Spanischen werden die einzelnen Buchstaben anders artikuliert, sie unterscheiden sich
vom Deutschen. Spreche ich mit meinen auf das
Deutsche abgestimmten Bewegungsmustern beispielsweise spanische Worte aus, sagt man mir, ich
habe einen Akzent. Man erkennt mich sogar als
Deutsche und hört, dass ich keine Engländerin oder
Französin bin. Die Landsleute haben im Spanischen
ihren jeweils für sie typischen Akzent, da sie Spanisch mit englischen bzw. französischen Ar-
tikulationsmerkmalen sprechen. Erwachsene, die
eine Fremdsprache akzentfrei sprechen lernen, sind
selten.

Ich möchte in diesem Kapitel auf die normale
Bewegung des Sprechens sowie auf häufig auftretende Abweichungen aufgrund von abnorma-
lem Haltungstonus, abnormaler reziproker Innervation und damit abnormaler Koordination
eingehen. Gleichzeitig möchte ich auf die Parallelen
der Konstruktion von Bewegung und Sprache
(nicht semantisch, sondern artikulär) aufmerksam
machen (**Tab. 8.2**).

Neurophysiologische und pathologische Aspekte

Um Laute zu bilden, nutzen wir eine bestimmte neuromuskuläre Aktivität.
Um Silben, d.h. Verbindungen mehrerer Laute zu bilden, nutzen wir neuromuskuläre Aktivität mit einer
bestimmten reziproken Innervation.
Um Wörter, d.h. Verbindungen mehrerer Silben zu
bilden, koordinieren wir unterschiedliche Bewegungskomponenten.
Um Sätze, d.h. eine Aneinanderreihung mehrerer
Wörter zu bilden, reihen wir unterschiedliche Bewegungsmuster aneinander.

Aphasie und Apraxie treten oft kombiniert auf. Bei bestimmten Formen der Aphasie können die Betroffenen
die Reihenfolge der Silben nicht einhalten, sie bilden
z.B. das Wort „Kauf-ein-straße" anstelle von „Ein-kauf-
straße". Manche Personen mit Apraxie können die
Reihenfolge von Bewegungskomponenten nicht einhalten. Sie heben z.B. die Schulter, öffnen die Hand
und strecken erst dann den Ellbogen aus, um ein vor
ihnen stehendes Glas zu greifen, anstatt zuerst den
Ellbogen auszustrecken, dann die Schulter zu heben
und erst kurz vor Berührung mit dem Glas die Hand zu
öffnen.

Lautbildung

Die Laute in **Tab. 8.3** sind nicht alphabetisch aufgeführt, sondern es sind jeweils die zusammengefasst, die durch eine gleiche oder ähnliche neuromuskuläre Aktivität gebildet werden. In der
Spalte neuromuskuläre Aktivität wird nicht immer
jeder einzelne an der Lautbildung beteiligte Muskel
aufgeführt, sondern ein sogenannter „Kennmuskel"
benannt, der zusammen mit seinen nicht nament-
lich aufgeführten Synergisten aktiv ist. Manchmal
wird nicht einmal ein spezifischer Muskel genannt,
sondern als „Kaumuskeln" bzw. „Kieferöffner" zusammengefasst. In der Spalte Atmung wird zwischen passiver, aktiver und forcierter AA (Ausatmung) unterschieden. Mit passiver Ausatmung
ist ein Ausströmen der Luft gemeint, das durch die
Elastizität des Lungengewebes und das Herab-
sinken des Thorax zustande kommt. Bei aktiver
Ausatmung sind hingegen die Mm. intercostales
interni und bei forcierter Ausatmung zusätzlich
noch die oberen Bauchmuskeln agonistisch konzentrisch aktiv.

Tab. 8.2 Parallelen im Aufbau der Sprache und der Bewegung

Aufteilung der Sprache	Aufteilung der Bewegung
Sätze	Aktivität
Wörter	Bewegungsmuster
Silben	Bewegungskomponenten
Laute	neuromuskuläre Aktivität

Tab. 8.3   Lautbildung

Laute	Neuromuskuläre Aktivität	Bewegungsrichtung	Atemaktivität	Bemerkungen
a	agonistisch exzentrisch: Kaumuskulatur; agonistisch konzentrisch; Gaumensegelheber	Kiefer öffnet sich	aktive Ausatmung	Je lauter und höher, desto kräftigere Kontraktion der Gaumensegelheber
seufzendes a (hhhaaa)	agonistisch exzentrisch: Einatmungsmuskulatur	Kiefer öffnet sich	nach vertiefter Einatmung passive Ausatmung	sehr entspannend, zu empfehlen nach physischer oder konzentrativer Anspannung innerhalb der Therapie
e; i	agonistisch konzentrisch: Mm. Risorius, zygomaticus major	Mund wird breit gezogen	aktive Ausatmung	i laut und hoch: auch Aktivität der Gaumensegelheber
o	agonistisch konzentrisch: M. orbicularis oris, M. mylohoyoideus	Mund wird gespitzt Kieferöffung	aktive Ausatmung	o laut und hoch: auch Aktivität der Gaumensegelheber
u	agonistisch konzentrisch	Mund wird leicht gespitzt Kiefer wird leicht nach vorne geschoben	aktive Ausatmung	
l	agonistisch konzentrisch: Zungenmuskulatur	Zungenspitze berührt die vorderen Schneidezähne	aktive Ausatmung	Zungenspitze bewegt sich von unten nach oben
n	agonistisch konzentrisch: Zungenmuskulatur	Zungenspitze wird hinter die oberen Zähne bewegt	aktive Ausatmung	ähnlich d, t Zungenspitze bewegt sich jedoch mehr von unten nach oben
d, t	agonistisch konzentrisch: Zungenmuskulatur	Zungenspitze wird hinter die oberen Zähne bewegt	kurzer, aktiver Ausatmungsstoß	Es muss ein gewisser Druck aufgebaut werden, Zungenspitze bewegt sich nach vorne
c	agonistisch konzentrisch: Zungenmuskulatur	obere und untere Zahnreihe werden aufeinandergepresst Zunge wird leicht nach vorne geführt, bleibt aber flach	aktive Ausatmung	
z	agonistisch konzentrisch: Zungenmuskulatur	Obere und untere Zahnreihe werden aufeinandergepresst Zunge wird leicht nach vorne geführt, bleibt aber flach	Kurzer, aktiver Ausatmungsstoß	
s	agonistisch konzentrisch: Zungenmuskulatur	obere und untere Zahnreihe werden aufeinandergepresst Zunge wird leicht nach vorne geführt, bleibt aber flach	aktive Ausatmung, druckhafte aktive Ausatmung	kann stimmloser oder stimmhafter artikuliert werden
f, v, w	agonistisch konzentrisch: M. orbicularis pars inf.	obere Zahnreihe wird auf Unterlippe gepresst	aktive Ausatmung	

Laute	Neuromuskuläre Aktivität	Bewegungsrichtung	Atemaktivität	Bemerkungen
m	agonistisch konzentrisch: M. risorius	ober- und Unterlipe werden aufeinandergepresst	aktive Ausatmung	mmmm, kann vibrieren
b, p	agonistisch konzentrisch: M. risorius	Ober- und Unterlippe werden aufeinandergepresst	Kurzer, aktiver Ausatmungsstoß	Explosionslaute, p > b
g, k, q	agonistisch konzentrisch: Zungenmuskulatur	Mittelteil der Zunge berührt den harten Gaumen	aktive Ausatmung beim g, stoßhafter beim q und besonders beim k	Zunge macht eine Welle
j	agonistisch konzentrisch: Zungenmuskulatur	hinterer Teil der Zunge aktiv	aktive Ausatmung	
ch	agonistisch konzentrisch: Zungenmuskulatur	Hinterer Teil der Zunge berührt Rachenwand	aktive Ausatmung	wird unterschiedlich artikuliert, „extrem" ist das schweizer ch
r	agonistisch konzentrisch: Gaumensegelmuskulatur	Gaumensegel vibriert	aktive Ausatmung	wird sehr unterschiedlich artikuliert
	agonistisch konzentrisch: Zungenmuskulatur	flache Zunge vibriert	aktive Ausatmung	
h	agonistisch konzentrisch: Zungen- und Wangenmuskulatur	Mund formt eine Höhle	aktive Ausatmung	schwirig zu artikulierender Laut, in einigen Sprachen nicht vorhanden

8.4.1 Befund bei Beeinträchtigung des Sprechens

Akustischer Befund

Das genaue Hinhören, wie die Worte artikuliert werden, gibt Hinweise darauf, welche Muskulatur nicht normal innerviert wird, d.h. einen zu niedrigen oder zu hohen Tonus hat.

Personen mit Dysarthrie weisen fast immer auch eine Dysphagie (Probleme beim Essen) auf.

Der akustische Befund wird mit den Ergebnissen verglichen, die die Untersuchung der oralen Phase beim Essen ergibt und die sich meist decken (**Tab. 8.4**).

Therapiebeispiele bei Beeinträchtigung des Sprechens

Therapievorschläge zur Behandlung der Dysarthrie finden sich unter *Atmung* (S. 250 ff.) und im folgenden Kapitel unter *Nahrungsaufnahme, orale Phase* (S. 266 ff.).

Für den Therapiebereich *faziooraler Trakt* gilt die alte Weisheit „Lachen ist die beste Medizin". Ein fröhliches Lachen baut Tonus auf, stimuliert die ge-

Tab. 8.4 Schlecht artikulierte Laute bei Problemen in der oralen Phase

Schlecht artikulierte Laute	mögliche Probleme in der oralen Phase
L	Die Zunge kann den Bolus schlecht aufnehmen
c, z, s	Wegen fehlender eigener Zähne und/oder schlecht sitzender, wackliger Zahnprothese treten Probleme beim Kauen auf.
m, b, p	Aus dem Mund treten Flüssigkeiten wieder aus; Kauen mit offenem Mund; Schwierigkeiten beim Schlucken, da der Mund nicht komplett verschlossen werden kann; Schwierigkeiten beim Husten, da nicht ausreichend Druck aufgebaut werden kann.
J	Aufgenommene Flüssigkeiten können nicht in der Rinne der Zunge nach hinten geführt werden und verteilen sich im gesamten Mundraum.
g, k, q	Der Bolustransport nach hinten ist unzureichend, da sich der mittlere Teil der Zunge nicht nach hoben hebt, um die Wellenbewegung der Zunge durchzuführen.

samte Gesichtsmuskulatur sowie das Gaumensegel, reguliert die Atmung und entspannt (**Abb. 8.1 i**).

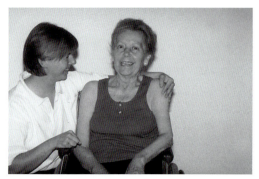

Abb. 8.1 i   Lachen ist die beste Medizin.

8.5   Nahrungsaufnahme

Soziokulturelle Aspekte

Physiologisch betrachtet, dient die Nahrungsaufnahme der Versorgung des Körpers mit Nährstoffen, mithilfe derer er gesund erhalten und die Energie für Muskelaktivität gewonnen wird. Essen hat darüber hinaus jedoch auch soziale Funktionen. In allen Kulturen werden bestimmte Begebenheiten im Leben der Gemeinschaft mit einem besonderen Essen zelebriert, z.B. Taufe, Kommunion oder Konfirmation, auch Verabredungen, Verlobung, Hochzeit, Geburtstag und selbst die Trauerfeier nach der Beerdigung werden von gemeinschaftlichem Essen begleitet.

Zum Einstand bzw. Ausstand an der Arbeitsstelle gibt man einen aus, Geschäftspartner und Politiker haben Arbeitsessen, bestandene Prüfungen werden begossen. Will man mit Freunden zusammen sein, heißt es oft, „lasst uns zusammen kochen oder essen gehen". Atmosphäre beim Essen lassen wir uns etwas kosten. Ginge es nur ums Sattwerden, so könnte man am Stehtisch an der Imbissbude essen. Manches Mal wird ein teures Restaurant ausgewählt nicht nur wegen der Qualität des Essens, sondern wegen der Einrichtung, der Beleuchtung, der Aufmerksamkeit der Kellner. Selbst wenn die Portionen klein ausfallen und man nicht vollkommen gesättigt das Lokal verlässt, kehrt man eventuell mit Freunden an diesen für die präorale Phase der Nahrungsaufnahme so positiven Ort zurück.

Essen unterliegt den der Gesellschaft entsprechenden Regeln und Tischmanieren. Diese bringen die Eltern und Großeltern den Kindern bei. Wer sie einhält, fällt nicht weiter auf, wer sie nicht einhält, einhalten kann, fällt unangenehm auf. Wer daran teilnimmt, teilnehmen kann, ist Angehöriger der Familie, Teil der Gruppe, der Gemeinschaft. Wer daran nicht teilnehmen kann, *is(s)t* einsam, und allein schmeckt es nicht so gut.

Biomechanische Aspekte

Essen wird überwiegend in der vertikalen Position durchgeführt. Dort hängt das Alignment des Nackens, des Halses und des Schlundes im besonderen Maße von der Stellung des Beckens ab (**Abb. 8.2 a–c**):

Die Stellung des Beckens wird wiederum von der Position und Aktivität der Füße, beeinflusst, insbesondere im Sitz. Befinden sich die Füße auf dem Boden, müssen sie durch entsprechende exzentrische bzw. angepasste konzentrische Aktivität der Plantarflexoren- bzw. Dorsalextensoren die anteriore bzw. posteriore Bewegung des Beckens zulassen. Idealerweise stehen die Füße bei neutraler Beckeneinstellung unter oder nur wenig vor den Knien.

Das bedeutet auch, dass die Stellung der HWS, wie z.B. die oft auftretende Hyperlordose und Translation nach ventral, mit einer Hyperaktivität der Plantarflektoren der Fußgelenke zusammenhängen kann. Die Füße drücken in Plantarflexion auf den Boden (z.B. wegen Hypersensibilität, die eine positive Stützreaktion auslöst). Die Tibiae und die Femores werden nach dorsal gedrückt, das Becken in die posteriore Stellung gebracht, die LWS und BWS kyphotisch eingestellt, und die HWS kompensiert dies mit einer Hyperlordose, um den Augen die Möglichkeit zu geben, die Umgebung wahrzunehmen. In dieser Stellung der Hyperlordose der HWS sind die ventrale Halsmuskulatur und damit die folgenden Muskeln stark gedehnt: M. mylohyoideus, M. laryngohyoideus, M. sternolaryngeus, M. omohyoideus.

Larynx und Hyoid sind durch die aufgrund der Dehnung entstandene Spannung in ihrer Beweglichkeit stark eingeschränkt, was beim Kauen und besonders beim Schlucken negative Auswirkungen hat. Die **Abb. 8.3** zeigt die muskulären Verbindungen im Bereich Unterkiefer, Zungenbein, Kehlkopf, HWS, Brustbein und Schulterblatt. Das ausschließlich muskulär aufgehängte Zungenbein wird einmal von der kaudalen Muskulatur stabilisiert und bildet den Referenzpunkt für das Öffnen des

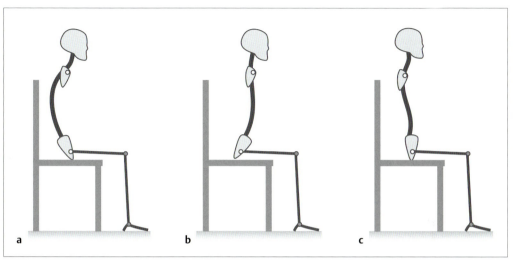

Abb. 8.2 a–c Becken in **a** posteriorer **b** anteriorer **c** neutraler Stellung und die jeweilige Stellung von HWS und Schlund.

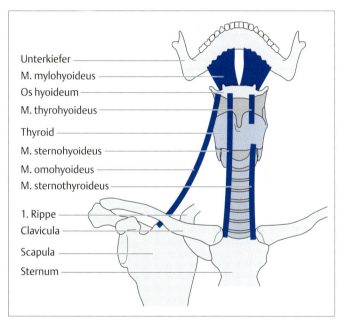

Unterkiefer
M. mylohyoideus
Os hyoideum
M. thyrohyoideus
Thyroid
M. sternohyoideus
M. omohyoideus
M. sternothyroideus
1. Rippe
Clavicula
Scapula
Sternum

Abb. 8.3 Unterkiefer, Zungenbein, Kehlkopf, HWS, Brustbein und Schulterblatt sind muskulär miteinander verbunden.

Unterkiefers. Beim Schlucken wird es von der kranialen Muskulatur stabilisiert, um den Referenzpunkt für den sich nach kranial bewegenden Kehlkopf zu bilden. Aus diesem Grund ist Schlucken mit geöffnetem Unterkiefer nur sehr beschwerlich möglich.

Aspekte zur Sensibilität

Bewegungen finden unter sensibler Kontrolle statt, der aktuelle Status dient als Feedforward zur Ab-schätzung des aufzuwendenden Tonus, die Veränderung der Rezeptoren dient als Feedback zur Kontrolle, Variation und Adaptation. In dieser Beziehung ist die Rolle der Sensibilität bei den Bewegungen des Gesichts, des Mundes und im Pharynx die gleiche wie bei jeder anderen Bewegung eines Körperteils. Beim Kauen und Schlucken triggern (initiieren) sensible Impulse weitere motorische Aktivitäten. Normales Kauen und Schlucken ist in höchstem Maße abhängig von exakter zeitlicher Koordination. Sensibilitätsstörungen im Mundbereich können bei erhaltener motorischer Aktivität zu starken Schluckstörungen führen.

Beispiel: Ich beobachtete eine Patientin beim Essen. Sie kaute ein Stück Rinderroulade, das mit Sicherheit gut durchgebraten war. Sie kaute und kaute, ich zählte 98 rotatorische Kaubewegungen, die das Stück Fleisch mit Sicherheit zermahlt hatten, bevor ich ihr die verbale Anweisung zum Schlucken gab. Sie schluckte ohne Schwierigkeiten. Beim nächsten Bissen wiederholte sich der Ablauf. Als Folge ihrer verminderten Sensibilität spürte die Patientin nicht, wann der Bolus weich genug war, um geschluckt zu werden.

Beispiel: Bei einem Patienten mit einer Hypersensibilität stellte sich die Situation ganz anders dar. Sobald die Nahrung den mittleren Teil seiner Zunge berührte, wurde eine Würgreaktion ausgelöst, wodurch die Nahrung wieder nach vorne und aus dem Mund heraus befördert wurde. Erst nach einer desensibilisierenden Behandlung, die er nach Anweisung ein paar Tage später selbst durchführte, konnte er mit dem Essen beginnen.

Konkrete Behandlungsvorschläge: siehe S. 268.

8.5.1 Befund bei Beeinträchtigungen der Nahrungsaufnahme

Der Essvorgang lässt sich in vier Phasen gliedern: *präorale, orale, pharyngeale, ösophageale* Phase. Diese Phasen lassen sich im einzelnen weiter untergliedern.

1. Präorale Phase:
- Führen der Nahrung zum Mund,
- Öffnen der Lippen und des Unterkiefers,
- Abbeißen oder Abnehmen des Bolus mit den Lippen von der Hand, dem Löffel oder der Gabel,
- Schließen der Lippen und des Unterkiefers.

2. Orale Phase:
- Kauen,
- Transport des Bolus bzw. der Bolusteile zwischen die Zähne, von einer Seite zu anderen und nach hinten,
- Schließen des Gaumensegels,
- Verschließen der Trachea durch die Epiglottis,
- Schlucken des präparierten Bolusteils,
- Aufbewahren der noch weiter zu verarbeitenden Bolusteile zwischen vorderem Zungenteil und Wange.

3. Pharyngeale Phase:
- Hineingleiten der Nahrung in den Pharynx,
- Öffnen des Ösophagus.

4. Ösophageale Phase:
- Transport innerhalb des Ösophagus,
- Öffnen und Schließen des Pylorus.

Kennzeichen und typische Probleme der präoralen Phase

Sie ist von Hunger bzw. Appetit sowie von der Vorfreude auf das selbst zubereitete oder ausgesuchte Essen gekennzeichnet. Der Zeitpunkt des Essens unterliegt kulturellen und klimatischen Gegebenheiten, insbesondere aber dem Tagesrhythmus der betreffenden Person. Die Situation ist auf Essen ausgerichtet, was in Mitteleuropa bedeutet, dass ein ansprechend gedeckter Tisch vorhanden ist, ein Stuhl in entsprechender Höhe, Teller, Tasse oder Glas, der Speise entsprechendes Besteck (Löffel für Suppe, Löffel und Gabel für Spaghetti, (Fisch-) Messer und Gabel für Fisch, Fleisch und Gemüse, kleiner Löffel für Nachtisch), Serviette. Ein nett gedeckter Tisch, eine optisch ansprechende Präsentation der Nahrung in Schüsseln oder auf dem Teller („das Auge isst mit") sowie der ausströmende Duft führt zur Produktion von Speichel, welcher für das Schlucken unabdingbar ist.

In einem Krankenhaus ist diese Phase oft kleineren, meist aber größeren Veränderungen unterworfen. Das Essen wird nicht selbst zubereitet und oft kann es auch nicht ausgesucht werden. Der Zeitpunkt ist dem Klinikalltag angepasst, oft bis zu einer Stunde oder mehr früher als gewohnt. Die Situation ist nicht auf Essen eingestellt: Es wird im Krankenzimmer gegessen, im Bett sitzend am Klapptisch des Nachtschranks oder im Rollstuhl bzw. Stuhl oder Sessel am Tisch im Zimmer. Der Tisch dient oftmals gleichzeitig als Ablageplatz nicht nur für Zeitungen, sondern auch für Behandlungsmaterial. Das Essen kommt auf einem Tablett, und der Teller ist in einer Wärmevorrichtung. Die Tasse kann eine Schnabeltasse oder ein Plastikbecher mit Schnabelaufsatz sein (heißer Kaffee verändert darin sehr stark seinen Geschmack). Besteht eine Schluckstörung, wird das Essen oftmals püriert, wodurch es sein typisches Aussehen und Duft verliert. Die derart veränderte präorale Phase kann ihre Funktion der Stimulierung der Speichelproduktion meist nicht mehr erfüllen.

Vergleich: Normale Bewegung ▬▬▬▬
Möglicher Bewegungsablauf bei der Nahrungsaufnahme: Die Art, wie die Nahrung zum Mund geführt wird, hängt vom Nahrungsmittel ab. Ein Stück Brot oder ein Brötchen wird mit den Fingern zum

Mund geführt, Suppe mit dem Löffel, Gemüse auf der Gabel aufliegend, ein Stück Fleisch auf der Gabel aufgespießt. Der nicht aufgestützte Arm bewegt die Hand in einer entsprechenden Bewegung zum Mund. Der Kopf macht eine leichte Translation nach vorne. Der Unterkiefer schiebt sich leicht nach vorne und öffnet sich erst, wenn sich die Nahrung bereits dicht am Mund befindet.

Das Maß der Öffnung des Mundes richtet sich ebenfalls nach der Nahrung. Um einen Keks aufzunehmen, reicht ein Loslassen des M. masseter, was zum „Herabfallen" des Unterkiefers führt. Ein doppellagiger „Hamburger" dagegen verlangt nicht nur diese leichte Öffnung, sondern eine konzentrische Kontraktion des M. mylohyoideus zum weiten Herunterziehen des Unterkiefers.

Die Lippen formen sich der Nahrung bzw. dem Besteckteil entsprechend, sie schieben sich flach ein wenig nach vorne. Der Löffel wird leicht auf der Unterlippe abgelegt und etwas gekippt, damit die Suppe in den Mund hineinfließen kann. Die Gabel wird gleichfalls leicht auf der Unterlippe abgelegt, wobei die Oberlippe den Bolus umschließt. Mit dem Zurückziehen der Gabel und einem leichten Zusammenpressen der Lippen gelangt der Bolus in das Mundinnere.

Rolle der Sensibilität: Es muss gespürt werden, wann und mit wie viel Druck das Besteckteil bzw. die Nahrung die Lippen berührt.

Es muss gespürt werden, ob sich die Lippen ausreichend anschmiegen und wie stark sie sich auf das Besteckteil bzw. aufeinander pressen.

Außerdem muss die Temperatur gefühlt werden, um evtl. den Vorgang abzubrechen, weil die Nahrung zu heiß ist.

Varianten der Bewegungen: Die unzähligen individuellen Varianten, einen Löffel oder eine Gabel zu halten, zum Mund zu führen oder den Bolus aufzunehmen, müssen ständig beobachtet werden!

Ein Glas bzw. eine Tasse wird mit der Hand zum Mund geführt. Die Kopf- und Unterkieferbewegung ist wie oben beschrieben. Der Glas- bzw. Tassenrand wird gleichfalls leicht auf der Unterlippe abgesetzt. Die Finger kippen das Gefäß leicht in Richtung Mund, sodass die Flüssigkeit hineinlaufen kann.

Die exakte Lippenbewegung hängt u. a. vom Getränk, seiner Konsistenz und der Temperatur ab. Sollen mehrere Schlucke Wasser getrunken werden, wird der gesamte Kopf nach hinten geneigt, der Arm macht eine größere Elevation und Pronation im Unterarm, und das Glas wird stark gekippt. Die Lippen liegen relativ flach und locker am Glasrand. Handelt es sich um eine Tasse heißen Kaffee, wird diese langsam und vorsichtig gekippt, die Lippen sind ein wenig gespannt nach vorne geschürzt. ■

! Selbstversuche bzw. Beobachtungen sind unerlässlich, um jeden Patienten mit seinen individuellen Problemen für die verschiedenen speziellen Situationen vorzubereiten.

Je nach Behinderung ist der Patient nicht in der Lage, die Nahrung selbständig mit den Fingern oder einem Besteck zum Mund zu führen, und eine Hilfsperson muss dies übernehmen. Patienten mit einer Parese der dominanten Hand steht die andere, meist ungelenkere Hand zur Verfügung. Sie ist oft zum einen wegen fehlender Übung und zum anderen aufgrund des durch Kompensation verursachten zu hohen Tonus ungeschickter.

Patienten mit Bewegungsmöglichkeit und Kontrolle über die betroffene dominante Hand stehen Hilfsmittel zur Verfügung, wie z.B. eine Griffverdickung zur Erleichterung des Greifens oder eine Gabel/Löffel mit abgeknicktem Griff zur Erleichterung der radialen Abduktion des Handgelenks. Häufig hilft es auch, wenn der Ellbogen auf dem Tisch aufgestützt ist und damit einen stabilen Referenzpunkt bilden kann. Letzteres kann jedoch im Gegensatz zu den angestrebten Tischmanieren der betroffenen Person stehen. In der physio- bzw. ergotherapeutischen Behandlung sollten Arm-Hand-Finger-Aktivitäten dieser Art enthalten sein.

Eine weitere Schwierigkeit besteht häufig in der leichten Translation des Kopfes nach vorne, die aufgrund eines Hypertonus der Nackenmuskulatur nicht durchgeführt werden kann. Auch das Vorschieben des Unterkiefers kann bei bestehendem Hypertonus erschwert oder unmöglich sein (Therapiemöglichkeit: siehe unter Nonverbale Kommunikation, Mimik).

Die Formung der Lippen setzt einen normalen Haltungstonus voraus. Häufig ist ein Hypotonus die Ursache, wenn Nahrung, insbesondere Suppe, wieder aus dem Mund herausläuft. Die Lippen schließen sich dann nicht fest genug um den Löffel bzw. aufeinander.

Auch ein Hypertonus kann der Grund sein, wenn sich zu sehr gespannte Lippen nicht an die Form des Löffels, der Gabel oder des Glases anpassen können. Mangelnde Sensibilität der Lippen führt gleichfalls zu unzureichender Kontrolle und Adaptation der Bewegung.

Kennzeichen und typische Probleme der oralen Phase

Vergleich: Normale Bewegung ▪▬▬▬▬▬▬

Bei geschlossenen Lippen werden mahlende Kaubewegungen durchgeführt, welche durch einen Wechsel von konzentrischer und exzentrischer Kontraktionen insbesondere der Mm. masseter, temporalis, pterygoideus lateralis und medialis in Koordination mit dem M. mylohyoideus zustande kommen. Der M. mylohyoideus benutzt für seine konzentrische Aktivität das Hyoid als stabilen Referenzpunkt, um sich nach kaudal hin konzentrisch anspannen und den Unterkiefer herunterziehen zu können. Das Hyoid ist ein frei aufgehängter Knochen, der einzige im Körper des Menschen, der keine artikuläre Verbindung zu einem anderen Knochen eingeht. Seine Stabilität erhält das Hyoid ausschließlich über die Muskulatur. Um dem M. mylohyoideus eine nach kaudal gerichtete konzentrische Kontraktion zu ermöglichen, muss das Hyoid nach kaudal von drei verschiedenen Muskeln stabilisiert werden:

M. thyrohyoideus, der vom Larynx zum Hyoid zieht. Das bedeutet, dass der Larynx, der seinerseits ähnlich dem Hyoid eine frei aufgehängte Knorpelplatte ist, von Muskulatur, nämlich dem M. sternothyroideus, stabilisiert werden muss.

M. sternohyoideus, der vom Sternum zum Hyoid verläuft. Die Stabilität des Sternum ist kein Problem. Es ist fest mit den Rippen verbunden und hat somit keine Probleme, ein Punctum stabile zu bilden.

M. omohyoideus, der von der Skapula zum Hyoid verläuft. Seine erfolgreiche Arbeit in Relation zum Hyoid und zum Öffnen des Unterkiefers für eine Kaubewegung ist vom Alignment und der Stabilität der Skapula abhängig.

Durch die Kaubewegung wird die Nahrung, die sich teilweise zwischen der oberen und unteren Zahnreihe befindet, nach innen auf die Zunge und nach außen zwischen die untere Zahnreihe und Wange gepresst. Von dort muss sie mit einer Kontraktion des M. buccinator (Saugbewegung) wieder zwischen die Zahnreihen gelangen, um erneut zermahlen zu werden. Die Sensibilität der Schleimhaut der Wangen lenkt die motorische Aktivität. ▪

Bei hypotonen Patienten kann in selteneren Fällen die Kraft, d.h. die Tonushöhe für ein kraftvolles Zubeißen fehlen. Häufiger ist jedoch, dass aufgrund eines Hypertonus die Kaumuskulatur gar nicht, nicht ausreichend oder nicht schnell genug loslassen kann. Außerdem ist die Möglichkeit der Rotation eingeschränkt, womit die Kiefer nicht mahlend, sondern lediglich auf- und zubewegt werden können.

Da diese Bewegung deutlich ineffektiver für die Zerkleinerung der Nahrung ist, muss häufiger und länger gekaut werden. Die Nahrungsaufnahme dauert deutlich länger, die Nahrung wird kalt, der Patient ermüdet, sodass Essen zur unangenehmen Anstrengung wird.

Bei mangelnder Sensibilität wird nicht gespürt, dass sich Bolusteile in den Wangentaschen befinden, und daher die Kontraktion nicht oder nicht ausreichend stimuliert. Somit verbleiben dort Nahrungsteile.

Bei einem bestehenden Hypotonus kann zwar die Kontraktion stimuliert werden, der M. buccinator kann jedoch keinen ausreichenden Tonus aufbauen, um die Nahrungsteile nach innen zu befördern. Dadurch verbleiben ebenfalls Nahrungsteile in den Wangentaschen.

Ist die Ursache eher ein Hypertonus, fällt die Kontraktion zu heftig aus, und die Wangenschleimhaut gelangt zwischen die sich schließenden Zahnreihen. Dadurch entsteht eine schmerzhafte Wunde. Der Schmerz erhöht weiter den Tonus der Flexoren, zu denen die Kaumuskulatur gehört.

Vergleich: Normale Bewegung ▪▬▬▬▬▬▬

Kauen hat nicht nur das Ziel der Zerkleinerung des Bolus, sondern auch die Durchmischung mit Speichel. Außerdem werden dadurch Bolusteile mit den verschiedenen Geschmacksrezeptoren in Berührung gebracht: Den vollständigen „Geschmack" einer Speise erfahren wir jedoch nicht nur durch die Geschmacks-, sondern zum großen Teil auch durch die Geruchsrezeptoren, die das Aroma aufnehmen. Damit das Aroma zustande kommt, muss der Mund durch die Lippen verschlossen sein.

Kauen bei geschlossenen Lippen bedeutet eine hohe Anforderung an die reziproke Innervation: Die Lippen müssen kontrahiert bleiben, während sich der Unterkiefer auf- und zubewegt und die Wangenmuskulatur sich abwechselnd konzentrisch und exzentrisch kontrahiert. Ist dies nicht möglich, wird mit geöffneten Lippen gekaut. In diesem Fall strömt zu viel Frischluft ein, das Aroma wird „verdünnt" und deutlich weniger intensiv empfunden.

Signalisieren entsprechende Rezeptoren, dass die Konsistenz des Bolusteils weich genug zum Schlucken ist, wird der Kiefer geschlossen. Die Zunge transportiert den Bolusteil dann mit einer Wellenbewegung nach hinten, während ein noch nicht „schluckreifer" Bolusteil zur weiteren Zerkleinerung und Aufweichung in den Wangentaschen zurückgehalten wird. Durch die Bewegung der Zunge wird das Gaumensegel angehoben und verschließt den Zugang zum Nasenraum. ▪

Besteht eine Parese des Gaumensegels, kann es den Nasenraum nicht abschließen. Ein unzureichender Abschluss von Rachen- und Nasenraum hat jedoch Folgen beim „Rückwärtsgang" (siehe unten: Neurophysiologische Aspekte): Wird Nahrung erbrochen, muss sich das Gaumensegel unbedingt fest verschließen. Ist dies nicht der Fall, dringt das Erbrochene in den Nasenraum ein und kommt durch die Nase heraus. Dies betrifft übrigens auch Gesunde, was darauf schließen lässt, dass die Koordination beim „umgekehrten Schlucken" – einer glücklicherweise eher selten auftretende Bewegung – aus Gründen der „fehlenden Praxis" mangelhaft ist. Eine Parese des Gaumensegels macht sich auch beim Sprechen deutlich bemerkbar (siehe 8.4 Verbale Kommunikation, **Tab. 8.1**).

Besteht eine Hyposensibilität, wird nicht gespürt, welcher Bolusteil weich genug zum Schlucken ist, und es wird immer weiter gekaut (S. 261).

Besteht eine durch abnormalen Tonus bedingte Störung der reziproken Innervation, kann nicht ein Bolusteil nach hinten transportiert, und ein anderer zurückgehalten werden. Es wird alles auf einmal geschluckt. Dies ist jedoch anstrengend, da der Tonus deutlich erhöht werden muss, was sich negativ auf die gleichzeitig ablaufenden Bewegungen des Gaumensegels, des Hyoids und des Larynx und damit der Epiglottis auswirkt.

Vergleich: normale Bewegung

Die Wellenbewegung der Zunge, mit der der Bolus nach hinten transportiert wird, initiiert bereits den Verschluss der Trachea durch den Kehldeckel (Epiglottis). Der Bolusteil kommt dann mit dem hinteren Anteil der Zunge und dem weichen Gaumen in Berührung. Dort befindet sich die Auslösezone der Schluck-Würge-Reaktion. ▪

Neurophysiologische Aspekte

Nach meiner Interpretation sind diese beiden „Reflexe" keine, sondern der Stimulus für die Einschaltung des „Vorwärtsganges" (das Schlucken) bzw. des „Rückwärtsganges" (des Würgens). Ob vor- oder zurückgeschaltet wird, hängt von der Situation ab:

Ist sie auf Essen abgestimmt, wird die Speise als lecker empfunden, ist außerdem ein Hungergefühl oder Appetit vorhanden, wird das Berühren der Zone ein Schlucken stimulieren.

Ist die Situation nicht auf Essen abgestimmt, wird die Speise eher als eklig empfunden, tritt ein Übelkeitsgefühl auf, wird das Berühren der gleichen Zone ein Würgen stimulieren. Beispiel: Spricht man beim Lutschen eines Bonbons, das zum Schlucken noch zu groß ist – was eine hohe Koordination erfordert und auch eine Störung erfahren kann – kann es im Mund zu weit nach hinten rutschen und eine Schluckreaktion auslösen. Die Situation ist jedoch nicht auf Essen abgestimmt. Der Kortex weiß, dass das Schlucken des großen, harten Bonbons Schmerzen verursachen wird, wenn es sich durch die engen Ringmuskeln der Speiseröhre zwängen muss. Aus diesem Grund wird die Reaktion gestoppt und „umgeschaltet": Es wird keine Schluck-, sondern eine Würgereaktion ausgelöst, die das Bonbon wieder weiter nach vorne befördert.

Beispiel: Wird einem ein Gericht vorgesetzt, das man absolut nicht mag, spürt man die Auslösezone der Würgereaktion im hinteren Teil der Mundhöhle sehr deutlich. Man weiß genau, dass man bei Berührung der Zone durch die Speise unmöglich schlucken kann und wird sie zurück nach vorne und aus dem Mund heraus befördern.

Bei einer bestehenden Hyposensibilität wird keinerlei Reaktion ausgelöst, d.h., der Patient muss willkürlich schlucken. Wie bei allen willkürlichen Bewegungen, wird dies mit einem höheren Tonus ausgeführt, was die bereits beschriebenen, gleichen negativen Auswirkungen hat. Im Falle einer bestehenden Hypersensibilität wird die Reaktion schon viel früher ausgelöst. Die Zunge macht ihre Wellenbewegung, der Bolusteil befindet sich jedoch noch zu weit vorne, auf dem aufsteigenden Teil der „Welle" und rutscht so wieder zurück nach vorne.

Vergleich: normale Bewegung

Nach ausgiebigem Schlaf, d.h. einer langen Zeit, in der sich keinerlei Reiz in der Mundhöhle befand, werden morgens die Zähne geputzt. Berührt die Zahnbürste auch nur den mittleren bis hinteren Teil der Zunge und Mundhöhle, kann dies eine Würgereaktion auslösen. Dies ist kein Wunder, da die Situation nicht nach Essen ist.

Ein gedeckter Frühstückstisch dagegen signalisiert Essen. Diese Tatsache alleine desensibilisiert in Richtung Normalmaß. Ist das Frühstück beendet, haben Essen und Trinken die Hypersensibilität vollkommen auf die Norm herabgesetzt, sodass die Zähne ohne Probleme geputzt werden können. Die Auslösezone hat sich verkleinert und desensibilisiert. ■

Eine Hypersensibilität besteht nach kurzer Zeit auch bei Patienten, die aufgrund ihrer Schluckstörungen zur Gewährleistung der Ernährung eine Sonde (Nasensonde oder PEG) erhalten müssen. Die Nasensonde wird durch die Nase und den Rachenraum in den Ösophagus geschoben. Obwohl die Nahrungszufuhr selbstverständlich notwendig ist, bereitet diese Art der Sondenernährung viele Probleme bei der Therapie (siehe unten).

Die bevorzugte Maßnahme ist die perkutane endoskopische Gastrostomie (PEG), bei der die Sonde durch die Bauchdecke direkt in den Magen geführt wird. Die Vorteile dieser Sonde (siehe unten) rechtfertigen deutlich das Infektionsrisiko, das jedoch bei sorgfältigem sterilen Arbeiten und Verbinden sehr gering gehalten werden kann.

Vergleich: normale Bewegungen

Ist die Situation auf Essen eingestellt und wird die Schluckreaktion normal ausgelöst, wird die Wellenbewegung der Zunge nach hinten fortgeführt. Der Bolusteil befindet sich auf dem absteigenden Teil der Welle und rutscht so nach hinten in Richtung Rachen.

Gleichzeitig mit der Wellenbewegung der Zunge bewegt sich der Larynx. Er wird vom M. thyrohyoideus nach kranial gezogen. Er benötigt dafür ein Punctum stabile, das das Hyoid bildet. Wie bereits beschrieben, ist dessen Stabilität ausschließlich muskulär. Das bedeutet, der M. mylohyoideus muss durch konzentrische Kontraktion nach kranial das Hyoid stabilisieren, damit der M. thyreohyoideus den Larynx nach kranial und nicht etwa das Hyoid nach kaudal zieht.

Der M. mylohyoideus braucht seinerseits ein Punctum stabile, das der geschlossene Unterkiefer darstellt. Aus diesem Grund schlucken wir normalerweise mit geschlossenem Mund und Kiefer. ■

Bei einem bestehenden Hypotonus oder einer Störung der zeitlichen Koordination schlucken manche Patienten mit unzureichend geschlossenem oder gar geöffnetem Unterkiefer. Dies ist nur mit einer massiven Tonuserhöhung des M. thyreohyoideus möglich. Dadurch ist das Schlucken sehr anstrengend und produziert ein deutlich glucksendes Geräusch. Außerdem ist durch mangelnde Larynxbewegung der Verschluss der Trachea durch die Epiglottis nicht immer ausreichend, sodass in sie Nahrung eindringen kann. Dies führt zu einem Hustenreiz, der manchmal die Nahrung durch den geöffneten Mund herausschleudert. Diese Situation des Verschluckens und unzureichender Luftzufuhr kann für den betroffenen Patienten sehr beängstigend, äußerst unappetitlich und peinlich sein, wenn andere Personen anwesend sind.

Beispiel: Eine Person nimmt an einem Abendessen in einem vornehmen Restaurant teil, bei dem sie sich keinesfalls blamieren möchte. Sie fühlt sich jedoch beobachtet und unsicher. Der Tonus steigt, sodass sie mit zu hohem Tonus schluckt und ein deutlicher Gluckser zu hören ist. Der nächste Schluck geht „daneben", d.h., er gelangt in die falsche Röhre. Die Person muss husten. Auch Husten stellt einen „Rückwärtsgang" dar, bei dem das Gaumensegel nicht schnell und ausreichend genug den Nasenraum abdichtet. Als Folge schießen Nahrungsteilchen aus der Nase heraus – eine sehr peinliche Situation.

Patienten, die sich öfter verschlucken, wollen nicht mehr im Speiseraum essen, weil sie sich vor den anderen schämen. Zuhause essen sie alleine in der Küche und sagen Einladungen zum Essen ab, damit niemand erfährt, wie schlecht sie essen können. Somit wird Essen, das ein Genuss sein kann und soll, zur angstbesetzten und peinlichen Pflichtveranstaltung. Die Patienten verlieren Gewicht und nehmen nicht genug Nährstoffe zu sich, was sich negativ auf den gesamten Metabolismus und damit auch auf die Neuroplastizität auswirkt.

Mechanismen zum Schutz vor Verschlucken

- Würgereaktion: Sie schützt davor, nicht zum Schlucken geeignete Teile im Mund zurück nach vorne zu befördern (siehe Beispiel oben, Bonbon).
- Räuspern und Husten: Ist ein Bolusteil ohne vorherige Schluckbewegung in den Pharynx gelangt, z.B. durch die Einatmung eingesaugt, und berührt die dortige Schleimhaut, wird die Hustenreaktion ausgelöst, um ein Eindringen des Bolus in die Trachea zu verhindern.

- Stimmbänder: Die am Eingang der Trachea quer verspannten Stimmbänder erfüllen ebenfalls eine Schutzfunktion. Sie können das Eindringen eines festen Teilchens verhindern, bis es durch Räuspern oder Husten wieder nach oben befördert worden ist.

Verschluckt sich ein Patient öfter, muss ich die Ursachen herausfinden. Dabei hilft die Feststellung des Zeitpunkts, zu dem das Verschlucken stattfindet:
- Ein Verschlucken beim Schluckakt lässt auf einen unzureichenden Verschluss der Epiglottis schließen, der möglicherweise durch eine Unbeweglichkeit des Larynx verursacht wird.
- Ein Verschlucken nach Abschluss des Schluckaktes lässt vermuten, dass Bolusteile in den Valleculaeräumen verblieben sind und bei bereits wieder geöffneter Trachea in sie hinein- und nach unten gerutscht sind.
- Ein Verschlucken nach Abschluss des Schluckaktes kann auch auf nicht ausreichend gespannte Stimmbänder hinweisen, die den Bolusteil nicht aufhalten können.
- Wenn die Sensibilität deutlich herabgesetzt ist und ein sich der Trachea nähernder Bolusteil nicht gespürt wird, weshalb keine Hustenreaktion ausgelöst werden kann. Es kann zu einer sog. „stillen Aspiration" kommen mit der möglichen Folge einer Aspirationspneumonie.

Vergleich: normale Bewegung ▬▬▬▬▬
Normalerweise wird ein Bolus in zwei bis drei Portionen geschluckt. Rezeptoren melden, wann der Bolus verschwunden ist und ob sich kleine Reste in den Wangentaschen, unter der Zunge oder zwischen den Zähnen befinden. Ist das der Fall, beginnt die Zunge, die Reste in die Mundmitte zu befördern, um sie schlucken zu können. Dabei kann sie eine enorme Beweglichkeit entwickeln. Der Unterkiefer bewegt sich dabei nach vorne, seitlich oder hinten, um der Zunge einen größeren Bewegungsradius zu ermöglichen. Erst wenn mehrere Versuche missglückt sind, greifen wir zu anderen Mitteln. Wir versuchen beispielsweise, mögliche Speisereste zwischen den Zähnen mit einem Finger oder einem Zahnstocher zu entfernen. ■

Finden sich bei Patienten Speisereste im Mund, lässt dies entweder auf mangelnde Sensibilität oder auf eine eingeschränkte Beweglichkeit der Zunge bzw. des Unterkiefers schließen. Hat der Patient zumindest eine bewegliche Hand, ist es wahrscheinlicher, dass eine Verminderung der Sensibilität besteht, da er den gespürten Speiserest mit den Fingern oder einem Zahnstocher entfernen könnte.

Kennzeichen der pharyngealen Phase

Vergleich: normale Bewegung ▬▬▬▬▬
Der Bolusteil wird weit nach hinten gepresst, und der Kehldeckel ist fest geschlossen. Der Druck auf den Bolusteil besteht so lange, bis dieser wiederum auf den Sphinkter des Ösophagus drückt. Dieser Druck ist der Stimulus zum exzentrischen Nachlassen und damit zum Öffnen der Speiseröhre. ■

Kennzeichen und typische Probleme der ösophagealen Phase

Vergleich: normale Bewegung ▬▬▬▬▬
Durch Kontraktion des Sphinkter wird ein Teil des Bolus weiter nach unten in die Speiseröhre gepresst und drückt auf den nächsten Ringmuskel. Der Druck löst die exzentrische Kontraktion aus, der Speisebrei kann weiter rutschen und drückt auf den nächsten Ringmuskel, der sich öffnet usw. Drückt der Speisebrei auf den letzten der Ringmuskeln, den Pylorus (Magenpförtner), muss auch dieser sich durch exzentrische Kontraktion öffnen, den Brei durchlassen und wieder kontrahieren, um den Magen von der Speiseröhre abzudichten. ■

Bei unzureichendem Verschluss des Pylorus kommt es zu einen „Reflux". Dabei gelangt mit Magensäure angereicherter Speisebrei zurück in die Speiseröhre und verursacht Sodbrennen oder – noch schlimmer – Verätzungen.

8.5.2 Therapiebeispiele zur Verbesserung der Nahrungsaufnahme in der präoralen und oralen Phase

(Die *pharyngeale* und *ösophageale* Phase entziehen sich aus anatomischen Gründen dem direkten therapeutischen Zugriff.)

Die Therapie der Dysphagie ist ohne Übertreibung lebensrettend, und vor allem die Lebensqualität rettend. Sie liegt im Zuständigkeitsbereich mehrerer Berufsgruppen und sollte daher berufsübergreifend in Teamarbeit geleistet werden: von Pflegepersonen, z.B. im Krankenhaus, von Ergotherapeutinnen, z.B. in der Essgruppe im Rehabilitationszentrum, und auch von Physiotherapeutinnen innerhalb der Therapie. Die Sprachtherapeutinnen werden dieselben Aktivitäten mit dem

Ziel durchführen, die Dysarthrie zu behandeln (siehe Verbale Kommunikation, S. 255). Ist der Patient bereits zu Hause, kann angenommen werden, dass die Probleme zwar noch vorhanden, aber geringer sind. Das bedeutet, die Angehörigen bzw. der Patient selbst müssen einige der wichtigsten und effektivsten Aktivitäten erlernen und durchführen.

Verbesserung der präoralen Phase

In dieser Phase ist vor allem der Einsatz des Pflegepersonals in Zusammenarbeit mit der Physiotherapeutin gefragt.

Eventuell muss man vorbereitend einen (weiteren) Tisch als Esstisch ins Zimmer stellen sowie eine Tischdecke besorgen, um eine das Essen stimulierende Umwelt zu schaffen. Außerdem wird ein geeignetes Trinkgefäß sowie dem Essen angepasstes Besteck benötigt. Der Patient wird aus dem Bett heraus auf einen seinem Tonus entsprechenden Stuhl transferiert und gelagert. Er braucht ausreichend Zeit und Ruhe. Ist das Essen einmal kalt geworden, sollte es wieder erwärmt werden können. Besser noch ist es, jeweils kleine Portionen auf den Teller zu geben und nach Bedarf nachzureichen.

Alle diese Punkte stellen eine zeitaufwendige Extrabehandlung dar, die jedoch durch die Dringlichkeit des Problems gerechtfertigt ist. Glücklicherweise gibt es in den meisten Rehabilitationszentren für schwerer betroffene Patienten Speisesäle bzw. Esszimmer auf den Stationen. Dort lässt sich der äußere Rahmen wesentlich positiver gestalten. Die Ergotherapeutinnen können eventuell notwendige Hilfsmittel besorgen, wie rutschfeste Unterlagen für die Teller oder Adaptionen an Besteckgriffe. Sie sind in den sogenannten „Essgruppen" anwesend und sorgen für einen therapeutischen Ablauf des Essens.

Therapie der Störungen in der oralen Phase

In dieser Phase bestehen die größten Therapiemöglichkeiten. Allerdings sind einige Faktoren im Vorfeld zu beachten:

Der Mund bzw. das Mundinnere sind als Intimbereich zu respektieren. Es bestehen auch bei Gesunden Hemmungen, sich in den Mund schauen und/oder fassen zu lassen bzw. dies bei einer anderen Person zu tun. Daher muss versucht werden, eine entsprechend vertrauensvolle professionelle Beziehung zu den Patienten zu schaffen.

Die räumliche Situation ist zu beachten, wie z.B. das Aufsuchen eines Einzeltherapieraums oder einer Ecke in einem großen Raum, wenn möglich abgetrennt mit beweglichen Raumteilern. Unterbrechungen innerhalb einer Therapiesitzung sind immer ungünstig. Bei dieser Behandlung müssen sie unbedingt gänzlich vermieden werden. Schon aus hygienischen Gründen ist es ungünstig, zwischendurch kurz wegzugehen, um anschließend die Behandlung weiterzuführen. Sollte es dennoch unvermeidlich sein, unmittelbar vor der Fortführung der Behandlung erneut gründlich die Hände waschen bzw. neue Handschuhe benutzen.

! Möchte die Therapeutin keine Handschuhe verwenden, und der Patient ist damit einverstanden, so sollte sie sich die unmittelbar vor der Behandlung gewaschenen Hände in Anwesenheit des Patienten abtrocknen. Sie muss darauf achten, dass die Seife vollkommen entfernt ist und sollte keine Desinfektionsmittel benutzen. Seifenreste bzw. Desinfektionsmittel schmecken schauerlich! Werden Handschuhe getragen, muss kontrolliert werden, ob sie mit irgendeiner Substanz (z.B. Puder) vorbehandelt wurden, das dann entfernt werden muss. Oft reicht auch die Benutzung von Fingerlingen an einem oder zwei Fingern aus.

Das Mundinnere ist ein „Feuchtraum". Finger und Gegenstände, die hineingeführt werden, müssen vorher angefeuchtet werden. Dazu eignen sich Wasser oder verdünnter Fruchtsaft (den Patienten nach Vorlieben bzw. Abneigung fragen). Meist säuerlicher Fruchtsaft hat den Vorteil, dass er die Speichelproduktion stimuliert.

Spezifischer optischer Befund

Bevor die Behandlung beginnen kann, setze ich mich vor den Patienten, fazilitiere die Mundöffnung und schaue hinein. Ich erstelle also einen optischen Befund. Normal ist eine Zunge, die locker und flach innerhalb der unteren Zahnreihe liegt und eine kleine Rille in Längsrichtung in der Mitte aufweist.

Eine hypotone Zunge sieht sehr breit aus, deutet kaum eine Rille an und gleitet bei geöffnetem Mund eventuell über die unteren Zähne hinaus nach vorne. Eine hypertone Zunge ist eher dick und kurz und nach hinten zurückgezogen. Bei einseitiger Betroffenheit des Körpers kann eine diskrete oder auch deutliche Asymmetrie der Zunge auffallen.

Ich schiebe die Zunge mit einem angefeuchteten Spatel vorsichtig flach nach unten, um tiefer in die Mundhöhle sehen zu können. Eine am Spatel befestigte kleine Lampe erhellt dabei den Mundraum. Ich stelle weiter fest, ob Wunden oder Speisereste sichtbar sind, und untersuche die Haltung des Gaumensegels. Auf meine Bitte hin soll der Patient ein lautes und hohes „aaaa" sagen, wobei sich das Gaumensegel aus seiner symmetrischen Haltung beidseits gleichmäßig nach oben bewegen sollte.

Vergleich: Normale Bewegung

Häufig findet sich auch hier eine Asymmetrie des Gaumensegels, sowohl in Ruhe als auch in Funktion! Daher ist nicht sofort auf eine Parese zu schließen, sondern der Befund ist mit anderen Untersuchungsergebnissen, wie z.B. dem akustischen Befund bzw. dem Spiegeltest, in Zusammenhang zu stellen. ■

Spiegeltest: Ich nehme einen Taschenspiegel und bitte den Patienten, von eins bis zehn zu zählen. Ist der Patient bei zwei angelangt, halte ich den Spiegel unter seine Nase und beobachte, ob er beschlägt. Dies ist ein Zeichen dafür, dass Luft aus der Nase ausströmt, was auf eine mangelnde Aktivität des Gaumensegels schließen lässt. Das Auftreten von nur wenig Beschlag ist völlig normal, vor allem bei der Aussprache von Vokalen wie „e" und „i".

Therapiebeispiele

Für jeden Patienten wähle ich je nach vorherrschendem Hypo- oder Hypertonus bzw. Flexoren- oder Extensorentonus entsprechende Maßnahmen aus.

Vorbereitende Maßnahmen:
- Die Arbeit im Mundraumes wird mit dem Ziel durchgeführt, die Sensibilität und den Haltungstonus zu normalisieren. Die vorgeschlagenen Aktivitäten dienen sowohl der Sensibilisierung als auch der Desensibilisierung, zum Aufbau des Tonus als auch seiner Senkung. Um sich dem Mundinneren langsam und vorsichtig zu nähern, kann ich die folgenden Aktivitäten durchführen:
- Mit einem angefeuchteten Tuch, Mulltupfer oder Spatel berühre ich die Lippen des Patienten und übe einen leichten Druck auf sie aus (**Abb. 8.4**).
- Ich schiebe den angefeuchteten Spatel horizontal zwischen die Lippen und bewege ihn auf und ab, wodurch ich die Öffnung der Lippen fazilitiere.
- Mit dem angefeuchteten Spatel berühre ich die Zähne und bewege ihn zwischen den oberen und

unteren Zähnen hin und her, wodurch ich die Öffnung des Kiefers fazilitiere.
- Ich tippe mit dem angefeuchteten Spatel auf die Zunge, und zwar zuerst weiter vorn, dann in der Mitte und anschließend weiter hinten.
- Ich führe den angefeuchteten Spatel hochkant horizontal von innen an die Wangen und bewege ihn vorsichtig hin und her.

Nach jeder Aktivität schließt der Patient den Mund, und ich fazilitiere die Schluckbewegung (siehe unten). Dabei lasse ich dem Patienten einen Moment Zeit, damit er das veränderte Gefühl im Mund wahrnehmen kann.

Zur Erleichterung der systematischen Arbeit im Mundinneren lässt sich der Mundraum in vier Quadranten einteilen (**Abb. 8.5**).

Spezifische Aktivitäten:

Guillermo (Z.n. Schädel-Hirn-Trauma) weist eine seitenbetonte Symptomatik auf. Ich beginne bei ihm auf der weniger betroffenen (linken) Seite, da ich erwarten kann, dass dort die Sensibilität normaler ist als auf der stärker betroffenen Seite. Ich behandle zuerst die beiden oberen Quadranten und anschließend die beiden unteren oder umgekehrt. Es ist ungünstig, zuerst beide rechte Quadranten zu stimulieren und dann erst die linken, da dies ein starkes Gefühl der Asymmetrie hervorruft.

Trägt ein Patient eine Zahn-Vollprothese, nehme ich diese zunächst heraus, sofern es keine Probleme bereitet. Ist dies nicht möglich oder ungünstig, muss ich einkalkulieren, dass der Patient bei einigen der durchgeführten Maßnahmen nur sehr wenig oder gar nichts spürt, da mein Finger die Prothese und nicht das Zahnfleisch oder den Gaumen berührt.

Die **Abb. 8.6** zeigt zwei mögliche Kieferkontrollgriffe, die ich entsprechend meiner jeweiligen Ausgangsposition bzw. der des Patienten variieren muss.

Ich führe meinen angefeuchteten Finger (Zeige- oder Kleinfinger) in der Mitte der Lippen in den Mund und fahre mit der Fingerbeere am Zahnfleisch (Zahndamm) entlang bis weit nach hinten (das erfordert kurze Fingernägel).

Nun führe ich den Finger dreimal zurück zur Mitte, nach hinten und zurück zur Mitte, bevor ich die Hand drehe, um mit der Fingerbeere die Wange auszustreichen. Auch dies wiederhole ich dreimal. Abschließend führe ich den Finger zurück zur Mitte des Mundes und nehme ich heraus.

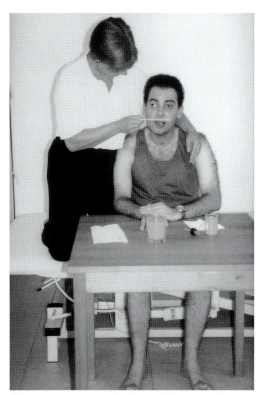

Abb. 8.4 Mit einem angefeuchteten Löffel werden die Lippen des Patienten vorbereitend behandelt.

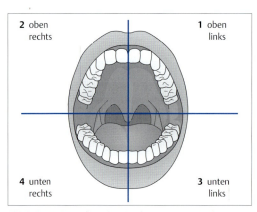

Abb. 8.5 Die Einteilung des Mundraums in vier Quadranten erleichtert das systematische Arbeiten.

! Während der Behandlung achte ich spürend auf Wunden, Nahrungsreste, wacklige Zähne bzw. den Sitz der Zahnprothese.

Nun lege ich den Finger an die Unterlippe und bewege diese leicht nach oben, um den Mund- und Lippenschluss zu fazilitieren.

Zur Fazilitation der Schluckbewegung berühre ich mit dem Finger den Mundboden (siehe unten), da damit zu rechnen ist, dass die eingeführten Tropfen Wasser oder Saft sowie die Berührung die Speichelproduktion und einen Schluckstimulus ausgelöst haben. Danach lasse ich dem Patienten einen Moment Zeit, damit er das veränderte Gefühl im Mund wahrnehmen kann. Nun verfahre ich mit dem zweiten oberen Quadranten, dem unteren Quadranten der ersten Seite sowie dem unteren Quadranten der anderen Seite in gleicher Weise (**Abb. 8.7a–d**).

! Die vorgegebenen drei Wiederholungen haben folgenden Sinn: zwei Wiederholungen sind zu wenig, um einen wahrnehmbaren Reiz zu setzen, und vier können – vor allem bei bestehender Hypersensibilität – schon zu viel sein. Wichtig ist in jedem Fall, dass die Anzahl gleich bleibt. So kann der Patient bewusst oder unbewusst mitzählen und weiß, was als Nächstes geschehen wird. Das vermittelt ein beruhigendes und sicheres Gefühl. Aus dem gleichen Grund sollte auch der gesamte Ablauf immer gleich bleiben.

Ich tippe mit meinem angefeuchteten Finger vorne auf die Zungenspitze des Patienten, dann in die Mitte der Zunge, weiter hinten auf die Zunge, schließe den Mund und fazilitiere die Schluckbewegung. Anschließend tippe ich mit dem Finger direkt hinter der oberen Zahnreihe an den harten Gaumen und fahre an ihm entlang weiter nach hinten, bis zum Übergang zum weichen Gaumen. Dabei muss ich einen gewissen Druck aufwenden. Wird der harte Gaumen nämlich nur leicht und vorsichtig berührt, löst das ein unangenehmes Kitzelgefühl aus.

Test zur Auslösung der Würgereaktion

Ich fahre mit dem Finger am harten Gaumen oder auf der Zunge entlang nach hinten, bis ich das Gaumensegel berühre. Die Würgereaktion äußert sich in einer leichten Extension des gesamten Rumpfes des Patienten sowie mit dem weiten Öffnen der Augen.

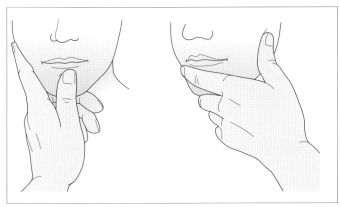

Abb. 8.6   Kieferkontrollgriffe.

❗ Es muss herausgefunden werden, ob die Reaktion stattfindet, da sie einen der wichtigen Schutzmechanismen vor dem Verschlucken darstellt! Nur in Ausnahmefällen ist zu befürchten, dass sich der Patient tatsächlich übergibt.

Stimulierung der Zungenbewegungen nach vorne

Ich feuchte die Mitte eines dünnen Stofftaschentuchs mit Wasser oder Saft an und spanne diesen feuchten Teil zwischen Daumen und Zeigefinger sowie dem adduzierten Mittelfinger.

Ich fazilitiere nun die Mundöffnung und bitte den Patienten, die Zunge so weit wie möglich nach vorne zu schieben. Nun fasse ich die Zunge mit dem Daumen oben, mit den beiden anderen Fingern unten und ziehe sie vorsichtig drehend (Rotation!) in einem Bogen nach vorne. Die Führung in einem leichten Bogen nach oben ist wichtig, um eine Verletzung des unteren Zungenbandes an der unteren Zahnreihe zu vermeiden (**Abb. 8.8**).

Die Patientin soll nun die Zunge nach vorne aus dem Mund, nach rechts vorne, nach links vorne, nach oben und nach unten herausstrecken. Dann soll sie mit der Zunge an der Ober-und Unterlippe entlang fahren. Die Zungenspitze soll gezielt den rechten und linken Mundwinkel berühren. Dann soll sie den vor den Mund gehaltenen, angefeuchteten Löffel wegschieben bzw. dem Löffel folgen, wenn ich ihn in alle Richtungen bewege, oder einen vor den Mund gehaltenen Faden berühren, den ich ebenfalls in alle Richtungen bewege (**Abb. 8.9**).

Stimulierung der Wellenbewegung der Zunge

Der Patient soll die Laute „g", „k" und „q" formulieren. Um die reziproke Innervation der Zunge zu verbessern, halte ich mit dem angefeuchteten Stofftaschentuch die Zungenspitze vorne fest, und der Patient soll die Laute „g", „k" und „q" formulieren. Weiter soll der Patient einen Tropfen Wasser schlucken.

Stimulierung der Zungenbewegung nach hinten

Der Patient soll den Laut „ch" in seinen beiden Variationen (s. **Tab. 8.3**) formulieren und Schnarchgeräusche produzieren.

Stimulierung der Sensibilität und der Zungenbewegungen in alle Richtungen

Ich tippe mit dem Zeigefinger von außen an die Wange des Patienten, und er soll die Zungenspitze innerhalb des Mundes dahin führen, wo er den Finger spürt. Auf diese Weise kann ich den Patienten zu Zungenbewegungen innerhalb des Mundes in alle Richtungen stimulieren und so auch die auch ihre Säuberungsfunktion verbessern.

Stimulierung der Lippenbewegungen

- Der Patient soll mit den Lippen ein Baumwolltaschentuch festhalten, an dem ich vorsichtig ziehe.
- Er soll „mmmmhhhhh" sagen, d.h. ausdrücken, dass etwas gut schmeckt oder riecht.
- Er soll die Laute „b" und „p" explosiv und sakkadierend sagen, d.h. „b-b-b-b-b-p-p-p-p-p".
- Sie soll die Wangen aufblasen, und ich tippe mit den Fingern dagegen. Durch die geschlossen

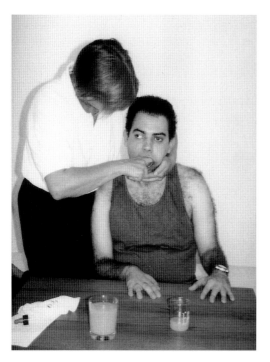

a

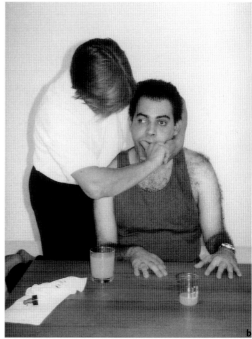

b

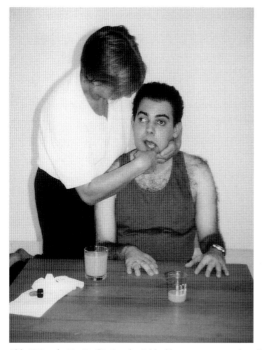

c

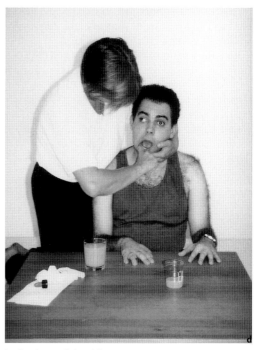

d

Abb. 8.7 a–d Zur Fazilitation der Schluckbewegungen werden die vier Quadranten behandelt.

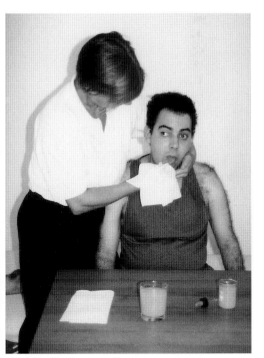

Abb. 8.8 Stimulierung der Zungenbewegung.

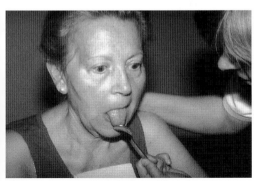

Abb. 8.9 Die Patientin schiebt den Löffel mit der Zunge weg.

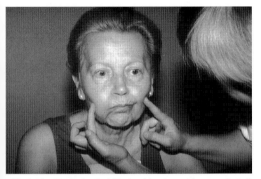

Abb. 8.10 Die Patientin hält den Mund geschlossen, die Luft darf nicht entweichen.

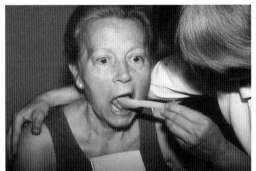

Abb. 8.11 Die Therapeutin stimuliert die Zungenrinne mit der Kante des Löffels.

Lippen darf jedoch keine Luft entweichen (**Abb. 8.10**).

- Er soll einen kleinen Schluck Wasser in den Mund nehmen und ihn von einer Wange in die andere bewegen.
- Er soll die Lippen um einen kühlen, angefeuchteten, flachen Löffel schließen.
- Er soll ein Eis am Stiel lutschen und dann „mmmmhhhh" sagen.
- Er soll durch einen in einem Glas steckenden Strohhalm blasen, bis Sprudelblasen entstehen.
- Er soll Wasser mit dem Strohhalm ansaugen, ohne dass es jedoch in den Mund gelangt.
- Er soll Wasser in den Strohhalm ansaugen, ihn mit der Zungenspitze verschließen und das Wasser so in ein zweites Glas transportieren.
- Er soll versuchen zu pfeifen, wenn möglich eine Melodie. Das stimuliert nicht nur die Lippen, sondern auch das Vorschieben und die Rillenbildung der Zunge sowie das Heben des Gaumensegels.

Formung der Rinne in der Zunge

Die Patientin soll „jjjjjjjjj" sagen.

Sie soll die Zunge vorstrecken, und ich stimuliere die Zungenrinne mit der Kante eines flachen Löffels (**Abb. 8.11**).

Der Patient soll aus einer Pipette einen Tropfen Flüssigkeit entgegennehmen (**Abb. 8.12**).

Er soll versuchen, mit der Zunge eine „Rolle" zu formen.

Stimulierung der Anhebung des Gaumensegels

Der Patient soll „a" und „i" laut und in hohem Ton sagen.

Er soll „a" bzw. „i" in die Lautverbindungen anderer Buchstaben aufnehmen, z.B. „ba, bi, pa, pi, ga, gi, ka, ki, cha, chi, ia, ii".

Er kann zu jodeln versuchen.

Er kann versuchen, mit etwas Flüssigkeit zu gurgeln.

! Dies stellt einen hohen Schwierigkeitsgrad dar und birgt eine große Gefahr des Verschluckens. Es sollte daher nur bei noch leichten Störungen durchgeführt werden.

Stimulierung des Schluckens

Die beste Vorbereitung zur Stimulation des Schluckens ist das Kauen.

Ich gebe dem Patienten ein dickes, langes Stück trockenen Schinken in den Mund, das in der Mitte der Lippen vorne herausschaut und von mir oder ihm festgehalten wird.

Der Patient kaut, soll aber nicht schlucken. Ist ein Schluckreiz vorhanden, wird das Stück Schinken aus dem Mund herausgezogen, bevor der Patient den produzierten Speichel schluckt.

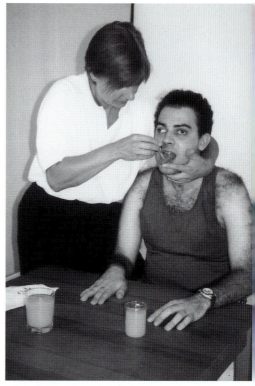

Abb. 8.12 Der Patient nimmt einen Tropfen Flüssigkeit entgegen.

9 24-Stunden-Management und Vorschläge für Eigenaktivitäten

Die Notwendigkeit des 24-Stunden-Managements besteht nicht nur in der Frühphase einer neurologischen Schädigung. Auch danach sollten die betroffenen Personen Verhaltensregeln beachten und wenn möglich tägliche Behandlung erfahren, um der Gefahr der sich zu strukturellen Veränderungen akkumulierenden assoziierten Reaktionen entgegen zu wirken. Tägliche Übung muss nicht tägliche Behandlung durch eine Physiotherapeutin bedeuten. Die Betroffenen können bestimmte Eigenaktivitäten erlernen und in ihren Tagesablauf integrieren. Für diese Eigenaktivitäten gelten bestimmte Kriterien:

- Es müssen sehr wenige Übungen sein.
- Es müssen sehr einfache Übungen sein.
- Sie müssen individuell auf die Probleme des Patienten abgestimmt sein.
- Sie sollen gut vorbereitet, erklärt, evtl. mit Fotos illustriert sein.
- Sie sollen von Zeit zu Zeit kontrolliert werden.
- Sie müssen eventuell von Zeit zu Zeit geändert werden.

Die folgenden Vorschläge beziehen sich auf die Behandlung von Problemen, die vielen Patienten mit unterschiedlichen Erkrankungen gemeinsam sind.
Zu diesen Problemen gehören:

- hoher Tonus im M. rectus femoris und in den Mm. adductores,
- hoher Tonus in den Rückenstreckern,
- hoher Tonus in den Mm. triceps surae, den Achillessehnen,
- hoher Tonus in den Mm. latissimus dorsi,
- hoher Tonus in den Flexoren des Armes, der Hand und der Finger,
- Hypo- oder Hypersensibilität der Hand.

Idealerweise werden die Eigenaktivitäten in den Tagesablauf integriert.

Morgens früh, noch im Bett liegend

Die Hände werden gefaltet. Sie werden langsam in mehreren Bewegungen, die Ellbogen streckend und nachlassend, nach unten in Richtung Knie bewegt, dann weiter nach oben in Richtung Zimmerdecke, dann weiter nach hinten in Richtung Kopfteil, bis sie dieses oder die Wand erreichen. Diese Übung verlängert die Armsenker und Innenrotatoren der Schulter.

▍ *Bei Schmerzen im Schultergelenk sofort aufhören!*

Das betroffene Bein mit Hilfe des anderen Beins zur Seite an die Bettkante schieben und es dort heraushängen lassen (verlängert M. rectus femoris, Adduktoren). Die gefalteten Hände mit den o.g. Bewegungen in Richtung Zimmerdecke, dann zur Bettmitte hin führen, den Oberkörper mitdrehen (verlängert M. latissimus dorsi).

An der Bettkante sitzend

Die Füße auf den Boden aufstellen, das Kopfkissen auf den Schoß legen, beide Arme vor dem Kissen ablegen, nach vorn beugen, die Arme seitlich locker herunterhängen lassen, den Kopf auf dem Kissen ablegen, so eine Zeit lang bleiben. Diese Übung verlängert die Rückenstrecker und die Achillessehne, insbesondere, wenn die Füße auf einer schiefen Ebene stehen und/oder eine weiche Rolle unter die Zehen gelegt wird, die die Zehenflexoren verlängert.

Im Badezimmer

Beim Waschen, Zähneputzen, Rasieren, Eincremen, Schminken, Kämmen usw. auf einer „schiefen Ebene" stehen, die griffbereit in der Nähe ihren Platz bekommen sollte. Diese Übung verlängert die Achillessehne und den M. triceps surae.
Etwas zurücktreten, die gefalteten Hände auf das Waschbecken legen, den Oberkörper langsam herunterbeugen, weitere Schrittchen zurück machen. So wird eine dem Bauchlagenstand ähnliche Position erreicht. In einer Stellung, in der ein – gut aushaltbares – muskuläres Ziehen an der Rückseite

der Beine gespürt wird, das Becken zur weniger betroffenen Seite hin bewegen, evtl. dorthin drehende Schrittchen machen. Diese Übung verlängert den M. latissimis dorsi und die Innenrotatoren der Schulter.

Nach dem Frühstück, Mittagessen, Kaffeetrinken, Abendessen am abgeräumten Tisch

Die Hände falten, beide auf dem Tisch abgelegten Arme nach links und rechts rollen, mit dem Oberkörper mitbewegen. Insbesondere zur mehr betroffenen Seite, dort den Unterarm nach außen drehen. Diese Übung verlängert den M. latissimus dorsi, die Innenrotatoren der Schulter, die Ellbogenbeuger, die Supinatoren und die Handgelenksbeuger.

Die Arme liegen mit gefalteten Händen in der Körpermitte, die Ellbogen anbeugen und möglichst dicht zusammenstellen. Mit dem weniger betroffenen Arm den mehr betroffenen vorsichtig nach außen bewegen. Dabei das gesamte Gewicht ein wenig mehr auf die mehr betroffene Seite verlagern. Diese Übung verlängert den M. triceps brachii, caput longum und die Innenrotatoren der Schulter.

❚ *Bei Schmerzen im Schultergelenk sofort aufhören!*

Aus der gleichen Position wie oben beschrieben die Arme mit gefalteten Händen in die Körpermitte legen, die Ellbogen anbeugen und möglichst dicht zusammenstellen. Die weniger betroffene Hand soll nun vorsichtig das betroffene Handgelenk zum Handrücken hin bewegen. Diese Übung verlängert die Handgelenksbeuger.

❚ *Bei Schmerzen im Handgelenk sofort aufhören!*

Die Stimulationen und Lockerungen der Hand, wie in Kapitel 2, dargestellt, können mit Hilfe von Kugelschreiber, Topfschwamm, Haarbürste (Wildschweinhaar) u.a. von den Patienten auch selbst durchgeführt werden.

Irgendwo auf einem Stuhl sitzend

Das betroffene Bein in die Körpermitte stellen, das andere Bein darüberschlagen. Die Hände falten, den Ellbogen des betroffenen Armes auf die Außenseite des oberen, weniger betroffenen Beins legen, sodass die Ellbogenbeuge gut zu sehen ist. Mit der weniger betroffenen Hand den Unterarm nach außen dre-

hen, das Handgelenk aufbeugen. Diese Übung verlängert den M. tensor fasciae latae, die Innenrotatoren der Schulter, die Ellbogenbeuger, die Supinatoren und die Handgelenksbeuger.

Im Sessel oder auf dem Sofa sitzend, fernsehend, Musik hörend

Mit dem Gesäß ein wenig nach vorn rutschen, der Oberkörper bleibt hinten angelehnt. Die Hände falten, zwischen den Beinen in Richtung Knie führen, den Oberkörper ein wenig von der Rückenlehne entfernen. Diese Übung aktiviert die Bauchmuskeln und hemmt die Rückenstrecker.

Irgendwo im Stehen wartend, z.B. auf den Bus, die U-Bahn, im Laden

Beide Füße in gleicher Höhe so dicht zusammenstellen, wie es mit dem Gleichgewicht möglich ist. Die Gesäßmuskulatur anspannen und die Leiste nach vorn öffnen, das Gewicht ein wenig von einem Fuß auf den anderen verlagern. Diese Übung aktiviert den M. quadriceps femoris, verlängert den M. triceps surae und die Achillessehne und trägt zur Erhaltung des Gleichgewichts im Stehen bei.

❗ Diese Übungen immer wieder kontrollieren, und zwar vor Behandlungsbeginn mit noch nicht normalisiertem Haltungstonus, da dies die Situation ist, in der die betroffene Person diese zu Hause durchführen wird.

Bei der Angabe der Übungen bewusst folgende Formulierungen vermeiden:

· so weit wie möglich,
· so lange wie möglich,
· so oft wie möglich,
· fest,
· kräftig.

und ähnliche Angaben, weil sie Extreme fordern!

Bei der Beschreibung der Übungen wurde bewusst darauf verzichtet, Angehörige mit einzubeziehen. Die betroffenen Personen müssen bereits sehr häufig um Hilfe bitten, daher sollten sie ihre „Hausaufgaben" – wenn irgend möglich – allein machen können. Die Hilfe der Angehörigen kann darin bestehen, an die Übungen zu erinnern, wie sie z.B. auch an die Einnahme von Tabletten erinnern. Ihre Hilfe kann auch darin bestehen, die nötigen äußeren Bedingungen herzustellen, z.B. nach dem Essen den Tisch zügig abzuräumen, damit die oben angegebenen Übungen dort durchgeführt werden können.

Man muss sich darüber im Klaren sein, dass solche „Hausaufgaben" nicht zu einer weiteren Verbesserung der Symptomatik führen können. Dazu braucht es sorgfältiger hemmender Vorbereitung und spezifischer Fazilitation. Das Ziel dieser Aktivitäten ist vielmehr, Erreichtes zu sichern und muskulären Verkürzungen entgegenzuwirken.

10 Gemeinsamkeiten und spezifische Unterschiede in der Behandlung ähnlicher Symptome bei unterschiedlichen Diagnosen

Physio- und Ergotherapeuten behandeln nicht Diagnosen, sondern Symptome wie Sensibilitätsstörungen, Hypo- oder Hypertonus (Paresen, Spastik, Rigidität), Sensibilitätsstörungen, Ataxie, neuropsychologische Probleme, Verhaltensauffälligkeiten oder -veränderungen. Dennoch benötigen sie genaue Kenntnis der Diagnose, um sich in die pathophysiologischen Vorgänge hineindenken zu können, aber auch, weil die Diagnose – neben anderen Faktoren – die Prognose mitbestimmt und verschiedene Entscheidungen mit beeinflusst.

Betrachtet man in den beschriebenen Fallbeispielen die hauptsächlichen sensomotorischen Probleme der beschriebenen Patienten, so fallen zwei Gemeinsamkeiten sofort ins Auge: Alle haben mehr oder minder beeinträchtigende Störungen der Sensibilität und der bei allen vorherrschende Hypertonus der Flexorenmuskulatur und der daraufhin abnormale Tonus der Extensorenmuskulatur in Richtung

- Hypotonie über eine reziproke Hemmung und
- Hypertonie mit dem Ergebnis einer Rigidität durch Extensorenmuskulatur, die gegen den erhöhten Flexorentonus arbeitet.

Es stellt sich die wichtige Frage: Warum entwickelt sich der Haltungstonus nach einer ZNS-Schädigung *in dieser Weise* abnormal, warum nicht in einer anderen? Als mögliche Begründung kann eine Hypothese anhand der Entwicklung des Menschen von der befruchteten Eizelle bis zum Erwachsenen höheren Alters herangezogen werden:

Eine Eizelle ist bekanntermaßen rund, auch ein Spermium hat eine rundlich-ovale Form, an der eine Geißel hängt. Nach der Verschmelzung beider setzt sich die runde Form des Eies durch, wandert an seinen Platz im Uterus und beginnt zu wachsen. Wachsend öffnet sich das Ei, und die runde Form löst sich nach und nach auf. Die allerersten Bewegungen des Embryos, die mit Hilfe von Ultraschalluntersuchungen beobachtet werden können, sind Massenbewegungen und gehen in Richtung Flexion. Erst ein wenig später können Massenbewegungen in Richtung Streckung nachgewiesen werden.

Diese Beobachtungen passen zu jenen, bei denen eine bestimmte Reihenfolge in der Ausbildung der Neurone festgestellt wurde:

- Als erstes bilden sich exitatorische Neurone, die Flexoren innervieren.
- Danach bilden sich exitatorische Neurone, die Extensoren innervieren.
- Später bilden sich inhibitorische Neurone, die Verbindungen sowohl zu den Flexoren als auch zu den Extensoren schaffen.

Das Wachsen des Embryos verläuft, von der rundlichen Form ausgehend, zunächst in Richtung Streckung, ein In-die-Länge-Ziehen zur Bohnenform. Schon ca. ab dem 4.–5. Monat fehlt der Platz für eine weitere Aufrichtung, und das weitere Wachstum kann nur durch ein erneutes Beugen und Adduzieren, d.h. „Kleinmachen" erfolgen.

Nach der Geburt, mit dem vollen Einfluss der Schwerkraft, kommt dann der Stimulus zum Aufrichten, zur Extension. Bis zum Erreichen der vollen Extensionsfähigkeit dauert es jedoch noch einige Jahre. Die Hüftgelenke erreichen sie erst mit ca. 3,5–4 Jahren. Und wir brauchen ca. 8 Jahre für eine selektive Extension und einen ausgewogenen Haltungstonus zwischen Flexoren und Extensoren, d.h. eine reziproke Innervation auf hohem neurophysiologischem Niveau, welche zur optimalen räumlichen und zeitlichen Koordination der Komponenten von Bewegungsmustern führt und das optimale Gleichgewicht im Stehen ermöglicht.

Bereits ab ca. dem 26. Lebensjahr kann eine Rückentwicklungstendenz ausgemacht werden. Es braucht stetiges Training des Gleichgewichts, um es auf der Höhe zu halten. Wer nur in Flexion im Sessel sitzt wird leicht die mühsam erworbene Extension verlieren – und somit das optimale Gleichgewicht.

Die Entwicklung des Menschen geht also von der Flexion in der Kindheit über die Extension in der

Jugend zurück zur Flexion im mittleren und höheren Alter.

Bei den meisten Diagnosen herrscht als Symptom der Flexionstonus vor, aber die *spezifische Qualität* des Haltungstonus, den Therapeuten spüren können, ist sehr unterschiedlich. Eine erfahrene Physio- oder Ergotherapeutin fühlt die Unterschiede, die zwischen einem Hypertonus (der Spastizität), verursacht durch einen ischämischen Insult, einem Schädel-Hirn-Trauma, einer Multiplen Sklerose oder einer inkompletten Querschnittslähmung bestehen. Der rigide Hypertonus eines Schädel-Hirn-Verletzten fühlt sich durchaus anders an als der Rigor eines Menschen mit Parkinson-Erkrankung. Sie fühlt auch die Unterschiede zwischen einem Hypotonus, hervorgerufen durch abnormale reziproke Inhibition bei zerebralem Infarkt, und einem Hypotonus, verursacht durch einen Hirntumor, oder aber einem Hypotonus (Parese) bei Multipler Sklerose. All die unterschiedlichen Formen des Hypo- oder Hypertonus können die Therapeutin nur ahnen lassen, welche Diagnose zugrunde liegt. Eine genaue Information durch den Diagnostiker, die Durchsicht der Befunde und das Anschauen der Bilder (Computertomographie, Magnet-Resonanz-Tomographie, Positronen-Emissions-Tomographie, Röntgenbilder usw.) sind deshalb unerlässlich.

In der Zielsetzung und bei der mehr oder weniger konsequenten Verfolgung des Behandlungszieles bestehen durchaus Unterschiede bei den verschiedenen Diagnosen.

Die Prognose der plastischen Re-Organisation des lädierten ZNS und des Rückenmarks lässt uns mit Kompensationsmechanismen unterschiedlich umgehen:

1. Beispiel: Menschen, die einen ischämischen Insult aufgrund einer Thrombose erlitten, verursacht durch einen Herzklappenfehler, die Kombination von Rauchen und Antikonzeptiva oder andere ähnliche Ereignisse, haben oft ein an sich gesundes arterielles Gefäßsystem, welches Kollateralen bilden kann und so eine Durchblutung des infarzierten Gebietes bzw. dessen Nachbargebiete gewährleisten kann. Die plastische Reorganisation findet unter besseren Bedingungen statt als bei Menschen mit generalisierter Arteriosklerose, die in einem Gefäß eine komplette Stenose bildete und einen Infarkt verursachte.

Menschen, die eine Hirnblutung aufgrund eines Aneurysmas erlitten, welches operativ versorgt wurde, haben oft eine bessere Prognose als Menschen mit langjährigem Bluthochdruck, der die ar-

teriosklerotisch veränderte Gefäßwand zum Reißen brachte.

2. Beispiel: Eine Hemiparese, verursacht durch einen ischämischen Insult, hat oft eine bessere Prognose zur Rückbildung als eine durch einen Hirntumor entstandene.

3. Beispiel: Ein durch einen ischämischen oder hämorrhagischen Insult verursachter veränderter Haltungstonus hat bessere Aussichten auf Normalisierung als ein durch eine progrediente Form der Multiplen Sklerose verursachter. Stimuli, die die inhibitorische Kontrolle übersteigen werden bei beiden assoziierte Reaktionen und Kompensationsmechanismen hervorrufen. Im ersten Falle, insbesondere in einer frühen Phase, müssen diese unbedingt vermieden werden, um die Möglichkeit für den Aufbau von normale(re)n Bewegungen offen zu lassen. Demgegenüber kann es sein, dass im zweiten Fall die Reaktion in Massenmustern (Spastizität oder Kompensation) die einzige noch mögliche Reaktionsform darstellt. Die Reaktion der Therapeutin wird also ganz unterschiedlich sein (siehe Kap. 6, S. 239).

4. Beispiel: Möchte eine Person mit fortgeschrittener Behinderung durch Multiple Sklerose einen Stock oder einen Rollator haben, um mit weniger Ermüdung zu gehen, so wird die Therapeutin ohne Zögern bei der Auswahl behilflich sein. Fragt die Patientin mit Hemiparese nach einem Stock, weil sie sich davon verspricht, schneller aus dem Rollstuhl herauszukommen und sich gehend fortzubewegen, so wird die Therapeutin versuchen, ihr zu erklären, warum sie ihr davon dringend abrät.

5. Beispiel: Am deutlichsten sind die prognostischen Unterschiede und damit die Akzeptanz von Kompensationsstrategien bei einer kompletten und einer inkompletten Rückenmarksverletzung. Während die Person mit der kompletten Durchtrennung des Rückenmarks auf keinerlei Funktionsverbesserung hoffen kann und sofort mit allen zur Verfügung stehenden Mitteln Kompensationsstrategien suchen, finden und üben muss, so sollte die Person mit einer inkompletten Läsion geduldig an der Stimulation von Restfunktionen arbeiten. Zu frühe Kompensation kann durch die dabei auftretenden assoziierten Reaktionen und Hypertonus zu einer kompletten Hemmung von wiederkehrenden Funktionen führen.

Fazit: Die Prognose bestimmt die Konsequenz in der Vermeidung von assoziierten Reaktionen als Grundlage von abnormem Hypertonus (Spastizität) und Kompensationen.

Kann aufgrund von Anamnese, Diagnose und Potential der plastischen Re-Organisationsfähigkeit von einer weitgehenden Rückbildung ausgegangen werden, so werden diese Mechanismen so weit als möglich vermieden, um die Entwicklung von normale(re)r Bewegung nicht zu stören und zu verhindern. Muss aufgrund derselben Parameter von einem Fortschreiten der Störung bzw. Läsion des ZNS ausgegangen werden, so wird mit Hypertonus und Kompensation großzügiger umgegangen, um eine Funktionsfähigkeit so lange wie möglich zu erhalten.

11 Physiotherapeutische Hilfsmittel

Es gab eine Zeit, in der Hilfsmittel bei Bobath-Therapeuten vollkommen verpönt waren. Erst nach langjähriger und intensivster Auseinandersetzung mit den einzelnen Hilfsmitteln wurden ihre Nützlichkeit und Vorteile zunehmend erkannt und mittlerweile werden sie von vielen individuell eingesetzt. In diesem Kapitel sollen einige in der Therapie und vom Patienten im Alltag benutzte Hilfsmittel und externe Unterstützungen vorgestellt werden:

- Rollen für unter die Zehen,
- Zehenspreizer,
- elastische Binde,
- elastische Fußbandage mit Zügeln,
- Aircast,
- elastischer Bauchgurt (Korsett),
- Armschlinge,
- Delta-Streifen (Heftpflaster),
- Stehgerät, Balance-Trainer,
- schiefe Ebene,
- Handstock, langer Stock, Rollator, Gehwagen, Delta-Rad,
- Rollstuhl.

Hilfsmittel für die Therapie

B. Bobath entwickelte vor vielen Jahren den so genannten „Schweizer Käse", einen Schaumstoffblock mit 5 Löchern, der als Fingerspreizer diente. Es war schwierig, die Finger da hinein zu stecken, was sicher ein Grund war, warum er nicht sehr lange benutzt wurde. Dabei ist die Idee gar nicht schlecht! Doch der Reihe nach:

- Steht der Patient und krallt seine Zehen, so kann es günstig für die Verlängerung der Zehenflexoren sein, eine **weiche Rolle** unterzulegen (**Abb. 11.1**). Dies können 2 zusammengerollte Socken sein oder auch eine elastische Binde.
- Ein **Zehenspreizer** aus Schaumstoff hilft, die Zehen abzuspreizen und damit auch die Flexoren zu entspannen. Es gibt diese aus sehr weichem Schaumstoff, welche auch im Schuh beim Gehen getragen werden können. Härtere können in der

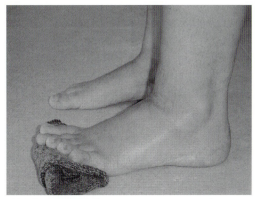

Abb. 11.1 Weiche Rolle.

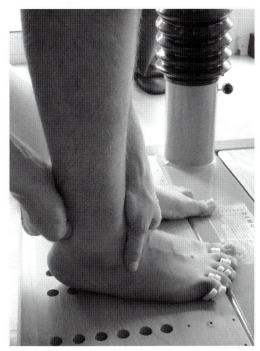

Abb. 11.2 Zehenspreizer.

Therapie oder auch zu Hause benutzt werden, wenn keine Schuhe getragen werden oder beim Schlafen (**Abb. 11.2**).

- Das Fußgelenk muss beim Aufstehen, Stehen und Gehen lateral stabilisiert werden und gleichzeitig in Dorsal- und Plantarflexion beweglich sein. Wenn die Muskulatur diese Aufgabe nicht übernehmen kann, so kann eine externe Unterstützung hilfreich sein. Starre Schienen sind nur in äußerst schwierigen Fällen notwendig. Bei guter Behandlung des Fußes sollte eine elastische Bandage ausreichen. Um dies auszuprobieren, kann eine einfache **Binde** benutzt werden. Sie sollte zuerst das Fußgewölbe stützen und dann nach einem Richtungswechsel der Bandage, den Fuß dorsal flektieren und pronieren. Diese Bandage kann nur in der Therapie benutzt werden, für den Alltag ist
- eine **elastische Fußbandage** mit Zügeln zu benutzen, um ein sicheres Gehen zu ermöglichen. Sie besteht aus einem elastischen Strumpf mit zwei gleichfalls elastischen Zügeln. Der erste wird von medial nach lateral geführt, um das Fußgewölbe zu unterstützen und mit Klettverschluss am Strumpf befestigt. Der zweite wird etwas weiter vorne von lateral nach medial geführt, um den Fuß zu pronieren und leicht anzuheben. Auch dieser wird am Strumpf befestigt. Beide Zügel stabilisieren so mit dem Strumpf zusammen das Fußgelenk. Diese Fußbandagen findet man in Sportartikelgeschäften oft in größerer Auswahl als im Orthopädiegeschäft

den: wird diese durch eine Bandage ins Alignment gebracht, angenähert, so wird sie spannungsbereiter. Im Falle von sehr hypotonen Bauchmuskeln kann ein elastischer **Bauchgurt** das Gefühl von Stabilität geben und durch die Annäherung dieser – bei entsprechender Stimulation – zum Anspannen verhelfen (**Abb. 2.147**).

- Falls eine Subluxation des Glenohumeralgelenks Schmerzen verursacht, gehen Therapeut und Patient auf die Suche nach einer **Armschlinge**, um Abhilfe zu schaffen. Sie finden viele verschiedene Modelle auf dem Markt. Wenige davon können die Subluxation tatsächlich verringern, sie helfen aber zumindest, die Schmerzen zu reduzieren. Einige bringen allerdings den Arm in Adduktion, Ellbogenflexion, Pronation und Volarflexion im Handgelenk – ein Haltungsmuster, welches in vielerlei Hinsicht ungünstig ist. **Abb. 2.74** zeigt ein Modell, welches auf 2 der Probleme der Subluxation eingeht: das nach oben gezogene Akromion und den nach unten fallenden Arm. Die Schlinge hängt das Gewicht des Armes an die gleichseitige Schulter, bringt damit Akromion und Humeruskopf zusammen und verringert so tatsächlich den Spalt. Sie belässt dabei den Arm an der Seite und den Ellbogen in Extension. Ein Schnittmuster dieser selbst herzustellenden Schlinge ist in **Abb. 11.4** zu sehen.

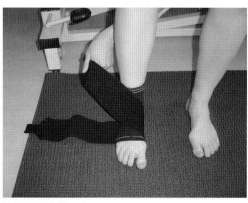

Abb. 11.3 Fußbandage.

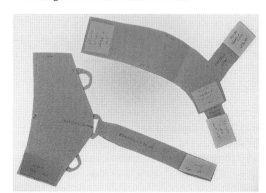

Abb. 11.4 Schnittmuster einer Armbinde.

- Die **Aircast**-„Schiene" (vgl. **Abb. 2.78**) wird vor allem in der Therapie zur lateralen Stabilisierung des Fussgelenks benutzt. Für einige Patienten ist sie auch im Alltag geeignet.
- Früher galt die Meinung: Eine Bandage nimmt der Muskulatur die Arbeit ab, sie wird dann schwächer. Nach genauerem Studium der Arbeit der tonischen Muskulatur kann festgestellt wer-

- Nach Stimulation des M. deltoideus in der Behandlung kann das Gefühl der Koaptation des Humerus in der Fossa glenoidea durch 3 **Kinesiotape** noch einige Zeit erhalten werden. Diese Streifen werden entlang der anterioren, lateralen und posterioren Fasern des Deltamuskels geklebt. Als Material bietet sich ein hautfreundliches, aber dennoch festes Pflaster an, wie z.B. Leukosilk oder

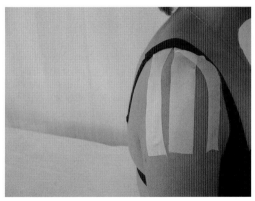

Abb. 11.5 Tape zur Sicherung des Glenohumeralgelenks.

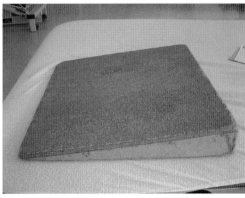

Abb. 11.6 Schiefe Ebene.

Kinesiotape. Fixierendes Tape-Material klebt zwar deutlich besser, kann aber nicht täglich gewechselt werden, um die Haut nicht überzustrapazieren (**Abb. 11.5**).

- Patienten mit Hypertonus in Zehen, Füßen und Beinen sollten täglich stehen! Dies scheint die einzige und beste Möglichkeit zu sein, den Tonus zu normalisieren und Verkürzungen zu vermeiden. Viele Patienten brauchen dafür ein **Stehgerät**. Der Nachteil ist die Unbeweglichkeit in den herkömmlichen Modellen. Der **Balance-Trainer** (**Abb. 3.11a–c**) ist ein mobiles Stehgerät, welches der Therapeutin bei großen, schweren Patienten in der Therapie eine wesentliche Hilfe sein kann und den Patienten zu Hause ein Training der Gewichtsverlagerung und Gleichgewichtsreaktionen ermöglicht.
- Bei der Arbeit im Stehen, auch im Balance-Trainer, ist es günstig, die Füße des Patienten auf einer schiefen Ebene zu platzieren. Dann kann die Zeit, welche im Stand gearbeitet wird, genutzt werden, um sowohl die Weichteile (Achillessehne und Bindegewebe darum herum) als auch die Muskulatur (M. soleus, Mm. gastronemius) zu verlängern und in einer Verlängerung zu halten. Die schiefe Ebene kann selbst hergestellt werden; die Maße sind 40 × 40 cm in Länge und Breite, die Basis stellt das zirka 1 cm starke Brett dar und läuft an der hohen Seite auf ca. 6–7 cm zu (**Abb. 11.6**).
- Der Vibrosphere ist eine Halbkugel ähnlich eines Sportkreisels. Er wird an das Stromnetz angeschlossen und führt dann in unterschiedlich wählbaren Frequenzen von 25 bis 55 Hertz für die einstellbare Dauer von 15 bis 90 Sekunden Vibrationen durch, welche als kleinste Gewichtsverlagerungen vom ZNS festgestellt und mit Er-

höhung der tonischen Halteaktivität beantwortet wird. Wie schon erwähnt, „jemand, der gehen kann, kann auch einen **Handstock** haben". Er dient zur Sicherheit, zur Vermeidung des Verlustes des Gleichgewichts und **keinesfalls** zum Abstützen oder Gewicht abnehmen. Daher sollt der Handgriff auch einfach und **kein** anatomisch geformter sein! In der Therapie wird manchmal ein **langer Stock** benutzt, ein einfacher langer Besenstiel mit einem Gummipfropf am unteren Ende (es muss kein so genannter „Hemi-Stock" sein!). Er hat zur Folge, dass der Patient seinen weniger betroffenen Arm anheben muss, höher als 90° im Schultergelenk. Das führt zu Verlängerung des Rumpfes auf der belasteten Seite und zur Verkürzung auf der Spielbeinseite, welches die Ausführung des Schrittes erleichtert. Für Patienten mit Problemen beim Gehen, die 2 Hände und Arme zur Verfügung haben, gibt es verschiedene Modelle von „Gehwagen". Der **Rollator** hat hinten 2 Stopper und vorne 2 Räder. Diese Räder sollten um 360° drehbar sein, damit er leicht um Kurven bewegt werden kann. Die Stopper bieten relativ viel Stabilität. Ein **Gehwagen** mit 4 Rädern bietet deutlich weniger Halt, erlaubt aber ein flüssigeres Gehen. Nur wenigen Patienten habe ich bisher das **Delta-Rad** empfohlen, da dieses zu einer Adduktion der Beine führen kann. Zeigt der Patient jedoch eine zu große Spurbreite, so kann das Delta-Rad zu einer Verschmälerung derselben führen.

- Patienten, die auf einen Rollstuhl zur Fortbewegung angewiesen sind, brauchen einen ihrer Körpergröße und Behinderung angemessenen Stuhl. Alle Kriterien hier aufzuzählen, wäre zu umfangreich für dieses kurze Kapitel. Die einzige

Empfehlung, die ich aussprechen möchte, ist: den Rollstuhl sollte ein kleines Team bestehen aus Physio- und Ergotherapeut und Patient aussuchen.

11.1.1 Eigentrainingsgeräte

Die folgenden Geräte sind für neurologische Patienten auch zum Eigentraining geeignet.

Balance-Trainer

Den oben genannten **Balance-Trainer** können Patienten auch allein oder mit Hilfe von Angehörigen auch zu Hause benutzen. Wer zwei funktionierende Arme hat, kann sich allein zum Stand hochziehen und die hintere Beckenstütze befestigen. Wer das nicht schafft, dem kann der elektrische Beckengurt im Sitzen angelegt werden und ein Motor zieht dann den Patienten in den Stand. Im Stehen kann der Patient selbst den Hebel auf beweglich umstellen und sicher und gefahrlos mit den Gewichtsverlagerungen seitlich oder vor und zurück von einem Bein auf das andere beginnen.

Einstellmöglichkeiten:

- Position der Füße: parallel für Gewichtsverlagerung seitlich oder in Schrittstellung für Gewichtsverlagerung von z.B. rechts hinten nach links vorne bzw. umgekehrt;
- zusätzlich kann die schiefe Ebene in den Balance-Trainer gestellt werden, um die Achillessehne zu verlängern;
- Position der Knie: entsprechend der Position der Füße: parallel oder ein Knie weiter vorne eines weiter hinten;

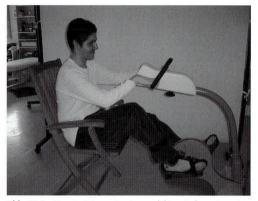

Abb. 11.7 Eigentraining mit einem elektronisch gesteuerten Standfahrrad.

- Position der Becken-/Hüftgelenkstütze: entsprechend der Füße/Knie und der durchzuführenden Übung;
- Quantität der Beweglichkeit: Es gibt 4 Einstellmöglichkeiten von sehr beweglich zu recht stabil. Ich benutze in den Behandlungen manchmal die größtmögliche Beweglichkeit. Dabei muss ich dann helfen, das Gerät zu bewegen, da es in dieser Einstellung etwas schwergängig ist. Ich benutze besonders gern die Möglichkeit, den Patienten weit hinter seine mittlere Frontalebene zu bewegen. Dabei stehe ich dann hinter ihm, habe Kontakt zu ihm, um ihm Sicherheit zu geben. Seine beiden Arme soll er nach hinten führen und sich mit den Händen auf den seitlichen Stangen leicht abstützen. So kann der gesamte Schultergürtel vorne gedehnt werden, gleichfalls die LWS in Lordose kommen und sogar bis in die Leisten und Hüftgelenke wirkt sich die Dehnung und Öffnung aus (**Abb. 3.11 a–d**). Übt der Patient allein, stellen wir die zweitkleinste Beweglichkeitsstufe ein, da sie immer noch recht groß ist und sich dabei das Gerät für den Patienten selbst leicht bewegen lässt.

Standfahrrad

Ein anderes für Eigentraining geeignetes Hilfsmittel ist ein elektronische gesteuertes Standfahrrad. Die Behandlungsziele sind:

- Regulation von Tonus und reziproker Innervation: Die gleichmäßige Bewegung, die das Fahrrad einleitet und die der Patient mitmachen soll, führt zu einem normaleren Tonus und einer verbesserten reziproken Innervation zwischen Agonisten und Antagonisten der Beine und zwischen beiden Beinen. Sollte es zu einer unerwünscht großen oder heftigen Tonuserhöhung kommen, so zeigt ein Sensor dem Gerät diesen „Spasmus" an, und es hält dann automatisch für einige Sekunden an, bevor es wieder langsam weiterfährt. Ein kleiner Bildschirm zeigt an, wann der Patient aktiv ist und wann er sich passiv vom Fahrrad bewegen lässt. Ist er aktiv, sieht er auf dem Bildschirm, welches Bein wieviel leistet, ob diese Leistung symmetrisch ist, also 50:50 % oder asymmetrisch, z.B. 35 : 65 %, damit er das verbessern kann.
- Insbesondere jüngere Behinderte, die kaum einen Sport ausführen können, um ihr Herz-Kreislauf-System zu trainieren, können das Fahrrad, z.B. das TheraVital, dafür nutzen. Es wird von der Funktion „Neurologie" auf „Innere" umgestellt und ein Pulsmesser wird an ein Ohrläppchen geklippt.

Eric trainiert z.B. erst 10 Minuten in der Symmetrie-Funktion und dann weitere 10 Minuten in der Herz-Kreislauf-Funktion. Es wird eine gewünschte Herzfrequenz eingestellt, bei ihm im Moment 120 Schläge pro Minute und das Fahrrad gibt ihm dann so lange einen größeren Widerstand, bis diese Herzfrequenz erreicht ist (**Abb. 11.7**). Dann bleibt der Widerstand gleich. Sinkt die Frequenz, steigt der Widerstand, damit er sich erneut mehr anstrengt, wodurch die Frequenz wieder steigt usw. bis die 10 Trainingsminuten vorbei sind.

Beim Training mit dem Fahrrad ist die Position des Stuhls, d.h. sein Abstand zum Fahrrad zu beachten! Bei erhöhtem Flexorentonus sollen die beiden Beine sich abwechselnd gut strecken, jedoch nicht in die Überstreckung blockieren können. Bei erhöhtem Extensorentonus wird der Abstand Stuhl zu Fahrrad etwas geringer gehalten, damit die Beine sich in deutlicher Flexionsstellung bewegen.

Um die Rumpfstabilität zu verbessern, sitzen manche Patienten auf einem erhöhten Stuhl, ohne sich anzulehnen.

12 Nicht einfach zu beantwortende Fragen, die sich Therapeuten stets stellen ...

Ich frage mich, ob ich dieses „heiße Eisen", dieses schwierige Thema überhaupt anfassen soll. Die Schwierigkeit begann schon bei der Suche nach einer Überschrift für das Kapitel.

Als Referentin für Weiterbildung kenne ich die wiederkehrenden Fragen sehr gut und möchte deshalb Stellung nehmen. Ich will hier einige Antworten gemäß meines jetzigen Erfahrungs- und Kenntnisstandes geben. Wie das gesamte Buch spiegeln diese Antworten *meine Meinung* wider und ich erhebe keinerlei Anspruch auf Allgemeingültigkeit oder ausschließliche Richtigkeit. Ich bin sicher, dass man andere Meinungen dazu haben kann und auch soll! Nur kontroverse, aber konstruktive Diskussion bringt voran. Eine Behandlung ist stets ein „Vertrag" zwischen Patientin und Therapeutin. Diese beiden müssen die Antworten auf all die auftretenden Fragen und Zweifel finden. Meine auf persönlicher Kenntnis und Erfahrung begründete Meinung kann lediglich eine Orientierung sein.

Hält das Bobath-Konzept Schritt?

Die Entwicklung des Konzepts wurde vor ca. 60 Jahren begonnen und ist bis heute nicht abgeschlossen. Das Ehepaar Bobath selber hat immer wieder verändert und verbessert. Wir Lehrtherapeuten, die wir uns damit intensiv beschäftigen, nutzen unsere praktischen Erfahrungen, um die Therapiemöglichkeiten zu erweitern und zu verbessern und an die neuen theoretischen Erkenntnisse, die wir von Neuroanatomen, Neurologen und Neurophysiologen erfahren, anzupassen und diese in die Praxis einfliessen zu lassen. So vereint das Bobath-Konzept 60-jährige Erfahrung mit neuesten theoretischen Erkenntnissen.

In wie weit ist das Bobath-Konzept heute eine evidenzbasierte Therapie?

Die so genannten evidenzbasierten Therapien sind keine eigentlichen Therapien, sondern lediglich in Therapien umzusetzende Prinzipien. Dies wird in der basischen Krankengymnastik und Physiotherapie sowie in fast allen bewährten Therapiemethoden und Konzepten bereits seit vielen Jahren getan. In den letzten Jahren durchgeführte Studien konnten dankenswerterweise diese Prinzipien und damit die Wirksamkeit von physiotherapeutischen Maßnahmen und auch von Aspekten des Bobath-Konzepts beweisen.

Treten bei einer Behandlung nach dem Bobath-Konzept Nebenwirkungen auf?

Physiotherapie an sich und somit auch die Behandlung nach dem Bobath-Konzept sind natürliche Behandlungsmethoden, die individuell auf die Symptome der Patienten abgestimmt werden. Sie können selbstverständlich mehr oder manchmal auch weniger effektiv sein. Die Reaktionen des Patienten werden jedoch stets genauestens beobachtet und somit kann sofort festgestellt werden, wann eine Maßnahme bei einem Patienten nicht angezeigt ist. Bei der spezifischen Mobilisation der Muskulatur und des Bindegewebes können bei Personen, die blutverdünnende Mittel einnehmen, Hämatome auftreten; bei der Mobilisierung des Bindegewebes können kleine rote Pünktchen zurückbleiben. Beides sind Reaktionen, die die Therapeutin vorausahnen kann. Da sie nicht immer vermeidbar sind, sollte sie den Patienten am besten darauf vorbereitet, damit dieser sich nicht erschreckt. Beide Reaktionen verschwinden nach kurzer Zeit wieder. Auf eine positive Nebenwirkung macht mich zuweilen die Familie aufmerksam. Sie berichten, dass ihr Angehöriger nach einiger Zeit der Therapie aufrechter und beweglicher steht und geht als vor der Erkrankung.

Wie viele assoziierte Reaktionen und Kompensationen lasse ich in der Behandlung zu, um bestimmte Funktionen zu erreichen?

Das kommt sehr auf das Stadium an, in dem sich ein Patient befindet. Zu einem frühen Zeitpunkt in der

Erkrankung, wo man noch keinen fundierten Eindruck über das Potential der wiederkehrenden Bewegungen hat, wird man assoziierte Reaktionen und Kompensation unter allen Umständen zu vermeiden suchen. Das heißt nicht, dass diese niemals während einer Behandlung auftreten! Arbeitet man an der Belastungsgrenze des Patienten, so besteht natürlich auch die Gefahr zu überfordern. Die Überforderung wird durch die assoziierten Reaktionen bzw. die Kompensation angezeigt. Die Auffassung darüber, was assoziierte Reaktionen sind, was sie auslöst, was sie bewirken, hat sich in den letzten Jahren sehr geändert. K. und B. Bobath interpretierten sie als „losgelöste, wiederkehrende frühkindliche Reflexe". In den 80er- und 90er-Jahren des letzten Jahrhunderts waren wir überzeugt, sie seien pathologische Reaktionen auf eine Überforderung, die zur etablierten Spastik führten. Beide Auffassungen führten dazu, dass man versuchte, sie zu vermeiden. Traten sie auf, so war die Devise: Anforderung verringern!

Im Moment sehen wir assoziierte Reaktionen als relativ normale Reaktionen auf Probleme mit dem Gleichgewicht an, z.B. beim Aufstehen, Stehen auf – für den Patienten – kleiner USF oder als Ausdruck fehlender reziproker Innervation. Bei Aktivierung von Becken und Beinen findet z.B. gleichzeitig eine Tonuserhöhung in Schultergürtel und Armen statt. Mit Verbesserung der Primärbewegung, d.h. für das 1. Beispiel ein verbessertes Stehen auf dem mehr betroffenen Bein, verringert sich die assoziierte Reaktion von allein. Sie ist als Hilfe oder Kompensation dann nicht mehr notwendig. So können assoziierte Reaktionen für die Therapeutin hilfreich sein bei der Beurteilung der Qualität der fazilitierten Primärbewegung.

Beim 2. Beispiel kann die willkürliche Hemmung des Patienten helfen. Er muss fühlen, dass die assoziierte Reaktion auftritt und kann dann versuchen, die Primärbewegung durchzuführen, ohne unerwünschte Mitbewegung. So helfen diese Reaktionen der Therapeutin, den Anforderungsgrad zu bestimmen. Treten sie auf, muss der dadurch abnorm erhöhte Haltungstonus wieder zurückgenommen werden, bevor in der Behandlung fortgefahren wird.

Ab wann kann ein Patient den Rollstuhl verlassen, ab wann kann er gehen?

Diese Frage zielt im Grunde auf das Gleiche wie die o.g. Frage. In Spanien, wo ich arbeite und dieses Buch schrieb, erhalten die Patienten mit Hemiparese sehr früh (oft schon nach 10–14 Tagen) einen Unterarmstock (der das Körperbild des Patienten und seine Orientierung im Raum negativ verändern kann) und eine Fußheberschiene, damit sie so früh wie möglich „gehen" können. Zu diesem Zeitpunkt bestehen bestenfalls in einigen sehr wenigen Ausnahmefällen die Voraussetzungen bezüglich Rumpfkontrolle und Stehbalance. Dies zieht die Konsequenz nach sich, dass diese Patienten mit ihrer weniger betroffenen Körperhälfte enorm kompensieren müssen und starke assoziierte Reaktionen zeigen. Wenn sie das Potential für normale(re) selektive Bewegungen haben, so kann es sich nicht verwirklichen. Es wird sehr schnell von abnormem Hypertonus unterschiedlicher Qualität auf beiden Körperseiten überdeckt. Kommen diese Patienten zu mir in die Behandlung, müsste ich dem einen oder anderen eigentlich anraten, wieder auf den Rollstuhl zurückzugreifen. Andere benutzen noch den Rollstuhl, wenn sie zu mir kommen, hoffen aber, ihn nach wenigen Behandlungen verlassen zu können. Bei einigen ist dies auch möglich; anderen rate ich, ihn noch längere Zeit zu benutzen, um den abnormalen Tonus (durch assoziierte Reaktionen und Kompensation) nicht zunehmend aufzubauen.

Für jeden Patienten kommt jedoch einmal der Tag, an dem weder er selbst noch die helfende Familie weiter mit dem Rollstuhl leben will ...!

Wenn ich vor diesen Entscheidungen stehe, stelle ich eine „Kosten-Nutzen-Rechnung" auf, mache eine Liste von Vor- und Nachteilen. Gehen die Patienten, ohne alle Voraussetzungen dafür zu haben, werden sie kompensieren und assoziierte Reaktionen zeigen. Die Sitzposition im Rollstuhl hat jedoch auch einen negativen Einfluss auf den Tonus. Bei Bewegungen im Rollstuhl treten gleichfalls Kompensation und assoziierte Reaktionen auf. Es bleibt also zu beobachten:

- Wann sind die unerwünschten Reaktionen stärker, beim Gehen oder beim Bewegen im Rollstuhl?
- Welche funktionellen Vorteile hat es, wenn ein Patient geht und so evtl. mehr in Richtung Extension arbeitet?
- Welche psychischen Vorteile (auch für die Familie) hat das Gehen?

Überwiegen die Nachteile, so versuche ich, sie für die betroffene Person und die Familie sichtbar, verstehbar zu machen, damit wir uns alle gemeinsam weiter anstrengen, den Rollstuhl noch länger zu ertragen. Bei einem Patienten dauerte es gut ein Jahr, bis er einigermaßen sicher und nur mit Hilfe eines Vierpunkte-Stockes gehen konnte. Heute geht er mit Handstock und braucht den ungeliebten Vierpunkte-Stock nur noch an „schlechten Tagen". Die Nachteile können z.B. starke assoziierte Reaktionen des Armes sein. Ob eine betroffene Person das Potential für wiederkehrende Arm-Hand-Aktivitäten und -Funktionen hat, ist in einem frühen Stadium noch nicht abzusehen. Als sicher anzusehen ist jedoch, dass es, wenn sich der Tonus durch wiederholte assoziierte Reaktionen erst einmal deutlich erhöht hat, viel langwieriger und schwieriger ist, Arm-Hand-Bewegungen hervorzulocken. Die oftmals langsamere Entwicklung des Armes sollte nicht durch zu frühes Gehen ohne ausreichende Stehbalance und die dadurch auftretenden Massenmuster negativ beeinflusst werden. Will man sich dann doch für das Gehen entscheiden, müssen die Kompensationsmechanismen und assoziierten Reaktionen genau beobachtet und analysiert werden, damit diese Tonuserhöhungen behandelt werden können.

Weitere Beispiele: Carmen P., eine 56-jährige Patientin mit einer diskreten Hemiparese links, konnte wieder eine ihrer Lieblingsbeschäftigungen aufnehmen: Sticken. Wenn sie nun lange Zeit an einer Decke o.ä. gearbeitet hat, sind ihr linker Schultergürtel und Arm sowie Hand und Finger steif. Das Sticken macht ihr aber so viel Spaß und gibt ihr so viel Selbstvertrauen und Befriedigung, dass ihr die Steifigkeit wenig ausmacht. In der Behandlung muss allerdings der Schwerpunkt auf der Senkung des Tonus in diesem Bereich liegen.

Carmen C., eine 40-jährige Patientin (und Fotografin der Bilder dieses Buches!) mit einer deutlich beinbetonten Hemiparese, kam eines Tages völlig steif zur Behandlung, strahlte mich an und erzählte, dass sie am Wochenende endlich wieder einmal ihren Mann zu einem Motorradrennen begleiten konnte. Sie musste große Strecken gehen, hügelauf und hügelab, treppauf und treppab. Dadurch wurden ihr unterer Rumpf und ihr Bein so steif. Wie könnte ich da zu ihr sagen: „Tu das nicht, dadurch werden assoziierte Reaktionen ausgelöst"? Es kostete uns zwei volle Stunden, bis das Bein wieder so beweglich war, wie es sein kann. Carmen sagte mit Recht, dass sie ihrer Behinderung nicht länger erlauben will, ihr ganzes Leben zu bestimmen. Sie hat ihre Aktivitäten lange Zeit zurückgesteckt und sieht die Physiotherapie als eine Art Reparatur eines zu hohen Tonus, der durch ihre Arbeit oder Freizeitbeschäftigung ausgelöst wurde.

Die Konsequenz wäre, dass die Behandlung immer wieder auf Verschlechterungen durch Über (Über? Nein: normale!) Aktivität eingehen müsste und dass keine weiteren Fortschritte gemacht würden. Bei Carmen ist dies aber nicht der Fall.

Bei Pepe, einem anderen Patienten, ist dies allerdings so. Seine intensive Berufstätigkeit erhöht seinen Tonus derart, dass sich das Ziel der Behandlung geändert hat: von „Verbesserung der aktiven selektiven Beweglichkeit" hin zu „keine Kontrakturen ausbilden durch die mittelgradige Hypertonie". Wobei zu sagen ist, dass Pepes abnormer Tonus insgesamt deutlich höher ist als der von Carmen.

Wieder einmal: Die Entscheidungen, die Konsequenzen – alles wird von der betroffenen Person absolut einmalig und individuell getroffen werden müssen. Wichtig ist, dass die Therapeutin auf mögliche Konsequenzen aufmerksam macht und diese erklärt.

Wie lange kann auf ein Wiederkehren der Funktion gehofft werden, und ab wann sind Hilfsmittel indiziert?

Das kommt auf die Funktion an. Meistens geht es um Fußschienen. Die aktive Dorsalextension beim Gehen ist eine sehr schwierig zu erreichende Funktion. Sie hängt, wie vorn in den Fallbeispielen beschrieben, u.a. von der Hüftextension ab, welche wiederum eine sehr schwierig zu erreichende Funktion ist.

Ein hängender oder nach unten und in die Inversion drückender Fuß vermittelt Unsicherheit und birgt auch tatsächlich die Gefahr des Umknickens in der Standbeinphase. Außerdem macht er eine Kompensation, z.B. Zirkumduktion in der Spielbeinphase, notwendig. Sind die Kriterien für das Gehen weitgehend erfüllt, kann man auf die Suche nach dem passenden Hilfsmittel gehen. Beispiele sind die Talo-Bandage, der Aircast, die individuell angefertigte Schiene.

Ein weiteres Hilfsmittel ist der Stock.

> „Wer gehen kann, der darf gerne einen Handstock benutzen – ein Stock ist jedoch ungeeignet, das Gehen zu erarbeiten!" (Paeth Rohlfs)

Das Gehen setzt bestimmte Kriterien voraus (s. Kap. 2.1). Wer diese erfüllt, wird in geschützter Umgebung, z.B. in der Wohnung, ohne Stock gehen können. Das Bedürfnis nach einem Stock entsteht meist draußen auf der Straße, beim Spaziergang, beim Einkauf usw. In diesen Situationen mit unebenem Boden, geteilter Aufmerksamkeit und Ablenkung, entgegenkommenden Personen, Tieren, Fahrrädern u.a. steigt der Tonus meist deutlich an, was das Gleichgewicht vermindert. Dann ist ein Handstock in entsprechender Höhe sehr hilfreich, er verringert Unsicherheit und Angst und damit auch assoziierte Reaktionen. Entsprechende Höhe, welche ist das? Ein Stock hat nur für eine Minderheit der neurologischen Patienten die Funktion, das Körpergewicht von den Beinen auf die Arme zu verlagern. Dies ist z.B. bei Personen mit inkompletter Läsion des Rückenmarks der Fall. Dann muss der Stock einen bequemen Handgriff haben und einen größeren Gumminoppen, um am Boden nicht zu rutschen.

Bei den meisten anderen Menschen, z.B. mit Hemiparese, soll der Stock die USF vergrößern und damit die Anforderungen an das Gleichgewicht verringern. Dazu sollte dieser keinen zum Stützen einladenden Handgriff haben und etwas höher bemessen sein (3 cm oberhalb Trochanter). Eine gute Alternative sind auch die Nordic-Walking Stöcke! Sie sind modern, vermitteln den Eindruck gesunder, sportlicher Aktivität, haben eher kleine Gumminoppen, und da sie keine horizontale Grifffläche anbieten, kann kaum gestützt werden. Sie haben eine Schlaufe, d.h. man kann sie an den Unterarm hängen, wenn die Hand frei sein muss, um z.B. eine Tür zu öffnen. Die Höhe kann außerdem leicht verändert und angepasst werden.

Generell sollten Hilfsmittel viel flexibler eingesetzt werden.

Beispiel Robert: Er ist ein junger Geologe, der eine inkomplette Schädigung des Rückenmarks erlitt. Mittlerweile stehen ihm verschiedene Fortbewegungsmöglichkeiten zur Verfügung: den Rollstuhl benutzt er für lange Strecken, die Unterarm-Stockstützen, wenn er auf unwegsamem Gelände gehen muss; dann zieht er auch die Fußheberschienen an. Im Büro nimmt er die Handstöcke, an guten Tagen geht er ohne, an „schlechten" Tagen mit Fußschienen. Zuhause versucht er sich zeitweise „ohne alles". So kommt er immer gut voran, geht kein Fall- oder Verletzungsrisiko ein und fordert sich.

Wie lange soll eine Behandlungseinheit dauern?

Endlich eine leicht zu beantwortende Frage! Antwort: ca. eine Stunde. Wie das in den einzelnen Institutionen durchgeführt werden kann, kann ich jedoch nicht generell beantworten. Allerdings weiß ich, dass das ZNS nicht chronologisch arbeitet, dass

es für eine plastische Reorganisation *seine* Zeit braucht und dass diese sich nicht abkürzen lässt.

Wie oft in der Woche soll behandelt werden?

In einer frühen Phase, in der das Behandlungsziel die Stimulierung des Potentials von wiederkehrender Bewegung, Aktivität und Handlung ist, gilt: So oft wie möglich, mindestens ein- bis zweimal täglich, also fünf- bis zehnmal pro Woche. Mit zunehmender Konsolidierung der wiederkehrenden Funktionen, Bewegungen, Aktivitäten und damit der Partizipation, kann die Häufigkeit auf drei- bis zweimal pro Woche verringert werden. Nach längerer Zeit, wenn das Ziel die *Erhaltung* der wiedergekehrten Partizipation ist, kann eine weitere Reduzierung vorgenommen werden. All dies ist abhängig von der Tonushöhe, den Aktivitäten (Berufstätigkeit, Freizeitaktivitäten) und den Möglichkeiten zur Selbstbehandlung oder der Behandlung durch Angehörige.

Wie lange lohnt sich die Behandlung überhaupt?

Auf diese Frage gibt es m.E. eine wirtschaftliche und eine humane Antwort.

Die *wirtschaftliche Antwort*: Es wird nur so viel Geld in die Rehabilitation einer Person investiert, wie diese nach Beendigung derselben auch wieder in einem Arbeitsprozess erwirtschaften kann.

Oder: Es wird nur so viel Geld in die Rehabilitation einer Person investiert, bis ein Zustand erreicht ist, der in der weiteren Zukunft garantiert, dass durch die unzureichende Behandlung der Behinderung keine Folgekosten entstehen.

Oder: Es wird nur so viel Geld in die Rehabilitation einer Person investiert, wie es sich die soziale Gesellschaft erlauben kann und will.

Das hört sich ziemlich grausam an und ist es auch. Aber in Zeiten immer knapper werdender Kassen ist das die Realität. Wenn sie auch nicht immer so ungeschminkt und deutlich ausgesprochen wird.

Die *humane Antwort*: Es wird so lange behandelt, wie die Person zur Verringerung ihrer Behinderung braucht bzw. wie für ein Erhalten des einmal erreichten Zustandes nötig ist.

Das kann bei einer Läsion des Zentralen Nervensystems eine Dauerbehandlung sein. Ich stelle dazu gern den Vergleich mit einem Diabetes an: Auch Diabetiker brauchen lebenslang eine Diät, Medikamente oder gar Insulin. So braucht eine ZNS-geschädigte Person lebenslang eine gewisse Dosis

Physiotherapie. Die Dosis kann wahrscheinlich gering sein, vielleicht nur einmal pro Woche oder einmal in 14 Tagen. Vielleicht eine Phasenbehandlung: zwei Wochen tägliche Therapie können eine Pause von vier Monaten oder gar mehr ermöglichen. Hierbei sind Phantasie und Flexibilität für individuelle Lösungsmodelle gefragt.

Ein jeder muss verstehen, dass die Gemeinschaft wirtschaftliche Grenzen setzt, d.h. dass Kostenträger ab einer bestimmten Behandlungsdauer nicht mehr länger zahlen können, um Gelder zur Verfügung zu behalten für andere Mitglieder der Gemeinschaft. Danach jedoch sollte möglich sein, dass jede betroffene Person, je nach ihrer privaten wirtschaftlichen Situation, die Behandlung auf eigene Kosten und Verantwortung (d.h. unabhängig von ärztlicher Verordnung) fortführen kann. Dies ist übrigens in Spanien an der Tagesordnung (durch Mithilfe der Familie). Lässt sich das auch in Deutschland etablieren?

Literatur

Die nachfolgend aufgeführten Bücher und Artikel haben mich in meinem Berufsleben begleitet. Wenn auch einige aus heutiger Sicht veraltet sind, so vermittelten sie dennoch in ihrer jeweiligen Zeit aktuelle Informationen, die meine physiotherapeutische Entwicklung beeinflussten. Nicht alle darin publizierten Erkenntnisse, Erfahrungen und Meinungen konnte oder kann ich nachvollziehen oder entsprechen meinen eigenen Ansichten. Dennoch oder gerade wegen der Herausforderung, diese für mich selbst oder in der Diskussion mit Kollegen und Kursteilnehmern zu widerlegen, halfen sie mir auf dem Weg zu meiner Art, neurologische Patienten zu behandeln, Bobath Grund- und Aufbaukurse zu unterrichten und schließlich dieses Buch zu schreiben.

Die Literatur ist nach Gebieten geordnet, die sich in den Kapiteln wiederfinden. Natürlich gibt es Überschneidungen, d. h. einige Bücher enthalten Referenzen zu verschiedenen Kapiteln. Sie sind nur einmal aufgeführt, um Wiederholungen zu vermeiden.

Evolution und Entwicklung, Normale Bewegung

Armstrong DM. The supraspinal control of mammalian locomotion. Journal of Physiotherapy. 1988; 405:1–37.

Arsuaga JL, Martínez Y. La especia elegida. La larga marcha de la evolución humana. Ediciones tema de hoy; 1998.

Bryce J. Facilitation of Movement. Physiotherapy. 1972;12:403.

Darwin C. The Origin of Species. London: Penguin Classics; 1985.

von Ditfurth H. Der Geist fiel nicht vom Himmel. Augsburg: Weltbild; 1990.

Eggert D, Kiphard EJ. Die Bedeutung der Motorik für die Entwicklung normaler und behinderter Kinder. Schorndorf: Hofmann; 1971.

Geo. Evolution – Der lange Weg zum Menschen. 1995;1.

Götz-Neumann K. Gehen verstehen. Stuttgart: Thieme: 2003.

Klein-Vogelbach S. Funktionelle Bewegungslehre. Berlin: Springer; 1984.

Lambertucci, R. La Salud de los Pies. Editorial Ibis (Blackwell); 1992.

Mulder T. A process-orientated model of human motor behaviour toward a theory-based rehabilitation approach. Physical Therapy.1991;2.

Natural History Museum Publications. Man's Place in Evolution. Cambridge: Cambridge University Press; 1991.

Pikler E. Lasst mir Zeit – Die selbständige Entwicklung des Kindes bis zum freien Gehen. München: Pflaum; 1988.

Plas F, Viel E, Blanc Y. La Marcha Humana – Cinesiología dinámica, biomecanica y atomecanica. Paris: Masson; 1984.

Schewe H. Die Bewegung des Menschen. Stuttgart: Thieme; 1988.

Schiefenhövel W, et al. Vom Affen zum Halbgott. Stuttgart: Thieme; 1994.

Viebrock H, Forst B. Bobath. Stuttgart: Thieme; 2008.

Whittle M. Gait Analysis. London: Butterworth-Heinemann; 1991.

Zukunft-Huber B. Die ungestörte Entwicklung des Säuglings. Stuttgart: TRIAS; 1990.

Behandlungsprinzipien

Basmajian JV, Gowland C, et al. Stroke Treatment: Comparison of Integrated Behavioral Physical Therapy vs Traditional Physical Therapy Programs. Arch Phys Med Rehabil. 1987; 68.

Biewald F, ed. Das Bobath-Konzept. München: Elsevier; 2004.

Bobath B. The effect of spasticity on adult hemiplegia and its treatment. London: The Western Cerebral Palsy Centre; www.bobath.org.uk

Bobath K. The Normal Postural Reflex Mechanism and its Deviation in Children with Cerebral Palsy. Physiotherapy. 1971.

Dettmers CH, Teske U, Freivogel S, Hamzei F, Weiller C. Lektionen aus dem Taub-Training: Implikationen für die moderne Rehabilitation. Neurol Rehabilitation. 2004;10;6:281–288.

Dierssen G. Del coma a la consciencia. Aufsatz eines Neurochirurgen und ehemaligen Komapatienten.

Edwards S. Neurological Physiotherapy A Problem Solving Approach. Edinburgh: Curchill Livingstone; 2002.

Giuliani CA. Theories of motor control: New concepts for physical therapists. Contemporary management of motor control problems, Proceedings of the II Step Conference, Alexandria VA, APTA (Foundation for Physical Therapy) 1991.

Gjelsvik O. How do Physiotherapists view Spasticity? In: Harrison M red. Physiotherapy in Stroke Management. Edinburgh: Churchill Livingstone; 1995.

Gräff C. Konzentrative Bewegungstherapie in der Praxis. Stuttgart: Hippokrates; 1983.

Grossmann-Schnyder M. Berühren. Stuttgart: Hippokrates; 1996.

Haarer R, Schauffele U. Begreifen kommt von Greifen. München: Pflaum; 1985.

Harms-Ringdahl K. Muscle Strength. New York: Churchill Livingstone; 1993.

Hesse S et al. Automatisierte motorische Rehabilitation: ein neuer Trend? Neurol Rehabilitation. 2002;8;2:80–83.

Hirschfeld H. (übers. v. Lager-Hellmann A.). Warum nur wenige schwedische KG's die Vojta-Methode benutzen. Sjukgymnasten. 1988;4:32–93.

Horak FB. Assumptions underlying motor control for neurologic rehabilitation. Contemporary management of motor control problems, Proceedings of the II Step Conference, Alexandria VA, APTA (Foundation for Physical Therapy), 1991.

Hüter-Becker A, ed. Physiotherapie mit allen Sinnen. Stuttgart: Thieme; 1999.

Hüter-Becker A, Dölken M eds. Physiotherapie in der Neurologie. Stuttgart: Thieme; 2004.

Kaplan MS. Plasticity after Brain Lesions. Arch Phys ed Rehabil. 1988;69.

Klein-Vogelbach S. Ballgymnastik zur funktionellen Bewegungslehre. Berlin, Heidelberg: Springer; 1985.

Klein-Vogelbach S. Therapeutische Übungen zur funktionellen Bewegungslehre. Berlin, Heidelberg: Springer; 1978.

Kool J, De Bie R. Der Weg zum wissenschaftlichen Arbeiten. Stuttgart: Thieme; 2001.

Lippert-Grüner M. Zur Rolle und Methodik der Frühstimulation. Neurol Rehabilitation. 2002;8;5:230–234.

Maitland GD. Manipulation der peripheren Gelenke. Berlin, Heidelberg: Springer; 1988.

Maitland GD. Manipulation der Wirbelsäule. Berlin, Heidelberg: Springer; 1991.

Masur H. Skalen und Scores in der Neurologie. Stuttgart: Thieme; 2000.

Mayston M. The Bobath Concept Today, Newsletter of BABTT (British Association of Bobath Trained Therapists), 11, 2001.

McMillan J. The role of Water in Rehabilitation. Fysioterapeuten. 1978;45.

Nudo RJ. Cortical plasticity after stroke: implications for rehabilitation. Revue Neurologique (Paris). 1999;155:713–717.

Paeth Rohlfs B. Instruieren: Mit Worten bewegen. In: Hüter-Becker A, ed. Physiotherapie mit allen Sinnen. Stuttgart: Thieme; 1999.

Rentsch HP, Bucher P, Dommen-Nyffeler I et al. Umsetzung der International Classification of Functioning, Disability and Health ICF in die Alltagspraxis der Neurorehabilitation. Neurol Rehabilitation. 2001;7;4:171–178.

Schimpf O. Physiotherapie in der Neurologie. Stuttgart: Thieme; 1999.

Schlaegel W, Heck G, Feller G, Mertin J. Die FIM-Skala: Ein geeignetes Instrument zur Therapieevaluation in der neurologischen Frührehabilitation. Prev.-Rehab. 1993;1:35–44.

Schleichkorn J. The Bobaths: Therapy Skill Builders. 1992.

Schmidt RA, Lee TD. Motor control and learning: a behavioural emphasis. 3rd ed. Champaign, ILL: Human Kinetics Publishers; 1999.

Schmidt RA. Motor learning principles for physical therapy, in: Contemporary management of motor control problems, Proceedings of the II Step Conference, Alexandria VA, APTA (Foundation for Physical Therapy), 1991.

Schupp W, Jund R. Spastische Bewegungsstörungen: nichtmedikamentöse Therapien auf neurophysiologischer Grundlage. Der Nervenarzt. 1991;62:711–721.

Shepherd R, Carr J. Scientific Basis of Neurological Physiotherapy: Bridging the Gap between Science and Practise. Neurol Rehabilitation. 2005;-11;1:1–6.

Shepherd RB, Carr JH. Motor Performance as a Measure of the Effects of Intervention in Movement Rehabilitation. Neurologische Rehabilitation. 1995;2:81–86.

Shummway-Cook A, Woollacott M. Motor Control. Philadelphia: Williams and Wilkins; 1995.

Shumway-Cook A, Woollacot MH. Motor control. Theory and practical applications. 2nd ed. Baltimore: Williams and Wilkins; 2001.

Siemon G, Ehrenberg H. Leichter atmen – besser bewegen. Erlangen:perimed fachbuch; 1985.

Steding-Albrecht U ed. Das Bobath-Konzept im Alltag des Kindes. Stuttgart: Thieme; 2003.

Sullivan PE, Markos PD, Minor MAD. PNF – Ein Weg zum therapeutischen Üben. Stuttgart: Fischer; 1985.

Van Schayck RH, Weiller C. Behandlung akuter und chronischer Schmerzen in der neurologischen Rehabilitation, Teil 1. Neurol Rehabilitation. 2002;8;1:1–17.

Van Schayck RH, Weiller C. Behandlung akuter und chronischer Schmerzen in der neurologischen Rehabilitation, Teil 2. Neurol Rehabilitation. 2002;8;2:65–79.

VanSant AF. Life-span motor development, in: Contemporary management of motor control problems, Proceedings of the II Step Conference, Alexandria VA, APTA (Foundation for Physical Therapy), 1991.

Vojta V. Die zerebralen Bewegungsstörungen im Säuglingsalter. Stuttgart: Enke; 1981.

Vojta V. Neurokinesiologische Diagnostik: Lübeck; Hansisches Verlagskontor; 1976.

World Health Organisation. International Classification of Functioning, Disability and Health (ICF), Geneva, WHO. 2001. www.who.int/en/

Zieger A. Neurorehabilitation im Umbruch. Neurol Rehabilitation. 2002;8;4:167–172.

Typische Probleme und ihre Behandlung bei Personen mit Hemiparese

Banks M. Stroke. New York: Churchill Livingstone; 1986.

Bassoe Gjelsvik, Bente E. Form und Funktion. Stuttgart: Thieme; 2002.

Bobath B, Bobath K. Die motorische Entwicklung bei Zerebralparesen. Stuttgart: Thieme; 1977.

Bobath B. Abnorme Haltungsreflexe bei Gehirnschäden. Stuttgart: Thieme; 1986.

Bobath B. Adult Hemiplegia: London: Heinemann Medical Books; 1990.

Bold RM. Stemmführung nach Brunkow. Stuttgart: Enke; 1983.

Bourbonnais D, van den Noven S. Weakness in Patients with Hemiparesis. American Journal of Ocupational Therapy. 1989;5.

Carr J, Shepherd R. Rehabilitación de pacientes en el Ictus. Madrid:2004.

Davies PM. Right in the Middle. Berlin, Heidelberg: Springer; 1990.

Davies PM. Steps to Follow. Berlin, Heidelberg: Springer; 1985.

Dickstein R, Hocherman S, Pillar T, Shaham R. Stroke Rehabilitation Three Exercise Therapy Approaches. Physical Therapy. 1985.

Dietz V. Pathophysiologie und Therapie der spastischen Gangstörung. Neurologische Rehabilitation. 1995;2:67–74.

Dietz V. Spastik: Therapie der gesteigerten Reflexe oder Bewegungsstörung? Der Nervenarzt. 1990;61:581–586.

Dvir Z, Panturin E. Measurment of Spasticity and Associated Reactions in Stroke Patients before and after Physiotherapeutic Intervention. Clinical Rehabilitation. 1993;7;15–21.

Eich HJ, Mach H, Werner C, Hesse S. Aerobic treadmill plus Bobath walking training improves walking in subacute stroke: a randomized controlled trial. Clinical Rehabilitation. 18: 640–651.

Ernst E. A Review of Stroke Rehabilitation and Physiotherapy. Stroke. 1990;7.

Gerber M. Symptoms in adult hemiparesis. New approaches and their therapeutic implications in the Bobath Concept. www.bobath.net.

Gowland C, et al. Measuring Physical Impairment and Disability with the Chedoke-McMaster Stroke Assessment. Stroke. 1993;1.

Gowland C. Recovery of motor function following stroke-profile and predictors. Physiotherapy Canada. 1982;2.

Guarna F, Corriveau H, Chamberland J, et al. An Evaluation of the hemiplegic subject based on the Bobath approach. Scand J Rehab Med. 1988;20:1–4.

Henning P. Ist die operative Behandlung des Impingement-Syndroms gerechtfertigt? Manuelle Medizin. 1992;30:47–48.

Herterich B, Steube D, Hanf K. Laufbandtherapie bei Patienten mit erworbenen Hirnschäden – Ergebnisverbesserung durch Einführung von Auswahlkriterien. Neurol Rehabilitation. 2002;8; 2:88–92.

Hesse S, Eich HJ, Mach H, Parchmann H, Werner C. Aerobes Laufbandtraining plus Physiotherapie verbessert das Gehen von mäßig schwer betroffenen Patienten nach Schlaganfall. Neurol Rehabilitation.2005;11;1:7–12.

Hesse S, Werner C, Bardeleben A. Der schwer betroffene Arm ohne distale Willküraktivität – ein Sorgenkind der Rehabilitation nach Schlaganfall?! Neurol Rehabilitation. 2004;10;3: 123–129.

Hirschfeld P, Winkel D. Orthopädische Medizin nach der Methode von Cyriax. Bd. 1: Die Schulter. Erlangen: perimed Fachbuch; 1984.

Huemer-Drobil B, Kletter G, Langbein L. Leben nach dem Schlaganfall. Köln: Kiepenheuer 1987.

Hummelsheim H, Mauritz KH. Neurophysiologische Grundlagen krankengymnastischer Übungsbehandlung bei Patienten mit zentralen Hemiparesen. Fortschr. Neurol. Pschiat. 1993;61: 208–216.

Hummelsheim H, Münch B, Bütefisch C, Neumann S. Einfluss krankengymnastischer Behandlungstechniken auf die Erregbarkeit spinaler Alpha-Motoneurone bei Patienten mit zentralen Hemiparesen – Eine Studie mit der Methode der transkraniellen Magnetstimulation. In: K.H. Mauritz und V. Hömberg (Hrg.) Neurologische Rehabilitation 2. Bern: Huber; 1992.

Hummelsheim H. Klinisches Bild der Spastizität im Erwachsenenalter. TW Neurologie Psychiatrie. 1992;6:129–133.

Hummelsheim H. Therapie der Spastizität. TW Neurologie Psychiatrie. 1992;6:134–140.

Johnstone M. Der Schlaganfall-Patient. Stuttgart: Fischer; 1980.

Karnath HO, Brötz D, Götz A. Klinik, Ursache und Therapie der Pusher-Symtomatik. Nervenarzt. 2001;72:86.

Kesselring J, Gamper UN. Vom Nutzen der Neurorehabilitation. Schweiz med Wochenzeitschrift. 1992;122:1206–1211.

Lennon S, Baxter D, Ashburn A. Physiotherapy based on the Bobath Concept in stroke rehabilitation: a survey within the UK. Disability and Rehabilitation. 2001;23;6:254–262.

Lennon S. Gait Re-education Based on the Bobath Concept in Two Patients With Hemiplegia Following Stroke. Physical Therapy. 2001;81;3.

Lennon S. The Bobath Concept in Stroke Rehabilitation: A focus group study of the experienced physiotherapistś perspective. Disability and Rehabilitation. 2000;22;15:665–674.

Lennon S. The Bobath Concept: a critical review of the theoretical assumptions that guide physiotherapy practise in stroke rehabilitation. Phys Ther Rev. 1996;1:35-45.

Lettinga A, Siemonsma P, Van Veen M. Entwinement of Theory and Practise in Physiotherapy. Physiotherapy. 1999;85;9.

Liepert J, Bauder H, Miltner WHR, Taub E, Weiller C. Therapie-induzierte kortikale Reorganisation bei Schlaganfallpatienten. Neurol Rehabil. 2000;6; 4:177–183.

Mäurer HC ed. Schlaganfall. Stuttgart: Thieme; 1989.

Meier-Baumgartner HP. Das Bobath-Konzept. Z Gerontol. 1987;20:377–380.

Meins W, Matthiesen L, Meier-Baumgartner HP. Validierung von Barthel Index und Modified Ranking Scale als Outcome-Instrumente bei Schlaganfall. Neurol Rehabilitation. 2001;7; 5:237–240.

Moseley A, Wales A, Herbert R, et al. Observation and analysis of hemiplegic gait: swing phase. Australia Physiotherapy. 1993;4.

Mudie MH, Matyas TA. Upper Extremity Retraining following Stroke. Effects of bilateral practise. Neuro Rehab. 1996;3.

Mulder T. EMG Feedback and the Restoration of Motor Control. American Journal of Physical Medicine. 1986;4.

Noth J. Neue Vorstellungen zur Pathophysiologie der Spastik. TW Neurologie Psychiatrie. 1992; 6:121–128.

Optokinetische Stimulation bei visuellem Neglect. Neurol Rehabilitation. 2003;9;6:272–279.

Ponencias X Jornadas de Fisioterapia E.U. de Fisioterapia ONCE, Madrid, Marzo 2000.

Prévost R. Bobath Axillary Support for Adults with Hemiplegia. Physical Therapy. 1987;4.

Reiter F, Danni M, Lagalla G u.a. Low-Dose Botulinum Toxin With Ankle Taping for the Treatment of Spastic Equinovarus Foot After Stroke. Arch Phys Med Rehabil. 1998;79;5.

Rijntjes M, Weiller C. Rehabilitation nach Hemiparese und Aphasie: Einige neuere Einsichten zu Grundlagen und Aussichten auf neue Therapien. Neurol Rehabilitation. 2001;7;5:219–227.

Ryerson S, Levit K. Functional Movement Reeducation. New York: Churchill Livingstone; 1997.

Ryserson S, Levitt K. El hombro en la hemiplejía. Donatelli R. Fisioterapia del hombro. JIMS;

Schädler ST, Kool JP. Pushen: Syndrom oder Symptom? Eine Literaturübersicht. Krankengymnastik. 2001;53;1.

Tangman PT, Banaitis DA, Williams AK. Rehabilitation of Chronic Stroke Patients: Changes in Functional Performance. Arch Phys Med Rehabil. 1990.

Thilmann AF, Fellows SJ, Garms E. Pathological stretch reflexes on the good side of hemiparetic patients. Journal of Neurology Neurosurgery and Psychiatry. 1990;53:208–214.

Thilmann AF, Fellows SJ, Garms E. The mechanism of spastic muscle hypertonus. Brain. 1991;114: 233–244.

Thilmann AF, Fellows SJ, Ross HF. Biomechanical changes at the ankle joint after stroke. Journal of Neurology Neurosurgery and Psychiatry. 1990;54:134–139.

Thilmann AF, Fellows SJ, Stuart J. The time-course of bilateral changes in the reflex excitability of relaxed triceps surae muscle in human hemiparetic spasticity. Journal of Neurology. 1991; 238:293–298.

Wagenaar RC, et al. The functional recovery of stroke: a comparison between neurodevelopmental treatment and the Brunnström method. Scand Rehab Med. 1990;22:1–8.

Wissel J, Müller J, Heinen F u.a. Sicherheit und Verträglichkeit einer einmaligen Botulinum Toxin Typ A-Behandlung bei 204 Patienten mit Spastizität und lokalen assoziierten Störungen. Wien Klin Wochenschr. 1999;111;20:837–842.

Wissel J. Fokale Spastizität: vor allem Stroke-Patienten profitieren von Botulinumtoxin. Hamburg: Wissenschaftsverlag Wellingsbüttel.

Typische Probleme und ihre Behandlung bei Personen mit Schädel-Hirn-Trauma (spätere Phase)

Bach-y-Rita P. Traumatic brain injury. Vol. II, New York: Demos; 1989.

Bishop B. Spasticity: Its Physiology and Management. Physical Therapy. 1977; 4.

Part 1: Neurophysiology of Spasticity – Classical Concepts.

Part 2: Neurophysiology of Spasticity – Current Concepts.

Part 3: Identifying and Assessing the mecanisms underlying spasticity.

Part 4: Current and projected treatment procedures for spasticity.

Bryce J. The Management of Spasticity in Children. Physiotherapy. 1976;11.

Case-Smith J. The Effects of Tactile Defensiveness and Tactile Discrimination on In-Hand Manipulation. The American Journal of Occupational Therapy. 1991;9.

Charlton JL. Motor Control Issues and Clinical Applications. Physiotherapy: Theory and Practise. 1994;10:185–190.

Davies PM. Starting Again. Berlin, Heidelberg: Springer; 1994.

Edwards S. Neurological Physiotherapy. New York: Churchill Livingstone; 1996.

Feldkamp M, Danielcik I, eds. Krankengymnastische Behandlung der zerebralen Bewegungsstörung im Kindesalter. München: Pflaum; 1982.

Fussey I, Muir GG. Rehabilitation of the Severely Brain-Injured Adult. London: Croom Helm; 1988.

Heinen F, Mall V, Wissel J et al. Botulinum-Toxin A. Neue Möglichkeiten in der Behandlung spastischer Bewegungsstörungen. Monatszeitschrift Kinderheilkunde. 1997;145:1088–1092.

Katz RT, Rymer WZ. Spastic Hypertonia Mechanisms and Measurement. Physical Med Rehabilitation. 1989.

Le Vere. Recovery of function after brain damage: towards understanding the deficit, Physiological Psychology. 1980;8:297–308.

Lynch M, Grisogono V. Strokes and Head Injuries. London: John Murray; 1991.

Reichel G. Botulinum toxin for treatment of spasticity in adults. J Neurol. 2001;248;1:I/25–I/27.

Schönle PW, Schwall D. Die KRS – eine Skala zum Monitoring der protrahierten Komaremission in der Frührehabilitation. Neurologische Rehabilitation. 1995;2:87–96.

Travell J, Simons D. Dolor y disfunción miofascial. Volumen 1 y 2. Buenos Aires : 1999.

van Wingerden BAM. Physiologie des Bindegewebes. Skript der International Academy for Sportscience; 1990.

Zambudio Pons R. Vivir de nuevo. Castellar del Vallés; 2002.

Typische Probleme und ihre Behandlung bei Personen mit inkompletter Querschnittlähmung

Cotta H ed. Krankengymnastik. Bd. 10: Psychiatrie, Querschnittlähmungen. Stuttgart: Thieme; 1983.

Cotta H, ed. Krankengymnastik. Bd. 9: Neurologie. Stuttgart: Thieme; 1983.

Dietz V. Grundlagen der Physiotherapie bei spastischer Bewegungsstörung. Z f Physiotherapeuten. 2002;54;3.

Dietz V. Grundlagen und Therapie der Spastik. Therapeutische Umschau. 2000;57;11.

Dietz V. Neurophysiology of gait dysorders: present and future applications. Electroencephalography and clinical Neurophysiology. 1997;103: 333–355.

Dietz V. Supraspinal pathways and the development of muscle-tone dysregulation. Developmental Medicine & Child Neurology. 1999;41: 708–715.

Fogel W, Jost WH. Spastik: Diagnostik, Ätiopathologie und Therapie. Neurol Rehabilitation. 2001;7;4:163–169.

Paeth Rohlfs B. Normalisierung des Haltungstonus durch spezifische Stimulation in Viebrock H, Brandl U. Neurophysiologie cerebraler Bewegungsstörungen und Bobath-Therapie. Berlin: 1997.

Rolf G, Bressel G, Holland B, Rodatz U. Physiotherapie bei querschnittgelähmten Patienten. Stuttgart: Kohlhammer; 1973.

Schurch B. Diagnostik und Therapie der Blasenstörungen nach Rückenmarksläsionen. Neurol Rehabilitation. 2002;8;5:223–229.

Typische Probleme und ihre Behandlung bei Personen mit Multipler Sklerose

Bauer HJ. Manual de esclerosis múltiple. Imprenta Juvenil 1977 Centre Medical Germaine Revel. Esclerosis múltiple – Problemas diarios y readaptación. Lyon:1988.

Engel C, Greim B, Zettl UK. Fatigue bei Multipler Sklerose. Neurol Rehabilitation. 2003;9 ;6: 263–271.

Kesselring J, Hrsg. Multiple Sklerose. Stuttgart: Kohlhammer; 1989.

Mertin J, Paeth B. Physiotherapy and Multiple Sclerosis, Application of the Bobath Concept. MS Management. 1994;1.

Prosiegel M, Michael C. Neuropsychology and Multiple Sclerosis: diagnostic and rehabilitative approaches. Journal of the Neurological Science. 1993;115;(Suppl.):S51–S54.

Rao SM, Leo GJ, Bernardin L, Unverzagt F. Cognitive dysfunction in multiple sclerosis. Part 1: Frequency, patterns and prediction. Neurology. 1991;41:685–691.

Rao SM, Leo GJ, Bernardin L, Unverzagt F. Cognitive dysfunction in multiple sclerosis. Part 2: Impact on employment and social functioning. Neurology. 1991;41:692–696.

Sibley WA. Intentos terapéuticos en Esclerosis Múltiple. Demos Publications; 1988.

Steinlin Egli R. Physiotherapie bei Multipler Sklerose. Stuttgart: Thieme; 1998.

Typische Probleme und ihre Behandlung bei Personen mit M. Parkinson

Foerster F et al. Tremor bei Parkinsonpatienten: 24-Stunden-Monitoring mit kalibrierter Accelerometrie. Neurol Rehabilitation. 2002;8;3: 117—1112.

Fuss G, Becker G. Parkinson Syndrom und Demenz. Neurol Rehabilitation. 2002;8;3:113–116.

Hirsch O, Röhrle B, Schulze HH. Lebensqualität bei Patienten mit idiopathischem Morbus Parkinson. Neurol Rehabilitation. 2004;10;6:297–304.

Typische Probleme und ihre Behandlung bei Personen mit Störungen im Bereich des orofazialen Traktes

Castillo Morales R. Die Orofaziale Regulationstherapie. München: Pflaum; 1991.

Coombes K. Voice in People with Cerebral Palsy. Voice Management. 1991.

Kley C, Kaiser J, Scherk G, Biniek R. Schluckstörungen in der neurologischen Rehabilitation – Möglichkeiten der videoendoskopischen

Schluckdiagnostik. Neurol Rehabilitation. 2002; 8;2:84–87.

Schalch F. Schluckstörungen und Fazialislähmung. Stuttgart: Fischer; 1984.

Weinert M, Haupt WF. Neurogene Dysphagie – Diagnostische und therapeutische Aspekte. Neurol Rehabilitation. 2003;9;1:33–38.

Vorschläge für Eigenaktivitäten

Mertin J, Davies P. MS-Heimtraining als Video-Kassette; Anleitung und praktische Hilfe im Alltag für MS-Betroffene. Brunner Media-Produktionen.

Thienel H. Rehabilitationsmittel für Hemiplegiker und andere behinderte Patienten. Krankengymnastik. 1989;6.

Neurophysiologie

Ashby R. On the nature of inhibition: a review. Journal of Mental Science. 1934.

Benner K. Der Körper des Menschen. Augsburg: Weltbild; 1990.

Betz WJ, Ribchester RR, Ridget RMAP. Competitive Mechanisms underlying synapse elimination in the lumbrical muscle of the rat. Journal of Neurobiology. 1990;1:1–17.

Binkofski F, Ertelt D, Dettmers CH, Buccino G. Das Spiegelneuronensystem und seine Rolle in der neurologischen Rehabilitation. Neurol Rehabilitation. 2004;10;3:113–120.

Bishop B. Neural Plasticity. Part 1: Plasticity in the developing Nervous System. 1982;8.

Bishop B. Neural Plasticity. Part 2: Postnatal Maturation and Function-Induced Plasticity. 1982;8.

Bishop B. Neural Plasticity. Part 3: Responses to lesions on the peripheral Nervous System. Physical Therapy. 1982;9.

Bishop B. Neural Plasticity. Part 4: Lesion-Induced Reorganisation of the CNS. Physical Therapy. 1982;10.

Brooks VB. The Neural Basis of Motor Control. New York: Oxford University Press; 1986

Butler DS. Mobilisation of the Nervous System. New York: Churchill Livingstone; 1991.

Chusid JG. Funktionelle Neurologie. Berlin, Heidelberg: Springer; 1978.

Cintas HM. Fetal Movements: An Overview. Physical and Occupational Therapy in Pediatrics. 1987;3.

Deetjen P, Speckman EJ. Physiologie. München: Urban & Schwarzenberg; 1992.

Dettmers CH, Weiller C. Verlust der zentralen, kortikalen Repräsentation nach peripheren Nervenschäden. Neurol Rehabilitation. 2002;8;5: 256–258.

Dietz V. Human Neuronal Control of Automatic Functional Movements: Interaction between Central Programs and Afferent Input. Physical Reviews. 1992.

Duus P. Neurologisch-Topische Diagnostik. Stuttgart: Thieme; 1987.

Eccles JC. Das Gehirn des Menschen. München: Piper; 1990.

Eccles JC. Gehirn und Seele. München: Piper; 1987.

Emre M, Benecke R. Spasticity. London: The Parthenon Publishing Group; 1989.

Gatev V. Role of Inhibition in the Development of Motor Coordination in Early Childhood. Develop Med Child Neurol. 1972;14:336–341.

Gilspen. Neuronal plasticity and function, Clinical Pharmacology. 1993; 16, Supp.1:5–11.

Guyton, Arthur; Anatomía y Fisiología del Sistema Nervioso. Panamericana; 1989.

Humphrey DR. Representation of movements and muscles within the primate precentral motor cortex: historical and current perspectives. Federation proceedings. 1986,12.

Jesel M. Neurologie für Physiotherapeuten. Stuttgart: Thieme; 2004.

Kahle W, Leonhardt H, Platzer W. Atlas de Anatomía. Tomo 3: Sistema nervioso y òrganos de los sentidos. Barcelona: Ediciones Omega;1992.

Kalb RG, Hockfield S. Activity-dependant development of spinal cord motor neurons. Brain Research Reviews. 1992;17:283–289.

Kandel ER, Schwartz JH, Jessell T, eds. Neurowissenschaften. Heidelberg: Spektrum; 1996.

Kandel ER. Genes, nerve cells, and the remembrance of things past; Journal of Neuropsychiatry. 1989;1:103–125.

Karni A, Meyer G et al. The acquisition of skilled motor performance: fast and slow experience-driven changes in primary motor cortex, Proceedings of the National Academy of Science (USA). 1998;95:861–868.

Kidd G, Brodie P. The Motor Unit: A Review. Physiotherapy. 1980;60;5.

Kidd G, Lawes N, Musa I. Understanding Neuromuscular Plasticity. London: Edward Arnold; 1992.

Klinke R, Silbernagel S. Lehrbuch der Physiologie. Stuttgart: Thieme; 1996.

Lemke R, Rennert H. Neurologie und Psychiatrie. Wien: Barth; 1979.

Levin MB. Neural Plasticity throughout the Life Span Expanding the Application of Sensory Integration to Adult and Geriatric Population. Journal of Ocupational Therapist Student. 1997.

Lieber RL. Skeletal muscle structure and function, Baltimore MD: Williams and Wilkins; 1992.

Massion J. Movement, posture and equilibrium: interaction and coordination. Progress in Neurobiology. 1992;38:35–56.

Masuhr K, Neurmann M. Neurologie. Stuttgart: Hippokrates; 1996.

Mumenthaler M. Neurologie. Stuttgart: Thieme; 1976.

Musa IM. The Role of Afferent Input in the Reduction of Spasticity. Physiotherapy. 1986;4.

Netter FH. Farbatlanten der Medizin. Bd. 5: Nervensystem 1. Stuttgart: Thieme; 1987.

Nudo RJ. Role of cortical plasticity in motor recovery after stroke, Neurology Report. 1998;22: 61–67.

Platz T. Plastizität, Erholung und Rehabilitation des motorischen Systems. Neurol Rehabilitation. 2005;11;1:33–38.

Rondi-Reig L, Delhaye-Bouchaud N, Mariani J, Caston J. Role of the Inferior Olivary Complex in Motor Skills and Motor Learning in the Adult Rat. Neuroscience. 1997;77;4:995–963.

Rondi-Reig L, et al. Role of the inferior olivary complex in motor skills and motor learning in the adult rat. Neuroscience. 4:955–963.

Rothwell J. Control of Human Voluntary Movement. Norwell: Chapman & Hall; 1994.

Schadé JP. Einführung in die Neurologie. Stuttgart: Fischer; 1984.

Schmidt RF, Schaible HG, eds. Neuro- und Sinnesphysiologie. Berlin: Springer; 2001.

Schwartz A. Neurologie systematisch. Bremen: UniMed; 2000.

Schwartz GE, Beatty J. Biofeedback – Theory and Research. Academic Press; 1977.

Seitz RJ. Postläsionelle Plastizität der menschlichen Hirnrinde Teil I: Läsionseinflüsse. Nervenheilkunde. 1997;16:323–328.

Spektrum der Wissenschaft. Gehirn und Nervensystem. Heidelberg; 1988.

Stein D, Brailowsky S, Will B. Brain-Repair. Das Selbstheilungspotential des Gehirns. Stuttgart: Thieme; 2000.

Stevenson R. A review of neuroplasticity: Some implications for physiotherapy in the treatment of lesions of the brain. Physiotherapy. 1993;10.

Steward. Reorganisation of neuronal connections following CNS trauma, Journal of Neurotrauma. 1989;6:99–152.

Thompson RF. Das Gehirn: Heidelberg: Spektrum; 1990.

Van den Berg F, ed. Angewandte Physiologie. Band 1, 2, 3. Stuttgart: Thieme; 1999, 2000, 2001.

Viebrock H, Brandl U. Neurophysiologie zerebraler Bewegungsstörungen und Bobath-Therapie: Vereinigung der Bobath-Therapeuten Deutschlands e.V.; 1997.

Virji-Babul N. Effects of Post-operative Environment on Recovery of Function Following Brain Damage: A brief literature review. Physiotherapy. 1991;9.

Wainberg MC. Plasticity of the CNS – functional implication for rehabilitation. Physiotherapy Canada. 1988;4.

Winstein CJ. Knowledge of Results and Motor Learning – Implications for Physical Therapy. Physical Therapy. 1991;2.

Neuropsychologie

Dahl GR. Influence of Somatic Activity on Body Scheme. The American Occupational Therapy Association. 1985;2.

Geo Wissen. Gehirn, Gefühl, Gedanken. 1987;1.

Geo Wissen. Intelligenz und Bewusstsein. 1992;8.

Grieve J. Neuropsicología para Terapeutas Ocupacionales: Panamericana. 1994.

Hildebrandt H, Müller SV, Schwendemann G. Evidenzbasierte neuropsychologische Therapie. Neurol Rehabilitation. 2004;10:2:57–68.

Junglut M, Aldrige D. Musik als Brücke zur Sprache – die musiktherapeutische Behandlungsmethode SIPARI bei Langzeitaphasikern. Neurol Rehabilitation. 2004;10;2:69–78.

Lenz S. Der Verlust. München: dtv; 1987.

Lutz L. Das Schweigen verstehen – Über Aphasie. Berlin, Heidelberg: Springer; 1992.

Markowitsch HJ, Borsutzky S. Gedächtnis und Hippocampus des Menschen. Neurol Rehabilitation. 2003;9;1:1–14.

Poeck K, ed. Klinische Neuropsychologie. Stuttgart: Thieme; 1982.

Popper KR, Eccles JC. Das Ich und sein Gehirn. München: Piper; 1982.

Prosiegel M. Neuropsychologische Störungen und ihre Rehabilitation. München: Pflaum; 1991.

Sacks O. Der Mann, der seine Frau mit einem Hut verwechselte. Reinbek: Rowohlt; 1985.

Sacks O. Der Tag, an dem mein Bein fortging. Reinbek: Rowohlt. 2004.

Sacks O. Eine Anthropologin auf dem Mars. Reinbek: Rowohlt; 1995.

Sacks O. Veo una Voz: Anaya & Mario. Muchnik; 1991.

Simenon G. Die Glocken von Bicêtre. Zürich: Diogenes; 1984.

Spektrum der Wissenschaft. Gehirn und Kognition. 1990.

Springer SP, Deutsch G. Linkes – Rechtes Gehirn. Heidelberg: Spektrum; 1987.

Tropp Erblad I. Katze fängt mit S an. Stuttgart: Fischer; 1988.

von Cramon D, Zihl J, eds. Neuropsychologische Rehabilitation. Berlin, Heidelberg: Springer; 1988.

Wais Mathias. Neuropsychologische Diagnostik für Ergotherapeuten. Dortmund: Verlag modernes Lernen; 1990.

Sachverzeichnis

Halbfette Seitenzahlen verweisen auf die Haupttextstellen.